88の知が生み出す臨床技術

ブラッシュアップ
理学療法

編集　福井 勉

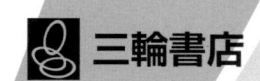

三輪書店

序

　本書を手がけようとしたのは数年前である。もともと本書のきっかけは，編者が相談役で関わったポスチャー研究会にその端を発する。研究会は1年間にわたってさまざまな技術を共有した後に，自らの技術を創造・開発し，他の参加者の前で発表するというものであった。3年経過後，研究会は文京学院大学の生涯学習センターで行うこととなり，名称も「理学療法士臨床ブラッシュアップコース」となった。この中でも同様に1年コースを設定し，発表してもらう機会を設けた。それから6年，合計9年間が経過した。この発表会は学会発表などとは異なり，基本的には症例研究であるが，その条件として自らが強くこだわった理学療法を中心に据えてほしいということであった。編者が強く感じたのは，なんといっても発表会の中での発想の意外性であった。セラピスト一人ひとりが毎日の切磋琢磨の中から絞り出した考え方は，いわば既存のアイデアの打破であったともいえる。

　理学療法にエビデンスが重要であることは改めていう必要もないだろう。しかし，理学療法の技術特異性と今までの歴史から，参考にできる研究は多いとはいえないことも事実である。そのような中で先行研究を発想の起点と考えるのは，あまりにも限界があると感じたのである。もともと，人間が悩みの中から産み出す発想というのは，そんなに薄くはないはずだ，というのが本書の原点である。理学療法の臨床はアイデアの宝庫であるはずであり，そうでなければならないのである。

　本書は基本的に前述の会の参加者の希望に基づいて執筆をしてもらった。こちらから懇願したわけではない。発想はあるが執筆をしたことがない人も多い。そのいわば立候補者に加え一部の講師の先生にも参加してもらった。ともにそのポリシーは，独自性である。ここに示した技術については「自らが考えたという自負」を執筆要件とした。そのため，併記した各項目はあまり並びがよくない。さらに技術の内容についても，編者の理解を超越したものや多少疑問が残るものもある。また文章表現については，執筆者の思いが先走ってわかりにくい部分もあるが，これは編者の責任でもありご容赦願いたい。しかし，そのぶんその思いが伝わる部分は多く，読者の脳をinspireする内容のものも数多くあると感じている。

　本書の編集は通常の書籍の何倍かの達成感があった。なにしろ，執筆要項を送付した時点では目次もないのである。帰ってくる原稿には，お手上げと感じ茫然としたことも少なくなかった。そのような中，無理を承知でお引き受けいただいた三輪書店 濱田亮宏氏には心から感謝を申し上げたい。編集・出版ともに難産ではあったが，本領はこれから発揮しなければならない。それは，アイデアは発展させなくてはならないということである。本書の各項目は独立しているため，ぜひ筆者へフィードバックを行っていただきたい。出版後の議論がアイデアを洗練させるも，打ち砕くも一向に構わない。このアドレス（brushup@miwapubl.com）まで，ご意見を賜われれば幸甚である。

　2012年初夏　東京本郷にて

文京学院大学　福井　勉

CONTENTS

■ 頭部・頸部

1. 髪型による頭位変化と体幹に与える影響 ……………………… 多米一矢   2
2. 頭部前方位姿勢・動作の修正 …………………………………… 磯 あすか   7
3. 不良姿勢を自己正中化する方法 ………………………………… 西村圭二   12
4. 舌骨を指標とした理学療法の展開 ……………………………… 石月美帆   17
5. 頸部運動を指標に上位胸郭のゆがみを改善させる …………… 平山哲郎   21
6. 顎関節症の理学療法のポイント ………………………………… 遠藤 優   25
7. 頸部深層筋に対するストレッチ ………………………………… 山﨑 敦   29
8. 頸部・体幹の姿勢筋緊張をリセットする ……………………… 新井恒雄   34

■ 上 肢

9. 肩こりを楽にする ………………………………………………… 斉藤 嵩   40
10. 肩関節周囲炎に対する手からのアプローチ …………………… 大石健二   44
11. 肩関節障害にみられる頭頸部の代償パターンを微調整する … 吉田一也   48
12. 肩関節・肩峰下インピンジメント症候群を改善させる ……… 鈴木裕也   53
13. 肩の動きを把握するためのテクニック ………………………… 山口光國   57
14. 上腕骨外側上顆炎・内側上顆炎の痛みを
    たちどころに軽減させる ……………………………………… 荒木 茂   62
15. 上肢の運動連鎖を考慮した理学療法の展開 …………………… 稲垣郁哉   65
16. 手指運動と理学療法アプローチ ………………………………… 財前知典   69
17. 姿勢からみる上肢痙性 …………………………………………… 工藤貴裕   75

■ 体 幹

18. 体幹の回旋を改善させる方法 …………………………………… 古堅貞則   82
19. 胸郭の屈曲分節を改善させる …………………………………… 石井美和子   86
20. 上半身の姿勢偏位の評価と修正 ………………………………… 大田幸作   89
21. 胸郭から下肢の運動連鎖を誘発する …………………………… 柿崎藤泰   93

22	横隔膜と肩甲帯の機能と構造に着目した脊椎後弯姿勢・呼吸機能の改善	磯谷隆介	99
23	腹横筋機能に着目した体幹・骨盤帯エクササイズ	布施陽子	104
24	体幹ローカルマッスルをすぐに活性化できる方法	加藤太郎	110
25	腰椎の可動性を視覚的に判別する方法	蒲原　元	114
26	外科術後患者に胸郭機能獲得を意識して介入する	黒岩澄志	117
27	アウターユニット＋前鋸筋下部筋束による円背姿勢へのアプローチ	酒井健児	121
28	浮遊肋から体幹回旋を増加させる	小原裕次	125
29	骨盤前傾非対称性を対称化する	田島健伸	129
30	骨盤前傾誘導アプローチ	東谷年記	133
31	過剰な腰椎前弯に対するアプローチ	唐澤幹男	138
32	身体の軸形成を意識した治療アプローチ	中村浩明	141
33	産後の仙腸関節痛を軽減する	田舎中真由美	144

■ 下　肢

34	スポーツ障害に対する骨盤回旋・側方偏位のコントロール	松田直樹	150
35	トレンデレンブルグ徴候を陰性化する	福井　勉	154
36	体幹安定で下肢の分離運動を行う	太田　恵	158
37	骨盤と大腿部の分離運動を促す	大神裕俊	162
38	股関節の適合曲面から展開する運動療法	建内宏重	165
39	立脚終期のトレイリングリムを構築する	湯田健二	169
40	立位・歩行時の股関節伸展をつくる	森　憲一	173
41	歩行立脚相の骨盤後方回旋を軽減する	津田泰志	177
42	デュシェンヌ現象に対する治療	梅田泰光	180
43	股関節内転筋群の働きについて	柴田泰行	184
44	股関節内転・伸展運動のススメ	小泉圭介	188
45	股関節疾患に対する運動療法のパラダイムシフト	永井　聡	193

46	機能解剖からみた股関節深層外旋筋群のトレーニング ………… 木下一雄 198
47	股関節の開排動作を再獲得する ……………………………… 矢野雅直 203
48	股関節内旋制限を改善する方法 ……………………………… 川井誉清 207
49	股関節屈曲・伸展運動の機能的可動性を改善させる ………… 奥村晃司 210
50	足部機能から捉えた股関節への臨床的アプローチ …………… 矢野奉紀 214
51	筋機能を考え筋活動を促す …………………………………… 土持宏之 219
52	人工膝関節全置換術後の可動域制限に対する治療 …………… 知花徹也 224
53	歩行時の膝関節屈曲位を改善させる方法 …………………… 栗田　健 228
54	十字靭帯再建膝の大腿四頭筋を安全かつ効果的に強化する …… 小柳磨毅 233
55	真の膝関節回旋運動とは ……………………………………… 木藤伸宏 238
56	荷重位におけるスクリューホームムーブメントの作り方 ……… 石井慎一郎 246
57	変形性膝関節症の外側動揺を考える ………………………… 田中　創 251
58	膝関節疾患の stiff-knee gait を改善させる ………………… 山田英司 255
59	knee-in 現象を改善する ……………………………………… 森口晃一 261
60	膝関節自動伸展不全を消失させる …………………………… 大関直也 265
61	疲労骨折・疲労性骨膜炎の病態を明らかにする …………… 大堀洋平 269
62	深後側コンパートメントの解放 ……………………………… 竹島治生 272
63	しゃがみ込み動作によって足関節背屈制限を改善させる ……… 高野英祐 276
64	脳卒中片麻痺に対する麻痺側背屈促通法 …………………… 吉田大地 282
65	足関節周囲筋の筋力トレーニングの再考 …………………… 入谷　誠 286
66	高齢者の足関節制御を改善する ……………………………… 近藤崇史 291
67	足関節内反捻挫の新しい治療の考え方 ……………………… 神谷秀明 295
68	ロッカーファンクションの再獲得―下駄を用いたアプローチ … 佐藤敦史 299
69	立脚側への荷重が不十分な歩行に対する理学療法 ………… 具志堅敏 302
70	足底からの姿勢制御の補償 …………………………………… 清水暁彦 306

■ 動作のコントロール

| 71 | 二関節筋の特性を生かしたトレーニング …………………… 金原賢児 312 |

72	立ち上がり時の重心前方移動を可能にする	近藤　淳	318
73	床反力変化の順序性に着目したエクササイズ	佐々木和敏	322
74	ヒトの動き方―個性に合わせた動作戦略の提案	安里和也	326
75	筋収縮の応力特性を利用した局所アライメントのコントロール	江戸優裕	331
76	中間評価を介した立位から動作への治療展開	本島直之	336
77	固有感覚機能の低下に対する関節運動アプローチ	吉田隆紀	340
78	寝たきり患者離床のための臨床推論	阿部友和	344
79	スポーツ障害をチームで予防する	山﨑祐輔	350
80	アテトーゼ型脳性まひ児における日常生活姿勢の環境設定	正木光裕	357
81	脳卒中片麻痺患者に対する治療戦略	田仲勝一	360
82	スクワット動作の改善	島袋　豪	365
83	左片麻痺患者の方向転換動作が稚拙なケースの治療法	岡山博信	370
84	慢性期片麻痺患者への歩行アプローチ	白岩知之	374
85	ブレイン歩行練習法	木村浩三	378
86	身心相関による「とらわれ」を軽減する	江原弘之	383
87	難聴，認知症，円背を考慮した運動療法	坂田晋一	387
88	骨盤側方移動の特性と介入方法	井野口誠之	392

本書に関するご質問・ご意見

　本書に関するご質問・ご意見等を電子メールにて受け付けています。ご住所，お名前，電子メールアドレス等をご記入の上，ブラッシュアップ理学療法編集室（brushup@miwapubl.com）までお寄せください。ただし、本書の内容と関係のないご質問や，本書の範囲を超えるご質問にはお答えできませんので，ご了承ください。個人情報については，適正に管理を行い，他の目的に利用することはありません。

頭部・頸部

1 髪型による頭位変化と体幹に与える影響

多米一矢／広尾整形外科 リハビリテーション科

◆治療のポイント

1. 瞳孔より内側に分け目をつくる
2. 柵状神経終末への刺激
3. 頭位の正中化

頭髪の分け目について

さまざまな髪型を観察すると，髪の分け目を左右対称につくっている人や左右どちらかに分け目をつくっている人がいる。左右どちらかに分け目をつくっている人の頭位をみると，分け目をつくっている側の対側に頭部回旋が生じていることを多くみかける。さらに，散髪によって頸部・肩周囲筋などの筋緊張が低下することや，髪が伸びることによって頭部に重さを感じ，頸部や肩周囲筋などの筋緊張が亢進することを経験する。これらのことから，頭髪の長さや質量増加によって頭頸部や肩周囲筋などに負荷がかかり，また髪の分け目によって頭部への荷重感覚が変化することで，頭部の位置変化が生じてくるのではないかと考えた。そこで，本稿では分け目を変化させた時の身体への影響について考察した。

頭髪の構造・神経

毛は，表皮細胞が角化しながら伸びたもので，毛包から生えている。毛には，立毛筋・毛包受容器が付属している。立毛筋は表皮直下の真皮表層から起こり毛包の結合組織に付着し，交感神経の刺激で収縮する平滑筋である。毛包は表皮が真皮や皮下組織まで入り込んだ構造をしている。毛包には，毛の傾きを感知する柵状感覚受容器がある。これは非常に早い速順応型の触覚受容器・圧覚受容器であり，毛幹の傾きを感知する機能が存在するため，毛は鋭敏な触覚器官として機能している。また，頭髪の生える角度（毛根の向き）が頭部の場所によって異なっている。頭頂部では，矢状面で40°前方，前額面では35°外側に向かって生えている[1]（図1）。

分け目と項部筋群の関係性

分け目をつくることによって頭髪が片側に

流れる。これは，頭髪が牽引され毛根と逆側に向かうため，毛包にある柵状神経終末に触覚・圧覚刺激が入力される。そのため頭部を正中に保持しようと項部筋群の活動が生じ，頭部が変位し，頸部の可動性が変化すると考えられる（図2）。例えば，頸部の側屈可動域を評価した際に左側屈の可動性が低下していた場合，分け目を左側につくると，左側屈が行いやすくなる。これは，分け目を左側につくることで頭髪が右側へ流れ，頭髪の流れる向き・質量によって頭部の右側屈が生じる。

これを制御しようと左側の後頭下筋群が収縮する。左側の後頭下筋群の収縮により，後頭骨の左側屈と右側の並進運動が伴うため，右回旋が生じるのである（図3）。この coupling motion によって頭位の左側屈・右回旋をもたらしていると考えられる。後頭下筋群には，頭部の位置を決定する調整器の役割があると考えている。そのため，この頭位を正中に戻そうという働きにより，環椎後頭関節・環軸関節の位置関係が調整され，頸部の可動性が改善したものと考えた。

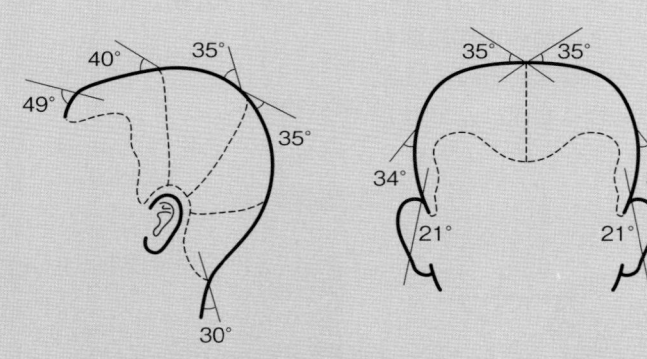

図1 頭髪の生える角度（文献1）より引用）
頭髪の生える角度がそれぞれ異なっている。そのため，毛包の向きが違う。分け目をつくる際に角度と逆方向に頭髪の流れをつくることで柵状神経へ刺激が入りやすいと考える

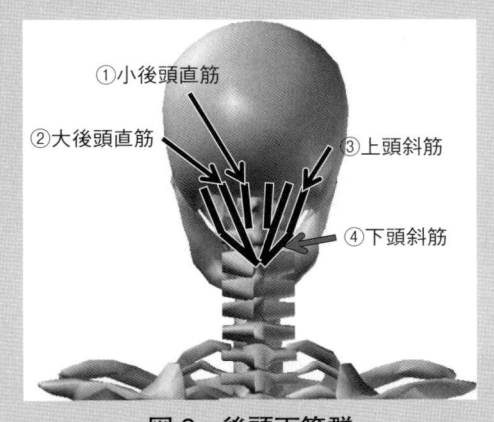

図2 後頭下筋群
後頭下筋群は頭部の位置を正中に戻そうとする働きがある

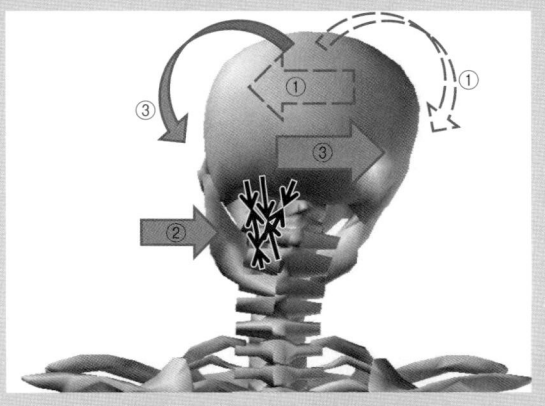

①小後頭直筋
②大後頭直筋
③上頭斜筋
④下頭斜筋

図3 左後頭下筋群の制御
左分け目をつくると，①頭髪が右側へ流れ，頭位の右側屈・左並進に対し，②左後頭下筋群の制御が働き，③頭位の左側屈・右並進が生じる

項部筋群には頭板状筋・頭半棘筋・頭最長筋などがあり，体幹部にも付着している。頭部の位置変化によって頸椎だけではなくこれらの筋にも影響を及ぼすことが考えられる。頭部の質量は身体の10～13％を占めており，頭部の位置によって身体への影響が大きく出現すると推察される。そのため，頭位変化は体幹筋機能改善にも関与していると推察できる。すなわち，分け目をつくることによって頸部の側屈・回旋・伸展が起こり，頭位を保つために同側の背筋群の制御が生じ，これらの筋は胸椎・頸椎から起始するため，頭位変化によって体幹機能も変化すると考えられる。これは分け目をつくることで頭位が変化し，頭位を正中に保とうと同側の項部筋群が活動するためだと考える（図4）。例えば，腹臥位から体幹伸展動作を行った際に，分け目をつくる前とつくった後では伸展動作にも違いが生じる。頭位正中化により，頭部に付着する筋群の活動が増加したためと推察される（図5）。

評 価

頸部の側屈可動性と体幹の側屈可動性を評価する。頸部側屈の低下側では，体幹の側屈動作が腰椎部から生じる。逆に，頸部側屈の拡大側では胸椎部での側屈動作が生じる場合が多い（図6）。

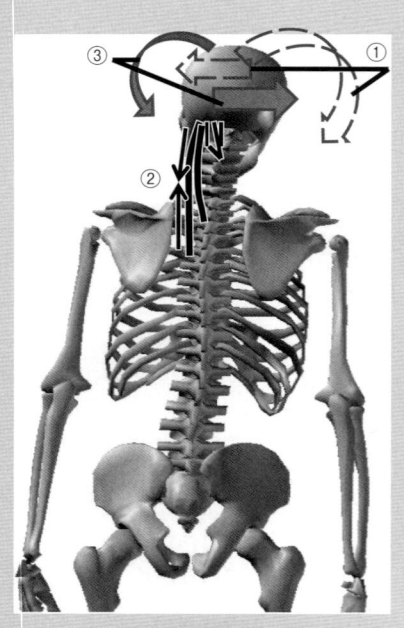

図4 項部筋群の制御
　左分け目をつくると，①頭髪が右側へ流れ，頭位の右側屈・左並進に対し，②左項部筋群の制御が働き，③頭位の左側屈・右並進が生じる。よって，体幹の正中位が保たれる

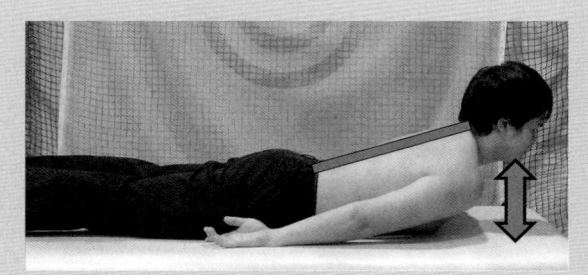

a．分け目なし

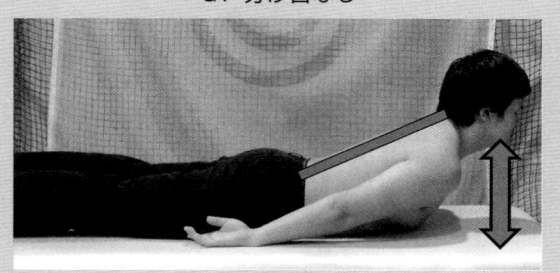

b．左分け目
図5 体幹伸展動作
分け目をつくることで，背部筋のバランスが整い，体幹伸展動作が容易に行うことができる

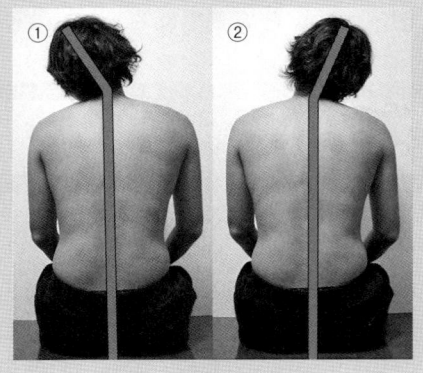

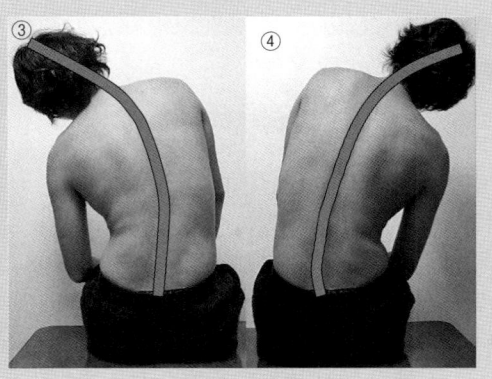

a．頸部側屈動作　　　　　　　　　　　b．胸腰部側屈動作

図6　頸部・体幹側屈動作
①頸部全体で側屈，②下位頸椎での側屈，右側屈の低下がみられる。③胸腰部全体で側屈，④胸部の可動性がなく腰部での側屈，右側屈の低下がみられる

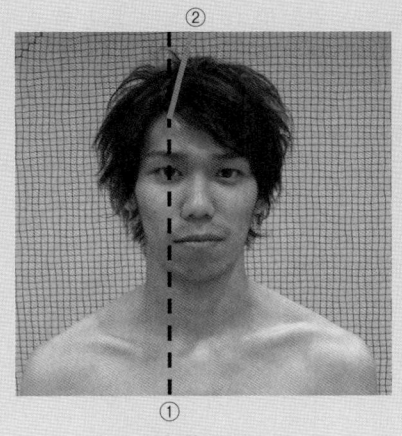

右分け目

図7　分け目をつくる位置
①瞳孔から下ろした垂線，②分け目。分け目は瞳孔より内側につくる。瞳孔より外側につくると反対側の回旋・側屈が制限されてしまう

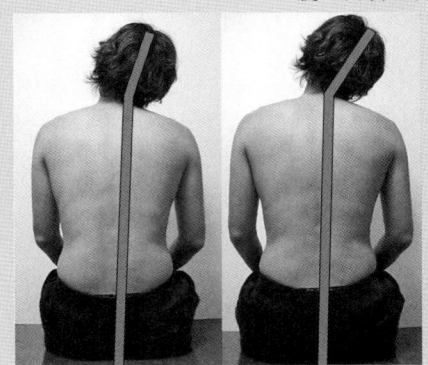

腰椎部
での側屈

a．分け目なし（右）と右分け目（左）　　　　b．腰椎部を側屈した場合

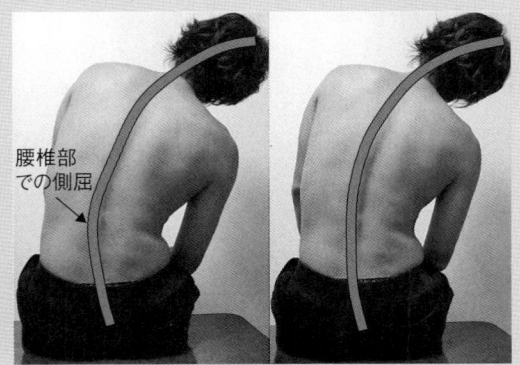

図8　分け目による頸部・体幹側屈動作の変化
下位頸部での側屈は，分け目をつくったことで頸部右側屈の可動性が拡大した。腰部での側屈動作は，分け目をつくったことで胸部の可動性が拡大し，胸腰部全体の側屈動作が行えるようになった

治療

　頸部側屈の低下側に頭髪の分け目をつくる。分け目は瞳孔より内側につくる（図7）。その結果，頸部・体幹の可動性は改善し，体幹機能の改善もみられた（図8）。

　頭髪に分け目をつくることで頭髪の流れと質量によって柵状神経終末が刺激され，頭部の位置関係を正中化するために頸部筋や体幹筋の活動が生じ，頸部・体幹機能が改善したと推察される。

　柵状神経終末に刺激が加わることで頭位の改善はみられると考え，頭髪に牽引刺激を加えると，頭位変化は多少認められたが持続的効果は乏しかった。持続性を考慮すると分け目を変え，頭髪の流れと質量を変化させることが望ましいと考えられる。

まとめ

　頭髪は床面から最も離れた部分であり，人体の中で非常に成長が早い部分である。そのため，頭髪の長さ・分け目によって頭位の変化が多分に生じ，頸部・体幹に影響をきたすと考えられる。姿勢評価をするうえで，頭髪の向き・分け目を加えることで，頭位や頸部・体幹部の動き，筋緊張を推察することができると考えられる。

文　献

1) 大塚英之，他（編）：ポピュラーサイエンスヘアケアの科学．裳華房，1993，pp15-27，79-97

2 頭部前方位姿勢・動作の修正

磯あすか／フィジオセンター

◆治療のポイント

1. 環椎後頭関節と上位頸椎の可動性向上
2. ヘッドリードを引き出す

頭部前方位姿勢と関連する要素

「頭部前方位姿勢」は代表的な不良姿勢で，上位頸椎伸展と下位頸椎屈曲が強くなった状態であり，健常人でも頻繁にみられる。頭部の筋が解放されていれば，頭が脊椎と動的に安定した関係を保つことができ，ヒトが本来もっている「初原的調整作用」が働いて頭のリードに体がついていくというヘッドリードが起こる[1]とされる。しかし，頭部前方位姿勢では頭と身体の方向性が異なり，力がうまく伝達されず重心移動にとっても効率が悪いと考えられる。

頭部前方位姿勢の原因はさまざまであるが，図1に示すように一時的な不良姿勢が習慣化して適切な運動を阻害していくと考えられ，立位の特徴としてスウェイバックや円背姿勢など上半身質量中心が後方にある姿勢があげられる。また，頭部には目や口など感覚器官が集まり，外部から刺激を受けやすい頭位をとるよう上位頸椎で調整しているため，下位頸椎や胸椎の屈曲が強い場合は上位頸椎がより伸展位となり，後頭下筋群の短縮や頭部を支える表層筋の負荷も大きくなる。これに対して頸長筋などの深層屈筋は弱化する傾向にあって筋のインバランスが起こりやすい。胸椎以下の体幹や下肢に重心移動を阻害する要因があった場合，頭部を必要な方向へ位置させて釣り合いを保つことがあるため，頭頸部とともに胸椎以下の問題も考える必要がある。また，環椎後頭関節の位置が正しく認識されないと下位頸椎で屈曲・伸展運動が過剰に行われ，頭部前方位姿勢を助長することにつながりやすいため，正しい身体イメージをもつことも重要である。

評　価

静止立位姿勢の観察（図2）

頭部と全身の位置関係は，頭部と骨盤，下肢の各分節の位置関係を重心線と耳孔の位置より観察する。頭部と胸郭の位置関係は肩峰よりも耳孔が前方にあれば頭部前方位姿勢である。また，頸椎前弯が保たれているかどうかも観察する。

頸部の自動屈曲・伸展可動範囲と動きのパターンの観察（図3）

頭頸部の可動範囲は屈曲・伸展約130°，上位頸椎の可動範囲は屈曲・伸展約30°である。各椎間の可動性は背臥位で他動的に評価する。動きのパターンとして，大きく動く部分と動きにくい部分，上位頸椎から動きが始まり可動範囲は保たれているか，さらに肩甲帯の挙上や屈曲などの代償運動に注目する。深層筋の固定作用が十分でない場合，上位頸椎伸展とともに下位頸椎屈曲がいったん起こった後に下位頸椎が再び伸展することもある。外傷後では，下位頸椎の運動が小さく上位頸椎のみの運動が大きいこともある。

このほか，立ち上がり，スクワット，歩行や上肢挙上など，基本動作の動き始めや運動方向が変わる際に頭部前方位姿勢を助長する動きがないかを確認する。頭部前方位姿勢にみえても動作の中でヘッドリードが保たれている場合や，動作時のみに頭部前方位姿勢が発現する場合がある。

筋の柔軟性

上位頸椎では後頭下筋群が，下位頸椎から胸郭にかけては僧帽筋や肩甲挙筋，胸鎖乳突筋，斜角筋が硬くなりやすい。肩甲骨や上肢の他動運動で抵抗を感じた場合，どの筋が動きを阻害しているかを触診し，上肢や胸郭運動の制限を確かめる。

図1 頭部前方位姿勢と関連する要素

【原因となり得る要因】
・外傷性の疼痛，慢性痛の回避
・前傾姿勢や頭部前方位姿勢の繰り返し
・誤った身体イメージ（頸部の関節位置）
・筋疲労

【習慣化・慢性化の結果】
・姿勢・動作パターンの固定化
・パフォーマンス低下
・胸腔・腹腔内臓器の圧迫

【運動中に観察される徴候】
・代償運動
・力の伝達障害

【原因とも結果とも捉えられる徴候】
・筋のインバランス（部分的に生じる短縮・筋力低下・持続的な伸張）
・可動域制限
・易疲労性・疲労の蓄積
・関節の摩耗・変形
・痛みの閾値低下

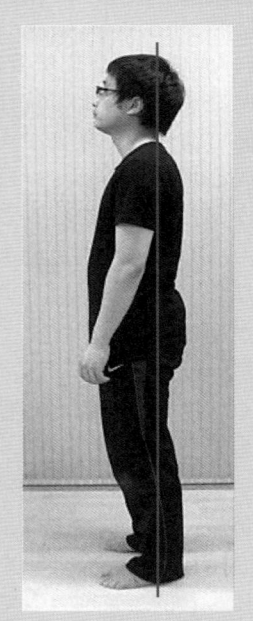

図2 静止立位姿勢の観察（矢状面）
重心線を基準に，全身と頸部の位置関係を観察する。肩峰位置よりも耳孔が前にあれば頭部前方位姿勢である

治 療

頸部伸筋群リリースと上位頸椎の運動学習

背臥位で後頭隆起の周囲から頸部伸筋群を徒手でリリースする．呼気に合わせて眼球を下方へ動かすことでも後頭下筋群の緊張が低下する．リリースを行った後，上位頸椎の屈曲・伸展・側屈・回旋の動きを自動介助で誘導する（図4a）．

頸部の深層筋エクササイズ

頭部を両手で支え表層屈筋群の緊張が低下する位置で保持し，呼気に合わせて頸椎前弯が小さくなるようにわずかに顎を沈めさせる．頸部深層屈筋群の収縮が確認されたら，頭部の支持を少し弱めて負荷を上げる．屈筋群が弱化している場合，筋長が変わっても収縮が行えるように頭部の位置を変えて行う（図4b）．頭部前方位が強い場合，単に顎を引くだけでは，頸部伸展位のまま頭部を後退させてしまい胸鎖乳突筋の活動が大きくなる可

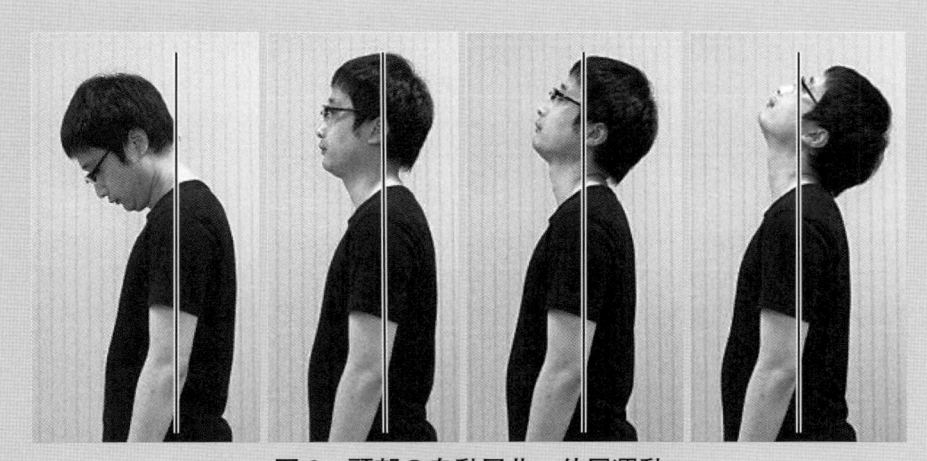

図3　頸部の自動屈曲・伸展運動
立位または座位で，頸椎の屈曲・伸展運動を観察する．上位頸椎の可動範囲とともに動きが始まるレベルや代償運動の有無にも注目する

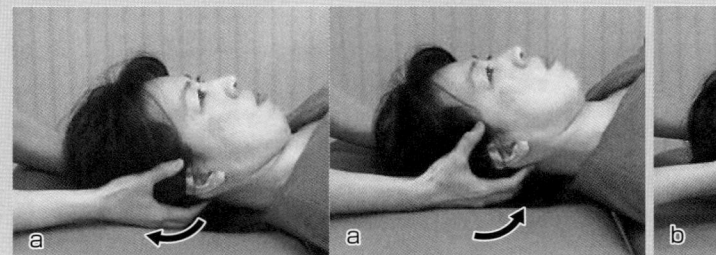

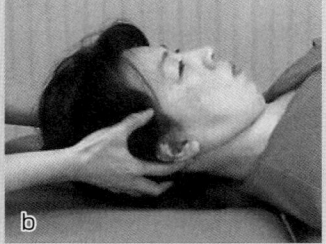

図4　環椎後頭関節および上位頸椎の屈伸運動（a）と深層筋エクササイズ（b）
a．頭部を把持し屈曲・伸展の動きを誘導する．頸椎上での後頭骨の滑り・転がりの動きを感じながら動きを引き出す
b．頭部を支えて屈筋群・伸筋群の筋緊張が整う位置を探し，頸椎前弯をわずかに小さくするように頭部を垂直に沈めて深層筋の収縮を促す

能性がある[2]。

肩甲骨・胸郭周囲筋の柔軟性の改善

肩甲骨の偏位が強い場合や他動運動で上肢・肩甲帯の動きに制限がかかる場合，制限因子となる筋をリリースする．大胸筋，小胸筋，肩甲下筋，広背筋，前鋸筋などの硬さにより肩甲胸郭間の動きが十分に出ないことも多いため，必要に応じてストレッチング，深呼吸時の胸郭運動の誘導を行う．

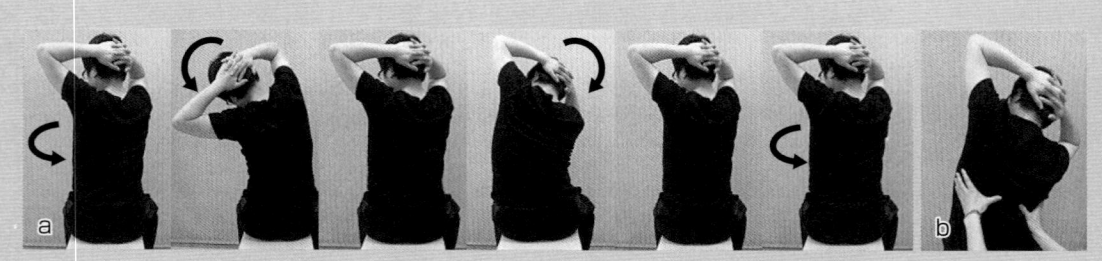

図5　胸郭3Dストレッチング（a）と胸郭の動きの誘導（b）
a. 上肢を挙上し両手を後頭部で組んで，体幹を最終域まで回旋させる．最大回旋を保ったまま体幹を回旋側へ側屈させ2〜3秒保持する．次に回旋を保ったまま側屈を正中位へ戻し，2〜3秒保持する．続いて回旋位のまま反対側へ側屈し，2〜3秒保持したのち側屈を戻す．さらに回旋を大きくし，左右への側屈を繰り返す．動きを徐々に大きくしながら回旋＋側屈を3〜4回繰り返したら，反対側への回旋＋側屈を同じように行う
b. 自動運動でのストレッチングが難しい場合には，胸郭や上肢を誘導すると動きの拡大がしやすくなる

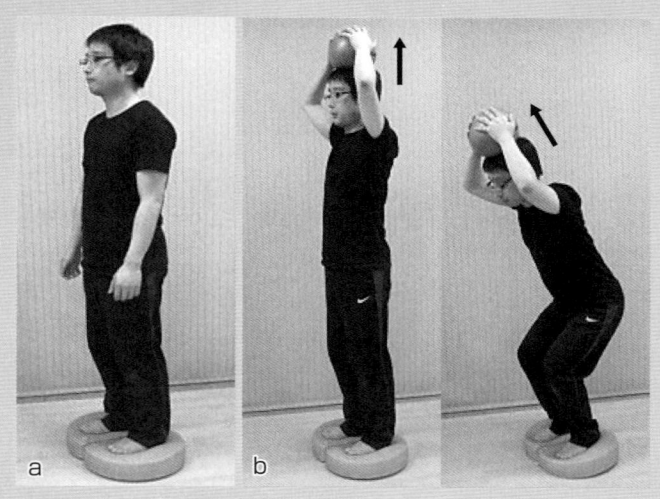

図6　全身姿勢調整〔エアロステップ上での立位バランス（a），軸圧スクワット（b）〕
a. エアロステップ上でリラックスした体位をとる．開眼・閉眼それぞれで足底を水平に保ちながら全身でバランスをとる
b. 頭頂のやや前方に軟らかいボールを置き，両手で軽く軸圧をかける．頭部から骨盤にかけて中間位を保ちながらスクワット動作を繰り返す

胸郭3Dストレッチング

胸椎・胸郭の可動性を向上させるストレッチングである。座位で足底接地し，上肢を挙上し両手を後頭部で組んで右または左に脊柱を回旋させ，最終域で同側に側屈する。数秒（2〜3秒）静止したら脊柱の回旋を保ったまま側屈を中間位に戻して数秒静止する。次に反対側へ側屈し，数秒静止後に側屈を戻して静止する。さらに回旋を大きくし最終域で側屈を繰り返すストレッチを3〜4回繰り返して，可動範囲が拡大したら反対側への回旋と側屈を同様に行う（図5）。なお，頭頸部は胸椎の上に自然に位置させ，呼吸を止めず坐骨上に重心を維持する。

全身姿勢調整

エアロステップ上で足底を水平にして最小努力でバランスをとり，開眼・閉眼のそれぞれで立位を保つ。次に眼球運動のみ，または視点を固定し頭部のみ，または眼球と頭部に分けて左右への回旋運動を行う。スクワットでは軟らかいボールを頭頂やや前方に置き，ボールが逃げない程度の軽い軸圧を両手で保って行う。その際，常に足底を水平に保つことで重心線は整いやすい（図6）。どの動作でも，頸部や体幹全体を強く固めて頭部を高い位置に保つのではなく，頭が脊柱の一番上にふわりとのって後頭顆にわずかな空間が生まれる程度の力で行う。

文　献

1) Conable B（著）片桐ユズル，他（訳）：音楽家ならだれでも知っておきたい「からだ」のこと．誠信書房，2000，pp94-95
2) 中丸宏二，他：健常成人における頭蓋脊椎角と頸部屈筋群機能との関係．理学療法科学　25：837-841，2010

3 不良姿勢を自己正中化する方法

西村圭二／市立長浜病院 リハビリテーション技術科

◆ 治療のポイント
1. リラクセーションによるアライメント修正
2. 介助下での運動方向誘導
3. 自主トレーニングとしての頭頸部・体幹の正中化および安定化

不良姿勢（頭部前方位）を生じる原因

不良姿勢に起因する身体的問題は少なくない。特に腰痛症や変形性関節症，頸椎疾患は日常生活での姿勢，デスクワーク，作業時の姿勢，加齢変化の影響が多い。不良姿勢にはさまざまなパターンを認めるが，頭部前方位を伴う不良姿勢では主に骨盤後傾，胸腰椎後弯，頭部前方並進（上位頸椎伸展，中位〜下位頸椎屈曲）する傾向がある。これにより後頭下筋群が過緊張状態となり，頭半棘筋や肩甲挙筋には大きな応力が生じる[1]。

また，脊柱弯曲が増強する原因には，腹腔内圧および脊柱安定化機構の低下が考えられる。これらには主に腹横筋，多裂筋，横隔膜，骨盤底筋の機能低下が関係している。特に腹横筋は，臓器を取り囲むように位置し，腹腔内圧増加に最も効率的に作用する。さらに，胸腰筋膜に付着することで腰椎安定化に寄与するため，機能低下が生じると各部位が正中位から逸脱し，頸椎および体幹の伸展モーメントが増大した不良姿勢となる。

姿勢改善に対する考え方

対象者によい姿勢をとるように指示すると，顎が上がり体幹を伸展することが多い。これは正しい姿勢とは異なり，理想的な重心線から各部位が逸脱し，筋にインバランスが生じた状態といえる。対象者自身の認識では誤った身体イメージとなっているのである。

理想的な姿勢を獲得するために，対象者の姿勢を評価し問題点に対して他動的に介入することは重要である。それには，対象者自身がセラピストの目的とする姿勢や運動を正確に再現し，自主トレーニングとして継続できる必要があると考える。本稿では，理想的なアライメントから逸脱している各部位を正中に近づけるための個別的介入と，頭頸部から骨盤，下肢までをリンクさせた全身的な安定化エクササイズを紹介する。

頭頸部および体幹の自己正中化

方法1—背臥位でのリラクセーション

　姿勢アライメントの自己修正の前段階として，頭頸部および体幹の関節や筋にリラクセーションを促す必要がある。リラクセーションを得るための方法の選択は自由である。ここでは，力学的な質量の位置関係を利用したリラクセーションを施行する。

　肢位は，ロール状にしたバスタオルを2本使用し，1本は第1胸椎棘突起から尾骨部まで縦方向に沿わせ，もう1本は横方向に設置し外後頭隆起をのせた背臥位とする。この肢位で顎を引き，さらに頸部後面をやや伸張するように外後頭隆起下のバスタオルを頭側方向へ少し引き上げる（図1）。この状態で脱力させる。バスタオルを用いて持続的にこの肢位に適応させることで，関節および筋の柔軟性が得られ，頭頸部は後上方へ偏位し，脊柱の過剰な弯曲を減少させることが可能となる。本法により，主に頸部後面筋群や脊柱起立筋の緊張緩和が得られる。

方法2—背臥位での軸圧抵抗エクササイズ

　理想的な姿勢保持の前段階として，正しい運動方向の認識を目的に背臥位での運動を実施する。肢位は，股関節・膝関節屈曲位で対象者の胸椎最後弯部にロール状のバスタオルを挿入した背臥位とする。まず，この肢位に適応するために深呼吸を行う。軸圧抵抗エクササイズは，セラピストが頭頂から仙骨に向けて母指で軽く圧を加え，対象者はこの圧に抗して頭側方向に伸び上がるように押し返す運動である。運動の際は顎を軽く引き胸椎を伸展する力と，下肢により頭側へ軽く蹴る力も若干用いる。はじめは運動方向を認識させるために，他動的に頭尾側方向に揺するように動かし，徐々に自動介助での運動に移行する。その際，頭頂からの軸圧に意識的に抗するように促す（図2）。

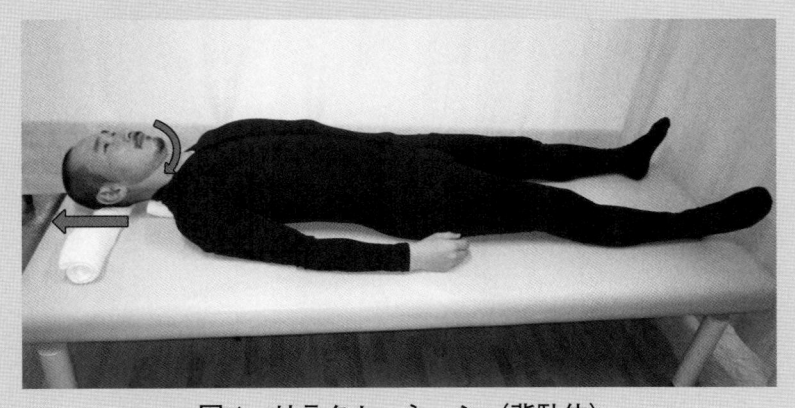

図1　リラクセーション（背臥位）
ロール状にしたバスタオルを，第1胸椎棘突起から尾骨部まで縦方向に1本，外後頭隆起をのせるように横方向に1本設置した背臥位。顎を引き，さらに頸部後面をやや伸張するように外後頭隆起下のタオルを頭側方向へ少し引き上げ，この状態で脱力させる

効果としては，頭頂から尾側方向に加えられた圧刺激に抗することで，ロールタオルを支点とした胸椎伸展が促され，さらに顎を引き頸部後面筋を伸張するようにして頭頂で押し返すことにより，頸部前面筋の活動を促通することが可能となる．また，下肢で蹴る力も若干用いることで，上半身と下半身の頭尾側方向のリンクも行える．これにより，姿勢アライメント修正と身体柔軟性および立位バランス向上につながる．

方法 3—端座位での運動方向誘導

端座位にて頭側へ伸び上がることで，重心線から逸脱した部位を正中に近づけることが可能である．頭側へ伸び上がる運動を実施するにあたり，自動介助にて運動方向の誘導を行う．セラピストは対象者の両側の乳様突起下を把持し，坐骨と頭頂を遠ざけるように頭側へ引き上げる自動介助運動を行う．伸び上がる際に，対象者の後頭部に当てたセラピストの第2指を後方へ少し押すように指示することで，頭部前方位を軽減させることができる（図3）．

方法 4—端座位での軸圧抵抗エクササイズ

方法4は方法1～3を踏まえたうえで，対象者自身が自主トレーニングとして実施できるエクササイズである．エクササイズには，幅9 mm（伸び率200%）のゴムを用いる．肢位はハーフカットのストレッチポール（LPN社）の弧の頂点に坐骨を位置させた端座位とする．端座位での軸圧抵抗エクササイズは，頭頂と会陰部を通り上半身を左右2等分する位置にゴムの輪を装着し，頭頂から尾側方向へ圧を加え張力に対し頭側へ伸び上がる運動である．また，タオルをロール状にしたもの（直径50 mm，幅70 mm）をゴムと頭頂の間に設置することで，圧を認識しやすくなる．ゴムの長さは座高の1/2程度で調整する．この時，後頭部にゴムが接触するため，伸び上

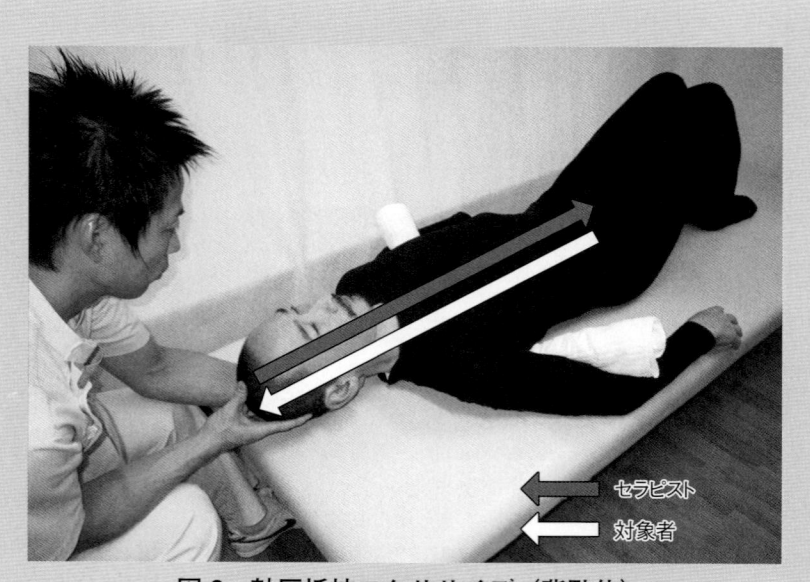

図2　軸圧抵抗エクササイズ（背臥位）
セラピストは頭頂から仙骨に向けて母指で軽く圧を加え，対象者はこの圧に抗して頭側方向に伸び上がるように押し返す運動．まずは他動的に揺らし運動方向を認識させ，自動介助運動，抵抗運動へと徐々に移行していく

がるとともにこの圧にも抗するように意識的に顎を引かせることで頭部前方位の減少が可能である。上下運動を繰り返すだけでなく，伸び上がった状態を保持し腹式呼吸を行うことも筋活動を促通するうえで効果的である（図4）。

　一般的に頭尾方向へ体幹を伸展する運動が紹介されているが，筆者の研究[2]では伸展時の運動方向は自己の感覚に依存するため一定ではなく，特に頭頸部のアライメント修正が不十分であった。ゴムを用いることで張力による鉛直下方向への圧刺激が加わり，頭側へ伸び上がるための正しい運動と，後頭部に接するゴムの圧を意識することで頭部前方位と逆方向の後上方への運動の認識が容易となる。さらに体幹を頭尾方向へ伸展することで腹横筋の活動が増大する[3]。よって，運動方向から頸部前面筋および腹横筋の活動が示唆され，姿勢アライメントの正中化に有効であると考えられる。

方法5─立位での軸圧抵抗エクササイズ

　方法4の応用として，同様の運動を下肢をリンクさせた立位姿勢にて実施するものである。ゴムを装着したまま動くことも可能であるため，軸圧に抗した姿勢を保持しながら歩行や走行動作に移行することも有効である。

治療効果の検証

　筆者の研究[2]では，エクササイズにより頭部前方並進および胸腰椎の過剰な弯曲が軽減し，理想アライメントに各部位が近づく傾向を示している。臨床においても対象者自身の正しい運動の理解と自主的な継続により，姿勢アライメントの正中化が得られたケースも経験している。

文　献
1) Neumann DA（著），嶋田智明，他（監訳）：筋骨格

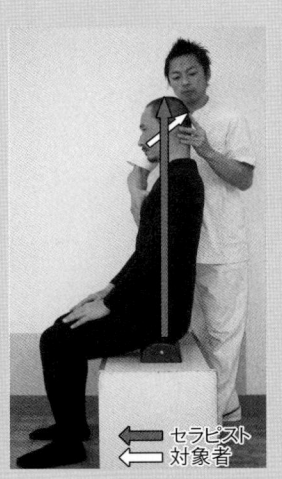

図3　運動方向誘導（端座位）

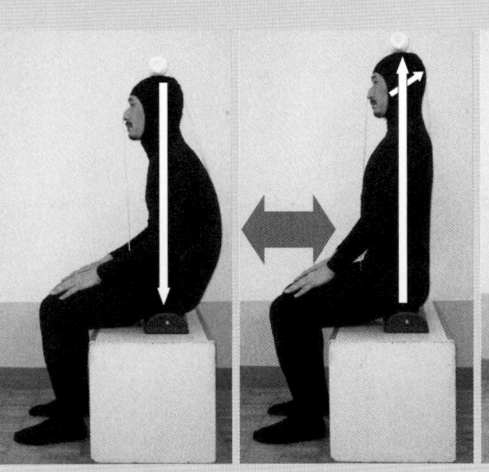

a. 脱力位（矢状面）　b. 軸圧抵抗位（矢状面）　c. 軸圧抵抗位（前額面）
図4　軸圧抵抗エクササイズ（端座位）

系のキネシオロジー．医歯薬出版，2005
2) 西村圭二，他：座位における頭尾側方向への軸圧抵抗エクササイズが立位姿勢に与える影響．日本理学療法学術大会誌，CbPI1269, 2010
3) 石井美和子：多関節運動連鎖からみた腰部の保存的治療戦略．井原秀俊，他（編）．多関節運動連鎖からみた変形性関節症の保存療法．全日本病院出版会，2008

4 舌骨を指標とした理学療法の展開

石月美帆／湘南なぎさ訪問看護・リハビリステーション

◆治療のポイント

1. 舌骨に付く組織の柔軟性獲得
2. 呼吸・嚥下に伴う舌骨の動きの円滑化
3. 舌骨の役割の正常化による姿勢調整

はじめに

　ヒトの頸部は，主要な血管，神経をはじめ，気道・食道，甲状腺やリンパ腺などの臓器を内蔵しているにもかかわらず，魚類や両生類と比べ，視野や運動自由度の拡大のために細く進化してきた。また，恐竜の骨格をみてみると頸椎横突起が長く伸びており，これらが頸部の筋の付着や頸部内臓器を保護する役割を担っていたと推測される。人体各部位の臓器を取り巻く構造を考えると，頭部は頭蓋冠によって，胸郭は胸骨・胸椎・肋骨・鎖骨によって，腹部は腰椎・仙骨・腸骨・寛骨が筋の付着部位を提供して，内臓保護の役割を担っているが，頸部は横突起が短くなった頸椎にその役割が委ねられている。頸部の筋の付着が頸椎以外に舌骨にも集束していることを考えると，頸部内臓器を保護する役割の一端を舌骨が担っているのではないかと考えられる。

　また気道と食道の分岐が頸部にあるため，頸部の状態は呼吸・嚥下に関係していることが示唆される。不運にも気道や食道の閉塞が起これば，呼吸や嚥下が困難となり生命維持が危ぶまれることや，これらによる循環不全とそれに伴う筋エネルギーの損失が他部位へも影響し，能力低下を引き起こすことも予測される。

　そこで舌骨が頸部の状態を反映していると仮定し，舌骨と舌骨を取り巻く組織の起源と解剖を振り返り，役割や関係性を考察するとともに，舌骨を指標とする理学療法の展開を考えてみたい。

舌骨の起源

　脊椎動物の呼吸，栄養摂取のはじまりが魚類の口腔と鰓に起源があることに遡ってみる。鰓は，もともと魚類の捕食ないし呼吸のための装置として頸部の横にできたもので，これを起源とする組織が人体では鰓弓組織として頭頸部に分布し，呼吸，咀嚼，嚥下に関与している。骨では上顎骨，側頭骨の一部，下顎骨，耳小骨，舌骨，甲状軟骨，輪状軟骨，筋では咀嚼筋と表情筋の一部，舌骨上筋群，喉頭や咽頭の筋，神経では三叉神経，顔面神

経，舌咽神経，迷走神経の一部が鰓弓に由来する。まさに舌骨や舌骨に付着する筋，そしてその筋を支配する神経は鰓弓から発生したものであり，鰓弓神経支配によって咀嚼・嚥下に伴う感覚や運動，自律神経系の働きが起こっている。

舌骨と舌骨に付着する筋の解剖と役割（図1，2）

U字型をした舌骨は喉頭と下顎の間の前頸部にあり，第3頸椎レベルに位置する。他の頸部骨格系の骨から遊離している舌骨は，筋や靱帯によって下顎骨，側頭骨茎状突起，甲状軟骨，胸骨柄，肩甲骨に連結されている。舌骨は舌根を支持することで舌運動の基盤となるとともに，咽頭中部や前頸部の筋の付着部となって気道を開き，呼吸や嚥下に必要な咽頭の開通性を維持している。

舌骨に付着する筋は，舌の位置を変える外舌筋，嚥下時に咽頭壁を収縮する中咽頭収縮筋，外喉頭筋があり，頸筋膜浅葉・気管前葉を介している。外喉頭筋は舌機能の基盤として舌骨を支え，嚥下の際に舌骨と喉頭を持ち上げる舌骨上筋群と，嚥下の最終相に舌骨と喉頭を引き下げる舌骨下筋群に分けられる。また，頸筋膜間隙（咽頭後隙）によって，嚥下時に咽頭，食道，喉頭，気管の椎骨に対する相対的運動を可能にしている。

舌骨に関する考察

呼 吸

呼吸時の身体構造を振り返ってみると，空気が流入する経路は鼻腔または口腔から咽頭，喉頭，気道，気管支，肺胞へと続いている。咽頭以降のこの経路は頭蓋底と下顎骨，舌骨，甲状軟骨から始まり，胸骨，胸腔内の臓器，線維性心膜に付着する頸筋膜に覆われた構造をなしている。また，呼吸は吸気時に

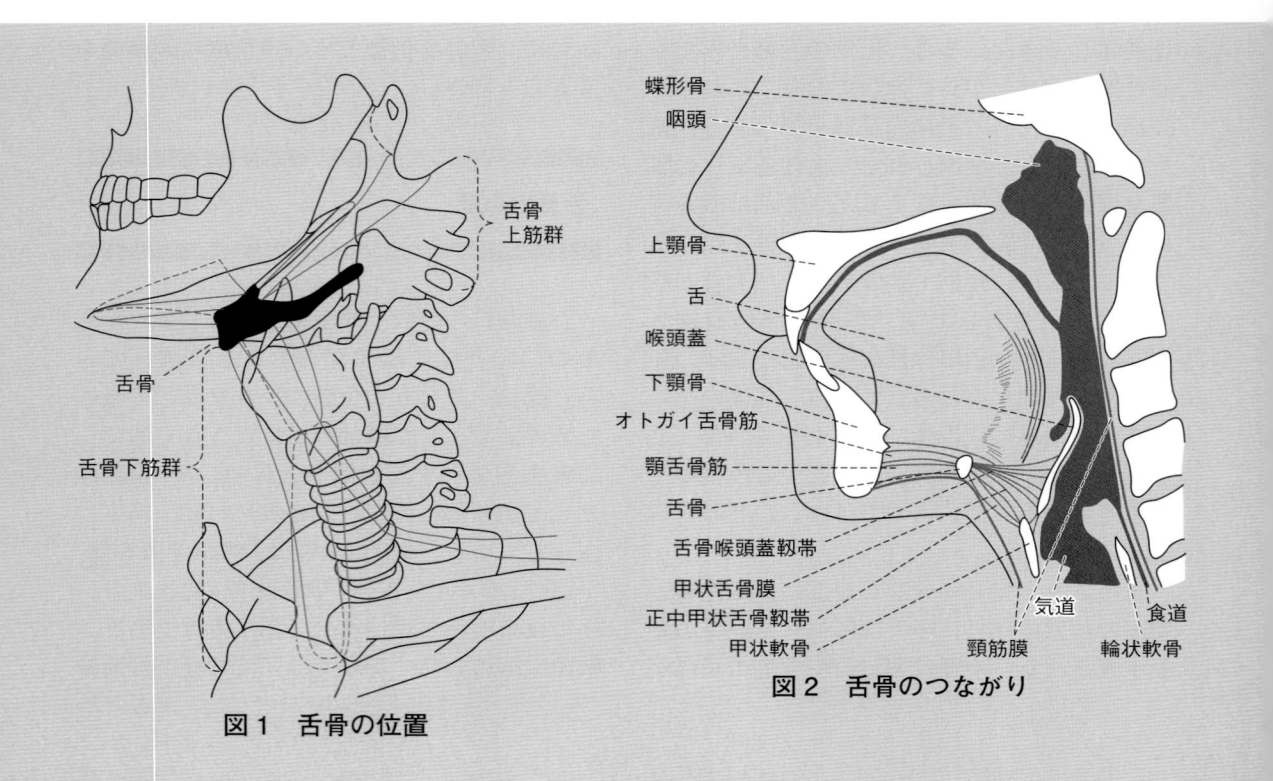

図1　舌骨の位置

図2　舌骨のつながり

横隔膜が下制し，胸腔内が陰圧となることで空気を体内に取り込み，呼気では横隔膜を元の位置に戻し，胸腔内を陽圧にすることで空気を体内から排出している。

呼吸時の圧力変化が横隔膜の位置に相関しているのであれば，胸腔内は頸筋膜によって仕切られた間隙であるため，横隔膜に連動した頸筋膜の弾性が，胸腔内の圧力変化を反映していると考えられる。つまり，呼吸時に頸筋膜が付く各組織は横隔膜と連動し，浮遊骨格である舌骨は吸気で下制，呼気で挙上することが触知できる。さらに，舌骨の偏位や可動性の欠如は空気の流入経路に制限や圧力変化の障害をもたらすと考えられ，舌骨が呼吸状態の指標となることが期待できる。

哺乳類に比べ原始的な両生類は，胸と腹による呼吸運動機構がないため喉を深く引き下げることにより吸気を行う。ヒトでも同様に，前頸部の筋が付着する舌骨の下制によって喉が引き下がると考えた場合，吸気時に舌骨が下制することが確認できる。

嚥下

咀嚼は唾液を分泌しつつ，咀嚼筋と舌骨上筋群の作用で食塊を形成し，舌の感覚と運動で食塊を咽頭・食道に押し込めるほどの大きさまで小さくしている。そして，嚥下は表情筋で口唇を閉じ，口蓋帆挙筋で軟口蓋を下げることで口腔を閉鎖空間にし，舌によって口腔内の圧力を上げて咽頭に食塊を押し込み，舌骨上筋群が舌骨と喉頭を挙上させることで喉頭蓋が気道に蓋をし，食道へ食塊が送られる。基本的に舌骨が喉頭の基盤であり，舌骨が動くとほぼそのまま喉頭全体の動きに反映されるため，舌骨を挙上し舌の前直下まで動かすことができなければ嚥下困難が起こるとともに気道と食道の分離が維持できなくなり，誤嚥が生じる。

咀嚼し食塊を咽頭へ押し込むための円滑な舌運動や，誤嚥を防ぐための喉頭蓋の動きには，舌骨周囲の適度な柔軟性と舌骨が偏りなく位置している必要があると考えられる。

他部位への影響

筋や靱帯によって，舌骨は側頭骨，下顎骨，胸骨，肩甲骨，甲状軟骨，輪状軟骨，喉頭蓋と結びついているため，舌骨の偏位はこれらの部位と相関があると考えられる。

以上の3点の考察から，舌骨は呼吸では頸部・胸腔の圧力変化を反映し，咀嚼・嚥下では舌運動と喉頭の安定化に関係する指標となり，舌骨の偏位が頸部のみならず他部位へも影響していると考えられる。実際に，舌骨周囲の柔軟性や舌骨のアライメントの改善を図ると，呼吸が深くなる例や上肢・下肢のアライメントまで変容する例，また安楽な呼吸の獲得により基本動作での介助量が軽減する例，歩容が改善する例を経験する。

舌骨の触診と評価

舌骨への介入は，偏位などのアライメント修正が目的ではなく，呼吸や嚥下，そして全身状態における舌骨が担う機能や働きの改善・向上に目的がある。注意点として，頸部内臓器は特に脆弱であるため，これらを傷つけないように評価・治療するべきである。

舌骨は解剖学的に第3頸椎の高さにあり，小児ではこれより上方，高齢者では下方に位置している傾向にある。また，病態による痙性や弛緩，固縮，姿勢の崩れによる全身の筋緊張異常に舌骨のアライメントが影響している場合も多々あり，痙性の強い場合には麻痺側へ舌骨が側屈・回旋していることが多い。座位やギャッジアップで筋緊張が変化する例も多いため，リラックスできる臥位で舌骨を触診する（図3）。

第3指で左右の舌骨大角の両端に触れ，舌骨を把持したまま左右の偏位や回旋度合・可動性，そして呼吸や嚥下時の舌骨周囲の柔軟性と動きの幅を評価する（図4）。

舌骨への治療

頸部のリラクセーション

舌骨周囲の柔軟性が確保されるよう，舌骨を触診しながら偏位が軽減するように徒手療法を行う（図4）。

病態により頸部の筋緊張が高い場合や上部頸椎の屈曲が強い場合は，舌骨の挙上や内部への牽引が強いため，触診困難な場合もある。この時，頸筋膜による舌骨の制限を軽減させるために後頭下や後頸領域，外側頸領域，または前頸領域のオトガイ下三角部分などの舌骨周囲の筋緊張を先に緩和すると舌骨が触知しやすい。

呼吸介助

舌骨を図4のように把持しながら，吸気で下制，呼気で挙上する舌骨の動きを介助する。

文　献

1) 三木成夫：生命形態の自然誌 第Ⅰ巻 解剖学論集．うぶすな書院，1989，pp133-180
2) Moore KL，他（著），佐藤達夫，他（監訳）：臨床のための解剖学．メディカル・サイエンス・インターナショナル，2008，pp1022-1096
3) Sadler TW（著），安田峯生（訳）：ラングマン人体発生学 第10版．メディカル・サイエンス・インターナショナル，2010，pp277-303

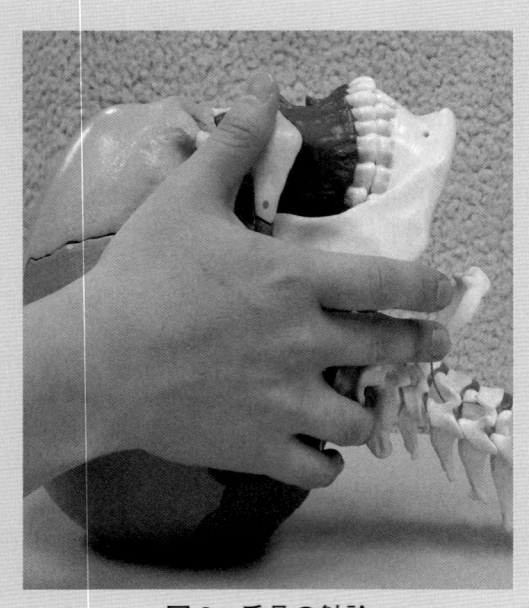

図3　舌骨の触診

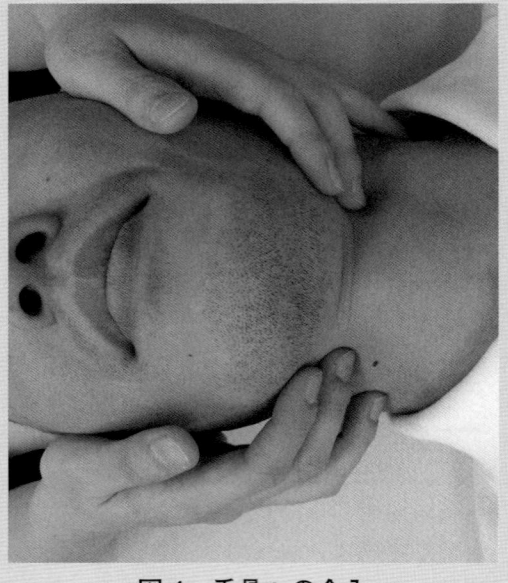

図4　舌骨への介入

5 頸部運動を指標に上位胸郭のゆがみを改善させる

平山哲郎／広尾整形外科 リハビリテーション科

◆治療のポイント

1. 胸郭のゆがみ
2. 上位胸郭と頸部の運動連鎖
3. 分離した頸部回旋運動

胸郭のゆがみ

臨床上，注意深く胸郭のアライメントを観察すると，上胸部や下胸部にゆがみが生じているケースがある．胸郭はカゴ状の形態をしており，それを構成する肋骨や胸椎，胸骨のたわむ骨特性から，外力に対しその力を分散させ，形状変化する性質をもつ．これらの外力がカゴの端部分である上部や下部にゆがみを生じさせるものと考えられる．また，これらは一定のパターンとなりやすく，定型的な姿勢や動作となることが多い．

胸郭のゆがみは体幹の位置により大きく影響を受ける．例えば，体幹が骨盤帯に対し左側へ偏位している場合，体幹は左上部と右下部の対角線上に延長した位置関係をとる．この場合，前額面上では胸骨の右傾斜，左肩甲帯の挙上，右肋骨弓の傾斜が生じることが多い（図1a）．また，左上部と右下部の延長する位置関係に伴い上位胸郭には左回旋が，下位胸郭には右回旋が生じ，左上胸部と右下胸部は背側に，右上胸部と左下胸部は腹側に位置すると考えられる（図1b）．このことから左上胸部，右下胸部にゆがみが出現すると考える．

第1肋骨と第2肋骨の特異的な偏位

胸腔と腹腔の大きな2つの袋からなる体幹部は，上部が第1肋骨，底部が骨盤底部で構成されている（図2）．そのため第1肋骨の位置関係が体幹アライメントに大きく関与するものと筆者は考えている．

第1肋骨と第2肋骨には，頸部筋である斜角筋や上肢筋群である前鋸筋が付着する．これらの過剰な収縮により付着部分である骨へ牽引作用が働き，その位置を変化させるものと考える．斜角筋は第1肋骨と第2肋骨を上方に，前鋸筋は第1肋骨を外側方向に牽引する．そのため上位胸郭全体が外上方に引かれ，胸郭の偏位を引き起こすものと考えられる．

頸部痛を呈するケースに対し，胸郭を操作することで著しく疼痛が軽減することを経験する．胸郭は内臓保護だけではなく頸部の土台として働いており，胸郭不安定性は頸部機

能低下を招く可能性を有する。頸部痛を呈する人の多くに上位胸郭の偏ったゆがみがみられるため，同部位の改善が有効であると考えられる。また，腰部の過剰運動で疼痛が生じる場合に，胸郭の運動性を改善することで腰部疼痛が軽減するケースも多い。特に上胸部の操作により胸郭と骨盤帯の位置関係が良好になることを多く経験する。

上位胸郭と頸部の運動連鎖

頸部の回旋運動に伴い，上位胸郭には前額面上と水平面上の運動連鎖が生じる。前額面上においては上位胸郭の偏位側と反対側に頸部回旋運動が生じる。

水平面上では，頸部の回旋に伴い同側の上位胸郭は前方回旋するため分離運動が必要となる。例えば頸部が右回旋した際には，右上部肋骨の下方移動と左上部肋骨の上方移動が伴ってくる。これは頸部の回旋時に上位胸郭の動きが生じることを示し，頸部回旋側と同側の上部肋骨の下方移動を伴った前方回旋，および反対側の上部肋骨の上方移動を伴った後方回旋が生じている。これらの現象から，頸部回旋とは反対方向への回旋が上位胸郭に生じていることが考えられる。また，頸部の回旋に伴い同側の肩甲帯前方移動が生じていることが考えられる。頸部の回旋に伴い，反対側の肩甲帯が前方移動している場合は分離した運動とはいえず（図3a），肩甲帯が後方に位置しているものが分離した運動と考える（図3b）。

頸部回旋運動の評価

背臥位で不安定板の上に頭部をのせ頸部回

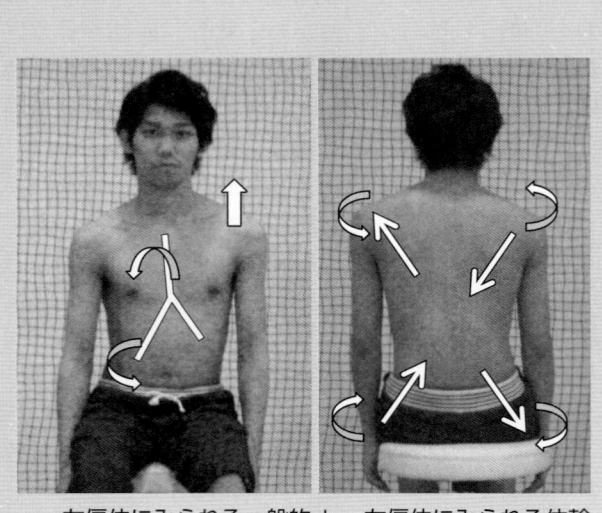

a．左偏位にみられる一般的なパターン　b．左偏位にみられる体幹の位置関係

図1　胸郭のゆがみ

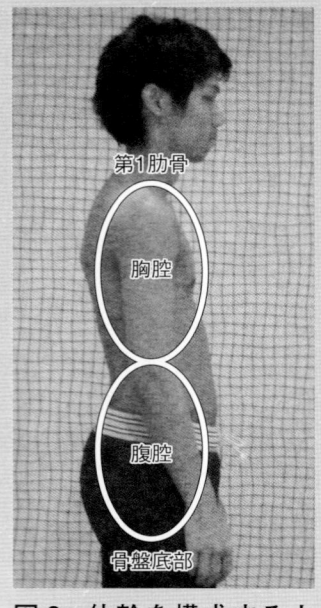

図2　体幹を構成する土台と天井

旋運動の左右差を観察する。この時，頭部のみでの運動指示を与える。ただし，頸部屈曲・伸展や側屈を利用して運動を行っている場合，頭部と頸部の分離した運動ができていないと考えられる。

　頸部を右回旋した場合，左肩甲帯の動きに注目する。頸部回旋に対して反対側の肩甲帯が前方移動する場合，頸部を過剰に動かしているか肩甲帯，胸郭の可動性が低下しており分離した頸部回旋運動とはいえないと考えられる。また，上部肋骨の位置や頸部回旋に伴う動きにも注目する必要がある。頸部回旋運動においては，同側の下方移動と反対側の上方移動が生じているかを確認する（図4）。また，肋骨の側方移動量の差も評価する。

上位胸郭へのアプローチ

　上位胸郭のゆがみに伴う定型的なパターン化は，頸部回旋の左右差を引き起こす。分離した頸部回旋運動では，回旋側の上位胸郭や肩甲帯に前方回旋が生じる。この頸部回旋の分離運動を指標としアプローチを行う。方法は，以下の通りである。

方法1—不安定板を用いて頸部の分離した回旋運動を促す

　不安定板に頭部をのせ，頸部回旋が困難な側に回旋運動を行う。頸部回旋の範囲は小さいものとし，反対側の肩甲帯がベッドに接し

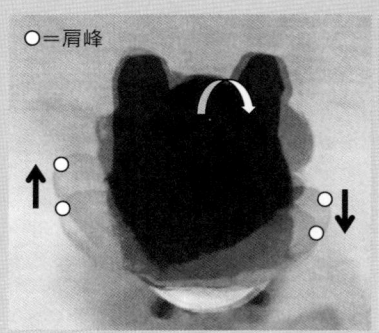

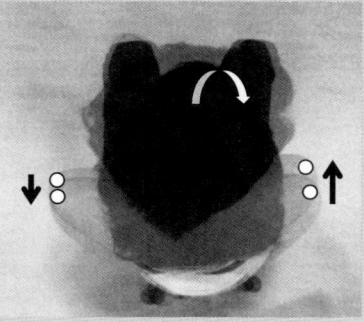

a．分離できていない頸部回旋運動　　b．分離した頸部回旋運動
図3　上位胸郭と頸部の運動連鎖

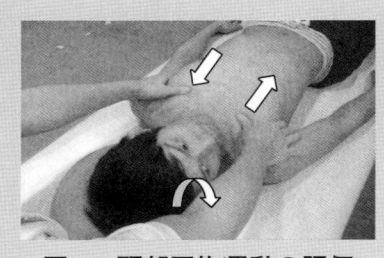

図4　頸部回旋運動の評価 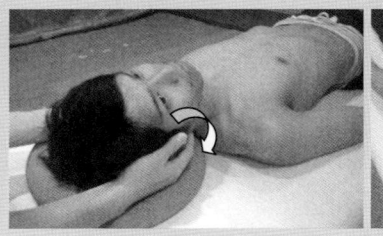 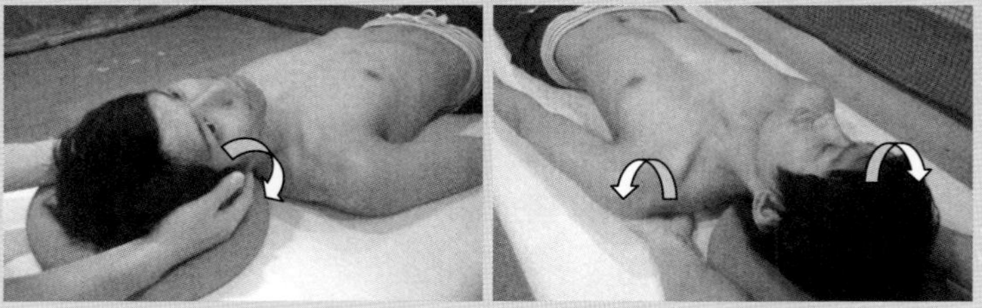　　a．頸部の分離した回旋運動の促通　　b．反対側の肩関節内旋誘導による上位胸郭の前方回旋誘導
図5　上位胸郭へのアプローチ

ていることを確認しながら行う（**図 5a**）。

方法 2—反対側の肩関節内旋誘導による上位胸郭の前方回旋誘導

頸部の回旋運動が困難な側と反対側の肩関節を内旋位で固定した状態で，肩甲帯を後方移動させる。この運動により臼蓋が上腕骨頭に適合することで肩関節を内旋方向に誘導する。肩甲帯の運動に伴い上位胸郭には，頸部と反対の回旋運動が生じ，ゆがみに伴う定型的なパターンからの脱出を図る。また，肩甲帯の後方移動を促しながら頸部の分離した回旋運動を促通するのも有効である（**図 5b**）。

6

顎関節症の理学療法のポイント

遠藤　優／西小岩歯科クリニック

◆**治療のポイント**

1. 顎関節症の病態把握
2. 歯列接触癖（TCH：tooth contacting habit）の治療
3. 関節可動域訓練

顎関節症の分類と治療の見解

　2010年3月，米国歯科研究学会（AADR：American Association for Dental Research）より顎関節症に対する次のような見解が示された。「明確かつ正当化できる適応がないかぎり，顎関節症患者への初期治療は，保存的・可逆的かつエビデンスに基づいた治療を行うことが強く推奨される」。顎関節症においてエビデンスが確立されている治療法はほとんどないため，保存的・可逆的な治療法が重要になってくる[1]。保存療法では，薬物療法と理学療法がその中心となるため，初期治療における理学療法はたいへん重要である。

　顎関節周囲筋と顎関節の解剖を図1に示す。顎関節症とは以下の①〜③の主要徴候のうち，少なくとも1つ以上を有するものである。

①顎関節や咀嚼筋（咬筋，側頭筋，内側・外側翼突筋），顎二腹筋，胸鎖乳突筋の疼痛。
②関節（雑）音。
③開口障害ないし顎運動異常。

　日本顎関節学会は2001年に顎関節症の症型分類の改訂を行った（表1）。現在はこの症型分類をもとに，臨床症状から筋障害・関節障害・関節円板の問題と分類して治療を行う方向になってきている。

顎の痛みの評価

　顎の痛みは大きく2つに分類される。一つは関節障害による関節痛である。もう一つは筋障害による筋痛である。

関節痛の診断ポイント

　下顎マニピュレーション疼痛誘発試験（図2）を用いて下顎頭を前方滑走（牽引）させたり，後方滑走（圧迫）させた時に疼痛が誘発されるかをみる。

筋痛の診断ポイント（筋圧痛，筋緊張診査）

　咬筋，側頭筋，顎二腹筋，胸鎖乳突筋，肩甲挙筋，僧帽筋の硬結部を約1kgで圧迫して疼痛の有無を評価し，下顎のこわばりや肩こりの状態もみる。

開口障害の評価

開口障害を呈する原因は，関節円板性，筋性，関節痛性に分けられる。

関節円板性開口障害の診断のポイント（マニピュレーションによる下顎頭滑走試験）

他動的に下顎を前方に動かして下顎頭が前方に滑走するかを評価する。

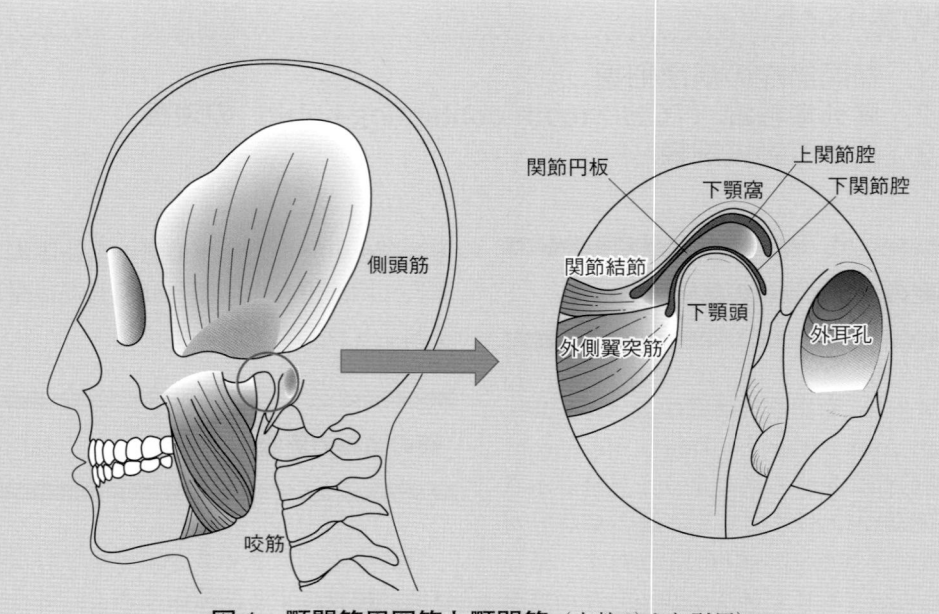

図1 顎関節周囲筋と顎関節（文献2）より引用）

表1 顎関節症の症型分類（日本顎関節学会，2001年改訂）

1. 顎関節症Ⅰ型：咀嚼筋障害
   咀嚼筋障害を主徴候としたもの
2. 顎関節症Ⅱ型：関節包・靱帯障害
   円板後部組織・関節包・靱帯の慢性外傷性病変を主徴候としたもの
3. 顎関節症Ⅲ型：関節円板障害
   関節円板の異常を主徴候としたもの
   a：復位を伴うもの
   b：復位を伴わないもの
4. 顎関節症Ⅳ型：変形性関節症
   退行性病変を主徴候としたもの
5. 顎関節症Ⅴ型：Ⅰ〜Ⅳ型に該当しないもの

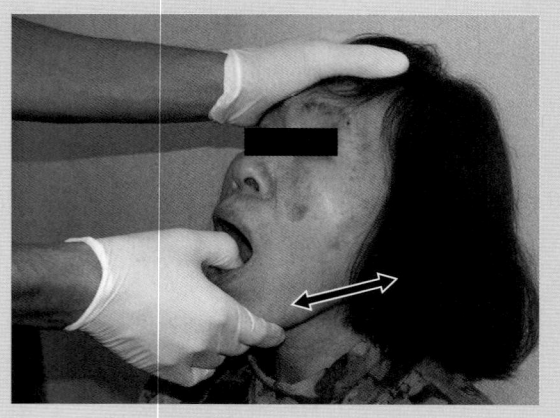

図2 下顎マニピュレーション疼痛誘発試験

筋性開口障害の診断のポイント（筋圧痛，筋緊張診査）

筋の圧痛や筋緊張を評価し，最大開口時の end feel が柔らかく，伸展性があるかを評価する。

関節痛性開口障害の診断ポイント（下顎マニピュレーション疼痛誘発試験）

下顎頭を前方滑走（牽引）させたり，後方滑走（圧迫）させた時に疼痛が誘発されるかみる。

治療

痛みや開口障害に対する治療は，薬物療法と理学療法が基本となる。治療順位は，①関節障害，②筋障害，③関節円板障害の順に治療を行う。
①関節障害：安静，薬物療法（鎮痛薬）。
②筋障害：TCH の中止，リラクセーションやストレッチなどの理学療法。
③非復位性円板転位（関節円板が元に戻らない状態）：下顎頭滑走訓練，開口訓練。

TCH とは

TCH とは，木野[3)] により名づけられた，不必要な上下の歯の接触癖である。一般に上下の歯が接触する時間は1日のうち約20分以内であり，それ以外の時間は上下の歯が接触していない[3)]。この状態を下顎安静位といい，上下の歯の間が1〜2 mm 開いており，咬筋などの閉口筋はリラックスしている状態である。

以前は顎関節症の原因はかみ合わせであると考えられていたが，その原因はかみ合わせだけではなく，顎関節の解剖学的な弱さや精神的緊張，TCH，不良姿勢など多くの寄与因子によって引き起こされることがわかってきた。前述のような寄与因子が個々の顎関節耐久力を超えると顎関節症を発症する。顎関節は膝関節や股関節と違い，非荷重関節である。つまり，咬合（噛む）という行為がなければ，顎関節に負担はかかりにくい。TCH による上下の歯の接触は，筋の疲労や顎関節の圧迫による循環障害など直接顎関節症の症状を出現させる。そのため，TCH は顎関節症にとって主要な原因であると考えられる。顎関節の理学療法では，この TCH を治療することが必要となる。

TCH の治療

まずは，上下の歯が接していることに気づいてもらうことが重要である。口腔内の所見としては舌の圧痕（図3）や頬粘膜の白線（図4）は TCH の重要な指標となる。頭位前方位，円背，肩甲骨外転位の肢位は，頚部や顎関節閉口筋などの筋緊張を高める（図5）。予防および治療の運動として，頚部伸展，体幹伸展，肩甲骨内転運動（図6）や深呼吸は効果的である。特に頚部伸展により上下の歯の接触はなくなる。

関節可動域訓練

自発痛がなくなった患者や慢性期の顎関節症患者では，開口のためだけでなく，筋のストレッチや循環の改善のために，関節可動域訓練が必要となる。通常の開口運動は回転運動から滑走運動に移行するが，関節円板の障害がある患者では，はじめに滑走運動（顎を

前に出す）を行い，関節円板と下顎頭の関係を改善してから回転運動（口を開ける）を行うと痛みが少なく効率的に可動域訓練ができる場合がある（図7）。また，片顎の顎関節症で，下顎が患側に偏位しているような症例では，健側にテーピングをすることで，顎位が正常化し，クリック音や疼痛が消失して開口がスムーズになることがある（図8）。

文献

1) 西山　暁：習癖行動（TCH：Tooth Contacting Habit）．小谷野潔，他（編）：TMD YEAR BOOK 2011 アゴの痛みに対処する．クインテッセンス出版，2011，pp95-105
2) 姫野かつよ：口腔筋機能改善コンディショニング技法の基礎知識．砂書房，2007，pp23-27
3) 木野孔司：完全図解　顎関節症とかみ合わせの悩みが解決する本．講談社，2011，pp17-30

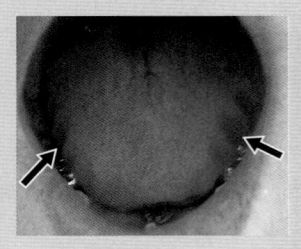

図3　舌の圧痕

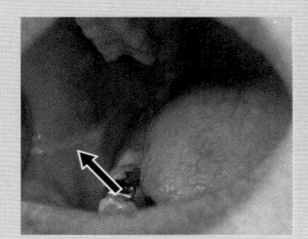

図4　頬粘膜の白線

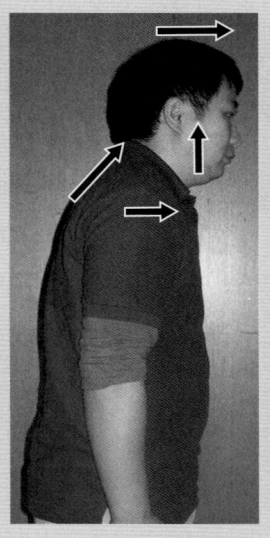

図5　頭位前方位の姿勢（TCHが出やすい状態）

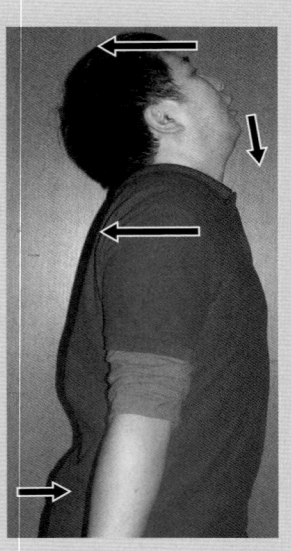

図6　頸部・体幹伸展運動（開口しやすくなる）

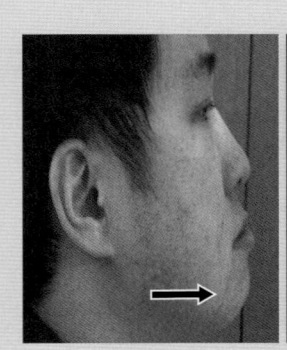

a. 滑走運動
b. 回転運動 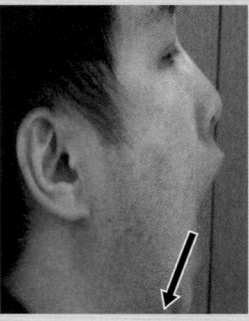

図7　滑走運動と回転運動

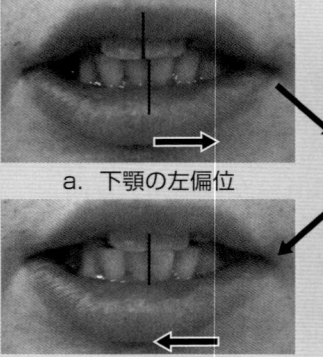

a. 下顎の左偏位
b. 下顎の正中化
c. 右咬筋部へのテーピング 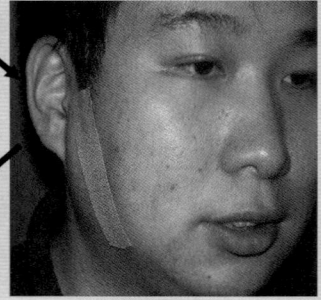

図8　左顎関節症の一例

7 頸部深層筋に対するストレッチ

山﨑　敦／文京学院大学 保健医療技術学部

◆治療のポイント
1. 頸部深層筋の解剖学的知識（走行や配置）を十分に理解しておく
2. セラピストの指先を用いたストレッチを慎重に行う
3. 鋭痛が出現していないことを，治療中に必ず確認する

はじめに

　直立二足歩行を行う人類において，重力に対する適応は大きな課題といえる。しかし，重力に対する適応が十分にできない状況を，理学療法の対象者（以下，患者）では多く目にする。その一つとして，頭部が頸椎・胸椎移行部に対して大きく前方に位置する頭部前方位姿勢（forward head posture）がある[1]。

　頭部前方位姿勢を呈する患者では，下位もしくは中位頸椎が屈曲位，上位頸椎が伸展位であることが多い。そのため頸部の深層に位置する伸筋群が過緊張，場合によっては短縮する傾向にある。この傾向は，Janda[2]によるマッスルインバランス症候群（muscle imbalance syndromes）と一致する。本稿では，頸部深層筋に対するストレッチの方法を紹介するとともに，その効果を胸郭の機能・形態的変化で示す。

胸郭に対するアプローチ

　最初に行う検査・測定は，座位・立位での姿勢観察であり，次に前額面および矢状面でのアライメントチェックを行う。また，胸郭上部におけるアライメントについては，背臥位でベッド面から肩峰最前端までの距離を計測することで定量的評価が可能である。この数値に左右差がみられる場合には，一方の小胸筋の過緊張あるいは短縮が考えられる。直接的に小胸筋のストレッチを行うこともあるが，頸部深層筋の筋緊張を変化させることで，同部位のアライメントが整うことも多く経験する。

　頭部前方位姿勢を呈する患者では，胸郭のアライメントや胸肋関節の可動性に異常をきたすことが多い。このような患者では，左右差が大きいこともまれではない。セラピストは患者の両側の肋骨弓に手掌部を当てて，下位肋骨のアライメントを確認する。具体的には，下部肋骨を把持して背側に軽く圧迫したり，回旋運動を誘発する（図1）。胸郭の左右差をみた場合，可動性が低下している側では

抵抗の大きさを感じることができる。この操作において患者が肋軟骨部に疼痛を訴えなければ，直接的に同部位を徒手的に動かして可動性を出してもよい。しかし，疼痛を訴える患者も多く，頭頸部へのアプローチ前のアライメントチェックとして利用することが多い。

頭頸部に対するアプローチ

背臥位における頭部のアライメントは，リラックスした状態での鼻梁（俗にいう鼻筋）のラインで評価する。頭部が側屈あるいは回旋している場合には，鼻梁が胸骨の長軸と一致しない。またアプローチ前に，頸部の屈曲・伸展・側屈・回旋の自動運動を行わせる。単に角度を計測するだけではなく，運動時の抵抗感を感じてもらい，治療後との変化を患者に自覚してもらう。ターゲット筋は頭板状筋と頭半棘筋，さらには後頭下筋群である。頭板状筋や頭半棘筋が過緊張である場合に
は，上項線のすぐ尾側の陥凹部にセラピストの指先を当てた場合，指の引っかかりが浅い，あるいは引っかからない。この際，圧迫された部位に鈍痛を訴える患者が多いが，なかには鋭痛を訴える患者もいる。また，筋緊張が左右の比較で低いと判断した側で鋭痛を訴える患者もみられる。このような鋭痛を訴える場合は，以下に述べる直接的アプローチの対象にはならない。

図2は右頭半棘筋のストレッチの方法である。患者を背臥位にして，右第2指で付着部（上項線のやや尾側部）を固定し，左手掌部で頸部を支えつつ左第3指の指尖部で軽く筋腹を圧迫したまま尾側に伸張する。左第3指の指尖部の位置は，外後頭隆起の尾側にあってすぐ外側とする（固定）。また痛みの訴えがなく，もう少し強い伸張を加える場合には，頭頸部の回旋を利用する。左手指で軽く圧迫を加えて末梢側の筋腹を固定する。その状態で右第2指と第3指で付着部（上項線のやや尾側部）を軽く圧迫したままに左回旋する（図3）。自重で胸椎は固定されているため，筋腹

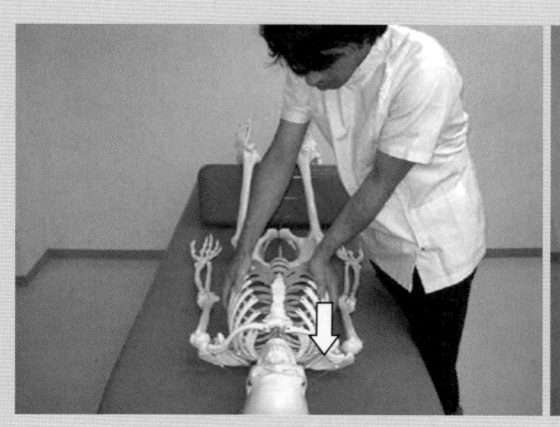

a．背側への圧迫 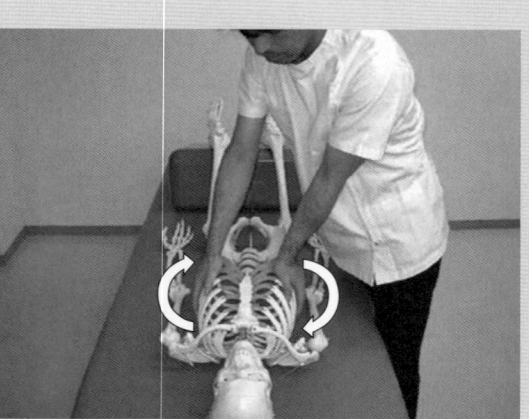　　　　　　　b．右回旋の誘導

図1　右胸郭下部肋骨弓の評価

を固定する操作は不要である。

　最深層に位置する後頭下筋群は，大後頭直筋，小後頭直筋，上頭斜筋，下頭斜筋から構成される。いずれも触診が困難な筋であるが，大後頭直筋が軸椎の棘突起に，小後頭直筋が環椎の後結節に付着することから，外後頭隆起を頼りにアプローチを行う。外後頭隆起の尾側ですぐ外側部を指先で軽く圧迫して，大・小後頭直筋の緊張を確認する。両筋は頭半棘筋のさらに深層であるため，やや深く圧迫しないと大・小後頭直筋への刺激とならない。治療の方法はこの検査と同様であり，鋭痛が出現していないかを口頭で確認をしながら数秒間保持する。これらの筋は筋長が非常に短いため，指先で圧迫する程度で十分に伸張することができる。右側の大・小後頭直筋のストレッチを行う場合には，左手で頭頸部を保持し，右第2指のみで圧迫して伸張する（**図4**）。通常，ストレッチ後に椎前筋群の収縮促通を行うこともある。

症例紹介

　22歳の男性，3カ月前にバイク運転中に転倒し，右足関節脱臼骨折（4週間のギプス固定）。シーネに移行して徐々に荷重歩行を開始し，受傷後7週目より全荷重歩行となる。16歳ごろよりスポーツ活動後に左腰部の疼痛が出現し，現在もときどきみられる。

　この症例に対して，前述したエクササイズ

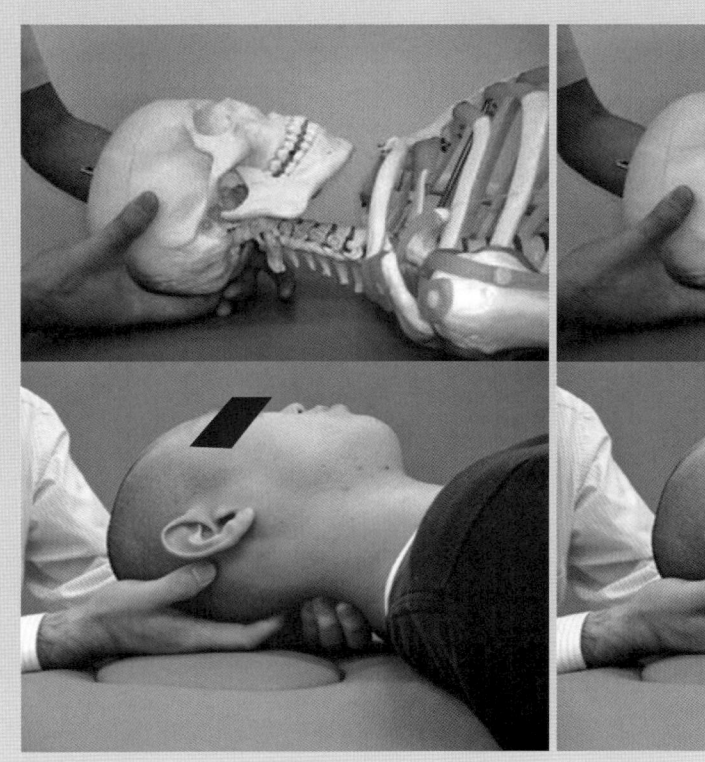

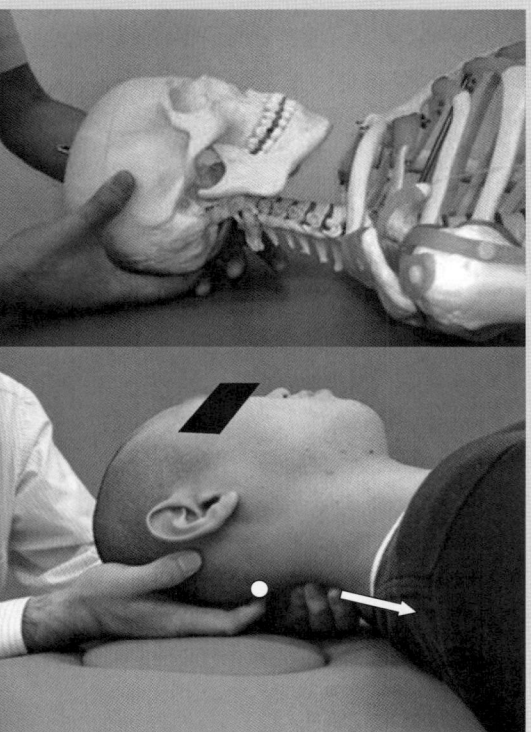

　　　　　　a．開始肢位　　　　　　　　　　　　b．ストレッチ状態
図2　右頭半棘筋のストレッチ
○固定，⇨牽引

を施行し，その前後で胸郭の機能・形態的変化を評価した。背臥位でのアライメントとして，ベッド面から烏口突起の高さを計測したところ，右：11.9 cm→12.3 cm，左：12.4 cm→12.2 cmと変化を示していた。また，胸郭の形状を3Dイメージメジャラー（QM-3000；トプコンテクノハウス社）で計測した。図5に示したのは，画像データをもとに作成

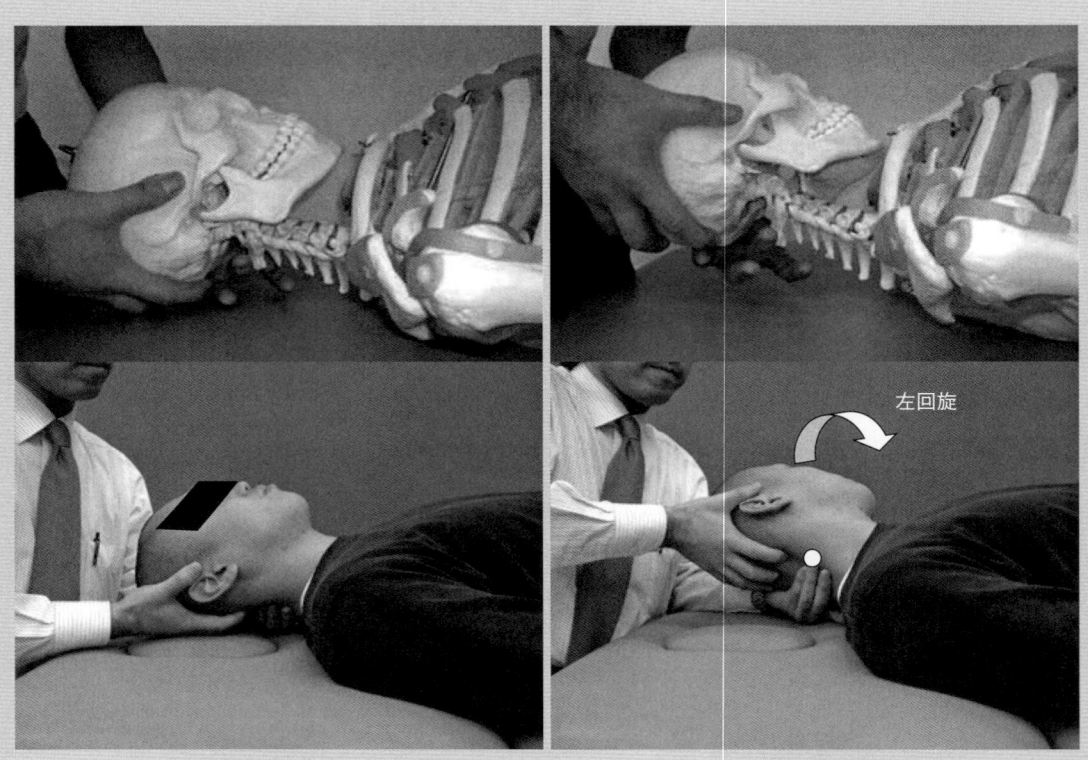

a．開始肢位　　　　　　　　　　　　b．ストレッチ状態
図3　対側回旋による右頭半棘筋のストレッチ
○固定，⇒回旋

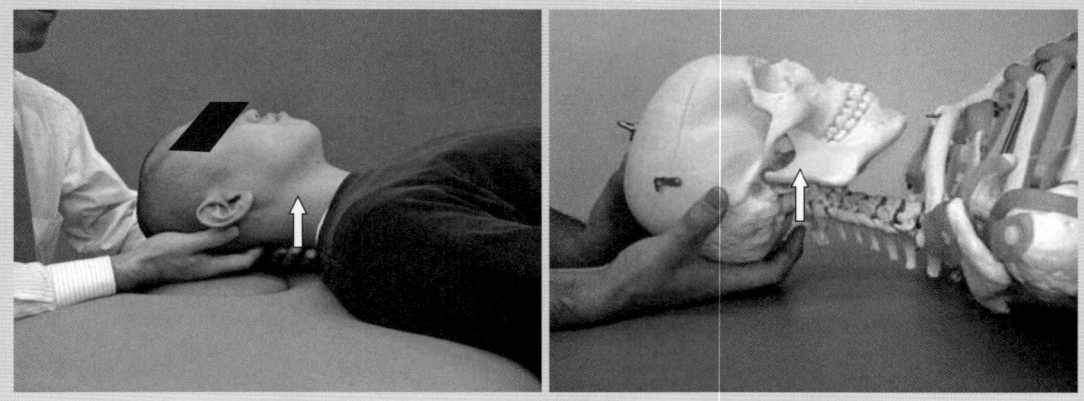

図4　右大後頭直筋・小後頭直筋のストレッチ

した胸郭断面図である（2つの図のスケールは一致していない）。アプローチ前には右に比して高い状態にあった左胸郭が，ほぼ同じ状態になっている。一方で呼吸機能をスパイロメータ（AS-507；ミナト医科学）で計測したところ，肺活量：4.36 l（92.7％）→4.51 l（95.8％）であり，アライメントの変化に伴い胸郭拡張能が向上したことが示唆される。頸部深層筋に対するストレッチにより胸郭の機能および形態的な変化がみられた。

おわりに

本エクササイズの目的は，頸部深層筋に対するストレッチによる筋緊張の調整により胸郭の形態的変化が生じ，さらには機能的変化を与えることである。ただし，筋・筋膜性の連結による影響とも考えられるため，明確な裏づけを探求する予定である。

文　献

1) Oatis CA：Analysis of the Forces on the Cervical Spine during Activity. Oatis CA (ed)：Kinesiology：the Mechanics and Pathomechanics of Human Movement 2nd ed. Lippincott Williams and Wilkins, Philadelphia, 2008, pp511-519
2) Janda V：Muscles and motor control in low back pain：Assessment and management. Twomey LT (ed)：Physical therapy of the low back. Churchill Livingstone, New York, 1987, pp253-278

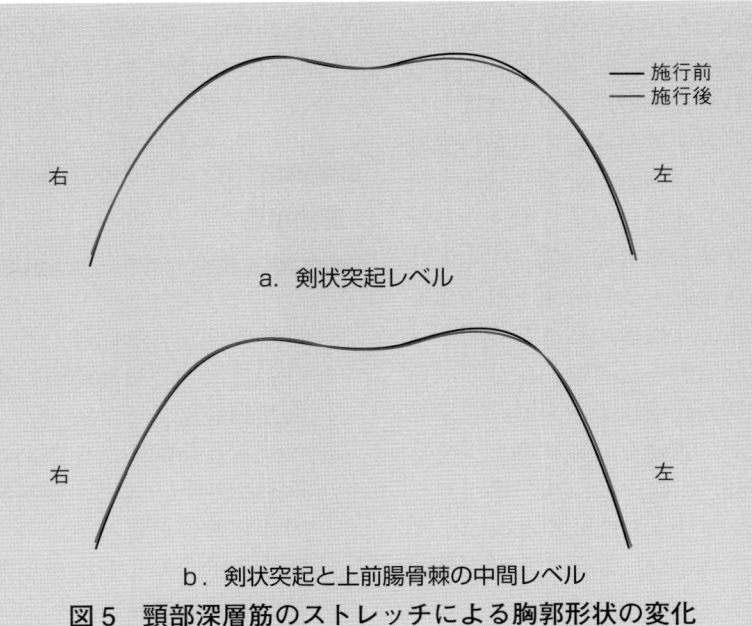

図5　頸部深層筋のストレッチによる胸郭形状の変化

a．剣状突起レベル

b．剣状突起と上前腸骨棘の中間レベル

8 頸部・体幹の姿勢筋緊張をリセットする

新井恒雄／三枝整形外科医院 リハビリテーション科

◆治療のポイント
1. 空間的定位
2. 重心と分節性
3. 不安定性と振動刺激

はじめに

　理学療法を実施するうえで，患者の訴える症状の原因が局所的か，全身的であるかを検討する必要があるが，どちらの問題でも体幹の筋緊張は変化しており，筋緊張を調整することにより治療効果を得ることができる。これはヒトが重力環境下で，特定パターンで行う動作の繰り返しや，体幹深部筋が機能しない状態で身体各部位を過剰固定する動作を強いられることにより，体幹の分節性機能が破綻するためである。頭部を支える頸部と体幹の分節低下は，身体質量分布（図1）[1]を変化させ，両上肢平衡反応や歩行時両下肢の重心移動に影響を与える。患者の状態を把握し，体幹や四肢の局所治療を行う際，深部筋の活動を高め，表在筋の代償による過緊張を早期に改善することが，良好な分節状態をつくる一歩となる。冨田[2]はこうした状態を，パーキングファンクション（parking fanction）と紹介している。本稿では，頭部から頸部体幹へ振動刺激を加えつつ脊柱アライメントを整え，表在筋筋緊張を抑制し，腹部を中心とした深部筋を促通する方法を紹介する。

治療方法

　使用器具は，redcord（以下，スリング），redcord stimula 30 Hz（レベル3に設定；以下，stimula），スリーセクション昇降式電動ベッドフットスイッチ操作（以下，ベッド），ストレッチポール（stretch pole）を用いた。

評価項目

①肩甲骨の左右高低差。
②呼吸様式（呼吸補助筋の過活動性，腹部筋活動性）。
③ベッドと体幹のクリアランス。
④胸郭（胸骨レベル），骨盤帯を揺した状態での体幹分節性。
⑤四肢の重さの左右差から両上肢・下肢と体幹の連結関係。

治療手順

方法 1

頸椎用スリングを使用し，stimula はその目的ごとに操作する。ベッドの頭部をマイナスに下げ（図2），頸部筋を左右にストレッチし（図3），必要により肩甲骨を固定する。ベッドを昇降して頸部屈曲・伸展状態（図4，5）により左右回旋と屈曲・伸展を組み合わせてストレッチをする。表在筋の筋緊張が緩むことを確認した後，上位頸椎から下位頸椎

頭部＋頸部		8.1%
上肢		5.0%
	上腕	2.8%
	前腕	1.6%
	手	0.6%
下肢		16.1%
	大腿	10.0%
	下腿	4.7%
	足	1.4%
体幹		49.7%
	胸部＋腹部	35.5%
	骨盤	14.2%
頭＋両腕＋体幹		67.8%

図1　身体重心
全身の質量に対する身体部分の質量

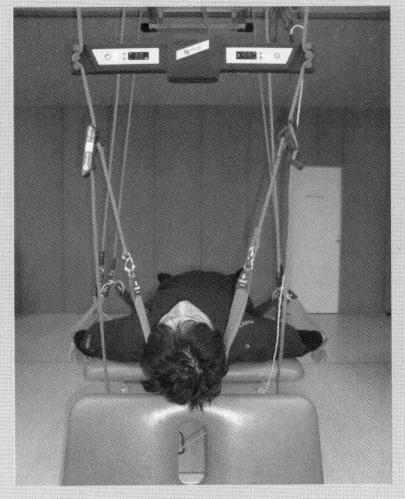

図2　頸部治療肢位
屈曲・伸展中間位。痛みがあるケースは安楽位とする。頸椎スリング以外のスリングは緩ませる

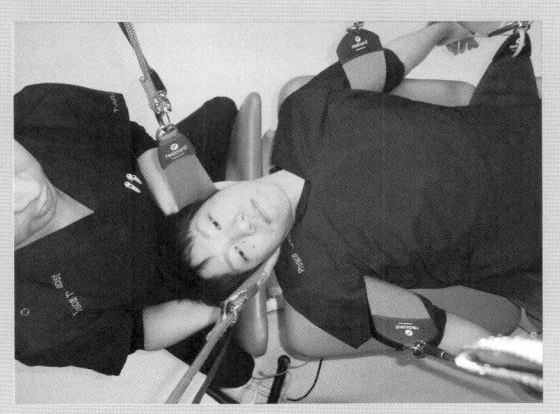

図3　頸部側屈
頸椎スリングがズレない強さで支える

にかけてベッドを昇降して矢状面上のアライメントを合わせる．同時に棘突起と横突起を押し，頸椎回旋を修正する（図6）．後頭下からの筋膜に制限がある場合は後頭骨から牽引を行う．

方法2

頸椎のアライメントが整った後，上位胸椎の回旋を修正するためベッドを下ろしストレッチポールを胸下部にセットする．胸椎をやや固定できるまでベッドを上げる（図7）．頸椎と同様に棘突起や横突起を押して胸椎回旋を修正するが，必要によりストレッチポールを腰部方向に移動する．両側の肩甲帯が外転位で，大胸筋・広背筋の筋緊張が高い場合は両肩を押しながら胸背部でストレッチポールを転がし，筋緊張を緩める（図8）．

方法3

頸椎・上部胸椎のアライメントが整った後，ベッドを下ろし再びセットする（図2）．頭頂部より下腹部を狙い長軸方向へ圧迫する（図6）．アライメントが整い，深部筋の活動する状態が準備できると，腹部からの反発力が確認できる．

方法4

腹部からの反発力が確認できない場合は，両下肢の影響で腰椎の前弯が強いことがある．対策として両膝関節屈曲位または両下腿を骨盤帯用スリングで吊るすことにより腰椎の前弯を調整し，頭頂部より下腹部を狙い長軸方向へ圧迫する．促通後，再び両膝関節を伸展し，頭頂部から圧迫して腹部からの反発力を確認する．

方法5

頭頂部から深部筋の連結が整った状態で，さらに圧迫する力を強くすれば両下肢まで力が伝達される．この時，患者の多くが下腹部

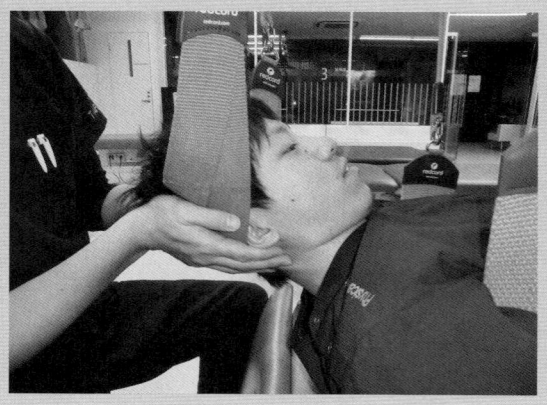

図4　頸部屈曲
頸椎スリングがズレない強さで支える

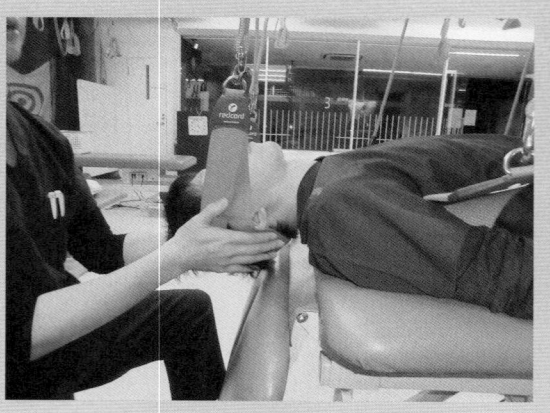

図5　頸部伸展
頸椎スリングがズレない強さで支える

に自律的に力が入ることを内感する。また，腹式呼吸が増大することも確認できる。

文献

1) David AW：Biomechanics and motor control of human movement 3rd ed. Wiley, New Jersey, 2004, pp63-64
2) 冨田昌夫：運動療法―その基本を考える．理学療法学　37：343-346, 2010

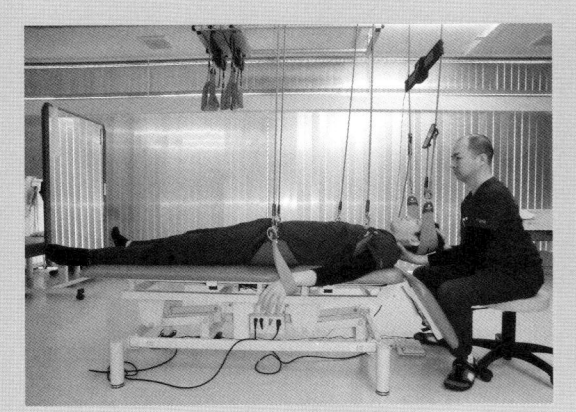

図6 深部筋促通
頭部から体軸方向に圧迫する

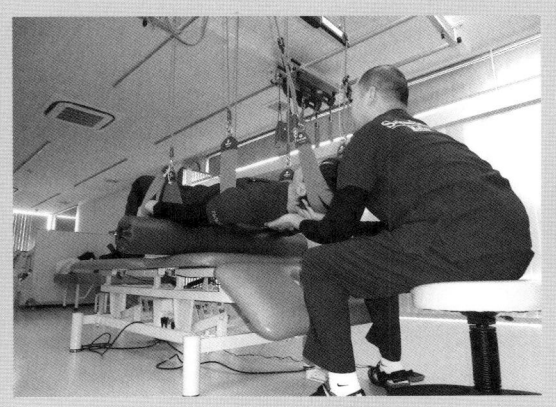

図7 胸椎回旋修正
上位胸椎より1椎ずつ修正する

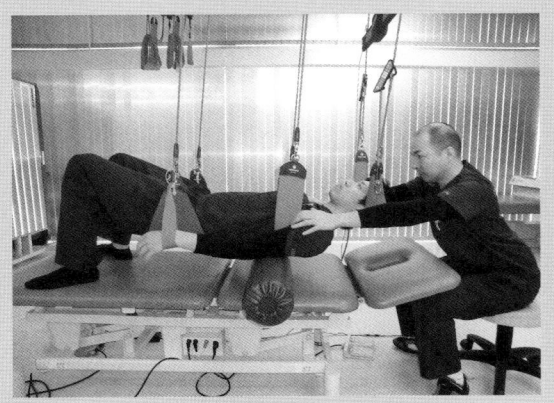

図8 背部表在筋リラクセーション
頸部スリングがずれないように注意し，脊椎が強く圧迫されない高さで行う

上　肢

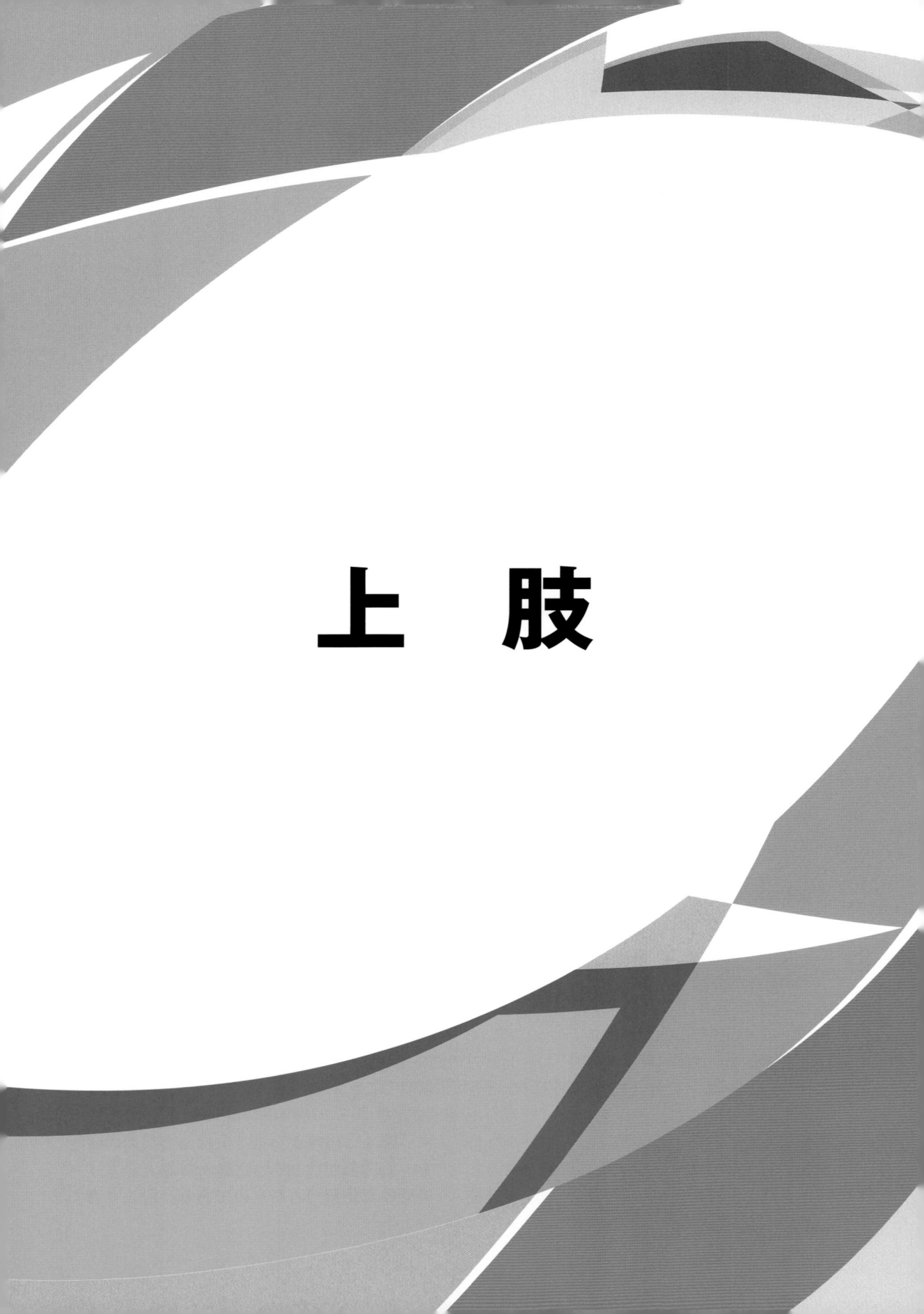

9 肩こりを楽にする

斉藤　嵩／鹿沼整形外科 リハビリテーション科

◆治療のポイント

1. 肩甲骨の動きを確保
2. 胸椎の可動域確保
3. 姿勢からのアプローチ

肩こりについて

　厚生労働省の調査において2004年の有訴者では，女性1位，男性2位と多くの人が肩こりの自覚症状を有している[1]。しかしながら，訴えは多いものの医療機関に受診する頻度は高くないといわれている[2]。さらに，胸郭出口症候群や頸椎疾患，肩関節疾患などの一症状としても肩こりがみられる[2]。このように肩こりの症状をもっている人は多い。このようなことから，肩こりにおける改善策は重要と考えられる。

　一般的に，肩こりの改善策として用いられているのは薬物療法，ストレッチ，温熱療法などの対症療法が多い。しかし，肩こりの原因としてよくあげられるのは，頸椎外傷，VDT（visual display terminal；ディスプレイなど表示機器）を使用した作業による上肢のオーバーユース，姿勢，精神的問題[2]などさまざまであり，これらの原因に合った治療が必要である。特に不良姿勢は，姿勢評価を得意とする理学療法士が症状改善に関われると考えられる。また，肩こりの訴えが多い部位は僧帽筋，肩甲挙筋，菱形筋といわれている[2]。これらの筋はすべて肩甲骨に付着部をもち，肩甲骨の動きは肩こりを評価・治療するうえで重要な要素になると考えられる。

　このような背景より，本稿では肩こりの原因の一つといわれている不良姿勢と肩甲骨の動きに着目して評価・治療を述べる。なお，肩こりは疾患名を示すものではなく，症状の特徴を捉えたものである。本稿では肩こりを「僧帽筋上部筋緊張亢進」と定義し，僧帽筋上部の筋緊張を左右差で比較して筋緊張の高い側を肩こり側として捉えている。

肩こりの評価

　はじめに肩甲骨の動きの評価から考える。日常生活において上肢は身体前方で使用することが多いため，座位時の前方リーチ動作に着目した。肩こり者15名と非肩こり者10名の前方リーチ時の肩甲骨の動きを図1に示す。図1は肩峰から第3胸椎棘突起間の距離を，肩関節屈曲90°の位置から最大前方リーチ時の変化量でみたものである。肩こり者で

は，肩甲骨が外転方向に移動し，脊柱から離れる動きとなった。非肩こり者は肩甲骨が内転方向もしくは距離が変化しなかった。このことより，非肩こり者では体幹回旋が大きく，肩甲骨の外転量が少なくても前方リーチが可能であったと考えられる。しかし，肩こり者は肩甲骨を外転しないと前方リーチできない。換言すると，体幹回旋がうまく出ないために肩甲骨を外転させているともいえる。これらのことより，肩こりでは体幹回旋角度と肩甲骨の動きを確認する必要がある。

　次に不良姿勢について考える。前述で述べた肩こりは，特に座位時に起こるものである。座位・立位姿勢を考慮すると，僧帽筋上部の筋緊張が変化することがよくある。これは下肢による影響が関与すると考えられる。よく観察されるのが図2の姿勢である。肩こり側の足関節回内により機能的脚長差が生じ，その運動連鎖により肩こり側骨盤が後傾する。さらに，骨盤は非肩こり側に側方移動する。それに対して胸腰椎の側屈，胸郭の側方移動により肩こり側に偏位し，肩こり側肩甲骨・鎖骨の高さが変化する。肩甲骨・鎖骨の位置変化が肩こり側僧帽筋上部を伸長させ，筋緊張が亢進する。また，胸腰椎側屈により傾斜した状態では頭部が傾斜し，左右の目の高さが変化してしまう。したがって，頸部により左右の目の高さが一致するように補正を行う。その結果，僧帽筋上部は伸長され，さらに筋緊張が増加すると考えられる。これらより，立位時の足関節の回内・回外と骨盤の前傾・後傾を左右差で比較する必要がある。

肩こりの改善策

方法1─体幹回旋角度の改善（肋骨間リリース）

　肩こり者は，肩甲骨から胸郭部に付着する前鋸筋・小胸筋の緊張が亢進し，肋骨の動きを低下させていることが多い。上肢運動時には，胸郭が上肢の動きに合わせて柔軟に動く

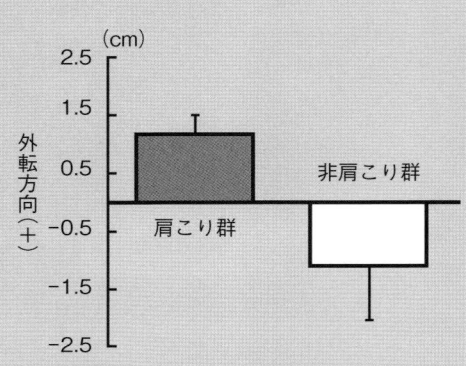

図1　前方リーチ時の肩峰から第3胸椎棘突起間の距離変化量

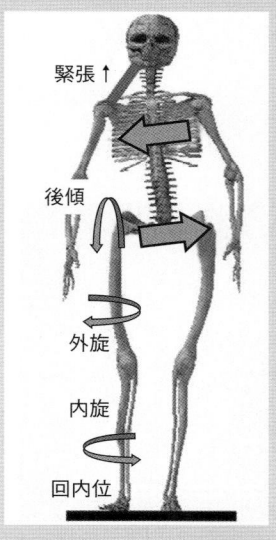

図2　肩こり者の特徴的な姿勢

必要がある．したがって，肋骨間の運動を拡大するため側臥位で肋骨間ごとに動かす（図3）．

方法2―肩甲骨の動き（肩甲骨-胸椎協調性運動）

肩甲骨を外転させずにリーチ動作をするには，胸郭上で肩甲骨を安定させる必要がある．肩こり者の多くは肩甲骨先導で体幹回旋動作を行い，体幹部の回旋が減少していることが多い．その改善策としては，円背にならないように座位をとり，胸椎を最大回旋する．その後，逆方向に両肩甲骨を動かす．これを左右ともに行う（図4）．

方法3―脚長差の改善

図5のように2mm程度の高さのものを立位時の足底の下に入れて機能的脚長差を改善することで姿勢が調節され，肩こりが楽になることがある．靴の中敷きで高さを足すことでもよい（図5）．

方法4―股関節の可動域改善

骨盤後傾は大腿直筋によって支えている状態であり，股関節の適合も悪い．改善策として，側臥位にて骨盤が後傾しないように前傾方向に力を入れ保つ．そして，骨盤の前傾状態を保ったまま股関節外転筋を収縮させる．骨頭に向けて足底から軸圧を加えるのもよい（図6）．

まとめ

肩こりがない中での肩関節・頸部の動きやすさや軽さを実感することが重要である．肩こりがあっても自分で肩周囲を動かすことで対応している人が多いが，問題になるのは肩こりに気づかずに肩関節疾患につながることである．本稿で示した改善策により，自分の

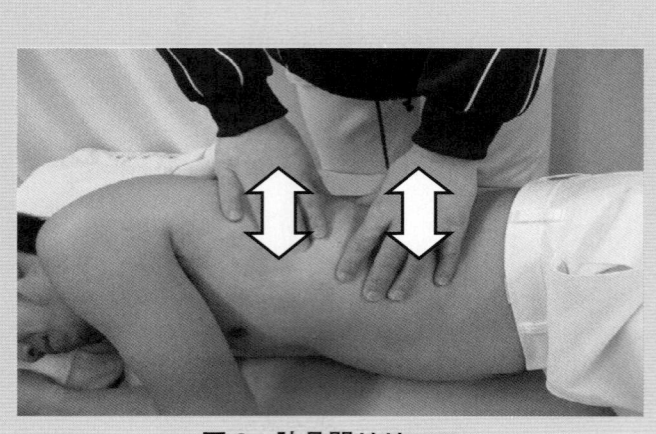

図3　肋骨間リリース

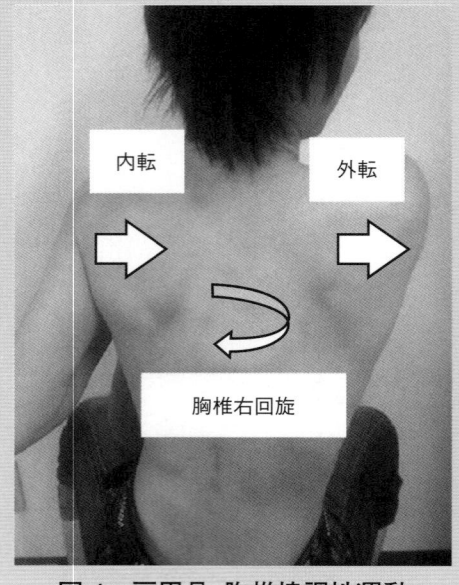

図4　肩甲骨-胸椎協調性運動

肩の状態を自覚できるようになり，一時的にでも軽く動かせる感覚を知ることが重要であると思われる。

文　献

1) 厚生統計協会（編）：労働衛生対策の動向—国民衛生の動向・厚生の指標　52．厚生統計協会，2005，pp406
2) 樋口富士男：肩こりを訴える疾患と原因．臨床と研究　83：545-549，2006
3) 鎌田孝一：肩こりとつきあう．順天堂医学　54：359-362，2008

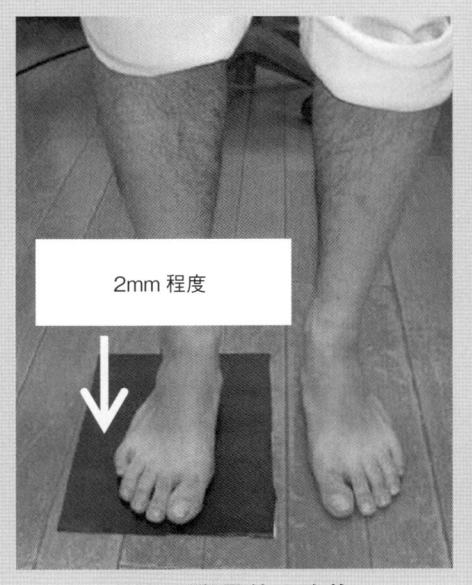

図5　脚長差の改善

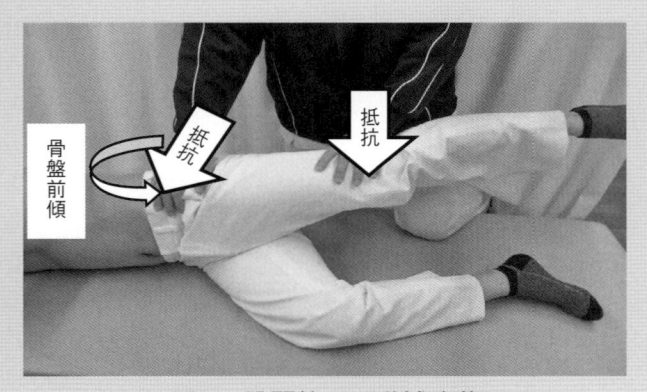

図6　股関節の可動域改善

10 肩関節周囲炎に対する手からのアプローチ

大石健二／袖ケ浦さつき台病院 リハビリテーション部

◆治療のポイント

1. 上肢挙上パターンのrange arc型とpower arc型を理解する
2. 肩関節周囲炎に多い前腕の回内・回外軸の偏位と手の傾向を理解する
3. 肩に負担のかからない上肢挙上になるように手から促通する

なぜ，肩に対して手なのか

　肩関節周囲炎の評価では，痛みを起こしている組織および可動域制限を起こしている組織について，まずは鑑別することが重要となる。しかしながら，発痛組織や制限理由の鑑別を行っても，その組織がなぜ痛んだのか，なぜ可動域を制限しているのかという原因がわからなければ，効果的な治療ができずに難渋してしまうことが多い。

　この原因として肩関節を支える体幹機能の低下は考えられているが，肩関節より遠位の関節について考慮がされていないように感じる。肩関節の最大の役割は上肢を支え，運動性と支持性を確保することである。その上肢の関節機能が低下すれば，目的を果たすことが困難となり肩関節に障害をきたすこととなる。

　本稿では，筆者の考える肩関節から手指に至る運動機能の見方と，アプローチの一例を紹介する。

肩から手を考える

　一般的に肩関節周囲炎は，滑膜性関節である肩甲上腕関節と機能的関節である第2肩関節（肩峰下関節）が問題となる。肩甲上腕関節では肩甲骨の関節面に対し，上腕骨頭の偏位を減らして周囲組織に負担をかけずに動くこと，第2肩関節ではインピンジメント（impingement）が起こらないことが重要である。上腕骨頭は真の球形ではなく凹凸があり，最も突出している大結節が第2肩関節の天井を形成する烏口肩峰アーチに衝突しないようにする必要がある。

　大結節と烏口肩峰アーチの回避ルートには前方路と後方路がある。前方路は大結節が前方を通る経路であり，肩関節屈曲に伴い内旋する運動である。一方，後方路は大結節が後方を通る経路であり，肩関節外転に伴う外旋する運動である。これら運動経路の違いや個人差はあるが，最終域まで上肢を挙上するために必要不可欠なものが肩の動きの弧（arc）であり，筆者はrange arc型と呼んでいる。

range arc 型に対し，重い物を挙上する時にみられるのが，肩関節屈曲に伴う外旋（図1），肩関節外転に伴う内旋（図2）である。前者は上腕二頭筋が作用し，後者は三角筋を固定筋として使用し，僧帽筋上部線維や肩甲挙筋の作用が大きいことが特徴である。これらの方法は重量物の挙上には有利だが，上腕二頭筋を過用し，上肢挙上に伴う肩甲骨上方回旋に必要な肩甲骨上角の下制を妨げ，結果的に烏口肩峰アーチを引き下げてしまう。筆者はこの上肢の挙上方法を power arc 型と呼んでいる。

range arc 型も power arc 型も日常生活において両者ともに行われ，どちらがよいというものではないが，肩関節周囲炎患者は巧緻性や筋力低下による努力性筋活動により power arc 型に近づいてしまう。この状態で最終域までの挙上運動を行うと，本来補助筋である上腕二頭筋の過用が生じ，大結節が烏口肩峰アーチに衝突する現象（インピンジメント）が起きることがある。

上腕二頭筋の過用を抑制するためには，肩関節屈曲に伴う外旋の power arc 型の運動パターンではなく，range arc 型の運動パターンを促通する必要がある。そのためには，体幹の機能を向上させることも重要であるが，手の特性を理解し治療を行うことが有効であると考える。

臨床で肩関節周囲炎の患者の治療にあたっていると，手関節尺屈傾向が強く，手根骨が掌側・尺側に偏位している症例が多い。このような患者に前腕回内・回外を行うと，回転中心が橈側偏位することが観察される。また，回内時の尺骨外転傾向も強い。日常生活動作においても巧緻性低下に伴い，つまみや把握が努力性へと変化し，外来筋優位の把握動作へ変わってしまう。

また，回内・回外運動は近位と遠位の2つの橈尺関節で起こるが，手指の運動も回内・回外軸に影響を与えると筆者は考えている。正常では第4・5指の屈曲は前腕回外，手関節尺屈・掌屈モーメント，伸展は前腕回内，手関節橈屈・背屈モーメント，第2・3指の屈曲は前腕回内モーメントと手関節橈屈・背屈

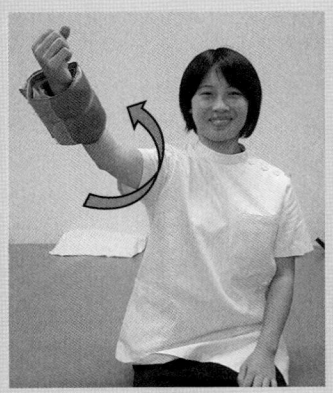

図1　power arc 型：肩関節屈曲に伴う外旋
重いものを持ち上げる時にみられ，上腕二頭筋が過剰に収縮する

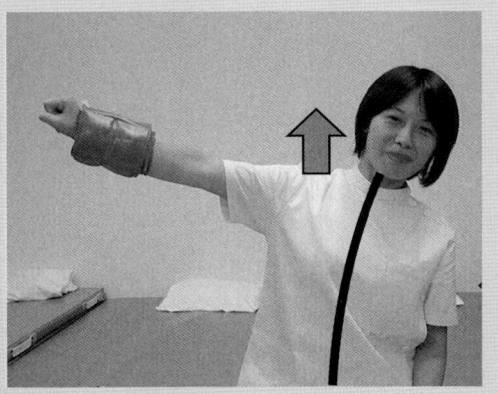

図2　power arc 型：肩関節外転に伴う内旋
重いものを持ち上げる時にみられ，三角筋を固定筋として使用し，僧帽筋上部線維や肩甲挙筋が過剰に収縮する

モーメント，伸展は前腕回外モーメントと手関節尺屈・掌屈モーメントを生みだす。そのため，前腕回内位で物をつかむ時などは，第4・5指の屈曲が緩む（図3）。この時に，第4・5指の屈曲が強くなると円回内筋を主とした前腕回内筋の過緊張を引き起こす。さらに努力性把握になると，手関節固定筋も過剰に収縮し，最も筋力が強い尺側手根屈筋により尺屈傾向が強くなり，前述した肩関節周囲炎に多い手へと変化する。

評価のポイント

上肢の挙上方法と前腕から手にかけての評価のポイントを紹介する。

上肢挙上方法

本来 range arc 型で行える動作が，power arc 型に移行しているかを評価する。運動方法と筋活動がポイントとなる。肩関節屈曲運動では上腕二頭筋，肩関節外転運動では肩甲挙筋や僧帽筋を過剰に収縮させていないか評価する。

前腕回内・回外軸と手の評価

肘・前腕・手のアライメントを評価する。特にここでは，尺屈・掌屈の偏位傾向がないか，手根部の近位横アーチがハイアーチになっていないか，掌屈・背屈軸が掌側にずれていないかを評価する。

手からのアプローチ

アプローチの一部と，その流れを紹介する。

手関節掌側面の伸長

静的に崩れている手根骨アライメントとの

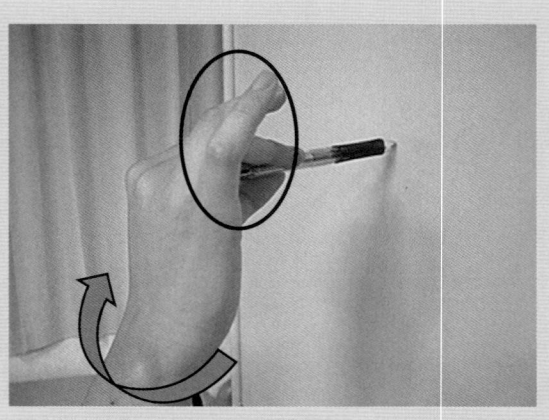

図3　前腕回内位での操作時の第4・5指の伸展
前腕回内位での物品操作時は第2・3指を使い，第4・5指を緩めると操作しやすい。逆に，第4・5指を使う時は前腕回外位で第2・3指を緩めると操作しやすい

調節と，崩す原因をつくっている手指屈筋群のリラクセーションを行う。屈筋群の過緊張では手根部がハイアーチとなり，屈筋支帯の短縮傾向を生みだすため，屈筋支帯に付着する小指球筋と母指球筋のリラクセーションを行いながら，アーチ（屈筋支帯）の伸張を行う。

第4・5指の伸展（回内・回外の軸を整える；図4）

手関節中間位での第4・5指の伸展を行う。肩関節周囲炎では，手関節掌屈・尺屈偏位が多く，回内・回外運動の際に第2指や第1指を中心に回旋が起きてしまうことが多い。そのため，前腕屈筋群・回内筋群の緊張を緩めることが重要である。

肘関節伸展の促通（図5）

前腕回内軸と手関節アライメントの修正を行い，第4・5指の伸展が促通された後，運動を近位に波及させていく。すなわち，第4・5指の伸展を行い前腕回内も促通しながら，肘関節を伸展させ，上腕三頭筋を促通する。この時に，肩関節や肩甲帯が動かないよう（特に肩甲骨の挙上に）注意する。

三角筋および棘上筋の促通

肘関節の運動を，今度は肩関節まで波及させる。前述の運動に加えて肩関節の肩甲骨面上の外転も行い，三角筋と棘上筋の促通を行う。この際に，僧帽筋や肩甲挙筋が収縮しないように，肩関節の外転角度を30°程度に抑さえ，肩甲帯挙上が起きないように注意する。

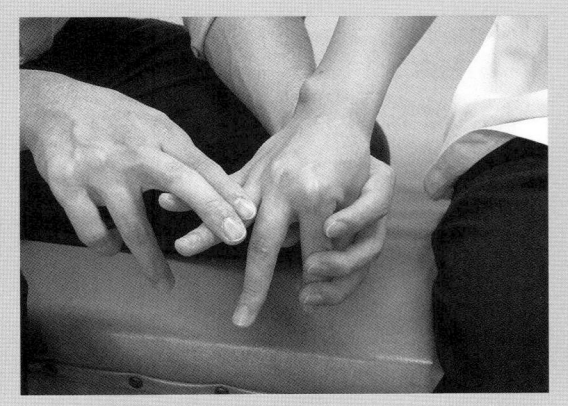

図4 手関節中間位での第4・5指の伸展
努力性把握を抑制するために，第4・5指の伸展を行いつつ回内・回外軸の調整を行う

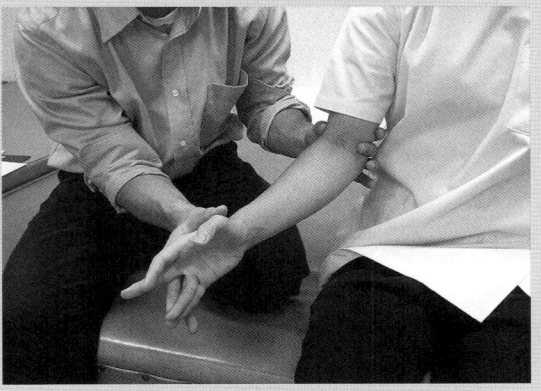

図5 第4・5指の伸展を行いながらの肘関節伸展の促通
上腕二頭筋が作用する肩関節屈曲に伴う外旋のpower arc型を抑制するために，第4・5指の伸展を行いながら上腕三頭筋の促通を行う

11 肩関節障害にみられる頭頸部の代償パターンを微調整する

吉田一也／人間総合科学大学 保健医療学部

◆治療のポイント

1. 頸椎の柔軟性の確認・確保
2. 上肢の下方（尾側）への牽引を利用した頭頸部の調整
3. 脊柱アライメントの調整

肩関節障害にみられる頭頸部偏位の原因

頸部（頸椎）は脊柱の中で最も可動性のある部分であるが，その反面最も脆弱な部分である[1]。さらに，頸部は運動器の司令塔である中枢神経系が入った頭部を支えながら，視野・バランス・筋の制御を無意識下で行うヤジロベエの役割（カウンターウエイト）を果たす重要な部位である。頭頸部では，みたいものがあるほうや音がするほうに首を傾けたり，さまざまな運動が行われているため，そのパターンも多彩であり各動作に順応できるように関節の遊びや可動域が胸椎・腰椎よりも大きい。肩関節運動時も例外ではなく，頭頸部は上肢の挙上に伴う姿勢制御および補正を行っている。しかし，肩関節障害による疼痛の逃避肢位や日常生活動作での無理な上肢の使用などによって頭頸部の正常な運動が阻害され，肩関節障害回復後も頭頸部の機能を低下させている症例を多くみかける。図1に示すように肩関節外転運動時に同側への頸部側屈および頭部並進運動がみられることは多い。また，肩甲上腕関節の運動では肩甲骨との連動が必要不可欠なものとなるため，肩甲骨と体幹の連動，体幹と頭頸部の連動は理学療法評価の際に見逃してはならないチェックポイントとなる。

頭頸部偏位の評価

患者の肢位は立位または座位で，セラピストは肩関節運動時の頭頸部の動きを観察する（図1）。頭頸部偏位を観察する時の矢状面上の指標は，第7頸椎棘突起を通る床への垂線と第7頸椎棘突起と耳孔を結んだ線のなす角であり，この角度で頭頸部の屈曲・伸展を評価する。前額面上では鼻の先端と顎の先端を結んだ線と，胸骨の上部と下部を結んだ線のなす角で頸部側屈，両線の距離で頭部の並進運動を評価する。水平面上では鼻の先端と両肩峰を結んだ線の中点を結ぶ線と両肩峰を結んだ線とのなす角によって頸部回旋を評価する。さらに頸部の屈曲・伸展・側屈・回旋の自動運動を観察することによって可動性の左右差を比較し，肩関節運動時の頭頸部の偏位を評価する。

頭頸部偏位の治療

肩甲上腕関節に運動制限がある場合に多くみられる肩甲骨・体幹上部・頭頸部の代償運動と,肩甲胸郭関節の運動制限に対する体幹上部・頭頸部の代償運動を**表1**にまとめた[2]。肩関節運動時の頭頸部の代償パターンは大きく分けて4つに分類した。上位頸椎を頭部と表記すると,①頸部屈曲・頭部伸展パターン,②頸部伸展・頭部屈曲パターン,③頸部側屈・頭部並進運動パターン,④頸部回旋・頭部並進運動パターンの4パターンがある。以下に各パターンに対する治療方法についてまとめた。なお,方法2~6の実施肢位は座位姿勢とし,座面に両側の坐骨が均等に接触しているのを確認してから治療を開始する。

方法1

患者の肢位は背臥位で,セラピストは頸椎の可動性の確認と確保を行う。頸椎可動域の左右差を確認し,動きの少ない方向に頭頸部を誘導し可動域を改善させる。さらに,**図2**のように耳上の皮膚を頭頂方向に軽く牽引することによって頸部の側面と肩の側面の皮膚の伸張を行う。背臥位での可動域の確保は,座位での頭頸部へのアプローチ(方法2~6)のための準備となる。

方法2

頸部屈曲・頭部伸展パターンは,肩甲上腕関節屈曲または90°外転位での内旋,肩甲胸郭関節前傾に運動制限がある場合に生じやすい。治療方法は,上肢の運動による運動連鎖を利用した間接的なアプローチが頸椎に負担をかけずに実施できる。セラピストは両側の手関節部を把持し,上肢を外旋(肩関節外旋,前腕回外)させながら尾側へ軽く牽引する。

牽引力が強すぎると体幹の代償が起こってしまうので注意が必要である。上肢の外旋によって肩甲骨内転および胸椎伸展を誘発させ,頸椎伸展を行いやすくする(**図3a**)。セラピストは手関節部より尾側へ牽引しながら頸部伸展および頭部屈曲が起こっているかを確認しながら実施し,最終肢位で深呼吸を3回程度行わせる。

方法3

図3bは頸部伸展・頭部屈曲パターンへのアプローチ方法である。このパターンは,肩甲上腕関節伸展または90°外転位での外旋,肩甲胸郭関節後傾に運動制限がある場合に生じやすい。セラピストは両側の手関節部を把持し,上肢を内旋(肩関節内旋,前腕回内)させ,前方で前腕を交差させながら尾側へ軽く牽引する。上肢の内旋によって肩甲骨外転および胸椎後弯を誘発させ,頸椎の屈曲を行いやすくする。セラピストは手関節部より尾側へ牽引しながら頸部屈曲および頭部伸展が起こっているかを確認し,最終肢位で深呼吸を3回程度行わせる。

方法4

図3cは頸部側屈・頭部並進運動パターンへのアプローチ方法である。このパターンは,肩甲上腕関節内転・外転または肩甲胸郭関節上方回旋・下方回旋に運動制限がある場合に生じやすい。Myers[3]の浅後腕線(superficial back arm line)を参考に頭頸部の調整を行う。浅後腕線は,手指の背側面,手関節伸筋群,外側筋間中隔,三角筋,僧帽筋を通るラインである[3]。治療方法は一側の手関節部を把持し,尾側へ軽く牽引する。引き下げている際は,同側に頸部側屈および頭部並進運動が起こっているか,体幹の代償運動が起こっていないかを確認しながら実施する。

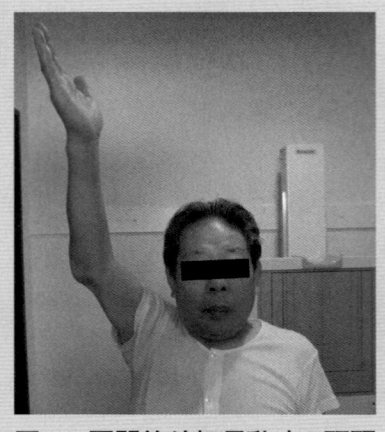

図1　肩関節外転運動時の頭頸部の代償運動

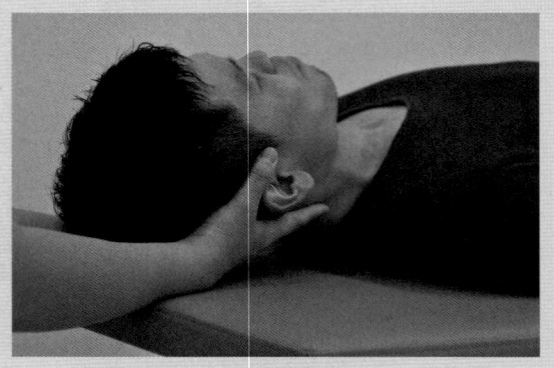

図2　頸椎の可動性の確認・確保

表1　肩甲上腕関節および肩甲胸郭関節に運動制限がある場合に生じやすい上半身の代償運動
（文献2）より改変引用）

肩甲上腕関節の制限	肩甲骨	上部体幹	頸部	頭部
屈曲	後傾	伸展	屈曲	伸展（屈曲）
伸展	前傾	屈曲	伸展	屈曲
内転	下方回旋	肩甲骨側への側屈	肩甲骨と反対側への側屈・並進運動	肩甲骨と反対側への側屈・並進運動
外転	上方回旋	肩甲骨と反対側への側屈	肩甲骨側への側屈・並進運動	肩甲骨側への側屈・並進運動
内旋	外転	肩甲骨と反対側への回旋	肩甲骨側への回旋・並進運動	肩甲骨側への回旋・並進運動
外旋	内転	肩甲骨側への回旋	肩甲骨と反対側への回旋・並進運動	肩甲骨と反対側への回旋・並進運動
90°外転位での内旋	前傾	屈曲	屈曲	伸展
90°外転位での外旋	後傾	伸展	伸展	屈曲
水平内転	外転	肩甲骨と反対側への回旋	肩甲骨側への回旋・並進運動	肩甲骨側への回旋・並進運動
水平外転	内転	肩甲骨側への回旋	肩甲骨と反対側への回旋・並進運動	肩甲骨と反対側への回旋・並進運動

肩甲胸郭関節の制限	上部体幹	頸部	頭部
前傾	屈曲	屈曲	伸展
後傾	伸展	伸展	屈曲
上方回旋	肩甲骨と反対側への側屈	肩甲骨側への側屈・並進運動	肩甲骨側への側屈・並進運動
下方回旋	肩甲骨側への側屈	肩甲骨と反対側への側屈・並進運動	肩甲骨と反対側への側屈・並進運動
内転	肩甲骨側への回旋	肩甲骨と反対側への回旋・並進運動	肩甲骨と反対側への回旋・並進運動
外転	肩甲骨と反対側への回旋	肩甲骨側への回旋・並進運動	肩甲骨側への回旋・並進運動

方法5

　図3dは頸部回旋・頭部並進運動パターンへのアプローチ方法である。このパターンは肩甲上腕関節内旋・外旋または水平内転・水平外転，肩甲胸郭関節内転・外転に運動制限がある場合に生じやすい。セラピストは患者の頭頸部で回旋・並進運動の大きい側の手関節部を把持し，上肢を外旋（肩関節外旋，前腕回外）させながら尾側へ軽く牽引する。牽引している際は，反対側に頸部回旋および頭部並進運動が起こっているかを確認しながら実施する。

方法6

　最終調整として，脊柱に対する徒手抵抗運動を行う（図4）。患者は両手を組んで頭頂に手掌を置き，軽く尾側に圧をかけたまま骨盤前傾・後傾運動を行う。その間，セラピストは坐骨が座面に当たっているのを患者が感じながら行えているか，脊柱の動きを意識できているかを確認しながら骨盤前傾・後傾運動を誘導する。

文　献

1) 今村寿宏：機能からみた頸椎．からだの科学　271：

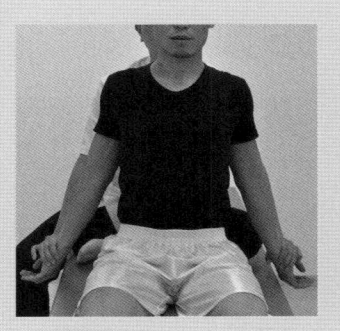

a．頸部屈曲・頭部伸展パターン

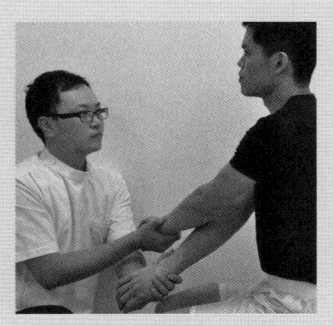

b．頸部伸展・頭部屈曲パターン

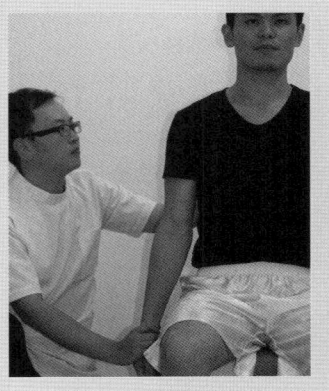

c．頸部側屈・頭部並進運動パターン

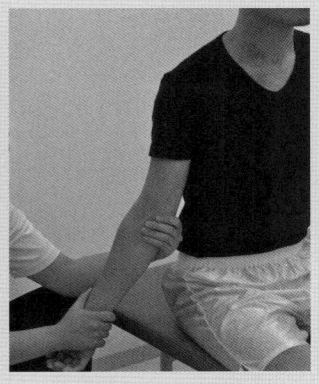

d．頸部回旋・頭部並進運動パターン

図3　各パターンに対するアプローチ方法

12-17, 2011
2) 福井 勉：体幹，上下肢の運動連鎖．山口光國，他：結果の出せる整形外科理学療法―運動連鎖から全身をみる．メジカルビュー社，2009，pp75-95

3) Myers TW：Anatomy Trains：Myofascial Meridians for Manual and Movement Therapists 2nd edition. Churchill Livingstone, New York, 2008, pp148-169

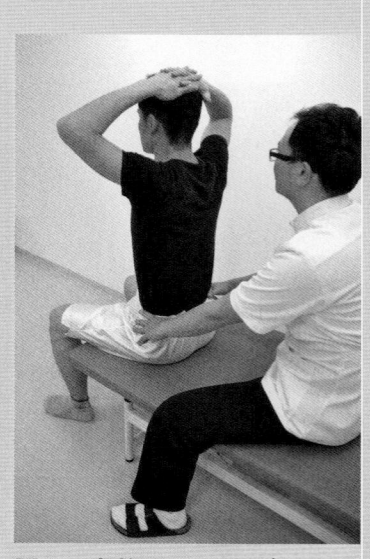

図4 脊柱をイメージした骨盤の前傾・後傾運動

12

肩関節・肩峰下インピンジメント症候群を改善させる

鈴木裕也／製鉄記念八幡病院 リハビリテーション部

◆治療のポイント

1. 腱板機能不全＝肩峰下インピンジメントと決めつけない
2. 大胸筋・広背筋は，腱板と同様の作用をもつことを理解する
3. 自動運動が不可能な場合も筋の長さを変化させて，筋機能を維持すること

肩峰下インピンジメント症候群の原因

　肩関節外傷後の挙上および外転時の肩峰下インピンジメント症候群は，臨床上よく経験する事象であり，理学療法の適応となる肩関節疾患の一つである．本症候群は，肩関節の挙上および外転時に上腕骨頭と肩峰が衝突することで，疼痛を引き起こし，可動域制限も生じる．主な原因として，腱板機能不全による肩甲骨関節窩への上腕骨頭の求心位保持不全，挙上および外転角度上昇に伴う上腕骨頭の引き下げ力の低下によるものと考えられている．
　確かに，腱板機能不全は考えられる主要因であるが，インピンジメント症候群＝腱板機能不全と決めつけてしまえば，腱板広範囲断裂の保存療法を選択した症例では治療が頭打ちになるのは容易に想像がつくであろう．
　広義の肩関節は，さまざまな関節から成り立ち，そのすべてに可動性を有するため，一つの問題のみでインピンジメントを生じているとはいいきれない．そのため本稿では肩甲骨に対しての上腕骨頭の引き下げ力に着目する．

上腕骨頭の動きの評価

　第1指を烏口突起，第2指を肩鎖関節，第3指を肩峰後方端に置き，手掌で上腕骨頭の動きを触知しながら肩関節を外転させていく．この際，肘関節伸展位および屈曲位で評価する（図1）．その理由は，上腕三頭筋長頭筋腱は後下方関節包と連結をもつので，この上腕三頭筋の短縮や硬さによる肘関節の屈曲可動域制限があれば，後下方関節包の伸張を妨げ上腕骨頭が外転時に下方へ引き下がるスペースを失うためである．よって，上腕骨頭が前上方偏位し，上腕骨頭が引き下がらないことを触知するとともに症状が出現する外転角度なども評価する．

上腕骨の引き下げ力について

　Halderら[1]とOhら[2]は，屍体実験において肩関節外転時の上腕骨頭の引き下げ力と腱板

機能の肩甲骨関節窩における求心性を検討している。大胸筋・広背筋は腱板筋と同様の上腕骨頭の引き下げ力を有し[1]，腱板断裂肩において大胸筋・広背筋の活動は上腕骨頭の偏位を減少させる[2]と報告している。

つまり，肩関節周囲筋を機能的に考えると，大胸筋・広背筋の筋機能強化・改善はインピンジメント症候群に対する治療の重要な要素と考えられる。腱板修復術後や上腕骨近位端骨折後など，早期に腱板機能訓練ができない場合に，可動域を早期に改善させる治療戦略の一つとなりうる。

疼痛で筋収縮が不可能な場合でも，1日20分間，筋を伸張位に保つことにより，不動状態より筋萎縮を予防すること[3]から，少なくとも他動運動・自動介助運動で筋の伸張・短縮を繰り返しておくことが早期の筋機能改善に必要である。

肩峰インピンジメント症候群の治療

方法1—上腕三頭筋の柔軟性を改善させる

肩関節の挙上および外転角度を変えながら相反神経抑制手技を用いて，上腕三頭筋を伸張させる（図2）。

方法2—大胸筋を伸張，広背筋を伸張・短縮させる

治療側の肩関節は，外旋位でインピンジメント症状がみられる手前の外転角度とする。この姿勢で膝を立て治療側の肩と反対側に体幹を回旋させる（図3）。

方法3—広背筋を伸張・短縮させる

治療側の肩関節は，外旋位でインピンジメ

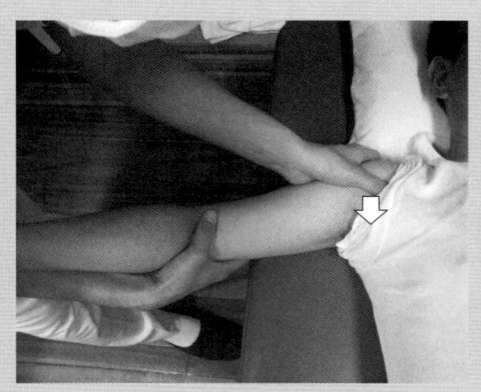

図1　上腕骨頭の引き下げの評価
上腕の角度を変化させながら，どの角度でどんな変化が生じるのかを感じる

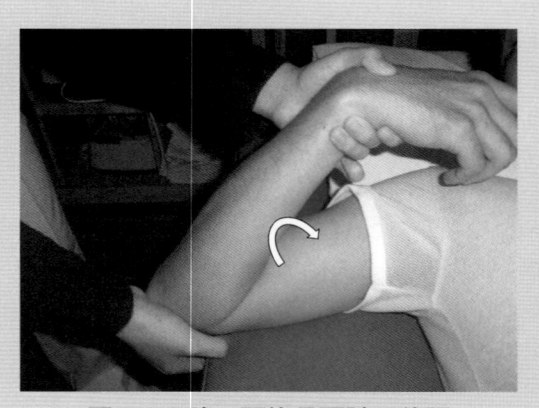

図2　上腕三頭筋長頭腱の伸張
肘関節の屈曲・伸展の繰り返しによる相反神経抑制

ント症状がみられる手前の外転角度とする。脊柱に沿って丸めたタオルを置き、下肢をロールなどで少し挙上させておく。この状態から肩甲骨を内転させながら体幹を伸展させていく（図4）。

方法4―広背筋を強化させる

丸い回転性の椅子に座り、肩関節をインピンジメント症状がみられる手前の外転角度にして後ろの治療台を把持させる。上肢はその状態を維持し、体幹を左右へ回旋させる。この時、回旋側の肩甲骨内転を意識させる（図5）。

方法5―小円筋を強化する

腱板の中でも小円筋の断裂はまれである。肩関節外転時の筋の作用ベクトルを考えると上腕骨頭を下方に引き下げる方向へ働く。そのため、受傷後および術後早期より強化可能な筋である。端座位をとり、スリングなどで上肢を吊り支える。この際の肩関節は内旋位

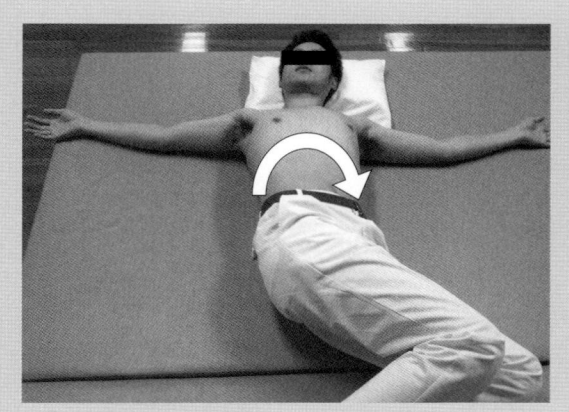

図3　大胸筋伸張，広背筋伸張・短縮
肩は床に接地させて、体幹を回旋させる

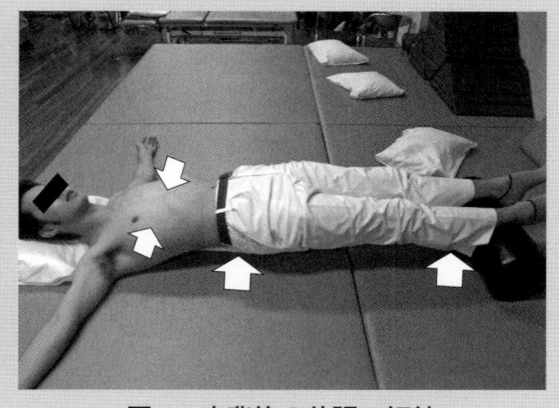

図4　広背筋の伸張・短縮
肩甲骨の内転を入れながら、体幹を伸展させる

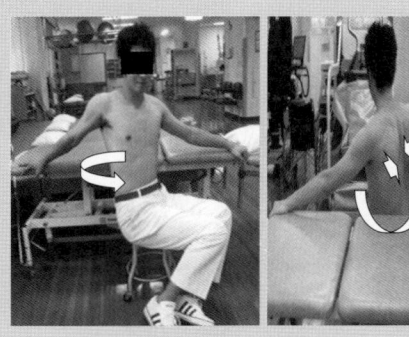

a．広背筋の伸張（短縮）　b．広背筋の短縮（伸張）
図5　広背筋の伸張・短縮
肩甲骨の外転・内転運動も含めながら体幹の回旋運動

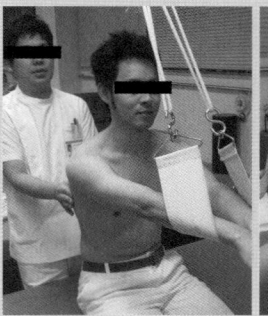

a．小円筋の短縮　b．小円筋の伸張
図6　小円筋の伸張・短縮
セラピストは肩甲骨の動きをなるべく少なくさせる（肩甲骨に対しての上腕骨の動き）

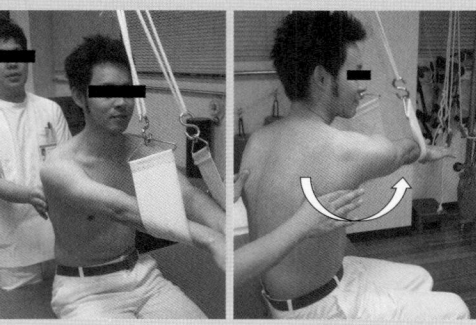

とし，セラピストは後方より治療側の肩甲骨下角を固定する．患者は肩関節を振り子のように水平内転させる（図6）．

方法6―腱板機能を高める

起始・停止を考慮すれば，大結節および小結節が肩甲骨の棘上窩・棘下窩に近づくもしくは離れればよいため，上腕骨を回旋させるのみの運動を行う．その際，肘関節を90°屈曲させなくてもよい（図7）．

文　献

1) Halder AM, et al：Dynamic contributions to superior shoulder stability. *J Orthop Res* 19：206-212, 2001
2) Oh JH, et al：Does a Critical Rotator Cuff Tear Stage Exist?：A Biomechanical Study of Rotator Cuff Tear Progression in Human Cadaver Shoulders. *J Bone Joint Surg Am* 93：2100-2109, 2011
3) 山崎俊明，他：廃用性筋萎縮の予防に対する短時間伸張位保持の効果. 理学療法 21：213-217, 1994

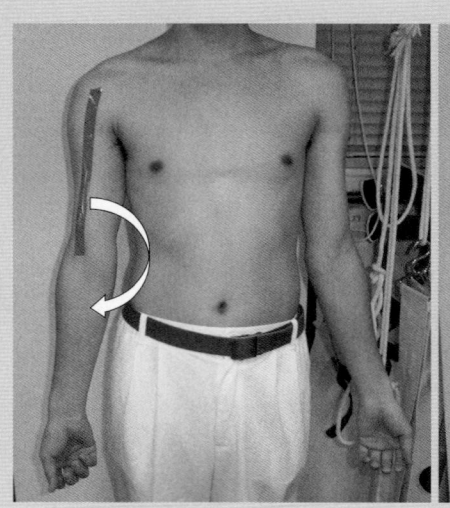

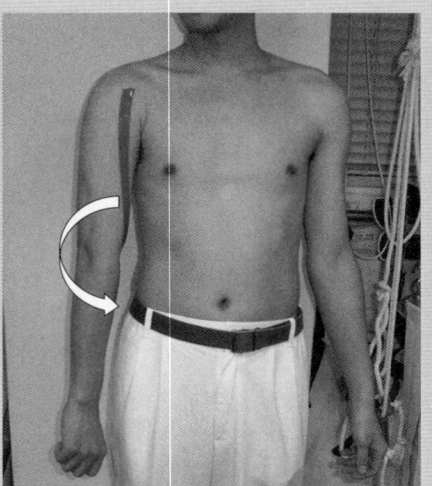

a．棘下筋の訓練　　　　b．棘上筋の訓練

図7　腱板機能訓練
上腕骨を内外旋させる

13 肩の動きを把握するためのテクニック

山口光國／セラ・ラボ

◆**治療のポイント**

1. 体表から，肩の動きをどう推察するか
2. 肩甲上腕リズムと関節上腕リズムを混同しない
3. 触覚から得られる情報を大切にする

肩の動きは，なぜ把握しにくい

　肩関節は複合体として機能しているため，体表からの観察では詳細な評価が難しい。肩甲骨と上腕骨との関係は密接で，肩甲上腕リズムと呼ばれる空間での上肢移動に際して，上腕と肩甲骨の動く割合が一定となるリズムと，各肢位ごとに肩甲骨に対する上腕骨の位置関係が関節内で一定している関節上腕リズムを擁しており，特に肩甲上腕リズムの破綻は，破綻そのものが問題となるものなのか，隠れている問題を悪化させないために必要があり生じているものなのか，体表からの視覚に頼った観察だけでは是非を決定することはできない。そのため，関節内で生じている位置関係，運動に際しての微細な変化を受けとらなくてはならない。

　そこで，上腕骨，肩甲骨ともに微妙な変化を受けとるべきハンドリングとタッチが必要となる。微妙な変化を受けとるために必要な事柄は，まず基本的な位置関係を把握できること，関節の運動を確認しながら動かすことができること，さらに運動の変化を視覚だけでなく触覚からも感知できることがあげられる。

手の配置とその意義

　筆者は，第1指先端を患者の烏口突起に，第2指を肩峰から肩鎖関節をまたぎ棘上窩に向かってあてがい，第3指は肩甲棘後面，そして第4指ならびに第5指を肩甲骨棘下窩へ，肩甲骨の各要所に配置する（図1）。また，その際に母指球と小指球で上腕骨頭を軽く挟むよう手掌全体を密着させている（図2）。

　その理由として以下があげられる。まず，基本的位置関係を把握するためには，肩甲骨面の向きと傾き，つまり関節窩面の把握が必要となる。関節窩面の確認を体表から行う場合は肩甲棘を確認し，次に肩甲棘上面を棘上窩に沿い確認し肩鎖関節を越え，そこから肩峰延長線上の方向が，ほぼ関節窩が向いている，いわゆる関節窩面として規定される（図3）。厳密には個人差があり，おおまかではあるものの，臨床上の基準としては有用性が高い。

関節窩を第2指で確認し，第2指の逆延長線上から肩甲骨面が想定できる．また，肩甲骨面の傾きは第4・5指，ならびに第1指の烏口突起の位置関係から予測することができる（**図4**）．

肩甲骨面の方向と傾きの把握により，一般的な肩関節の内旋・外旋中間位ではなく，肩甲骨面を基準とした，肩甲上腕関節の内旋・外旋中間位を規定でき，個人間の体格差や姿勢の違いを排除した情報を収集することができる（**図5**）．さらに，運動の最終域までは無理ではあるものの，臨床上必要とされる大部分の範囲において，自身の手の動きから上肢運動中における肩甲骨面の変化をリアルタイムに把握することができる．また，肩は空間上に位置する特徴から，肩そのものの機能を調査する場合には，他の関節からの影響を極力排除したいがために，臥位での確認を強いられることがある．この場合でも，肩への手の配置によって視覚的に肩甲骨の位置，向きを予想することが可能となる．

さらに運動中の関節の動き，あるいは伸張性を調査する際，手指が触れている上腕骨以外の部位の動きと，手掌で触れている上腕骨頭の動き（手掌に感ずる圧の変化）から，関節内の動きも予測することができ，単に量的な計測値ではなく，運動の質を把握することも可能となる．

注意点として，肩甲上腕関節の運動はあくまでも関節で行われており，上腕の動きは上

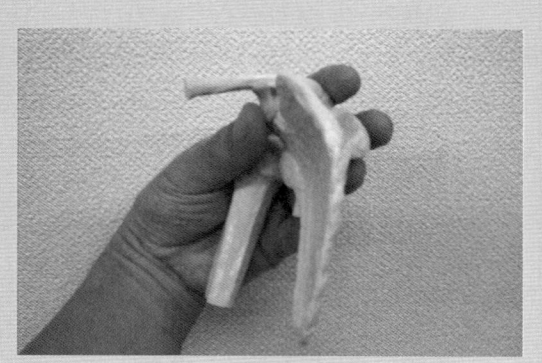

図1　調査時の手の配置
肩甲骨への配置

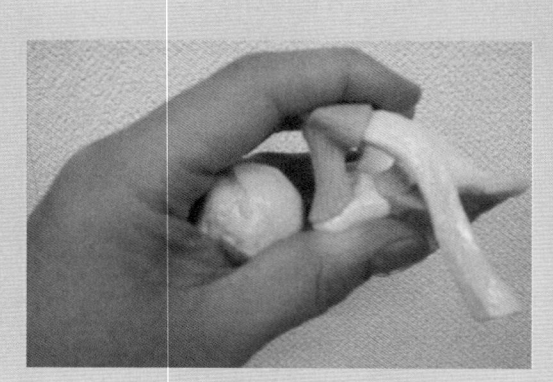

図2　調査時の手の配置
上腕骨頭の把持

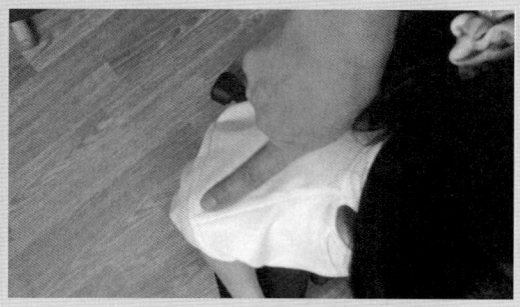

図3　肩甲骨面の把握

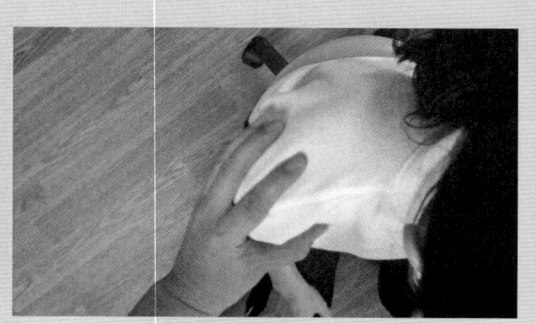

図4　実際の手の配置

腕骨頭中心が基準になるものではない。よって，上腕を他動的に動かす際には，この関節面を考慮しコントロールしなくてはならない。関節面を考慮しない他動的な運動は，その動きそのものが非生理的な動きであり，本来の詳細な情報を得るには適しているとは言い難い。

関節面は，医師が関節内に薬剤を入れる際に確認するように，肩峰後角と烏口突起から関節面を想定し，烏口突起下，肩峰角に向かった関節面であることを認識する。上腕を他動的に動かす場合，第1指ならびに第3指の位置関係を基準として関節運動を誘導することにより，本来の関節の動きに近似する動きを再現することができる。また，運動中に烏口突起の動きを確認することで肩甲上腕リズムの変化に追従することができ，運動の質を細部にわたり把握することが可能となる（図6）。

肩は，課題遂行のために何重にもわたり補償作用，代償作用を有しているため，単に計測値だけの量的な調査では十分な情報を得ることはできない。

臨床の実際

肩の関節唇は関節窩を覆い，関節の安定化を図るとともに骨頭と関節窩の位置調整に重要な役割を果たしている。特に関節唇は圧力センサーの役割があり，圧力を感知し，その変化から関節のずれが認識される。

例えば，関節唇の一部分が損傷し，損傷した部分が関節窩と骨頭に挟まれても位置の異常として感知され，骨頭と関節窩の位置関係に問題がないにもかかわらず，異常と感知されてしまうため，骨頭の位置調整が図られ，逆に位置異常をきたし周囲組織の炎症を招くことが考えられる。このような症例は，肩関節内旋・外旋の可動域制限をきたすとともに，可動域以降の伸張テストの際，関節上腕リズムに著明な変化を感じとることができる（図7）。また，関節唇の損傷が原因の場合は，

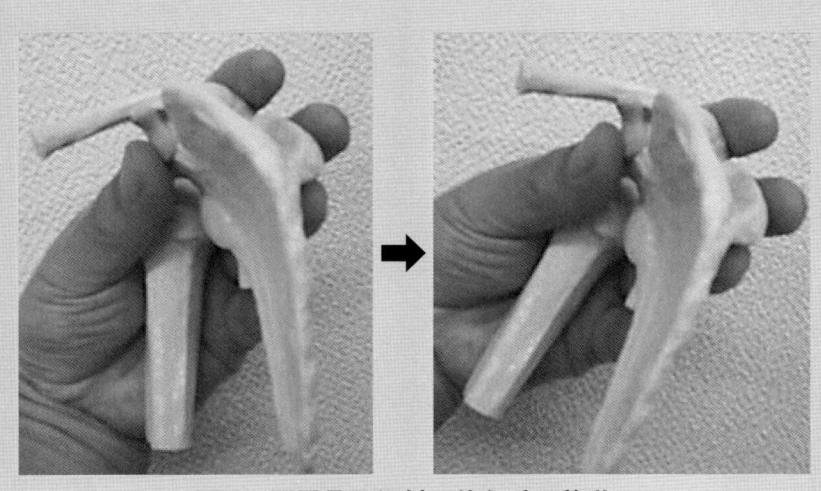

図5　肩甲骨の傾斜に伴う手の移動
指の位置変化から肩甲骨の傾斜角度の変化が確認できる

その特徴が表れる肢位は特異的であり，上肢の挙上角度を若干変化させるだけで，可動域の制限も関節上腕リズムの著明な変化も消失する（図8）。

前述のごとく肩関節内旋の可動域制限は，スプリングブロック様の非常に硬さを感じる抵抗感と同時に，肩甲帯周囲を確認するための手の動きを感じる前，つまり肩甲骨の動きが生じる前に，母指球のいずれかの部分に圧の増加を感じることが多い（図9）。

その動きは骨頭の位置を是正するための誤作動と考えると，その動きの逆側に一部損傷した関節唇の挟み込みが生じていると仮説が立てられ，その方向へ骨頭を関節窩に圧を加えながら移動させる。そうすると，クリックサウンドとともに骨頭の動きの改善が得られる。それと同時に，徒手的対応前に確認された運動制限は消失する。

これらの変化から，症例の疼痛部位などと合わせ，疼痛の原因とそれを引き起こした誘因の確認が可能となり，さらに臨床では，その誘因を引き起こしたと考えられる根本的な要因，関節の安定化機構の破綻，あるいは他の関節機能への二次的影響，さらに動作自体の不備などを探し出す一つの大切な情報が得られることになる。

調査技術は初期値

今回紹介したハンドリングとタッチは，これらのことを考えた肩関節の情報収集に際し，特に質的情報収集に必要なものである。

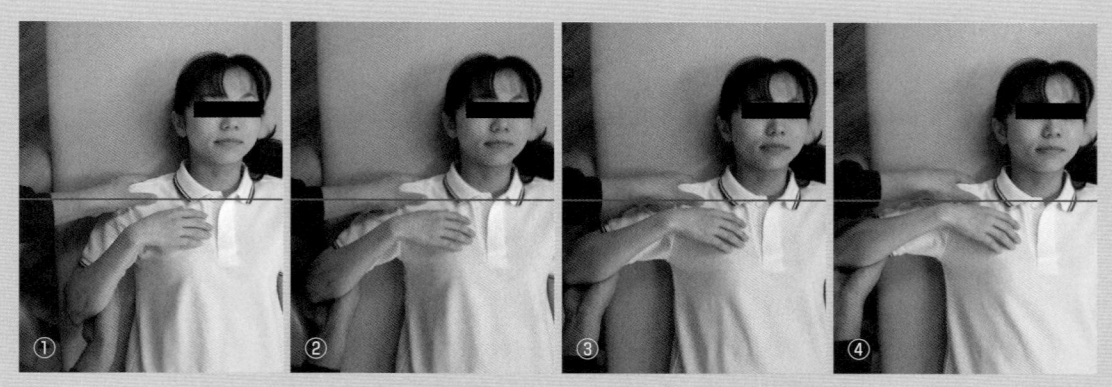

図6　関節面を考慮した上肢の運動
③と④で烏口突起の位置が変化するのが確認される

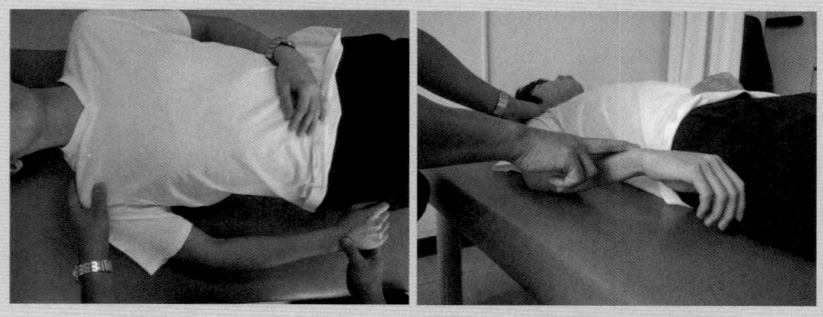

図7　スプリングブロック様の制限

得られる情報の信憑性，適正度は自らが対象者に対してどのような存在となるべきか決定するうえで最も大切であり，しっかりとした情報が得られるべく自らの行動を見直す意味でも非常に重要な事柄と考える。

自らが触れ得られる情報は，すべての始まりの初期値であり，この初期値が狂えばすべてが狂い，どのような素晴らしい治療技術も期待される効果が得られなくなってしまう。

非生理的な動きから適切な情報は得られない。肩の細部にわたる動きの質を得ようとするならば，「なぜ，そこに手指を配置させるのか」「なぜ，そこを把持するのか」「なぜ，そのように動かすのか」常に自問自答が必要となる。

各自手の大きさなどの問題や，対象者の体格により，紹介したハンドリングとタッチがなしえないこともありうる。しかし，この考えをもとにどの運動の，どの事柄について質的情報がほしいかを，自らが把握できれば，それに応じた対応は臨機応変に可能と考え，臨床上での応用を期待する。

文　献

1) 筒井廣明，他：投球障害肩 こう診てこう治せ．メジカルビュー社，2004
2) 早稲田大学複雑系高等学術研究所（編）：複雑系叢書2．身体性・コミュニケーション・こころ．共立出版，2007

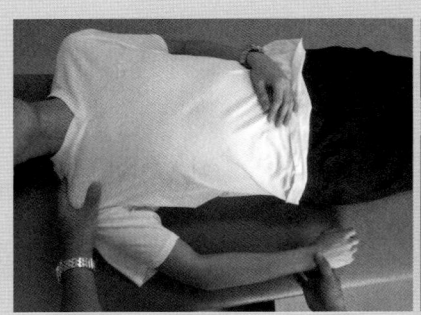

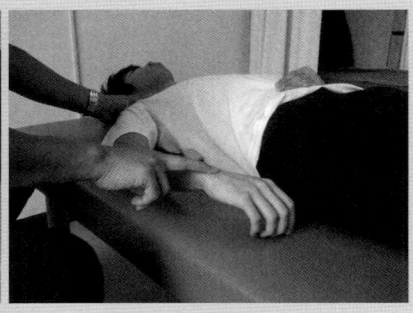

図8　上肢の角度変化とともに著しく運動制限が変化する

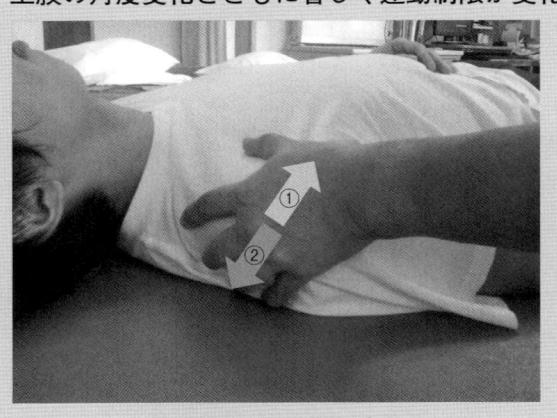

図9　骨頭の動き確認
矢印①：骨頭の動き，矢印②：関節唇損傷が疑われる方向

14

上腕骨外側上顆炎・内側上顆炎の痛みをたちどころに軽減させる

荒木　茂／石川県リハビリテーションセンター

◆治療のポイント

1. 筋膜と筋膜の間の滑りを改善
2. 随意的筋収縮による循環の改善
3. 拮抗筋収縮による主動作筋の相反抑制

上腕骨外側上顆炎・内側上顆炎とは

　上腕骨外側上顆炎・内側上顆炎は，それぞれテニス肘・ゴルフ肘といわれており，この部位から起始する筋群の過使用（overuse）による腱付着部症（enthesopathy）といわれている。スポーツ選手だけでなく手をよく使う労働者や主婦にも多くみられる。好発年齢は30～50代で女性に多いとされている[1]。

　理学療法は，物理療法やストレッチング，筋力強化などが行われているが，実際にはただストレッチングを行っても痛みはとれないことも多く，また過使用により痛みがある筋の筋力強化は痛みを増悪させる場合がある。

　上腕骨外側上顆炎・内側上顆炎は筋・筋膜性疼痛であり，伸張痛よりも収縮痛が強い。また，痛みは上腕骨外側上顆や内側上顆の腱付着部だけでなく腱や筋の重なり合う場所にも起こる。筆者は，これらの痛みを筋膜と筋膜の間の滑りの障害と考え，軟部組織モビライゼーションと対象筋の随意的収縮を組み合わせることにより痛みの軽減が起こることを発見した。この手技により筋膜と筋膜の間の循環を改善し，滑り運動が回復することにより筋膜にかかるストレス（圧力や摩擦）が減少して痛みが軽減するのではないかと考えている。

評　価

問　診

　年齢，職業，スポーツ歴など一般的な情報以外に手の使用に関する情報について聞く。例えば，操作する物の重さや頻度，日常生活で痛みが出る動作（雑巾をしぼる，ヤカンを持つなど）は，この疾患の特徴を表しており生活習慣改善の指導のために重要である。

単一筋に対するストレステスト（疼痛誘発テスト）

　上腕骨外側上顆炎の場合は長・短橈側手根伸筋，尺側手根伸筋，総指伸筋をテストする。上腕骨内側上顆炎の場合は橈側手根屈筋，尺

側手根屈筋，浅指屈筋をテストする。

触 診

痛みのある筋を触診し，腫脹・発熱・圧痛などをみる。また，軽い伸張を加え終末感覚（end feel）をみて筋の緊張の程度を評価する。

治 療

筋膜間隙圧迫法・自動運動滑走法

この方法は，尺骨と前腕の筋群の間に，セラピストの指を差し込むように圧迫を加えながら患者に手指の屈伸自動運動を行ってもらう方法である。つまり，筋・筋膜のモビライゼーションと自動運動を組み合わせることにより筋膜の滑りを改善する手技である。また，対象筋を収縮させることにより循環の改善も期待できる。以下の方法は，慢性期の痛みに対して効果がある。

1．上腕骨外側上顆炎の場合（図1，2）

尺骨背側で外側縁と橈骨内側縁の間にセラピストの四指を骨と伸筋群の筋膜の間に隙間をつくるようなイメージで差し込む。圧を加えた状態で患者に手指の屈曲・伸展自動運動を10回行わせる。痛みが軽減すれば，さらに末梢に場所を変えて10回行う。

2．上腕骨内側上顆炎の場合（図3，4）

尺骨掌側の内側縁にセラピストの四指を骨と屈筋群の筋膜の間に隙間をつくるようなイメージで差し込む。圧を加えた状態で患者に手指の屈曲・伸展自動運動を10回行わせる。痛みが軽減すれば，さらに末梢に加圧する場所を変えて10回行う。

この手技を行うと最初は数分間から数十分間痛みが軽減する。また繰り返すと，数時間痛みが軽減するといった効果の持続時間の延長がみられるので，患者自身で痛みが出た時に行えるよう指導する。

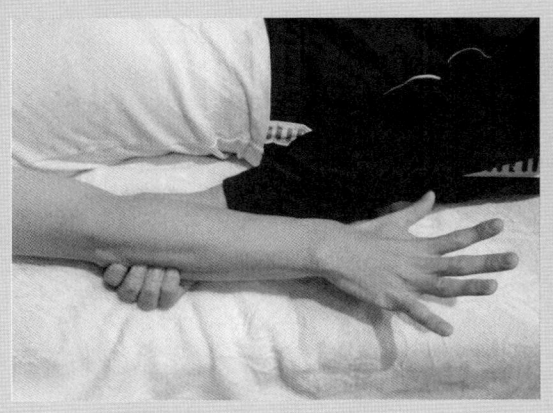

図1　上腕骨外側上顆炎に対する筋膜間隙圧迫法・自動運動滑走法
尺骨内側縁に沿って四指で圧を加える。患者に自動運動で手指の屈曲・伸展を行わせる

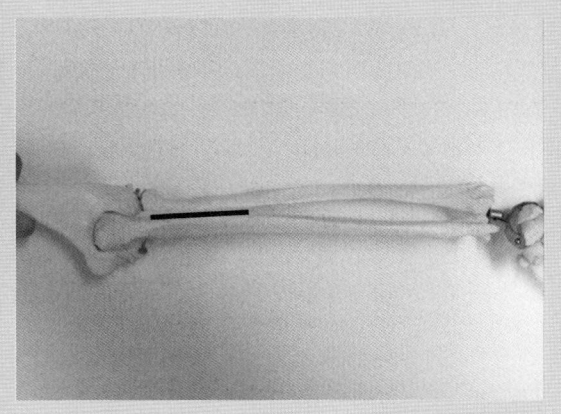

図2　圧を加える場所を示す（右前腕を背面からみた図）

拮抗筋収縮による主動作筋の相反抑制法

再発予防のために，上腕骨外側上顆炎の場合は痛みのある筋の拮抗筋の手関節，手指の屈筋群，上腕骨内側上顆炎の場合は痛みのある拮抗筋の手関節，手指の伸筋群を対象とした筋力強化エクササイズを行うことで相反抑制をかける。

疼痛開放現象テクニック（PRP：pain release phenomenon techniques）[2]

前述の方法で効果が得られない場合，Mulligan のテクニックを用いるとよい。この方法は痛みを起こす筋に対して徒手抵抗で等尺性収縮を20秒間行わせる。例えば，上腕骨外側上顆炎で第3指の伸展に抵抗をかけた時に痛みが出る場合，第3指に対して20秒間持続的に等尺性収縮を行うと徐々に痛みが軽減してくる。これを数回繰り返すことにより痛みが消失する。

文献

1) 林 英俊，他：上腕骨内側・外側上顆炎の病態と整形外科的治療．理学療法 **25**：152-156, 2008
2) Mulligan BR（著），藤縄 理，他（訳）：マリガンのマニュアルセラピー 原著第5版．協同医書出版社，2007, pp168-175

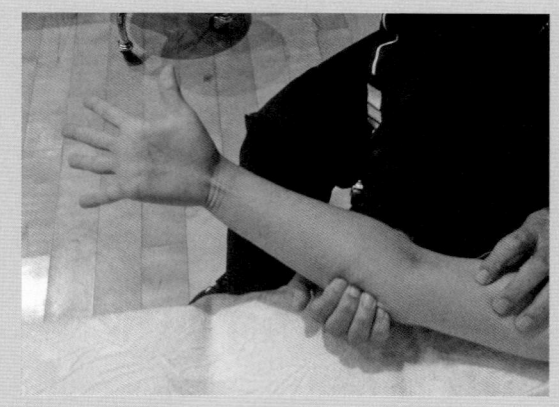

図3 上腕骨内側上顆炎に対する筋膜間隙圧迫法・自動運動滑走法
 尺骨内側縁に沿って四指で圧を加える。患者に自動運動で手指の屈曲・伸展を行わせる

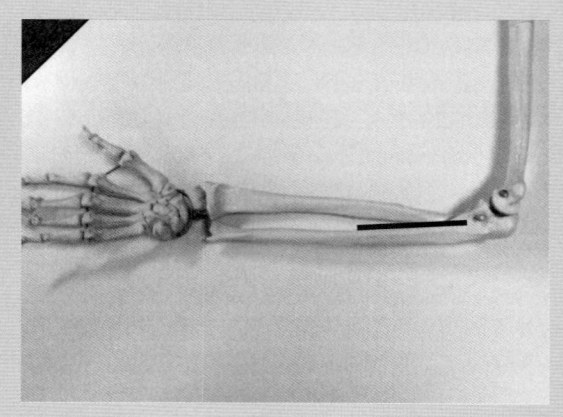

図4 圧を加える場所を示す（右前腕を尺側からみた図）

15 上肢の運動連鎖を考慮した理学療法の展開

稲垣郁哉／広尾整形外科 リハビリテーション科

◆治療のポイント

1. 上肢の運動連鎖
2. 足部に類似する手部の機能
3. 上肢における荷重位と非荷重位

ヒトにおける上肢機能

　四足動物時代，移動手段として機能していた上肢は，体幹を支持かつ推進させる役割を担っていた。進化に伴い把持機能が主体となったが，この動作においても支持や推進機能は反映されている。臨床上，手部を誘導することで上肢を介して肩甲骨や体幹へ運動連鎖が生じ，動作が改善することを経験する。これは，前足として機能していた上肢に足部と同様な連鎖が存在することや，把持動作にもそれに類似した連鎖が存在するためと考えられる。この点を考慮して上肢の理学療法を展開することによって，末梢である手部と中枢である体幹部を連結させやすくなると考える。

ハイハイ時の運動連鎖

　ヒトが成長過程（乳幼児）で行うハイハイは，上肢を前足として活用するため末梢からの運動連鎖を生じる。ハイハイは，一側上肢と反対側下肢で体幹を支持して逆の上肢・下肢を振り出すことで遂行される。支持する上肢は，体幹を反対側へ偏位させる運動連鎖を生じることで上肢・下肢の振り出しを容易にする（図1）。この連鎖は手部から生じ，歩行時の足部に相当すると考える。具体的には，足部の距骨は手部の月状骨，踵骨は三角骨，立方骨は有鉤骨，足の舟状骨は手の舟状骨，3つの楔状骨は大菱形骨，小菱形骨，有頭骨に相当する（図2）。そのため足部機能である距骨下関節，距腿関節，横足根関節，第5列，第1列[1]が手部にも存在し，以下のような連鎖が存在すると考える。

月状-三角関節

　足部の距骨下関節に類似する関節は，月状骨に対する三角骨の動きである。月状骨に対し三角骨を掌側移動（以下，下制），背側回転すると手関節尺屈が増大し，前腕回内・上腕内旋に連鎖する。この動きは歩行時の踵接地期に衝撃吸収の役割を担う距骨下関節回内連鎖に相当すると考える。

橈骨-月状関節

　足部の距腿関節に類似する関節は，橈骨に対する月状骨の動きである。橈骨に対し月状骨が下制，背側回転すると手関節背屈が増大し，肩関節伸展・肩甲骨下制に連鎖する。この動きは立脚中期に足関節背屈を増大させ，前足部荷重を促す距骨の後方移動に相当すると考える。

月状-舟状関節と三角-有鉤関節

　足部の横足根関節に類似する関節は，三角骨に対する有鉤骨と月状骨に対する舟状骨の動きである。三角骨に対し有鉤骨が背側移動（以下，挙上），月状骨に対し舟状骨が下制すると手関節尺背屈が増大し，肩関節伸展・肩甲骨下方回旋に連鎖する。この動きは立脚期に足部の柔軟性を変化させる横足根関節に相当すると考える。

有鉤骨と第5中手骨

　足部の第5列に類似する関節は，有鉤骨と第5中手骨の動きである。有鉤骨挙上と第5中手骨を背側回転・内旋（以下，外返し）すると，胸郭に対する肩甲骨の前方偏位に連鎖する。この動きは立脚初期に足部外側縦アーチを高めて骨盤の側方移動を制御し，かつ前方移動を促す第5列に相当すると考える。

大菱形骨と第1中手骨

　足部の第1列に類似する関節は，大菱形骨と第1中手骨の動きである。大菱形骨下制と第1中手骨を掌側回転・内旋（以下，母指伸展）すると前腕回内に連鎖する。この動きは立脚後期に足部の母指球荷重と下腿内旋を促す第1列に相当すると考える。

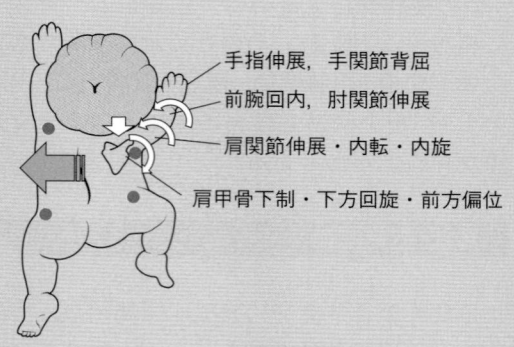

図1　ハイハイ時の上肢運動連鎖（支持側）
　ハイハイ時に支持する上肢は，図のような運動連鎖を生じて体幹を反対側へ偏位させる

　手指伸展，手関節背屈
　前腕回内，肘関節伸展
　肩関節伸展・内転・内旋
　肩甲骨下制・下方回旋・前方偏位

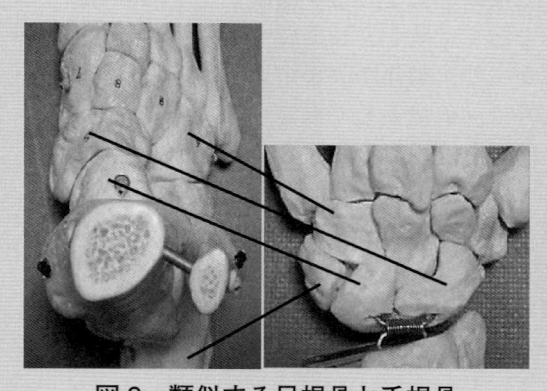

図2　類似する足根骨と手根骨
　足部の距骨は手部の月状骨，踵骨は三角骨，立方骨は有鉤骨，足の舟状骨は手の舟状骨に相当する

把持動作時の運動連鎖

ヒトの把持動作は，視覚的情報から物体を認識して上肢をリーチする。前方リーチでは手指伸展，手関節背屈，前腕回内，肘関節伸展，肩関節伸展・内転・内旋，肩甲骨下制・下方回旋・前方偏位が連動し，ハイハイで体幹を支持する上肢の動きに類似する。そのため把持動作においてもハイハイ同様な運動連鎖が存在すると考える。

手指と前腕の連鎖

前腕には骨間膜が存在し，手指と前腕の連鎖的な動きに関与する。骨間膜には腱様部と膜様部が存在する。腱様部は橈尺間の支持や力の伝達機能を有する。それに対し膜様部は回内時に背側凸，回外時に掌側凸へ形状変化することで円滑な回内・回外動作を遂行させる[2]。膜様部の背側に長母指伸筋や長母指外転筋が起始し，掌側には深指屈筋や長母指屈筋が起始する。これら筋群の収縮が膜様部を形状変化させ，母指伸展に前腕回内，母指屈曲に前腕回外が連鎖すると考える（図3）。

体幹の連鎖

体幹は各動作において末梢の動きに対応することで動作を遂行させる。前方リーチでは，同側の前鋸筋や外腹斜筋による肩甲骨前方偏位と上位胸郭前方移動，相対的な下位胸郭後方移動，骨盤後傾が連動する。また，同側の広背筋による肩甲骨下制や脊柱起立筋による胸椎伸展にて体幹を立ち直らせる。この際，ハイハイ時同様に体幹を反対側へ偏位しやすい（図4）。

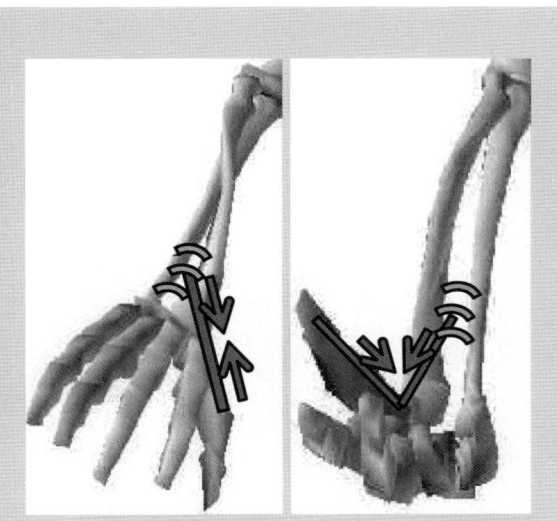

a．母指伸展と前腕回内　b．母指屈曲と前腕回外
図3　手指と前腕の連鎖
a．母指伸展は長母指伸筋により膜様部の背側凸を生じ，前腕回内に連鎖する
b．母指屈曲は長母指屈筋により膜様部の掌側凸を生じ，前腕回外に連鎖する

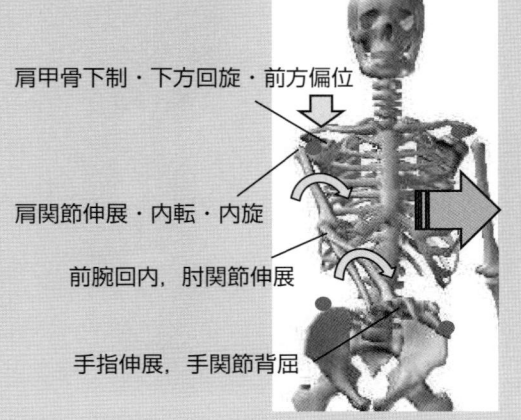

図4　把持動作時の上肢運動連鎖
前方リーチ時の上肢は図のような運動連鎖を生じる。これはハイハイ時に体幹を支持する上肢の運動連鎖と類似する

上肢の運動連鎖を考慮した理学療法

上肢-体幹連結評価

前述した運動連鎖を考慮して手根骨や中手骨，前腕を誘導することで挙上動作の可動域が改善するか評価する（図5）。

治療の展開

手根骨を誘導すると，前述した運動連鎖により上腕骨や肩甲骨アライメントの改善に伴い動作も改善する。例えば，上腕骨内旋や肩甲骨下制が生じず肩関節可動域に制限を有する場合，上腕骨内旋は月状骨に対する三角骨の下制・背側回転誘導により，肩甲骨下制は橈骨に対する月状骨の下制・背側回転誘導により，生じやすくなり可動域が向上する（図5b）。また，手部第5列外返し誘導により肩甲骨が前方偏位すると，前鋸筋や連結を介して外腹斜筋機能が向上しやすい（図6）。

このように上肢にも下肢同様な運動連鎖が存在する。上肢の運動連鎖は四足歩行が由来であり，上肢を荷重位で用いるハイハイや非荷重位で用いる把持動作に類似する点が多い。そのため単に手関節の可動域改善を目的として手部を動かすのではなく，手根骨の誘導による運動連鎖を考慮して理学療法を展開することは重要であり，かつ体幹機能を向上させる一助になると考える。

文献

1) 山口光國，他：結果の出せる整形外科理学療法．メジカルビュー社，2009，pp178-199
2) 中村俊康，他：前腕骨間膜の機能解剖．臨整外 30：945-950，1995

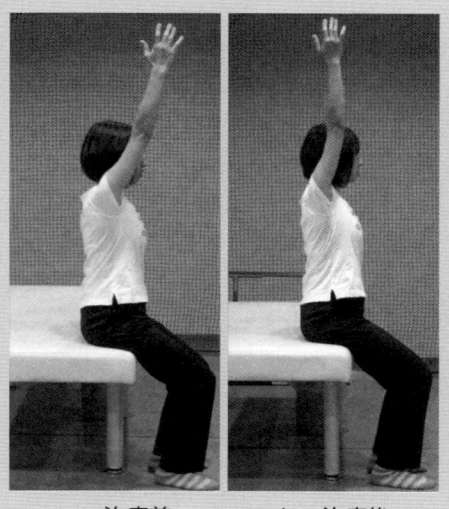

図5 挙上評価
手部の誘導により肩甲骨・上腕骨のアライメントが改善し，挙上可動域が向上する

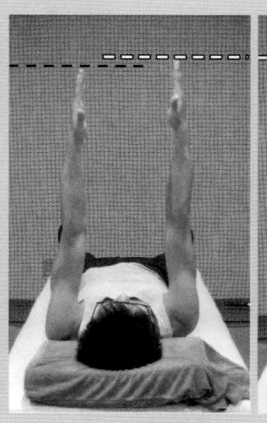

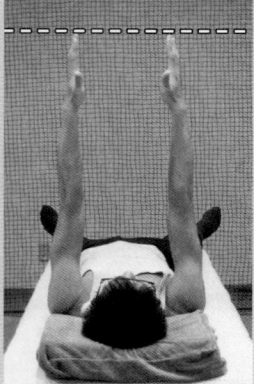

a．治療前　　b．治療後

図6 前鋸筋機能
左手部第5列外返し誘導により前鋸筋機能が向上する

a．治療前　　b．治療後

16 手指運動と理学療法アプローチ

財前知典／日本歯科大学大学院 生命歯学研究科 解剖学第一講座

◆治療のポイント

1. 手指運動と肋骨の動きの変化
2. 呼吸運動
3. 身体運動変化

手指と肋骨の動き

　ヒトは四足動物であったころの身体制御メカニズムを多分に残しており，後肢である下肢と下部体幹が連動して機能するように，前肢である上肢も上部体幹である胸郭と連動して機能する。

　具体的には第5指と第2肋骨，第4指と第3肋骨，第3指と第4肋骨，第2指と第5肋骨，第1指と第6肋骨がそれぞれ対応すると考えられる（図1）。つまり，右第5指の屈曲を行うと右の第2肋骨が前方に移動し，左の第2指を屈曲させると左の第5肋骨が前方に移動することになり，特に吸気時にその現象が著明となる（図2）。逆に伸展させると対応する肋骨が後方に位置する（図3）。

評価方法

　座位および立位にて，各レベルの肋骨前方を触診しながら吸気を行わせる。吸気時に前方へ拡張しない側とその対応する手指を屈曲させながら，第2肋骨から第6肋骨まで評価し，かつ屈曲することによって対応する肋骨の拡張が改善することも合わせて確認する（図4）。

理学療法への応用例

　胸郭が正中化するように手指を屈曲し，その際，種々の動作を行うと変化が捉えやすく動作の改善にもつながりやすい。代表的な応用例を以下に示す。手指の屈曲は，つまみ動作時の屈曲と把持動作時の屈曲により効果が異なることも多いので，どのような屈曲を行うとより改善が得られやすいかも合わせて評価する。

呼吸運動への応用

　胸郭を正中化させるように手指を屈曲させ，その状態で呼吸運動を行うと，胸郭の拡張が改善し，脊柱の長軸方向への動きが促通されやすくなる。

並進運動への応用

胸郭を正中化させるように手指を屈曲させると胸郭の分節的な運動が促通され，体幹の並進運動が改善される．特に手指と対応する肋骨の運動性改善がみられる（図5）．

挙上動作への応用

胸郭を正中化させるように手指を屈曲すると，胸郭の運動性向上に伴い肩甲骨の運動性が向上し，結果として上肢の挙上動作が改善する．この現象は背臥位でも著明であり，手指屈曲により肩関節可動域の向上がみられる（図6）．また背臥位にても同様であり，特に肩関節の屈曲や水平外転可動域の変化が著明である（図7）．

片脚立位への応用

適切な手指屈曲により胸郭の可動性が向上し，片脚立位時に体幹の正中化が図られるとともに安定性が増大する（図8）．

つま先立ち

手指の屈曲と足趾の屈曲は対応しており，第5指と第4指を屈曲すると足趾の第5趾と第4趾が屈曲しやすく，第1指，第2指，第3指に対応して第1趾，第2趾，第3趾が屈曲しやすくなる．この現象は歩行時でもみられるが，つま先立ちで特に著明である．図9はつま先立ち時に右の第5指と第4指および左の第3指，第2指，第1指を屈曲させた時の足圧変化である．手指を屈曲させると対応する足趾も屈曲し趾頭圧が変化する．また逆に足趾の屈曲を促した場合，対応する肋骨が

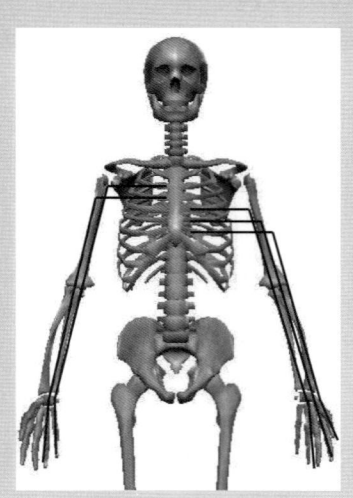

図1 手指と対応する肋骨レベル
第5指と第2肋骨，第4指と第3肋骨，第3指と第4肋骨，第2指と第5肋骨，第1指と第6肋骨が対応して動く

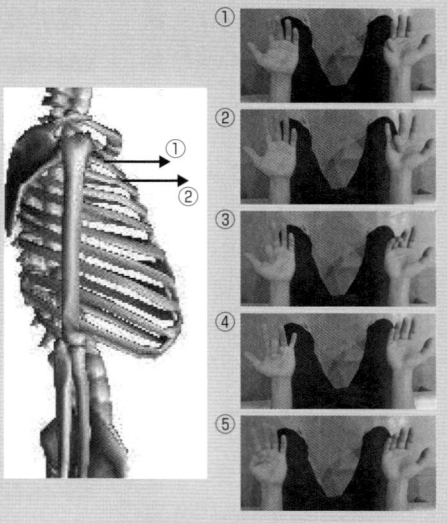

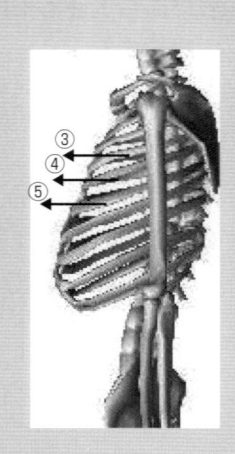

図2 手指屈曲と肋骨の前方移動
①右第5指屈曲では右第2肋骨が前方移動する．②右第4指屈曲では右第3肋骨が前方移動する．③左第3指屈曲では左第4肋骨が前方移動する．④左第2指屈曲では左第5肋骨が前方移動する．⑤左第1指屈曲では左第6肋骨が前方移動する．この現象は吸気時に特に著明となる

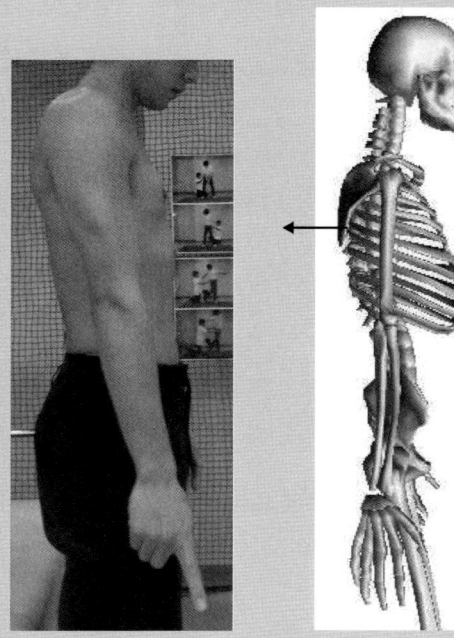

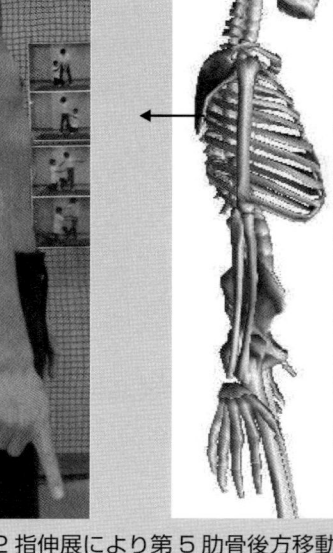

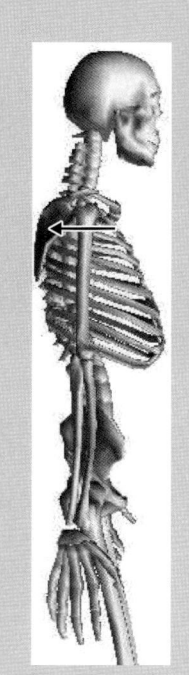

16. 手指運動と理学療法アプローチ　**71**

a．第2指伸展により第5肋骨後方移動　　　　b．第5指伸展により第2肋骨後方移動

図3　手指伸展と肋骨の後方移動
手指の伸展では対応する肋骨の後方移動が生じ，特に呼気時に著明となる

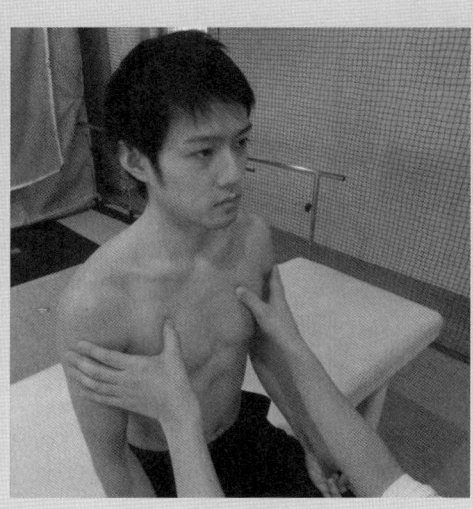

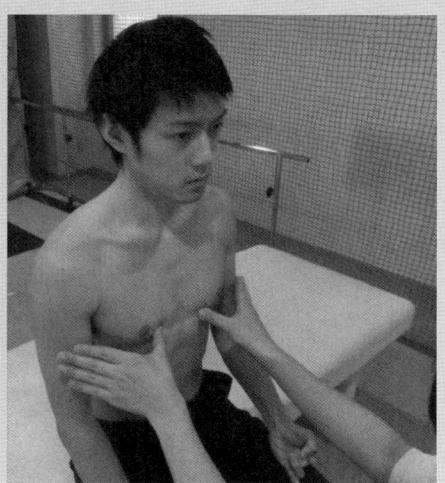

a．第3肋骨評価　　　　b．第5肋骨評価

図4　吸気時の肋骨前方の拡張運動評価
吸気時に第2～6肋骨の前方拡張運動を確認し，対応する手指を屈曲させながら評価する．手指屈曲運動によって肋骨の拡張が改善されることを確認する

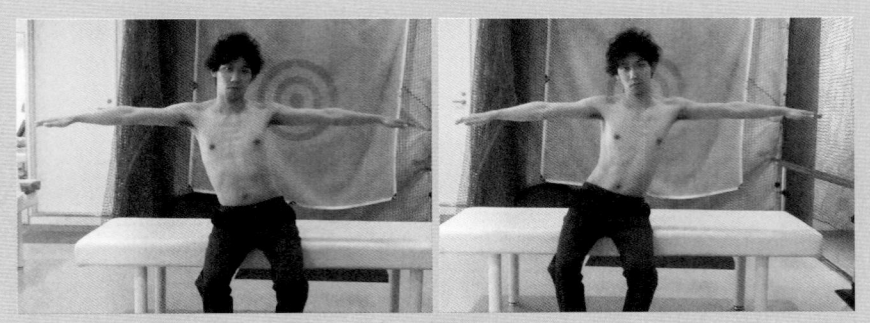

a．並進運動

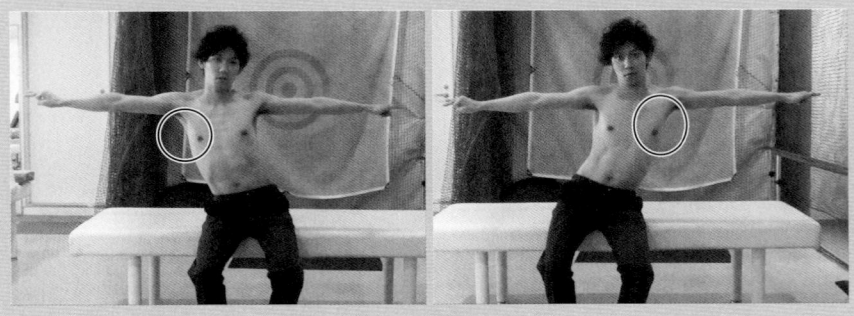

b．手指屈曲時の並進運動

図5 手指屈曲と体幹並進運動
吸気運動を改善するように手指を屈曲し，その状態で並進運動を行わせると，胸郭の分節運動が促通され体幹の並進運動が改善される

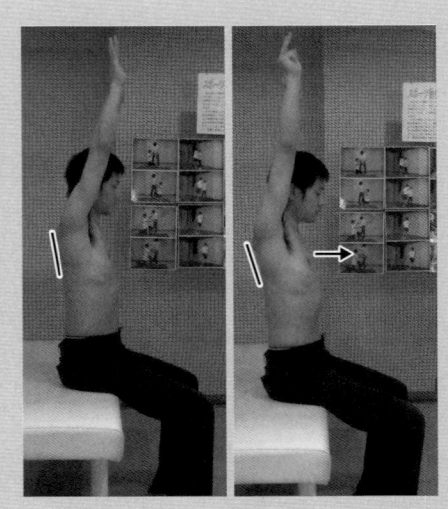

a．手指屈曲前　　b．手指屈曲後

図6 手指屈曲による上肢挙上動作
吸気運動を改善するように手指を屈曲し，挙上動作を行わせる．胸郭の柔軟性の向上とともに肩甲骨の可動性が増大し，上肢挙上動作が改善される

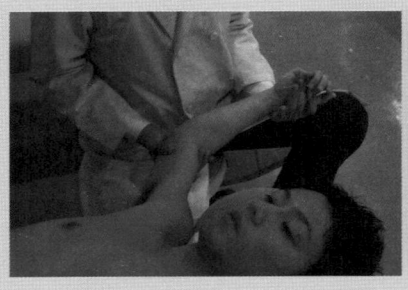

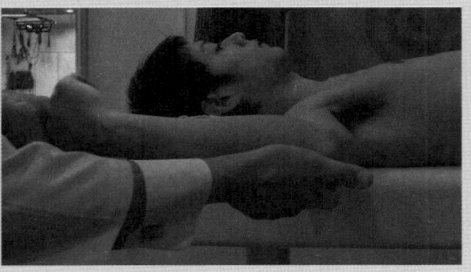

a．他動的手指屈曲による肩関節水平伸展

b．第2指屈曲による肩関節水平伸展

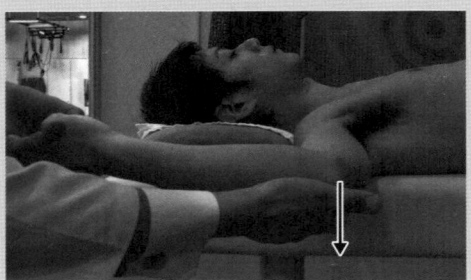

c．第5指屈曲による肩関節水平伸展

図7　手指屈曲誘導による肩関節水平伸展角度の変化
他動的に手指を屈曲させ，肩関節水平伸展角度やend feel の変化を評価する

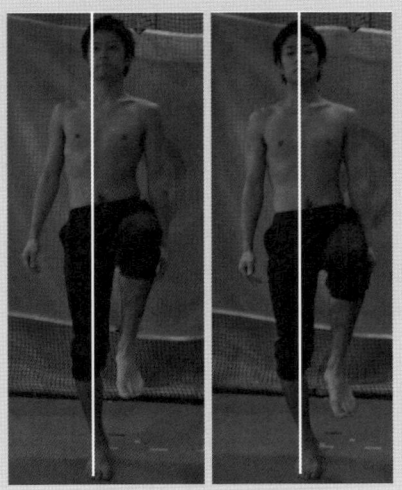

a．手指屈曲前　　b．手指屈曲後

図8　手指屈曲による片脚立位の変化
適切な手指屈曲では片脚立位時に体幹の正中位を保持できる

74　上肢

前方に位置しやすくなる。

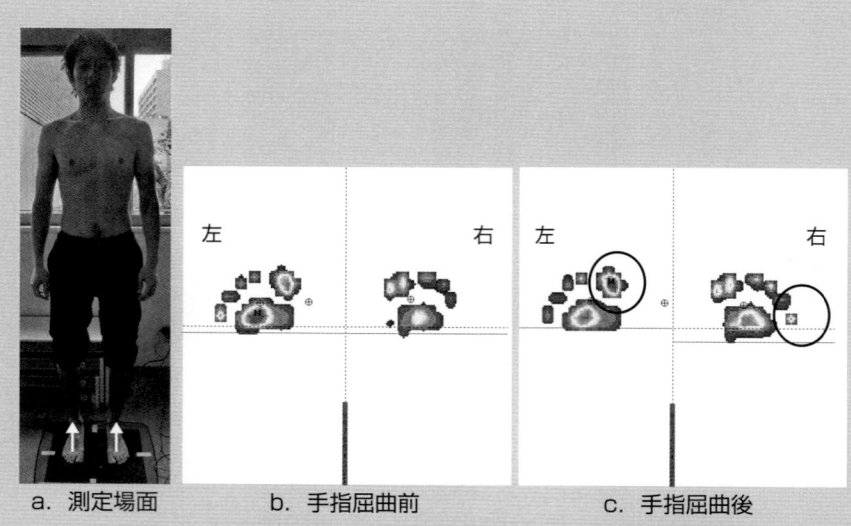

a. 測定場面　　　b. 手指屈曲前　　　c. 手指屈曲後
図9　手指屈曲によるつま先立ち時の足圧中心変化
　手指を屈曲させると，対応する足趾頭の圧中心が増大する。例えば，左第1指を屈曲させると左母趾（第1趾）頭圧が増大し，右第5指を屈曲させると右小趾（第5趾）頭圧が増大する

17

姿勢からみる上肢痙性

工藤貴裕／潤和会記念病院 リハビリテーション療法部

◆治療のポイント

1. 上肢による姿勢制御評価
2. 足関節制御の獲得
3. 体幹部からの治療（筋バランスの評価・介入）

上肢痙性の増強要因

　脳血管疾患片麻痺患者における「痙性」は，神経学的に動作や活動を阻害する因子として捉えられることが多い．しかし，片麻痺患者の姿勢を分析すると単に動作を阻害しているのではなく，姿勢制御の一部として増強しているようにみえる．また，臨床経験の中では，上肢痙性に対して徒手的にストレッチを行うよりも患者の姿勢を全身的に捉えて姿勢制御系に治療介入するほうが持続効果を得ることができる．よって，本稿では上肢痙性のバイオメカニクス的捉え方と治療例を紹介する．

　前述したように，痙性筋に対しては徒手的にストレッチをすることがある．しかし，臥位で徒手的にストレッチをしても，実際は姿勢保持を上肢によっても制御しているため，姿勢保持困難の根本的要因が改善しないまま動作を始めると痙性は再度増強してしまう．さらに，非麻痺側への重心偏位や麻痺側基底面の狭小化により，姿勢制御困難を招くことも多い（図1）．立位保持困難となる根本要因はさまざまであるが，健常者で上肢による姿勢制御を再現した．ここで，上肢痙性を徒手的にストレッチして立位保持が困難となる仕組みを説明する（図2）．立位で左上肢に痙性があると仮定し，胸郭・右上肢が重心を後方化している要因とする（図2a）．身体質量の約6.5％といわれる片側上肢質量が後方へ仮に19.8 cm移動すると，片側上肢の移動のみで身体重心は後方へ12.9 cm移動すると予測できる．つまり，身体重心後方化の要因を改善させずに左上肢を下ろすと，後方への外的な回転モーメントが生じて立位保持困難になるといえる（図2b）．また，片麻痺患者でも多いが，胸郭を動かせない場合でも，重心偏位側もしくは後方化している上肢側方向へ回旋しながら後方へ倒れる（図2c）．このことを踏まえると，上肢による姿勢制御で成立している立位では上肢痙性を単純に緩めてしまうことによるリスクは大きい．

　片麻痺患者の立位・歩行は麻痺側前方への重心移動が困難で非麻痺側へ偏位していることが多く，下半身質量中心を前方かつ麻痺側へ移行することが困難であることが多い．この場合，相対的に下半身質量中心は非麻痺側後方（もしくは麻痺側後方）にあり，それに対して上半身は麻痺側前方（もしくは非麻痺

側前方）で制御している。

　股関節制御を主体とする片麻痺患者は重心偏位が大きくなるほど，股関節・体幹モーメントが長くなり前後左右の動揺が大きくなる。身体質量の多くを占める体幹に問題を抱える片麻痺患者の場合，重心変化に対する体幹対応のバリエーションが少ない。そのため，麻痺側上肢も姿勢制御として参加する必要があり，動作を繰り返すたびに上肢の痙性は増強するという悪循環を招く。

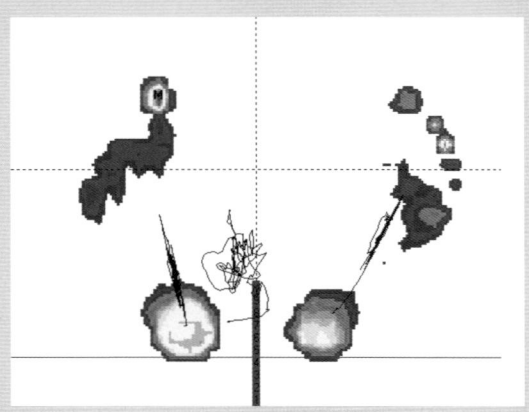

a．ストレッチ前立位（cop length 1145.7 mm, cop area 2245.0 mm）

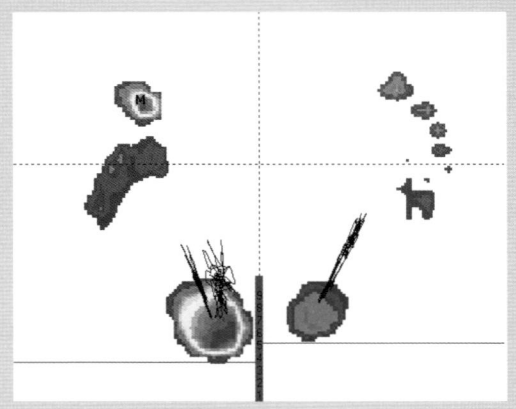

b．臥位にてストレッチ直後立位（cop length 983.4 mm, cop area 940.0 mm）

図1　上肢痙性を臥位にて徒手的にストレッチして立位バランスを崩した症例（重心動揺計）
非麻痺側へ重心偏位し，麻痺側基底面が狭小化している

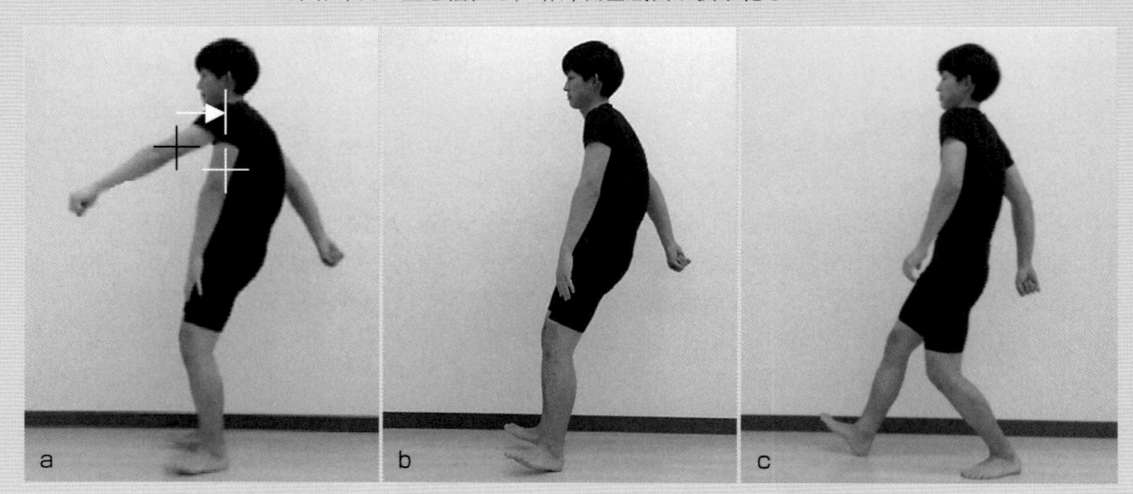

図2　上肢痙性を徒手的にストレッチして立位保持困難となる仕組み
a．立位で左上肢が痙性と仮定，胸郭・右上肢が重心を後方化している要因と仮定する。身体質量の約6.5％といわれる片側上肢質量が後方へ19.8 cm移動すると，片側上肢の移動のみで身体重心は後方へ12.9 cm移動すると予測できる
b．身体重心後方化の要因を改善せずに左上肢を下ろすと後方への姿勢制御が困難となる
c．胸郭を動かせない場合，上半身質量中心偏位側もしくは後方化している上肢側方向へ回旋しながら後方へ倒れる

姿勢保持・動作遂行の中で痙性を増強しないようにするためには，股関節・体幹のモーメントアームが短い足関節制御の獲得が必要不可欠であると考える．つまり，体幹・股関節の機能向上が姿勢保持・動作遂行の中で痙性を増強しにくくするために重要と考えている．片麻痺患者の姿勢制御パターンは発症前の姿勢に大きく影響されることもあり，さらに加わった障害により多種多様の姿勢制御が存在する．そのため，症例の痙性増強メカニズムを理解し，問題点を絞り込む作業が重要である．

上肢による姿勢制御の評価

上肢による姿勢制御を把握するためには，患者にどのような外的モーメントが生じているのかを整理すると理解しやすい．

外的モーメントを整理するためには身体重心を水平面で捉え，回転している方向を分析することが重要である．まず，上肢の位置関係から身体重心位置をある程度予測する．次に上半身質量中心と下半身質量中心の相対的位置関係，身体重心を把握し，上肢位置から

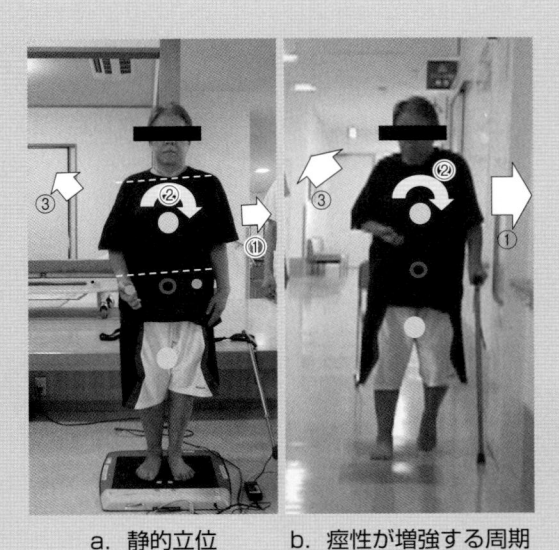

図3 立位（前額面）外的モーメントと上肢による姿勢制御の評価
○は上半身質量中心，下半身質量中心，◎は身体重心を示す．灰色矢印は体幹部の外的な回転モーメント，白色矢印は体幹と上肢による姿勢制御の方向を示す．麻痺側骨盤・肩下制により本来体幹は反時計回りのモーメントが生じる．それに対し，左重心を増強させ時計回りに外的モーメントを生じさせている．また，釣り合いをとるために麻痺側肩関節外転筋（三角筋）の関与を増大させ麻痺側上肢の質量を上方へシフトさせている．歩行の際も体幹対応はバリエーションが少なく，さらに偏ったモーメントの増大が生じる

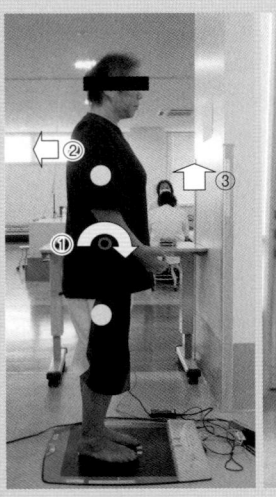

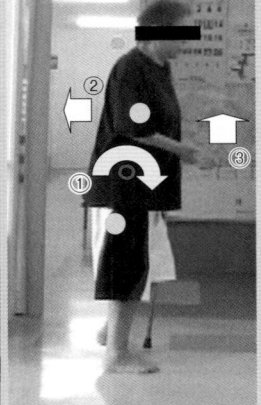

図4 立位（矢状面）外的モーメントと上肢による姿勢制御の評価
灰色矢印は外的モーメント，白色矢印は上肢による内的モーメントを示す．股関節より身体重心が前方にあるため，股関節を中心に前方に外的回転モーメント大．外的モーメントに対して股関節・体幹伸展筋収縮が増大するが，釣り合いがとれない場合は上肢による姿勢制御が生じる．歩行によりモーメントアームは長くなり，前方回転モーメントは増大し，体幹伸展筋群の関与が増大する．上下の重心変動も大きくなり上腕二頭筋の関与が増大する

の予測とのすり合わせを行う。身体重心と上肢の位置が対称的位置関係にあれば，身体重心に影響を大きく受けやすいと判断する。また，上肢の位置が下半身質量中心と上半身質量中心の相対的位置で生じる外的モーメント方向と対称的であれば，上半身質量中心に影響を受けやすいと判断する。身体を立体的に捉えると，体幹筋のバランス不良も捉えやすくなる。下半身質量中心が左後方に対して上半身が右前方であれば，左腰部-右肩方向の斜走ラインが過剰収縮を強いられる。また，下半身重心が左後方に対して上半身質量中心が左前方であれば，左腰部-左肩方向の縦ラインが過剰収縮を強いられる。

臨床では，前額面・矢状面を別々に評価し統合解釈することで立体的に捉えることができる。まず図3aのように前額面で上半身質量中心，下半身質量中心，身体重心の把握を行う。また，肩・骨盤の高さ，上前腸骨棘と上後腸骨棘の位置関係から水平面上の回旋を評価する。図3の症例においては，まず，身体重心が左後方に対して上肢の位置が右やや前方にあるため，身体重心に影響を受けやすいと判断できる。よって，単に身体重心を右前方へ移行し正中化するだけでも上肢痙性は減弱できる。

前額面では麻痺側骨盤・肩下制により本来体幹は反時計回りのモーメントが生じる。それに対して，選択的に非麻痺側への重心偏位を増強させ時計回りに外的モーメントを生じさせている。その際，左僧帽筋・菱形筋-左腰方形筋-右広背筋（斜走ライン）の関与が増大する。それに対し釣り合いをとるために，麻痺側肩関節外転筋（三角筋）の関与を増大させ，麻痺側上肢の質量を上方へシフトさせている。

矢状面では，図4のように股関節制御による前方回転モーメントが生じており，それに対して股関節・体幹伸展筋過剰収縮を強いられる。しかし，片麻痺患者の多くは大殿筋が弱化しているため，前後・上下の重心動揺は大きくなる。その結果，体幹のモーメントアームが長くなり体幹伸展筋での制御では釣り合いがとれず，麻痺側上肢の参加が必要と

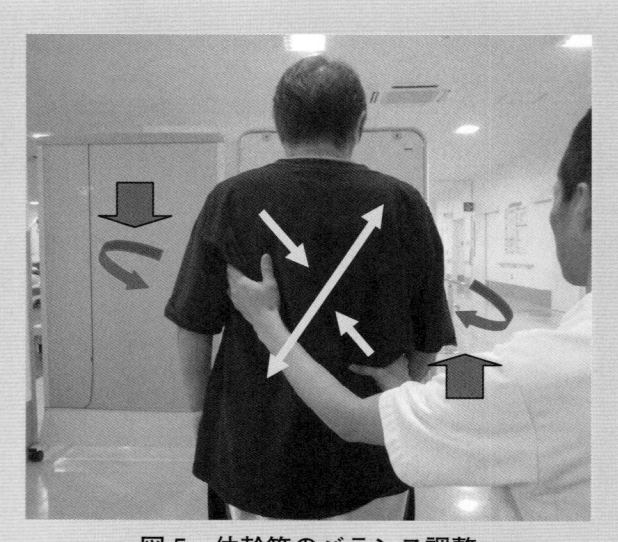

図5 体幹筋のバランス調整
灰色矢印は誘導方向，白色矢印は誘導後の体幹の正中方向修正に伴う動きを示す。右胸郭下部を上方内側へ，左胸郭上部を下方内側へ誘導する

なる。また，身体重心を後方へ制御するために麻痺側広背筋，重心挙上するために麻痺側上腕二頭筋の関与が増大する。

さらに歩行により前後・上下の重心変動も大きくなり体幹のモーメントアームは長くなるため，上腕二頭筋・体幹筋群の関与は増大する（図4）。このように体幹制御能力が低下している片麻痺患者にとって上肢による姿勢制御が選択されることになる。

上肢痙性への治療介入

上肢痙性への治療介入は，基本的に以下のことを中心に進めていく。股関節・体幹を身体正中方向へ整えることで，股関節制御主体の姿勢制御から足関節制御が可能な姿勢制御にしていくことを目標とする。治療法例を以下に示す。

方　法

図5は体幹筋のバランス調整例である。まず，下制している麻痺側骨盤を上方へ，非麻痺側上部体幹の挙上を下制方向へ誘導する。斜走ラインの過剰収縮を緩め，機能不全・低緊張部をファシリテーションすることを意識する。筋膜レベルまで体幹部に圧を加えて，筋膜レベルに達したところで矢印の方向へ誘

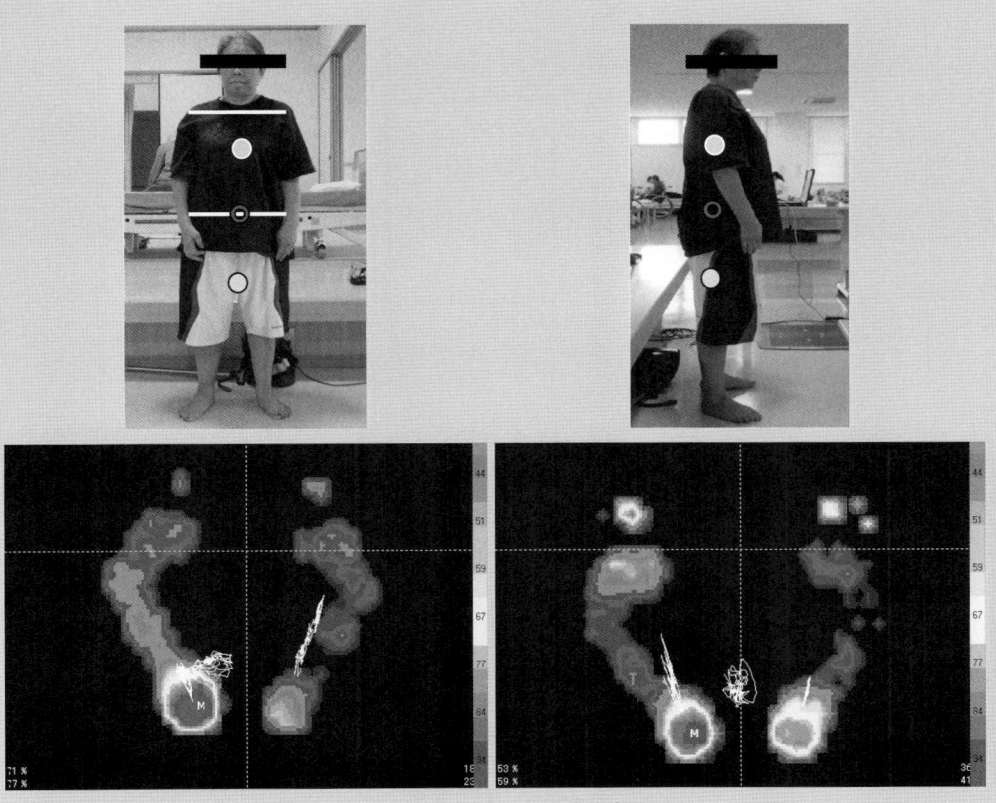

a．治療前（cop length 703.81 mm, cop area 563.0 mm）　b．治療後（cop length 858.0 mm, cop area 718.0 mm）

図6　治療効果判定（治療後立位姿勢と重心動揺計比較）

導する．その状態でスクワット，立ち上がり動作を5～10回程度行う．

治療効果判定
（治療後立位姿勢と重心動揺計比較；図6）

股関節・体幹が身体正中方向へ近づき股関節・体幹のモーメントアームが近くなることで，外的な回転モーメントが減少され足関節制御が可能となる．そのため，上肢による姿勢制御の必要性が軽減する．それにより上肢痙性が減弱し，立位・歩行で「使える手」を獲得しやすくなる．さらに動作（歩行）中の介入で運動学習が期待され，身体重心も正中化し，足趾での支持もみられ支持基底面が増加した．

体　幹

18 体幹の回旋を改善させる方法

古堅貞則／与那原中央病院 リハビリテーション科

◆治療のポイント

1. 体幹並進の改善
2. 第12胸椎を中心とした身体区分
3. 軟部組織の張力と骨運動方向

体幹の回旋と並進

　体幹回旋が改善すると四肢の運動も改善される現象がみられる臨床的印象がある。これは，体幹回旋は四肢運動の根幹をなすものであることを示唆していると考えられる。体幹回旋の改善により，全身的な運動機能の改善が見込まれるため，注目している。回旋は，前額面と矢状面での動きの組み合わせにより変化するため，前額面や矢状面における制限は回旋制限に結びつくものと考えられる。実際，体幹回旋制限がある症例は，制限側への体幹の並進運動が減少している。このような症例に対し，体幹の並進運動を改善させる治療を施した後，体幹の回旋制限が改善されることが多い。この経験から，体幹回旋を改善する際には，並進運動を改善させることに注目して治療を展開している。また，回旋の主な部位としては第12胸椎付近に注目している。体幹回旋の改善を図る際には，第12胸椎付近を中心とした座標を用いて身体を区分し，並進運動の改善を図る。図1に身体の区分を示す。体幹回旋の改善を図る際には，体幹回旋と並進運動を評価し，回旋制限および並進運動制限の方向を確認する。左並進運動の制限がある症例をモデルに考えを述べる。第12胸椎下の区分では，腰椎の左側屈に伴い骨盤は左挙上位，右下制位となる。身体重心は左方へ移動するため腰椎の右側屈モーメントが増強すると考えられる。よって，腰部右側の軟部組織の柔軟性と筋力を確認する。第12胸椎上の区分では，頭部と胸部の立ち直り反応に伴い，胸椎の右側屈が起こる。そのため，左肋骨の挙上位および右肋骨の下制位となる。骨運動では，相対する軟部組織（主動作筋と拮抗筋など）の張力によって骨運動の方向が決まると考えられる（図2）。骨運動と逆方向の軟部組織は，柔軟性と伸張性が必要となる。

体幹回旋の評価

　図3のように端座位で体幹の回旋制限を評価する。回旋する際には，前方回旋側と後方回旋側を同じくらい動かし，回旋軸がズレないように患者に回旋を補助してもらう。特に

回旋の最終域で，徒手に加わる抵抗感に注意を払う。また同時に患者の体感についても聴取し評価する。体幹回旋の最終域では，患者が息をこらえ腹部を同時収縮させることがあるため，呼吸にも注意する。

体幹並進運動の評価

図4のように端座位で体幹の並進運動制限を評価する。水平線上に上肢を外転することで両肩の水平位を観察しやすくなる。並進運動する際には，肋骨下部と対側骨盤上部に手を当て，胸部の並進運動を補助する。並進運動の最終域で徒手に加わる抵抗感や，並進方向と対側の骨盤が挙上する瞬間にも注意を払う。回旋の評価と同様に患者の主観的感覚についても聴取し評価する。

体幹回旋の治療

体幹回旋の治療は，主に体幹の並進運動の改善を図ることを考慮し治療を展開する。ここでは，体幹左回旋の改善について述べる。

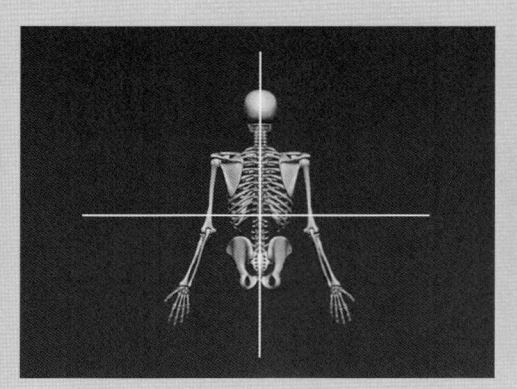

図1 第12胸椎を中心とした身体区分

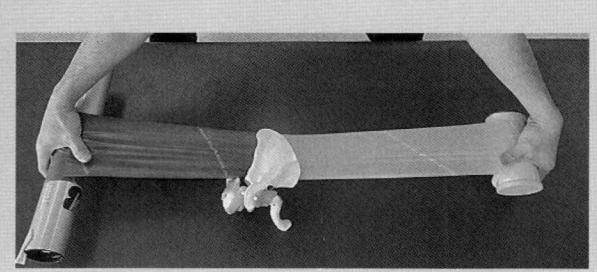

図2 骨運動は張力の高い方向へ動く

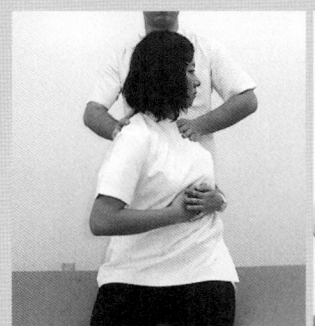

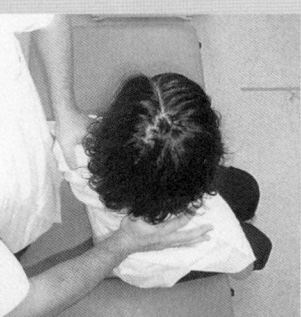

a．前方からの様子　　b．上方からの様子
図3 体幹回旋の評価
胸骨下部に手を重ねた端座位で体幹の回旋を補助してもらう。最終域の抵抗感を確認する

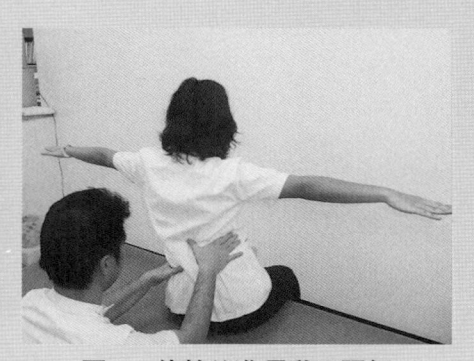

図4 体幹並進運動の評価
水平線上に上肢を外転し，側方へリーチするように体幹を並進運動する。肋骨下部と骨盤上部を補助し，抵抗感を確認する

方法1

　図5は上肢の前方リーチと弛緩である。まず，回旋制限側での肋骨間の拡大を図る。下肢を屈曲させ，徒手にて骨盤の前傾および前方回旋を抑制した姿勢を確保した後，前上方向へ上肢をリーチさせる。上肢のリーチする方向は，広背筋線維方向に注意して決定する。肋骨傾斜と広背筋の筋線維（肋骨から起こる筋線維）走行が直交するよう，上肢のリーチ方向を調整する。リーチ方向の調整は特に重要である。伸張する前に，筋線維の走行を触診にて確認し，患者の伸張感を聴取しながら行うとわかりやすい。セラピストは上肢の前方リーチを補助し最終肢位を保持させたまま，全身の弛緩を促す。繰り返し行うことで肋骨間の拡大が図れる。

方法2

　図6は体幹回旋位での回旋側の骨盤挙上である。これは，回旋側への体幹回旋を拡大する運動である。回旋側の肋骨下部と腸骨稜頂点部を補助し，可能な限り短縮させ，同側の骨盤を挙上する。特に，肋骨下部と腸骨稜頂点を短縮させることが重要である。挙上が行

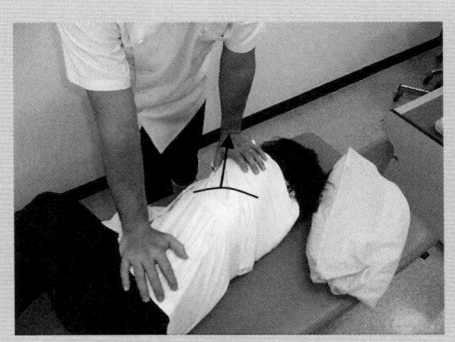

図5　肋骨間の拡大
広背筋伸張を補助している。肋骨の傾斜と広背筋線維方向の関係を示す

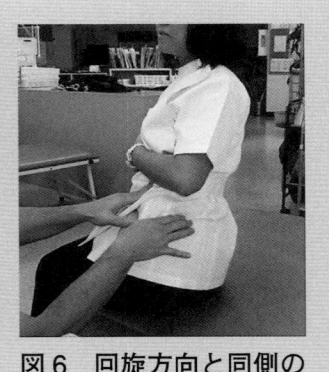

図6　回旋方向と同側の骨盤挙上
内腹斜筋の起始停止が短縮するように誘導して骨盤を挙上する

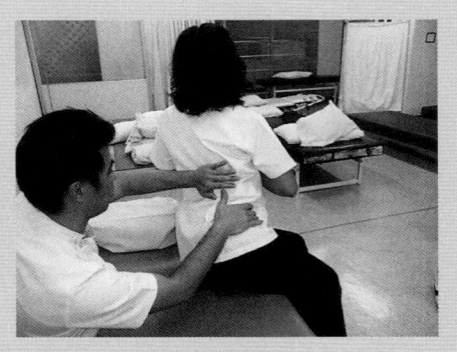

図7　回旋方向と対側の骨盤挙上
内腹斜筋の起始停止が延長するように補助した後，骨盤を挙上する

いにくい場合は，患者に補助してもらいながら行う．

方法3

図7は体幹回旋位での対側の骨盤挙上である．これは，回旋側への体幹回旋を拡大する運動である．非回旋側の肋骨下部と腸骨稜頂点部を補助し，可能な限り延長させ，同側の骨盤を挙上する．特に，肋骨下部と腸骨稜頂点を延長させることが重要である．挙上が行いにくい場合は，患者に補助してもらいながら行う．

19 胸郭の屈曲分節を改善させる

石井美和子／Physiolink

◆治療のポイント
1. 肋骨誘導による胸郭分節の屈曲位を修正
2. 胸郭分節伸展筋の強化

胸郭の屈曲姿勢

　胸郭の屈曲変化は重心の後方化を招きやすく，また頭部や体幹の他分節のアライメント，ひいては運動に影響を及ぼす[1]。さらに上肢のみならず下肢の運動連鎖の破綻を招来させる可能性が高い[2]。また，腹部内臓器に対する下方への応力が強まり，内臓の機能不全を引き起こすこともある。

　胸郭の屈曲姿勢には，各分節が全体的に屈曲して胸郭の屈曲姿勢を呈しているケースもあるが，特定の分節で屈曲が過剰に生じ，それが胸郭全体のアライメントに波及しているケースが少なくない（図1）。その場合，胸郭を全体的に伸展させても効果は期待できず，責任分節の伸展を誘導することが必要となる。

　胸郭の屈曲姿勢を生じさせる責任分節では，上位胸椎の屈曲と，それに付随する下位肋椎関節でも運動が生じ，肋骨前方回旋が起こる（図2）。この時，肋横突関節の形状により第7～10胸椎レベルの肋椎関節では，横突起上で肋骨の前方回旋と後上内側方向への滑りが付随する[3]。

胸郭伸展運動制限の評価

　胸郭の能動的な伸展運動を評価する（図3）。伸展運動制限のある分節を確認したら，下位椎と同レベルの肋骨を介して，問題となる胸郭分節の伸展を誘導する。誘導は屈曲の際に生じる運動と反対方向，つまり後方回旋しながら前下外側方向へ誘導する（図4）。構築学的に考えると，上部胸郭の肋椎関節においては伸展の際に肋骨の後上内側への滑りは伴わないと考えられるが，浮遊肋骨のレベルを除き，同方向で伸展運動を誘導することができる。この可動範囲自体ごくわずかなものであることに留意して操作する。体側での操作が容易であるが，第1・2肋骨は，前方または後方の触診可能な部位で肋椎関節の滑りをイメージした誘導を行う（図5）。誘導の際の感覚として，アライメントを修正しやすいか，あるいは修正時に抵抗感があるか，抵抗感があった場合は抵抗感を感じる部位を確認する。修正時に抵抗感が認められた場合は，責任分節のアライメントを作り出していると考えられる軟部組織の張力をまず軽減させる。責任分節の伸展を誘導した状態で再度胸

郭の伸展運動を確認する。責任分節が複数存在する場合もある。

治療

胸郭の屈曲姿勢が習慣化されていると、軟部組織の緊張が単に高いだけでなく、短縮していることも多い。その場合は、最適なアライメントを維持できる適切な組織長を確保し効果を継続させる。また、最適なアライメントを維持する代表的な筋としては多裂筋と肋間筋があげられる。さらに動的場面にも対応するよう、横隔膜・大腰筋といった体幹全体を支持する他の筋との協同活動を促すことも重要である。以下に、治療方法を述べる。

方法1

責任分節のアライメントを作り出す筋の緊張が感じられる場合は、それを弛緩させる。胸郭中部では外腹斜筋の筋束が肋骨の前方回旋を生み出していることがよくある。等尺性

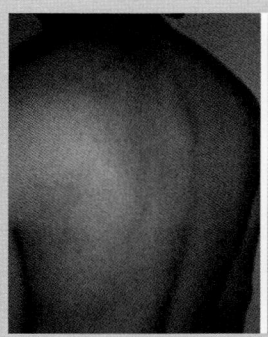

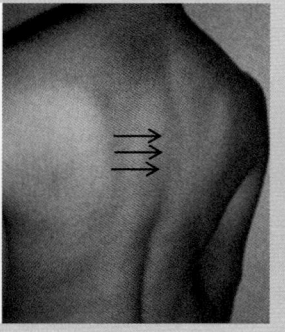

a. 胸郭屈曲姿勢　　b. 伸展運動時、第5・6胸椎、第6・7胸椎の分節的伸展制限がみられる

図1　胸郭の分節的屈曲を呈する一例

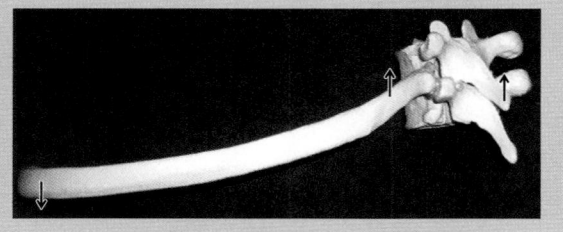

図2　屈曲運動時の椎骨と肋骨の運動方向

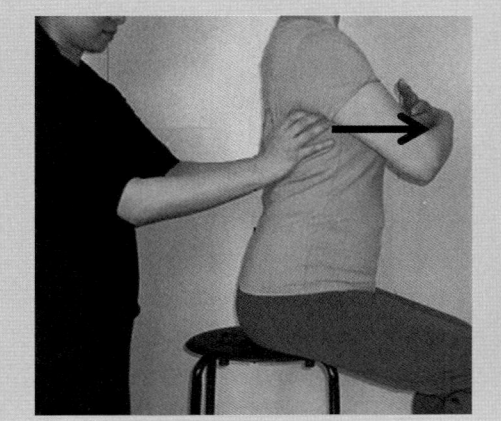

図3　胸郭の能動的伸展運動の評価
胸を前方へ張り出すようにして胸郭を伸展した時の分節的な運動制限を確認する

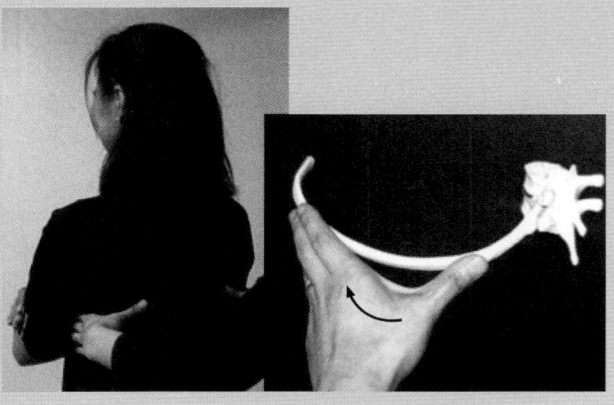

図4　胸郭分節の伸展誘導

収縮の後,十分な筋長を確保する肢位にもっていく(図6)。

方法2

責任分節のアライメントを伸展方向に誘導し,呼吸を繰り返す。誘導は肋骨を前下外側の方向へ行う(図7)。テープで誘導することも有効である。その際,支持面を規定した状態で,呼吸筋以外の体幹支持筋も同時に活動させる。また,呼吸の大きさ,リズムを変化させる。鼻からの吸気を用いると,頭部偏位による代償的な姿勢調整を回避しやすい。

方法3

最適なアライメントを中心とし,責任分節の能動的伸展運動を実施する(図8)。その際,わずかに回旋運動も伴わせるとよい。

文献

1) 石井美和子,他:体幹アライメントと体幹の運動の関係.理学療法学 33:342, 2006
2) 佐保美和子,他:体幹アライメントが下肢関節モーメントに及ぼす影響.理学療法学 23:328, 1996
3) Lee D : The Thorax : An Integrated approach 2nd ed. Orthopedic Physical Therapy Products, Canada, 2003

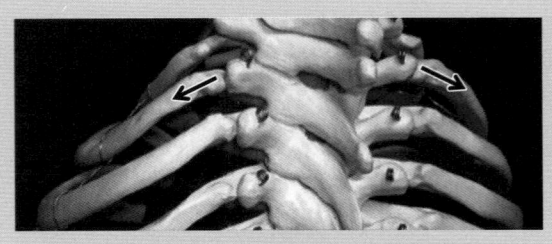

図5 上部胸郭伸展時の第2肋骨の徒手的操作方向

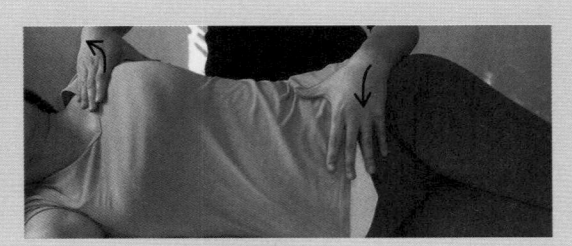

図6 左外腹斜筋のリリースの一例

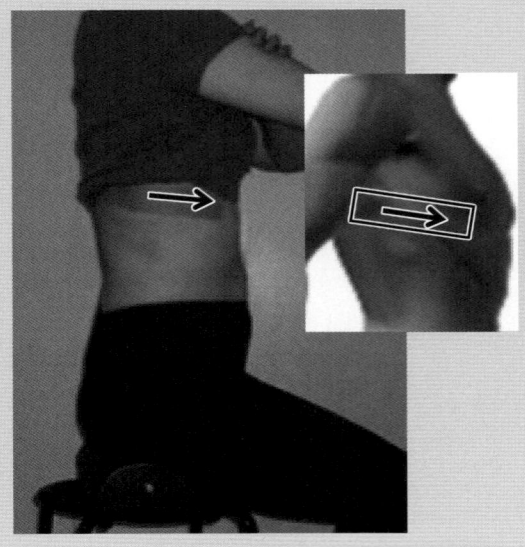

図7 テープを使用した胸郭分節の伸展誘導
矢印の方向はテープの貼る方向を示す

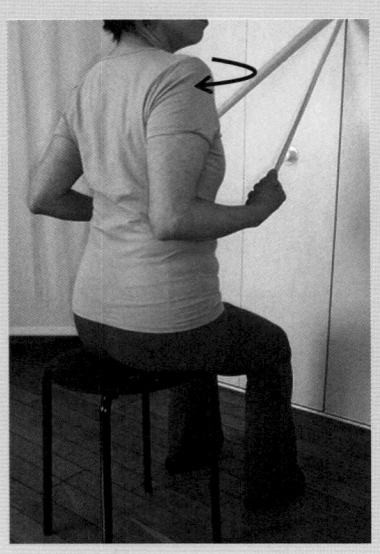

図8 胸郭分節の伸展および回旋の複合運動

20 上半身の姿勢偏位の評価と修正

大田幸作／フィジオセンター

◆治療のポイント
1. 不安定支持面におけるバランス活動を利用した姿勢評価
2. 呼吸に伴う胸郭運動を利用した治療
3. 胸腰筋膜系システムを利用した治療

上半身の姿勢偏位の特徴

　上半身，とりわけ体幹部の姿勢偏位は，身体のあらゆる部分の機能不全から影響を受けると考えられる。そのため運動学，運動力学的な視点に基づいて介入する場合，必ずといっていいほど，評価治療の対象となる。さらに強調するならば，介入せざるをえない部分と表現できるだろう。運動学的な視点に立てば，前額面・矢状面において体幹の特定部位が短縮あるいは伸長している，水平面において回旋しているなど，その形状や分節的な位置関係に視点をおくことで姿勢の観察が容易になる。ただし，運動力学的な視点で観察する場合は，上半身の質量中心が存在する1ユニットとして評価を行うことが多い。そのため体幹部の偏位を修正するには，運動学的な視点で観察するほうが介入しやすいと考える。また，上半身の偏位を起こす原因が他の身体部位にある場合も少なくなく（例えば，骨盤・股関節エリアの機能不全，膝関節や足関節，足部の機能不全など），あるいは維持期など慢性的な運動器疾患では，上半身とその他の身体部位が互いに影響を及ぼしながら偏位を強めている場合もあり，その両方に介入することも経験する。いずれにしても上半身の偏位に着目することは避けてとおれないプロセスと考える。

上半身の偏位に対する評価

　運動学的には，台形偏位や平行四辺形偏位に分類して短縮域・伸長域を観察することや，胸部・腰部・骨盤部（この場合，骨盤部を含めると位置関係が表しやすいため）にて各体節の位置関係を各運動面で表すことで偏位の特徴を把握できる。さらに詳細に評価分析する場合は，脊柱カーブの頂点や切り返し部分，胸郭の変形を観察することで脊柱・胸郭に関係する筋や関節構成体の状態を推測できる。例えば，上半身のバランス活動を，よりダイナミックな場面で実施することで上半身の偏位を強調したり，さらには下肢機能とのリンクを同時に評価できるよう，通常は治療に利用するポールやエアピロー上のバランス活動を利用して実施する。

ポールまたはエアピロー上の背臥位バランスを用いた偏位評価

①ポールまたはエアピロー上に背臥位をとらせる。
②上肢は胸部に置いて、下肢は立膝（約90°屈曲位）で肩幅よりやや狭く接地する。
③片脚ずつ、ゆっくり拳上を繰り返す（10〜15 cm）。
④上部体幹・下部体幹のバランス反応と股関節の位置関係を観察する。
⑤さらに足底部の荷重、接地状態を観察する。
なお、バランスが非常に不安定な患者は、上肢をなるべく体側の床上に接地させて評価を行う。

評価のポイント

片脚支持（反対側下肢の拳上）を繰り返しながら、体幹のバランス反応の特徴と偏位の程度を観察する。ポール上の背臥位バランスにおいて偏位を起こす場合は、大きく分けて上部体幹と下部体幹を反対方向に偏位させるタイプ（図1）と、片側体幹を伸長および反対側体幹を短縮させるタイプ（図2）の2タイプに大きく分類できる。3つのエアピロー上（頭部、胸部、骨盤部）での背臥位バランスでは、骨盤の左右どちらか片側が下方回旋してバランス活動を行うことが多く観察される（図3）。これらのバランス活動において支持側下肢へ十分荷重できるか、あるいは足底全体で接地できるかを観察する。上部体幹と下部体幹を反対方向に偏位させるタイプは、ポール上の背臥位テストにおいて上部体幹偏位側の下肢支持が不安定な場合が多く、片側体幹を伸長および反対側体幹を短縮させるタイプは、伸長側の下肢支持が不安定な場合を観察することが多い。また3点エアピロー上の背臥位テストでは、骨盤下方回旋の反対側の下肢支持が不安定な場合が多い。さらに詳細な観察をするならば、支持側の股関節が外転・外旋位または内転・内旋位のどちらにあるか、ポールであればポールの長軸上に、ど

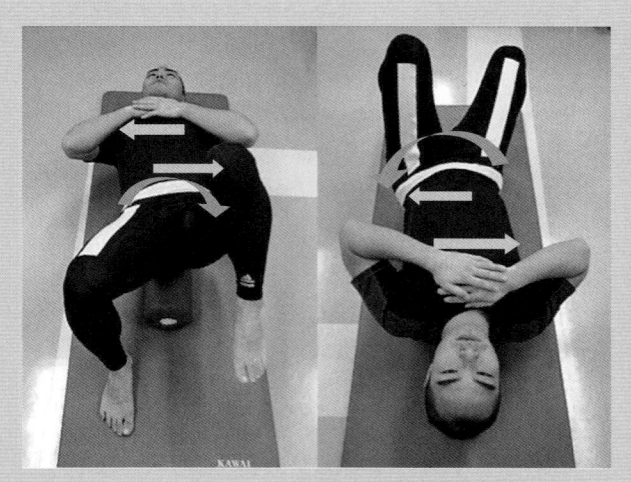

図1 上部体幹と下部体幹を反対方向に偏位させるタイプ

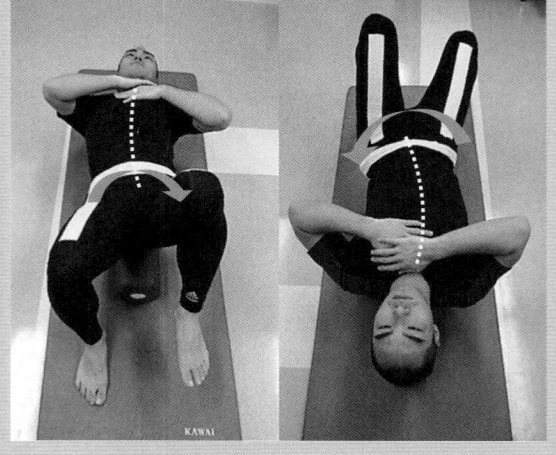

図2 片側体幹を伸長および反対側体幹を短縮させるタイプ

ちらの足を位置させているかなどを観察する。
　ポールやエアピロー上の片脚挙上バランスの評価結果は，片脚立位バランスと共通している場合が多い。上部体幹の偏位側および体幹伸長側の支持が不安定な場合，考えられる原因としては，体幹部の姿勢偏位による質量の偏り，そして支持側の大殿筋収縮機能の低下，姿勢偏位の原因の一つとして考えられる大殿筋と反対側の広背筋によって形成される筋膜系の張力バランス低下，それに伴う上半身と下半身のリンク機能の低下が考えられる。股関節の肢位に関しては，支持側の下肢が外転・外旋傾向にあるものは，同側の大殿筋収縮機能低下と代償として生じた股関節外旋筋群による股関節の安定化など（同時に大殿筋下部線維の収縮機能低下）が原因として考えられる。一方，内転・内旋傾向にあるものは，支持側下肢の大腿筋膜張筋の過活動などが考えられる。また足部機能に着目すると，足部外側で接地しようとするタイプは，長腓骨筋の機能低下が存在することがある。ただし，原因がこれらの限りでないことも了解したうえで評価してもらいたい。

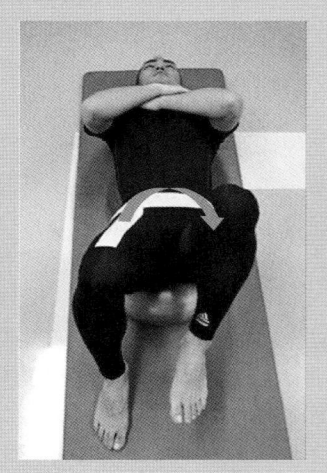

図3 エアピローを用いた背臥位バランス

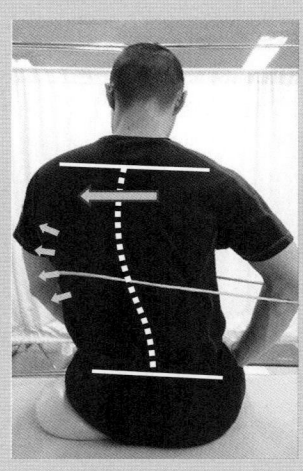

図4 上部体幹と下部体幹を反対方向に偏位させるタイプの修正法

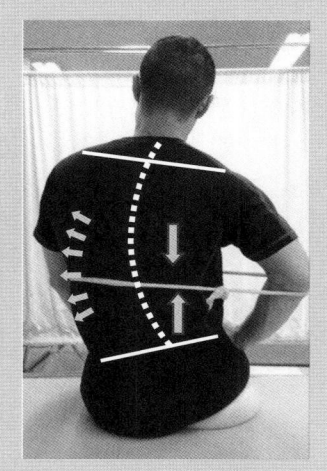

図5 片側体幹を伸長および反対側体幹を短縮させるタイプの修正法

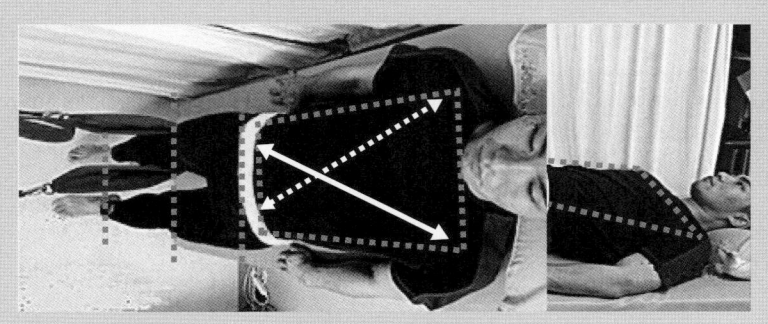

図6 背臥位における片側下肢ブリッジング

上半身の姿勢修正アプローチ

方法1―身体平衡理論に基づく，胸郭運動を利用した修正法

1．上部体幹と下部体幹を反対方向に偏位させるタイプの修正法（図4）

　端座位をとり，上部体幹偏位側の反対側殿部下（大転子の位置）に空気をおよそ半分程度抜いたソフトゴムボールを置く。患者は，そのゴムボールに体重を垂直にかけるよう上部体幹をボールの敷いた側に移動させる。ゴムボールの反発力と垂直にかかる上半身の重量が釣り合うように座位バランスを調整する。その際，図4のように側胸部にまかれたゴムバンドを吸気に合わせて伸長させることで，短縮している部分の胸郭を拡張することができ，さらには体重移動も促進される。

2．片側体幹を伸長および反対側体幹を短縮させるタイプの修正法（図5）

　端座位をとり，伸長側の殿部（大転子の位置）に空気を半分程度抜いたソフトゴムボールを置く。患者は，ゴムボールの反発力にサポートされながら反対側の殿部に体重を移動する。この時，上半身をゴムボール側に側屈（短縮側を伸長）させることで，座位バランスを調整する。その際，図5のように吸気に合わせてゴムバンドを伸長させることで，短縮している部分の胸郭を拡張することができ，さらには体重移動も促進される。

方法2―胸腰筋膜（斜走系）の張力を修正

　背臥位になり，支持機能の低下している下肢を使用してブリッジングを実施する（図6）。なお，ハムストリングスの収縮の影響を避けるため膝関節より近位のポイントで懸垂する。体幹は，前額面上で左右の肩峰および上前腸骨棘の計4点がスクエアになるよう位置させる。両上肢は，体側よりやや外側でベッドに接地させ，下方に押さえることで広背筋を収縮させて懸垂側下肢にてブリッジングを実施する。その際，反対側の下肢と骨盤は，懸垂側下肢と骨盤の高位に合わせるように挙上する。支持機能低下側の大殿筋と反対側の広背筋による胸腰筋膜の（斜走系）張力を高めながら，大殿筋の収縮機能を改善させる。上部体幹と下部体幹を反対方向に偏位させるタイプと片側伸長および反対側を短縮させるタイプは，その形状から片側広背筋（懸垂されていない下肢側）の筋長が短縮しており，同様に筋膜の張力も減少した状態であると考えられる。このように斜走系を形成する大殿筋および反対側の広背筋筋膜の張力を修正したうえで，適度に強い収縮の閉鎖性運動を行うことで，体幹部に関係する関節位置覚，運動感覚系の入力を高めながら姿勢を修正，かつ上半身と下半身のリンク機能を改善させると考える。また同時に腸骨のインフレア（および前方回旋），アウトフレア（および後方回旋）が存在する場合は，張力バランスが改善されることで左右差が修正される。また，腹横筋や骨盤底筋群の収縮に合わせてブリッジングを実施すると，胸腰筋膜（斜走系）との連結も強調され，さらに姿勢の修正は促されると考えられる。このように，胸腰筋膜の張力を適切に調整することは腰椎下部および仙腸関節のフォースクロージャー機能を高め，結果的に上半身と下半身のリンクが強まると考える。

21 胸郭から下肢の運動連鎖を誘発する

柿崎藤泰／文京学院大学 保健医療技術学部

◆治療のポイント
1. 肋骨偏位のための機械的操作
2. 肋骨偏位に関与する筋収縮
3. 歩容改善

はじめに

　立位姿勢を観察するうえで考えなければならない点は，体幹を支える両下肢に対し，空間上どこに体幹が位置しているか把握することである。立位を矢状面上で捉えた時，上半身質量中心位置が下半身質量中心位置に対して前方に移動した場合，身体重心位置は相対的に前方に偏り始める（図1a）。それに対し上半身質量中心位置が下半身質量中心位置に対し，後方に移動した場合，身体重心位置は相対的に後方に偏り始める（図1b）。要するに，身体重心位置は上半身質量中心位置に依存していることになる。どちらにとっても結果的に下肢の各関節に対する力のモーメントが大きくなり，それぞれの分節に定型的な運動連鎖が生じる。したがって，立位姿勢の観察は理学療法において個人の病態を的確に予測する過程や結果の確認に有効な情報源となる。
　本稿では矢状面上での上半身質量中心位置の移動を利用した理学療法に焦点をあて解説する。

胸郭の上半身質量中心位置の制御

　上半身質量中心位置は胸郭に含まれており，空間上での胸郭の位置どりにより姿勢制御に活用できる。このことより本来呼吸器である胸郭を運動器として捉えることが重要といえる。しかし，胸椎と関節をなしている肋骨の可動域は他の分節に比べ微小であり，肋骨に偏位が生じたとしても急激な重心の偏位に結びつくことはない。また，矢状面上での上半身質量中心位置の移動は胸椎の屈曲・伸展により導くことは可能であるが，臨床上，この部位の分離した屈曲・伸展運動を求めようとしても，その過程に苦慮する。脊柱の他の分節に比べ胸椎の可動域が小さいことも，その一因と考える。以上の理由から，姿勢を制御する手段としては，胸郭から介入し上半身質量中心位置をコントロールする方法がより自然な形で活用できるものと考える。

肋骨の運動連鎖（矢状面上）

　胸骨の前傾および後傾を誘導することにより，上位肋骨と下位肋骨に相対的な偏位を与えることが可能となる（図2, 3）。例えば，上位肋骨にのみ前方回旋を与えた場合は胸骨の後傾を介して下位肋骨では後方回旋が自動的に生じる。逆に下位肋骨にのみ後方回旋を与えた場合は，胸骨の後傾を介して上位肋骨では前方回旋が自動的に生じる。そして，胸骨前傾を介した場合では前述した逆の作用を与えることが可能である。

肋骨偏位と下肢の運動連鎖

　肋骨の偏位は直接的，あるいは間接的に関係をもつ体幹筋の活動により引き起こすことが可能である。肋骨の偏位に関わる体幹筋の活動により上位肋骨の後方回旋と下位肋骨の前方回旋が起こるため，胸椎では比較的伸展が生じやすくなり，上半身質量中心は前方に移動しやすくなる（図4a）。この場合，重心線は股関節よりも前方を通過し，股関節の伸展モーメントは強まる。その結果，大殿筋の作用が強まり大腿は外旋し，下腿は内旋，足部は回内する。

　また，上位肋骨の前方回旋と下位肋骨での後方回旋により胸椎では比較的屈曲が生じやすく，上半身質量中心位置は後方に移動しやすい（図4b）。この場合，重心線は股関節よりも後方を通過し，股関節の伸展モーメントは弱まる。その結果，大殿筋の作用が弱まり大腿は内旋し，下腿は外旋，足部は回外する。

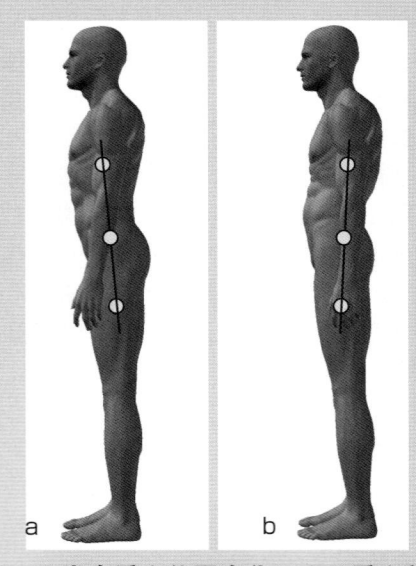

図1　上半身重心位置変化による重心移動
a．下半身重心位置に対する上半身重心位置の前方化により身体重心位置は前方に移動しやすくなる
b．下半身重心位置に対する上半身重心位置の後方化により身体重心位置は後方に移動しやすくなる

歩行への応用

歩行分析を行う際，初期接地から立脚中期に生じる立脚側の大腿骨に対する骨盤運動を注意深く観察する（図5）。この時期での股関節に生じる主な運動学的特徴は，大腿骨に対し骨盤が後方回旋すること（股関節の内旋運動），大殿筋の活動が最も大きいことなどである。したがって，大殿筋の歩行動作への関与が強い場合，骨盤に対する大腿骨の内旋運動の生じるタイミングが遅延する。逆に大殿筋の歩行動作への関与が弱い場合，骨盤に対する大腿骨の内旋運動の生じるタイミングが早まる。要するに，大腿骨に対する骨盤の後方回旋が初期接地にて早期に生じるタイプか，立脚中期にかけて遅延して生じるタイプ

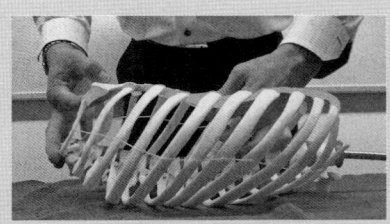

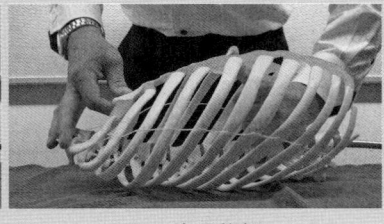

　　　a．胸骨前傾　　　　　　　　b．胸骨後傾
図2　胸骨前傾および後傾による肋骨偏位（矢状面）
a．胸骨を人為的に前傾すると上位肋骨の挙上，下位肋骨の下制が伴う
b．胸骨を人為的に後傾すると上位肋骨の下制，下位肋骨の挙上が伴う

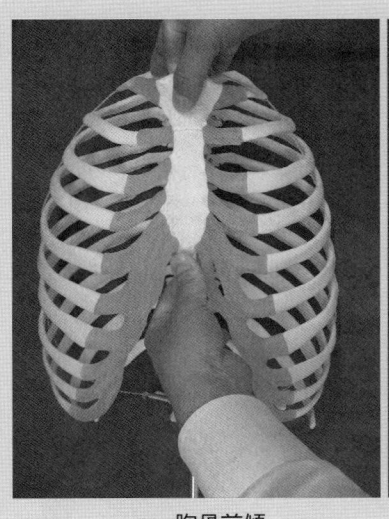

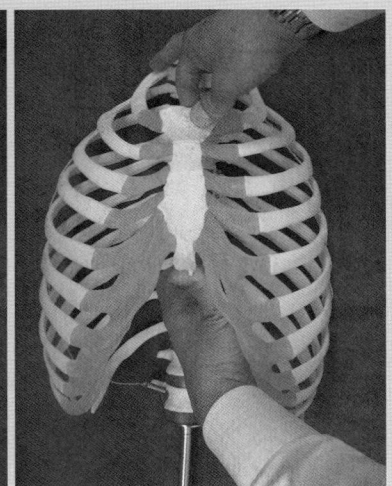

　　　a．胸骨前傾　　　　　　　　b．胸骨後傾
図3　胸骨前傾および後傾による肋骨偏位（前額面）
a．胸骨を人為的に前傾すると上位肋骨の後方回旋，下位肋骨の前方回旋が伴う。特に下位肋骨では胸骨下角の減少がみられる
b．胸骨を人為的に後傾すると上位肋骨の前方回旋，下位肋骨の後方回旋が伴う。特に下位肋骨では胸骨下角の拡大がみられる

か見極めることが重要であり，いずれのタイプでも左右同側性に現象が生じることが多い．骨盤の後方回旋の生じるタイミングが早い場合は，大殿筋の歩行動作への関与が弱まっていることを示唆する．このパターンを有するものには上位肋骨の後方回旋と下位肋骨の前方回旋を誘導し，上半身質量中心位置を前方に移動させる．また，骨盤の後方回旋の生じるタイミングが遅延している場合は，大殿筋の歩行動作への関与が強まっていることを示唆する．このパターンを有するものには，上位肋骨の前方回旋と下位肋骨の後方回旋の誘導により上半身質量中心位置を後方に移動させる．結果的に，いずれのパターンにおいても胸郭はニュートラルポジションとなり歩行が安定する．

治療

方法1―上半身質量中心位置の後方化（立位；図6a）

身体前方部で両上肢を内旋位にし，左右の手背部を身体の正中線上で密着させる．左右の手背部に3～5秒間姿勢を崩さないように強く圧力をかける．この動作を20回程度繰り返し，腰背部や前胸部の筋群に収縮を入れることにより，上位肋骨では前方回旋，下位肋骨では後方回旋を同時に引き起こすことが可能になる．結果的に上半身質量中心位置は後方化する．

方法1の別法（腹臥位；図7）

野球ボール大の軟らかいボールを2つ使用する．このボールを床と第2～3肋骨部の間に

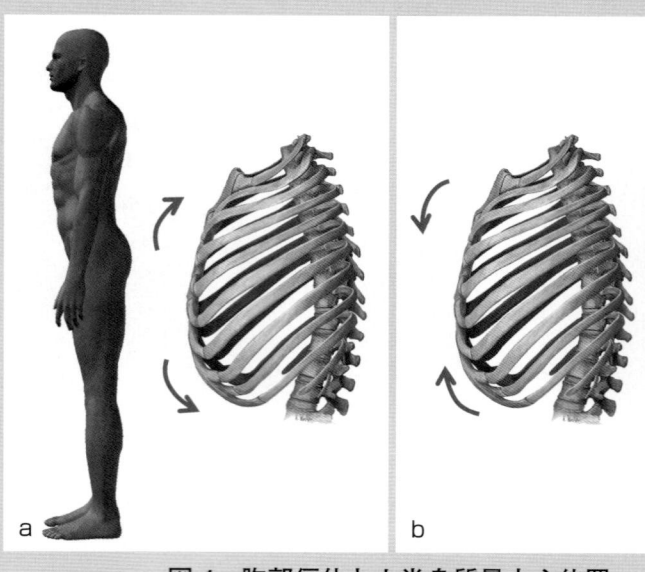

図4 胸郭偏位と上半身質量中心位置
a．上位肋骨の後方回旋，下位肋骨の前方回旋により上半身質量中心位置は前方化しやすい
b．上位肋骨の前方回旋，下位肋骨の後方回旋により上半身質量中心位置は後方化しやすい

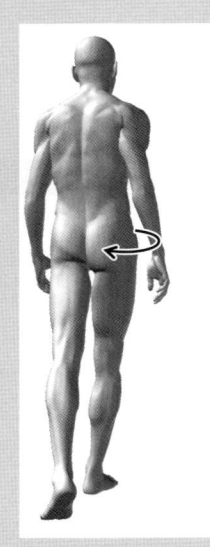

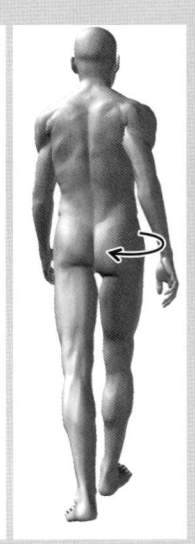

図5　歩行観察でのポイント
a．立脚中期で立脚側への骨盤後方回旋が遅延して生じるタイプ
b．初期接地で立脚側への骨盤後方回旋が早期に生じるタイプ

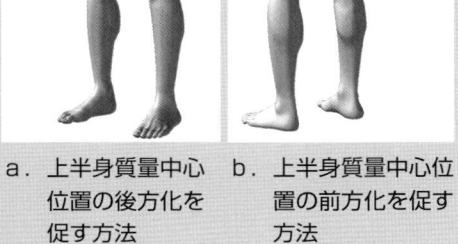

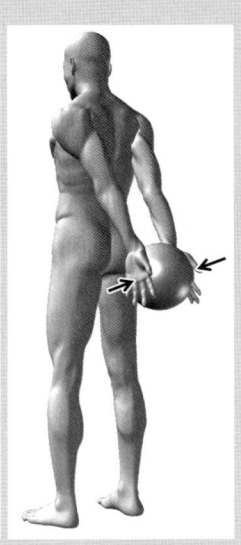

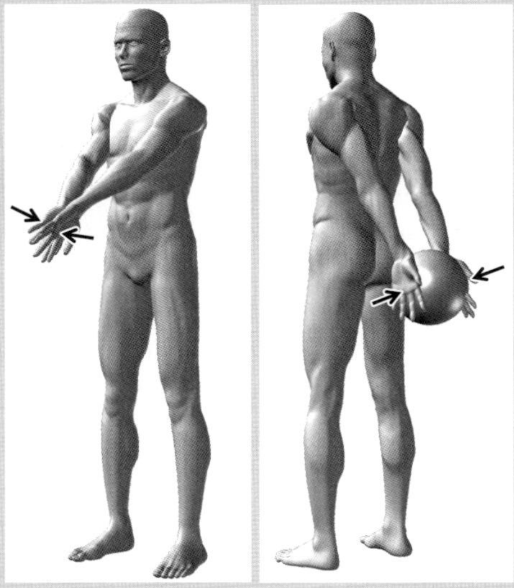

図6　肋骨のニュートラルポジションへの修正法（立位）
a．上半身質量中心位置の後方化を促す方法
b．上半身質量中心位置の前方化を促す方法

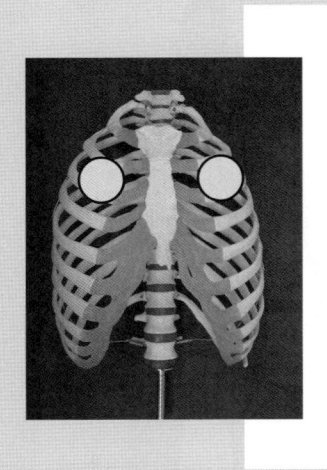

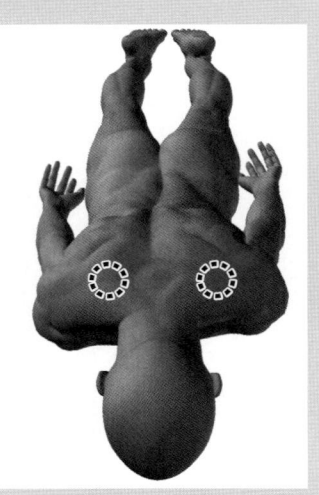

図7　肋骨のニュートラルポジションへの修正法（腹臥位）
上半身重心位置の後方化を促す別法。左はボールの挿入位置を示す。野球ボール大の軟らかいボールを左右の第2～3肋骨部に挿入し，左右同じタイミングでボールを床に押しつける。頭位を正中位に保ち，運動を行わせることが望ましい

挿入し，この部位でボールを床方向に押しつぶす．この場合も3〜5秒間強く押しつぶし20回程度繰り返す．その結果，方法1と同様に上半身質量中心位置は後方化する．

れることにより，上位肋骨では後方回旋，下位肋骨では前方回旋を同時に引き起こすことが可能になる．結果的に上半身質量中心位置は前方化する．

方法2─上半身質量中心位置の前方化（立位；図6b）

身体後方部で両上肢を内旋位にし，ボールの中心を身体の正中線上に位置させ，左右の手背部で挟み込む．左右の手背部で挟み込んだボールを3〜5秒間姿勢を崩さないように，さらに強く押しつぶす．この動作を20回程度繰り返し，上背部や腹部前面筋群に収縮を入

方法2の別法（背臥位；図8）

この場合も野球ボール大の軟らかいボールを2つ使用する．このボールを床と第10肋骨部を中心とした部位の間に挿入し，この部位でボールを床方向に押しつぶす．この場合も3〜5秒間強く押しつぶし20回程度繰り返す．その結果，方法2と同様に上半身質量中心位置は前方化する．

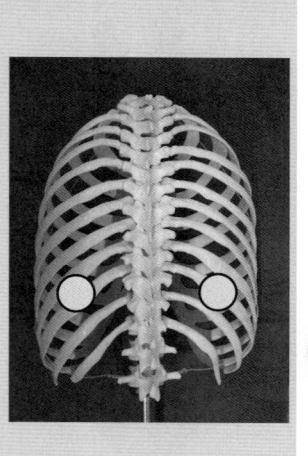

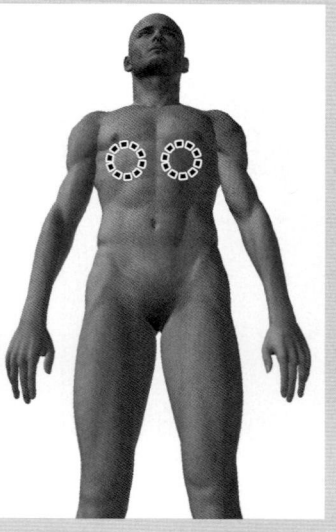

図8　肋骨のニュートラルポジションへの修正法（背臥位）
上半身重心位置の前方化を促す別法．左はボールの挿入位置を示す．野球ボール大の軟らかいボールを左右の第10肋骨部に挿入し，左右同じタイミングでボールを床に押しつける

22

横隔膜と肩甲帯の機能と構造に着目した脊椎後弯姿勢・呼吸機能の改善

磯谷隆介／関町病院 リハビリテーション科

◆治療のポイント

1. 立体的な横隔膜の構造の把握
2. 立体的な肩甲帯の構造の把握
3. 呼吸時の横隔膜・肩甲帯・胸郭の機能の把握

横隔膜による脊椎後弯姿勢の原因

脊椎後弯（以下，円背）姿勢は，加齢や慢性的な生活習慣による不良姿勢を長期的にとることにより生じる。長期的な円背姿勢の保持は，重力による肋骨の下制により呼吸時の横隔膜の可動性を低下させる[1]。横隔膜は主要な吸息筋であり，下部体幹の安定化に関与するという二重作用を有している。付着部位が胸骨部・肋骨部・腰椎部からなるドーム状の形状をしており，その収縮によりドームが下方移動し，肋骨は挙上する。肋骨挙上は肋椎関節を介して胸椎を伸展する。したがって，横隔膜の機能低下は円背姿勢を助長してしまう（図1）。

横隔膜の機能は部位によって異なる。胸骨部は胸骨を介した上位肋骨の挙上による胸郭の前後径の拡大，肋骨部は下位肋骨挙上による胸郭の横径の拡大，腰椎部は腱中心の下降による胸郭の垂直径の拡大，さらに腰椎の前方では腸腰筋，側方では腰方形筋と連結し下部体幹の安定を担っている（図2）。横隔膜に機能低下が生じると胸骨部では胸郭の前後径の減少，肋骨部では胸骨下角の減少とともに胸郭の横径が減少，さらに進行すると胸郭の垂直径が減少し，円背姿勢が増大する。また，胸郭の前後径・横径・垂直径の減少は肋骨の下制により生じるため，横隔膜は収縮位ではなく，弛緩位で機能低下した状態となり，吸気量は減少した状態となる。

肩甲帯による脊椎後弯姿勢の原因

吸気量が減少すると，呼吸補助筋である肩甲帯周囲筋や斜角筋群により肩甲帯は挙上および屈曲位となる。肩甲帯は肩甲骨・鎖骨・胸骨・第1肋骨・第1胸椎を経て体幹と連結している。肩甲帯が挙上すると，鎖骨・胸骨・第1肋骨を介して矢状面上の肋骨に下制が生じる。肩甲帯挙上が定位となると，矢状面上の肋骨の可動性は低下し，胸郭の前後径に減少が生じる（図3a）。同様に，肩甲帯の屈曲は鎖骨・胸骨を介して前額面上で肋骨に下方・内方への下制を生じる。肩甲帯の屈曲が定位となると，前額面上の肋骨の可動性は低下し，胸郭に横径の減少を引き起こす（図

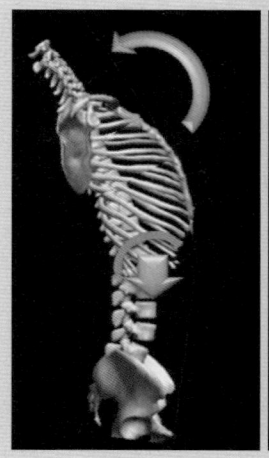

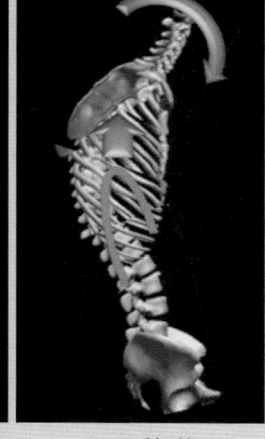

a．吸気位　　　b．呼気位
図1　横隔膜の収縮と胸郭・脊椎の関係
a．肋骨挙上は，肋椎関節を介して胸椎を伸展する
b．肋骨下制は，肋椎関節を介して胸椎を屈曲する

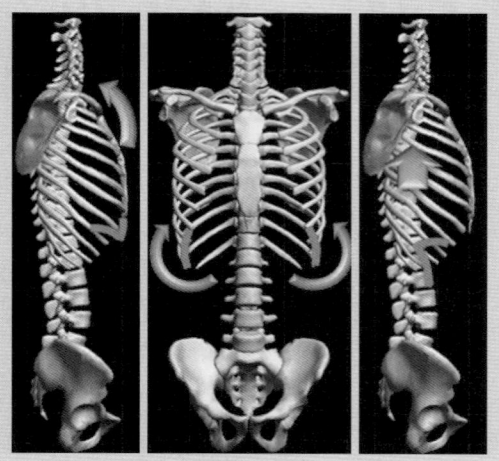

a．胸骨部　　b．肋骨部　　c．腰椎部
図2　横隔膜の部位別機能
a．胸骨を介した上位肋骨の挙上による胸郭の前後径の拡大
b．下位肋骨挙上による胸郭の横径の拡大
c．腱中心の下降による胸郭の垂直径の拡大および下部体幹の安定

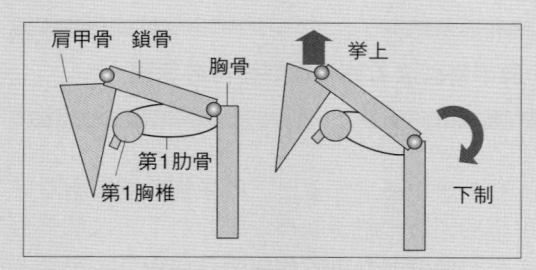

a．矢状面上（ポンプハンドル様） 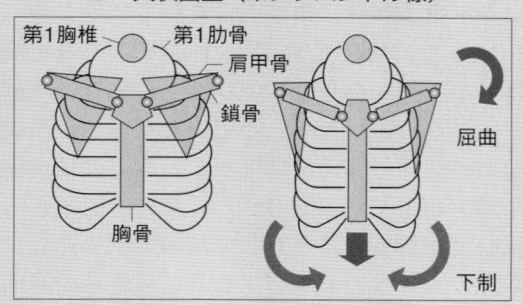
b．前額面上（バケツハンドル様）
図3　肩甲帯肢位と胸郭の運動連鎖

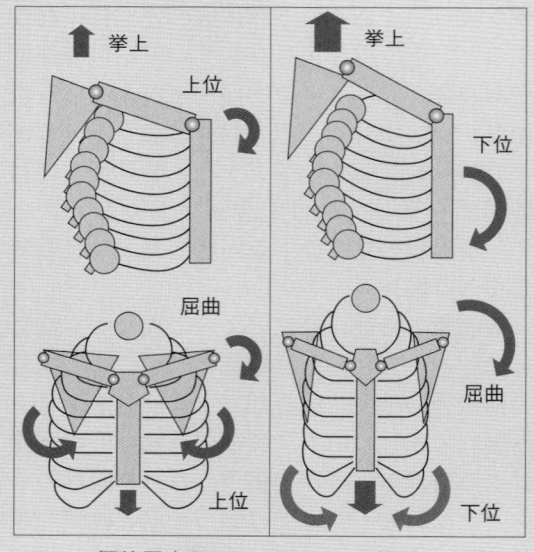

a．偏位量少ない　　b．偏位量大きい
図4　肩甲帯偏位と肋骨の高位

3b）。肩甲帯の偏位が大きいほど，鎖骨・胸骨を介した肋骨の動きも大きくなり，その影響は下位肋骨に可動性低下を及ぼす（図4）。呼吸補助筋による肩甲帯の肢位変化は，肋骨の可動性を低下させる。肩甲帯の偏位方向は対応する面の肋骨の可動性を低下させ，偏位方向が矢状面上なら胸郭の前後径，前額面上なら胸郭の横径の減少にも及ぶ．さらに，肩甲帯の偏位量が少なければ上位肋骨，大きければ下位肋骨まで肋骨を下制し円背姿勢を助長する。

円背姿勢に対しては肩甲帯のみ，もしくは胸郭・呼吸のみに着目をおいて運動療法が行われるが，姿勢・呼吸機能を考慮すると，立体的な構造を有している横隔膜と肩甲帯への機能的なアプローチは，一方だけでなく両方に対して必要だと考えられる。

脊椎後弯姿勢の評価

脊椎後弯姿勢の評価を胸郭の形状評価とし，安静座位で行う。評価は，吸気時と呼気時の胸郭拡張差をメジャー・角度計にて測定することにより行う。胸郭の前後径は床と水平な高位で剣状突起から脊椎棘突起までの距離，胸郭の横径は胸骨下角，胸郭の垂直径は第7頸椎と第5腰椎を結ぶ脊椎に沿った距離を評価する（図5）。

肩甲帯の偏位量は，第7頸椎から下した垂線と肩甲棘内側端を通る水平線との交点までの距離[2]を肩甲帯の挙上距離とし，肩甲棘内側端とその高位の棘突起間の距離を肩甲帯の屈曲距離とする。肩甲帯の偏位方向は，肩甲帯屈曲距離よりも挙上距離が長い場合を挙上偏位，短い場合を屈曲偏位とする（図6）。

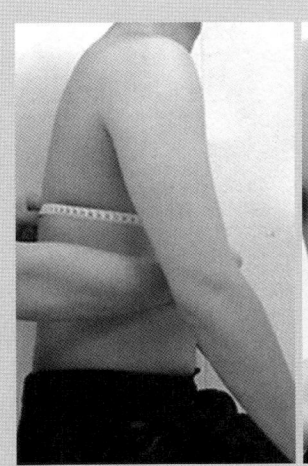

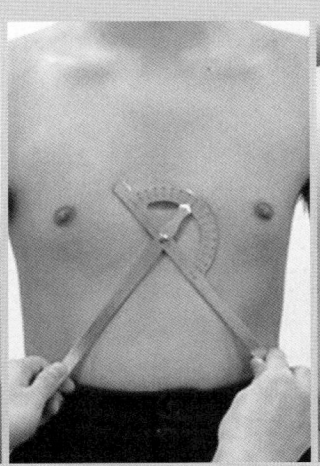

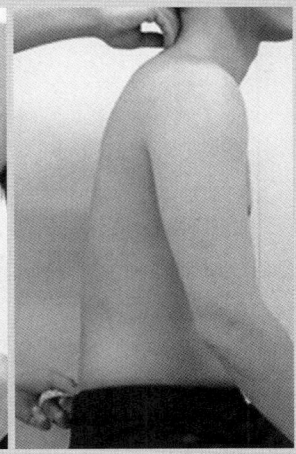

a．前後径　　　b．横径（胸骨下角）　　　c．垂直径

図5　胸郭の径の評価
　　a．前後径の評価は横隔膜胸骨部の評価とする
　　b．横径の評価は横隔膜肋骨部の評価とする
　　c．垂直径の評価は横隔膜腰椎部の評価とする

脊椎後弯姿勢の治療

　円背姿勢となると，横隔膜の機能が低下した状態となり，胸郭・肩甲帯の可動性が低下しやすい。重要となるのは横隔膜の収縮に合わせた胸郭の動き，肩甲帯周囲筋・下部体幹筋の協調的な収縮を促すアプローチである。横隔膜の収縮には腹式呼吸を行うが，横隔膜の機能低下が生じている場合，呼吸補助筋を使用してしまう傾向がある。よって，頸部・肩甲帯の代償運動が過度に生じないようにすることが重要なポイントとなる。

方法1

　肩甲帯の挙上偏位，上位肋骨の可動性向上および横隔膜胸骨部（胸郭の前後径）への治療である。肩甲帯を軽度内転・下制しながら吸気を行い，呼気に肩甲帯の軽度内転・挙上を行う。肩甲帯の下制は矢状面上の動きのため，肩甲帯下制による胸椎の伸展を促した状態で吸気を行う。脊柱起立筋での代償，頭位

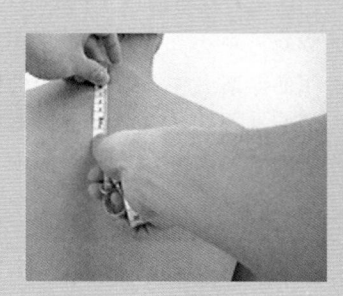

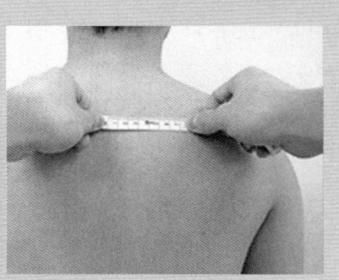

a．挙上　　　　　　b．屈曲

図6　肩甲帯の評価

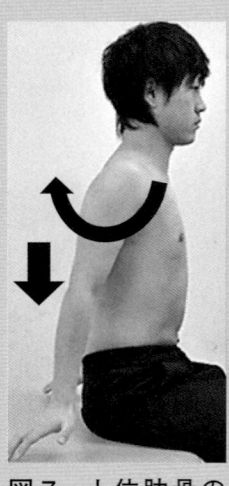

図7　上位肋骨の可動性向上および横隔膜胸骨部への治療

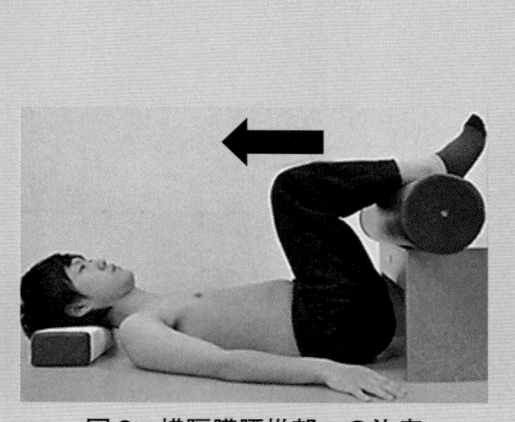

図8　横隔膜腰椎部への治療

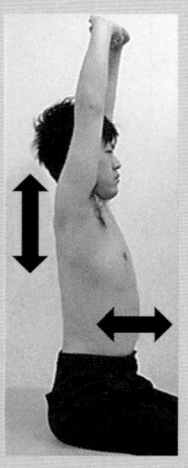

図9　胸郭の動きを伴った横隔膜柔軟性向上の治療

前方位にならないよう注意しながら行う（図7）。

方法2

肩甲帯の屈曲偏位，下位肋骨の可動性向上および横隔膜肋骨部（胸郭の横径）への治療である。肩甲帯の内転をしながら吸気を行う。頭位前方位・僧帽筋上部線維による肩甲帯の挙上・肩甲上腕関節の水平外転を伴わないように行う。

方法3

横隔膜腰椎部の治療である。胸郭の垂直径が低下している場合，方法1の胸郭の前後径の治療と併用して行うと効果的である。腸腰筋を意識しながら吸気に合わせて股関節屈曲，呼気に合わせて股関節伸展を行う（図8）。背臥位にて股関節・膝関節屈曲90°で下腿と床を平行に股関節屈曲を行うことにより，単関節筋の収縮が得られるからである[3]。

方法4

横隔膜腰椎部の治療である。胸郭の垂直径が低下している場合，方法2の胸郭の横径の治療と併用して行うと効果的である。座位または背臥位にて腰方形筋を意識しながら吸気に促通したい側の骨盤挙上，呼気に促通したい側の骨盤下制を行う。体幹側屈が生じないように行う。スリングを用いると低負荷で行え，より腰方形筋による横径の促通が期待できる。

方法5

横隔膜および胸郭の柔軟性向上の治療である。手関節背屈位で上腕を内旋，吸気に肩甲帯の下制，呼気に肩甲帯の挙上を肩甲帯の屈曲・伸展を伴いながら行うことにより，肩甲帯周囲筋の活性化とそれによる胸郭の可動性向上，協調的な横隔膜の収縮を行うことができる。

方法6

上肢挙上が可能な場合，両上肢を肩関節屈曲150°以上行い，その位置で吸気に肩甲帯下制，呼気に肩甲帯挙上を肩甲帯の屈曲・伸展を伴いながら行う。方法5の胸郭の動きを伴ったものであり，より効果が期待できる（図9）。

文　献

1) 入谷　誠，他：変形性胸椎症．小関博久（編）：外来整形外科のための退行変性疾患の理学療法．医歯薬出版，2010，pp105-123
2) Yoshida K, et al：Measurement errors of a test to determine the scapular position using a tape measure. *J Phys Ther Sci* 23：851-854, 2011
3) 福井　勉，他：理学療法実践．奈良　勲（監），熊本水頼（編）：二関節筋．医学書院，2008，pp146-164

23 腹横筋機能に着目した体幹・骨盤帯エクササイズ

布施陽子／文京学院大学 保健医療技術学部

◆治療のポイント

1. 体幹回旋負荷
2. ストレッチポール
3. 姿勢調整

腹横筋機能

腹横筋は，後方では胸腰筋膜に付着し腹腔内圧に関与する[1]といわれ，上肢・下肢運動に先行して収縮する[2]などの特徴を有する。そのため，腹横筋機能向上により体幹・骨盤帯の安定化を促すことができ，四肢運動の安定化，日常生活活動やスポーツにおけるパフォーマンスの向上が期待できると考えられる。

腹横筋研究

腹横筋研究の多くは，超音波診断装置を使用しており，筆者の研究[3]においても超音波診断装置での腹横筋厚計測値は信頼性が高かった（図1）。腹横筋厚が増大することは腹横筋収縮を意味すると考えられている[4]。

ストレッチポールを使用した際に，ストレッチポール上の姿勢保持が腹横筋収縮を促通させた[5]。また体幹に回旋負荷を生じさせた場合，腹横筋は回旋方向と反対側の収縮が促通された[6]。図2に床上背臥位とストレッチポール上背臥位の腹横筋超音波画像を示す。ストレッチポール上で上肢外転位（体幹に回旋負荷を生じさせた状態）を保持させた場合の腹横筋超音波画像を図3に示す。腹横筋は支持基底面が小さく体幹に回旋負荷が伴う状況下で，体幹正中化に寄与していることが示唆された[7]。

腹横筋エクササイズ

ストレッチポールを使用し，支持基底面を操作することによる腹横筋エクササイズに加え，体幹回旋要素を伴う課題により，腹横筋の左右線維を別々にエクササイズすることが可能であった。今回紹介するエクササイズはその結果を踏まえ，臨床上活用しているエクササイズである。対象者は腹圧コントロール不全による体幹・骨盤帯の機能低下が問題となっている人である。より詳細な骨盤帯固定性評価項目を以下に述べる。本エクササイズは運動器疾患患者だけでなく，片麻痺患者に

対しての麻痺側エクササイズとしても有効であると考えている。

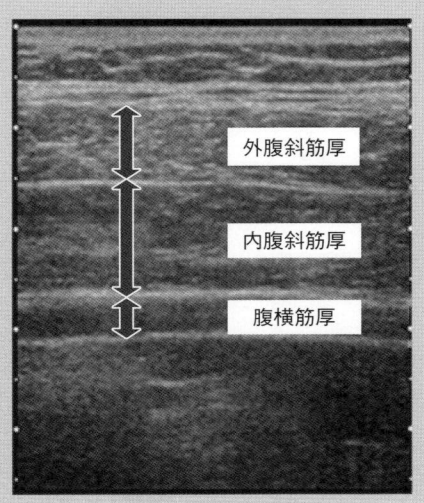

図1　腹筋群超音波画像（上側：体表，下側：腹腔）

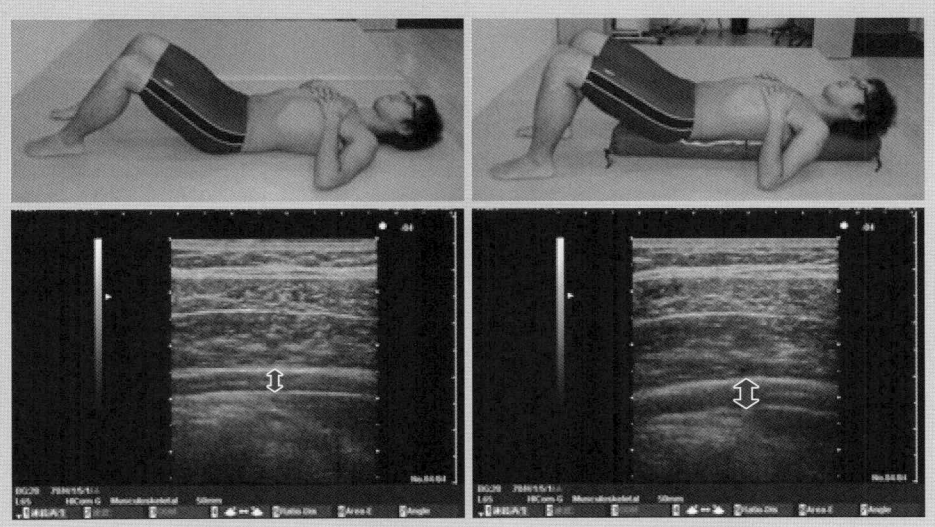

a．床上背臥位（上：写真，下：超音波画像）　b．ストレッチポール上背臥位（上：写真，下：超音波画像）

図2　床上背臥位とストレッチポール上背臥位の腹横筋超音波画像

右腹横筋

右上肢 外転

左上肢 外転

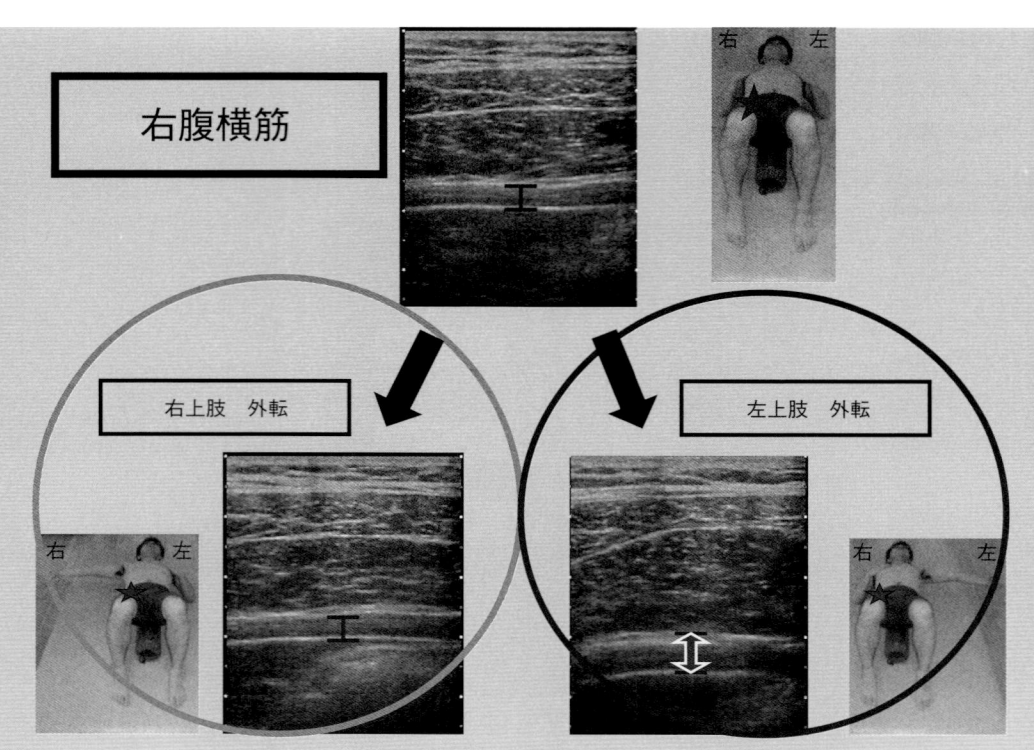

a. 右腹横筋は左上肢外転位で筋厚が増す（＝収縮が促進される）

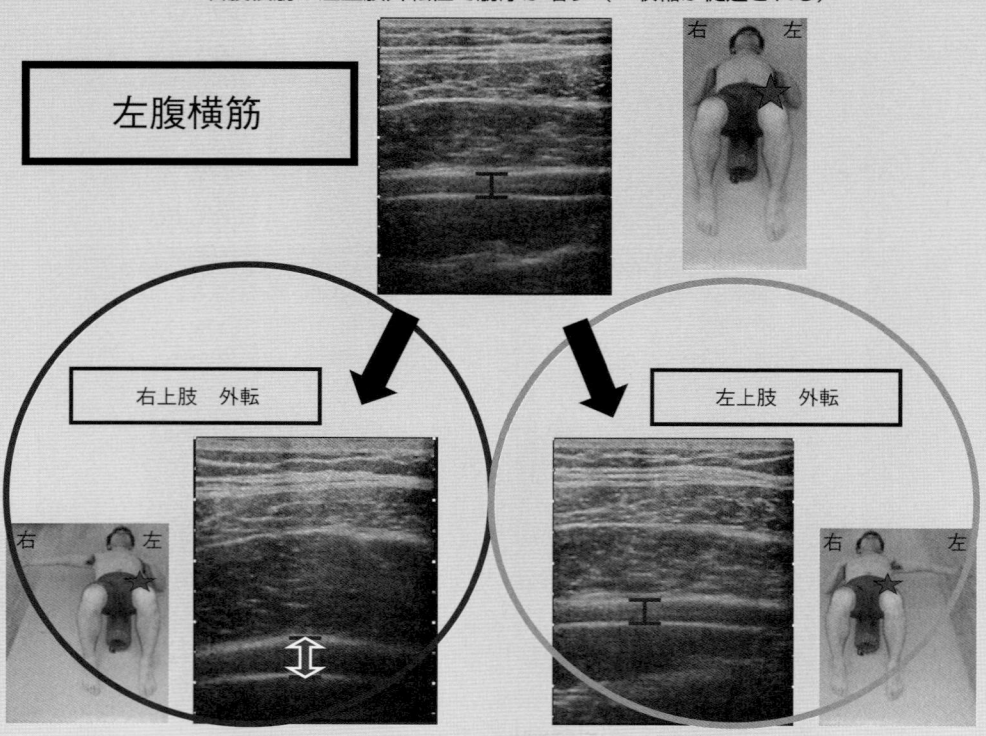

左腹横筋

右上肢 外転

左上肢 外転

b. 左腹横筋は右上肢外転位で筋厚が増す（＝収縮が促進される）

図3 ストレッチポール上で上肢外転位とした場合の腹横筋超音波画像

骨盤帯固定性の評価

背臥位での下肢挙上運動（図4）

評価Aは，下肢挙上運動がどの程度可能かを評価する．膝関節屈曲位での下肢挙上運動困難［ほぼ全介助］な場合はA①（治療にはストレッチポール小を用いる），膝関節屈曲位での下肢挙上運動困難［中～軽介助］な場合はA②（治療にはストレッチポール中を用いる），膝関節屈曲位での下肢挙上運動可能な場合はA③（治療にはストレッチポール大を用いる）と評価する．骨盤帯固定性は，A①＜A②＜A③である．

評価Bは，骨盤の回旋の大きさ，左右差を評価する．右下肢挙上時の骨盤右後方回旋が反対側より大きい場合はB①，左下肢挙上時の骨盤左後方回旋が反対側より大きい場合はB②と評価する．B①＝左腹横筋機能低下，B②＝右腹横筋機能低下である．

なお，以下の点に注意する．安静背臥位での骨盤傾斜角をあらかじめ確認し，左右差を判断する．下肢挙上運動が自力で困難な対象者には自動介助運動で行う．

背臥位でストレッチポールにて安定するか否かを評価（図5）

腹横筋の収縮程度を判断することで，ストレッチポールの支持基底面を決定する．まず，評価Aの結果から，各ストレッチポール

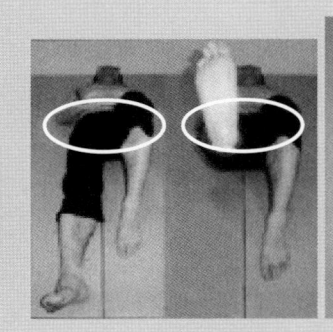

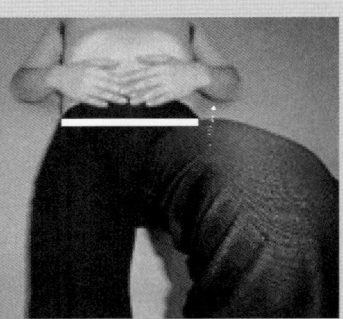

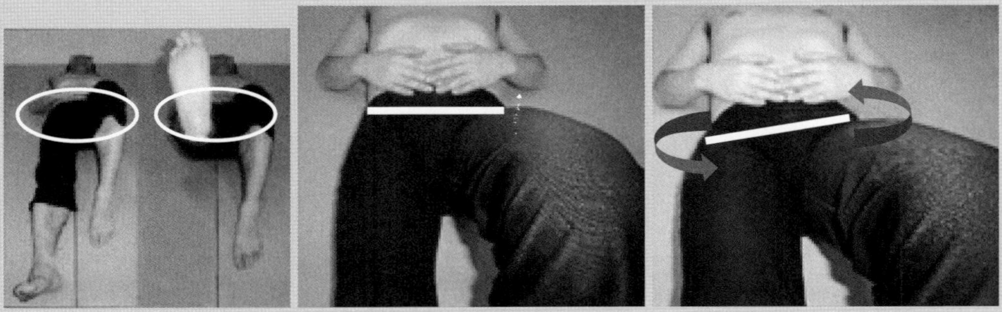

a．下肢挙上運動　　b．骨盤回旋評価（左図から右図の骨盤回旋を評価）

図4　下肢挙上運動

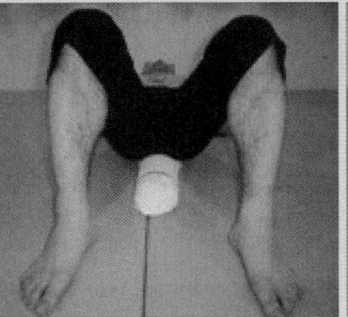

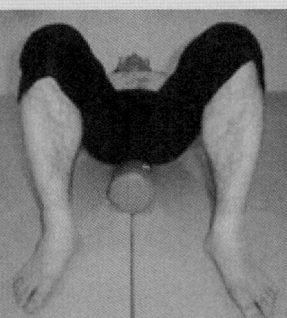

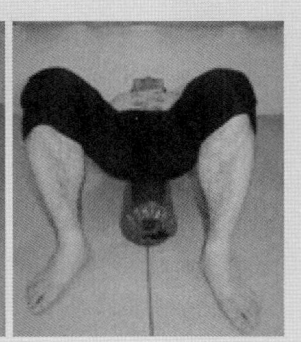

レベル1　　レベル2　　レベル3

図5　各レベル（1～3）でのストレッチポール上背臥位

にのれるか否かを評価する。A①（レベル1），A②（レベル2），A③（レベル3）と，腹横筋機能の程度を3レベルに区別するが，保持困難な場合は一段階下げる。例えば，評価AでA②であったが，ストレッチポール中での保持困難な場合はレベル1としストレッチポール小を使用する。

ストレッチポールの選択（図6）

ストレッチポール小はタオルを丸める（図6a），ストレッチポール中はソフトスポンジでつくられたストレッチポール（図6b），ストレッチポール大はハードスポンジでつくられたストレッチポール（図6c）を使用する。

段階別エクササイズおよび再評価（図7）

まず，選択したストレッチポール上で腹式呼吸を行う。B①の場合は右上肢を90°外転させ，B②の場合は左上肢を90°外転させる。この時，腹式呼吸は継続しつつ呼気に合わせて上肢を外転する。骨盤回旋することなく上肢外転が可能となったら，次にB①の場合は右上肢外転90°位で右下肢を挙上し，B②の場合は左上肢外転90°位で左下肢を挙上する。この時も同様に腹式呼吸は継続し，骨盤回旋に注意して行う。ストレッチポール上での腹式呼吸は腹横筋全体のエクササイズであるが，B①では左腹横筋，B②では右腹横筋をそれぞれターゲットにしたエクササイズとなる。

以上のエクササイズを行ったうえで効果判定として再度，骨盤帯固定性の評価（A・B）を行う。

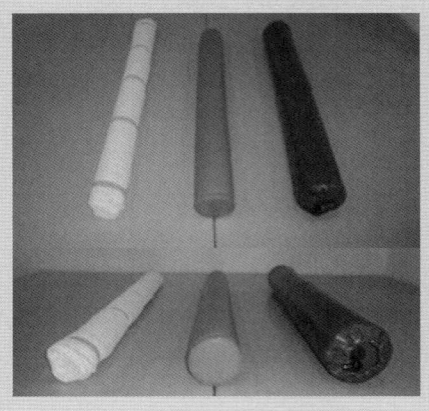

a. 小　　b. 中　　c. 大
図6　ストレッチポールの種類

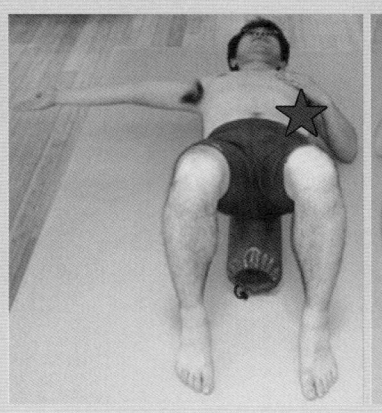

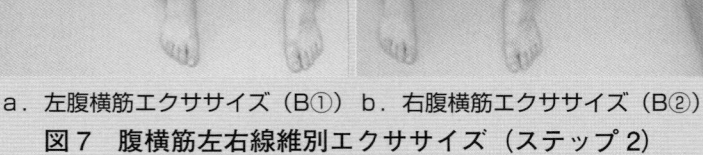

a. 左腹横筋エクササイズ（B①）　b. 右腹横筋エクササイズ（B②）
図7　腹横筋左右線維別エクササイズ（ステップ2）

文　献

1) Cresswell AG, ET AL：The effect of an abdominal muscle training program on intra-abdominal pressure. *Scand J Rehabil Med* **26**：79-86, 1994
2) Hodges PW, et al：Inefficient Muscular Stabilization of the Lumbar Spine Associated With Low Back Pain. *Spine* **21**：2640-2650, 1996
3) 布施陽子, 他：超音波診断装置による腹横筋厚計測の信頼性の検討. 文京学院大学保健医療技術学部紀要 **3**：7-12, 2010
4) McMeeken JM, et al：The relationship between EMG and change in thickness of transversusabdominis. *Clin Biomech(Bristol, Avon)* **19**：337-342, 2004
5) 布施陽子, 他：安静背臥位とストレッチポール上背臥位における腹筋群筋厚の検討. 理学療法科学 **27**：77-80, 2012
6) 布施陽子, 他：腹横筋左右線維別機能分担の超音波学的検討. 第45回日本理学療法学術大会, p774
7) Urquhart DM, et al：Differential activity of regions of transversus abdominis during trunk rotation. *Spine* **14**：393-400, 2005

24 体幹ローカルマッスルをすぐに活性化できる方法

加藤太郎／文京学院大学 保健医療技術学部

◆治療のポイント
1. 体幹の安定
2. 骨盤水平面アライメント（インフレア，アウトフレア）
3. インフレア側股関節外旋筋短縮位の改善

体幹の安定

　安定した姿勢保持や円滑な動作遂行のためには各肢節の安定が必要であり，この安定には単関節筋が寄与している。理学療法では特に体幹の安定に着目されることが多い。体幹の安定を図る役割をもつ深層筋，いわゆるローカルマッスルは前面が腹横筋，後面は多裂筋，上面は横隔膜，下面は骨盤底筋群である。

　臨床上，体幹ローカルマッスルに左右差を認めることがあり，姿勢評価でも骨盤の水平面のアライメントに左右差を認めることが多い。骨盤の水平面のアライメントは内方腸骨（以下，インフレア），外方腸骨（以下，アウトフレア）で表現されることがある。しかし，インフレアとアウトフレアは厳密には定義されていない。

インフレア，アウトフレアとは

　インフレア，アウトフレアを水平面上での仙骨面に対する上前腸骨棘（ASIS：anterior superior iliac spine）と上後腸骨棘（PSIS：posterior superior iliac spine）を結んだ直線の角度から定義した（図1）。インフレアは寛骨の前方回旋と前傾を伴い，アウトフレアは寛骨の後方回旋と後傾を伴う。すなわち，ASIS が前内下方位の状態をインフレア，後外上方位の状態をアウトフレアと評価している。

　布施ら[1]は超音波診断装置を用いた腹横筋厚の測定において，インフレアとアウトフレアの比較でインフレア側の腹横筋厚は厚く，アウトフレア側の腹横筋厚は薄いと報告した。超音波診断装置における筋厚は筋収縮を反映している[2]ことから，骨盤のインフレア，アウトフレアを確認することは体幹ローカルマッスル機能評価として臨床的意義があると考える。

　体幹ローカルマッスルの機能を改善するアプローチとして，深呼吸を促すことや腹圧をかける練習，またはストレッチポールを使用した練習を施行することがある。これらは弱化した側の体幹ローカルマッスルの機能改善アプローチであるが，随意的筋収縮が可能となるには時間を要し，安静位で行うため動作に汎化しづらい。また，ストレッチポール上

で背臥位姿勢をとることの難易度は高く，対象者が限定される問題もある。

体幹ローカルマッスルの機能改善は安定した姿勢や動作獲得手段の一つであり，練習自体が目的となってはいけない。短時間で体幹ローカルマッスルの機能改善が図れれば，動的な運動療法にすぐにつなげることができる。

インフレア，アウトフレアの改善方法

インフレア，アウトフレアは仙骨面に対する寛骨の回旋や傾きの違いである。骨盤アライメントにおいて仙腸関節の可動性は重要ではあるが，寛骨の動きは股関節の影響を大きく受ける。足底を接地していない状態ではインフレアは寛骨前方回旋と前傾を伴うため，臼蓋は前外方へ向き，大腿骨は内旋方向になり，アウトフレアは寛骨の後方回旋と後傾を伴うため，臼蓋は後内方へ向き，大腿骨は外旋方向になりやすい状態にあると考えられる。

しかし，足底接地状態では遠位の肢節が固定されているため，臼蓋の向きの変化に対して大腿骨頭が完全には移動しないと考えている。立位姿勢においてインフレア側の股関節は大腿骨頭がやや外旋方向へ残り，軽度外旋位へ位置すると推測できる。そのためインフレア側の殿部深層の股関節外旋筋は短縮位の状態にある。この外旋筋の短縮位を改善させることで骨盤水平面のアライメントが正中化し，体幹ローカルマッスルの機能が改善することを経験する。以下に，その方法を紹介する。

①インフレア側の股関節外旋筋を圧迫する（図2）。
②アウトフレア側の下肢を踏み出す（図3）。
アウトフレア側の下肢を踏み出すとインフレア側の下肢は歩行時のターミナルスタンスの位置になる。ターミナルスタンスでは股関節が伸展・内転・内旋するため，圧迫を加えているインフレア側の股関節外旋筋に伸張（ストレッチ）が加わり，短縮位が改善する。その結果，骨盤水平面のアライメントが正中化し，体幹ローカルマッスルの筋収縮が改善する。

実例紹介

前述で紹介したアプローチの効果を示す。図4〜7はすべて介入前後を比較している。

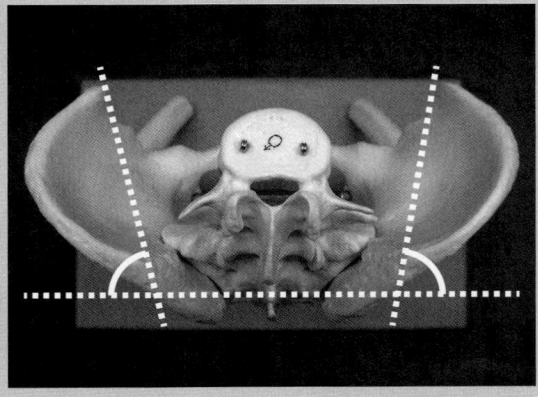

図1 インフレアとアウトフレア
この角度が大きいものをインフレア，小さいものをアウトフレアとした

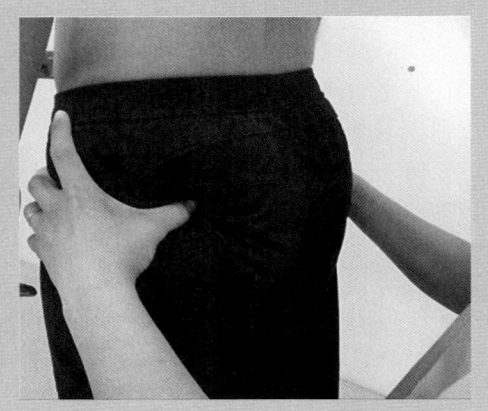

図2 インフレア側の股関節外旋筋を圧迫する

立位姿勢（図4）と立位時のASISの高さ（図5）

介入前は左に比べて右ASISが後外上方位を向きアウトフレアであり高位にある。介入後は右ASISが前内下方位を向き，高さの左右差も軽減し骨盤が正中化している。

肋骨下角の角度（図6）とアウトフレア側の下肢伸展挙上（図7）

介入前は左に比べて右の肋骨下角が広く肋骨が開いている。下部肋骨は腹横筋や内腹斜筋の機能低下により開いてくることが多い。また，動作時の体幹の安定を評価する下肢伸展挙上は，アウトフレア側（右）の下肢伸展挙上で骨盤が右に落ち込み右回旋している。介入後は右の肋骨下角が狭く肋骨は閉じている。アウトフレア側（右）の下肢伸展挙上は骨盤が安定した状態のため動作が円滑に遂行できている。

これらは，前述で紹介したアプローチ（図2，3）を2〜3回実施した結果である。触診すると介入前後で腹横筋の筋収縮が改善していることも確認でき，きわめて短時間で体幹

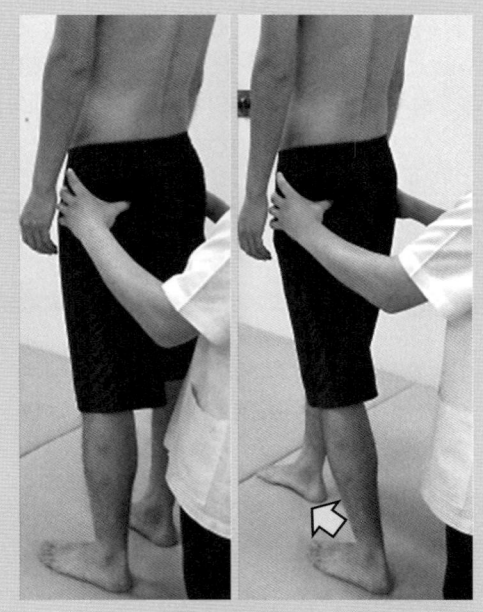

図3 立位姿勢からアウトフレア側下肢を踏み出す

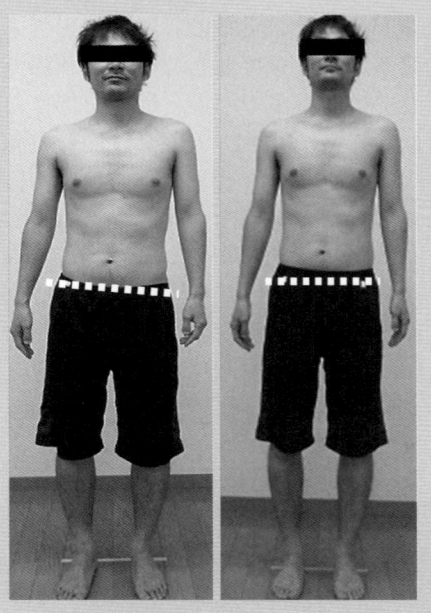

a．介入前　　　　b．介入後
図4 立位姿勢

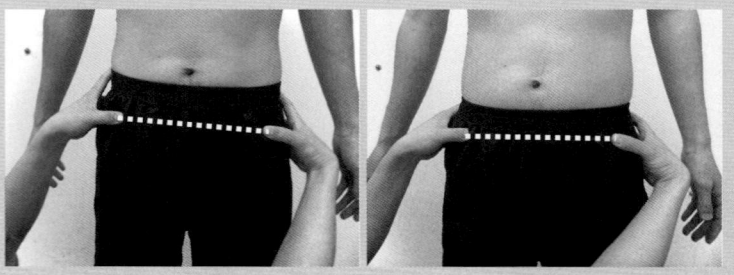

a．介入前：右アウトフレア，左インフレア　　　　b．介入後：左右差が改善（正中化）
図5 立位時のASISの高さ

ローカルマッスルの機能改善が図られた。

おわりに

筆者は体幹だけではなく肩関節の回旋筋腱板などにおいても，関節の位置，アライメントを適切な位置関係に補正するだけでローカルマッスルの収縮が促進されることを経験している。この経験はベッド上での運動のみに制限される急性期の症例においても活用できる。ベッド上安静で活動に制限があっても，関節可動域練習と同時に関節の位置やアライメントを整える手技を加えることで，臥位でも安定した姿勢保持や円滑な動作遂行に必要とされるローカルマッスルの活性化が図れると考えている。

文　献

1) Fuse Y, et al：The relationship between the thickness of transverse abdominis and innominate bone angle in horizontal plane. 第10回 Asian Confederation for Physical Therapy（ACPT）発表，2008
2) McMeeken JM, et al：The relationship between EMG and change in thickness of transversus abdominis. *Clin Biomech*（Bristol, Avon） 19：337-342, 2004

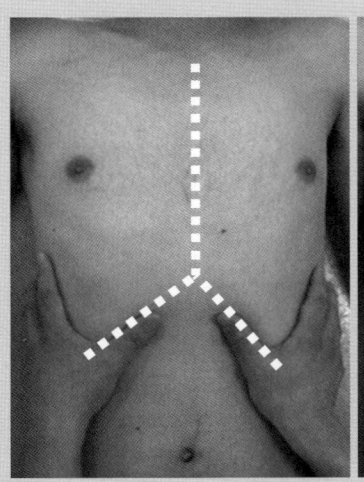

a．介入前：アウトフレア側（右）肋骨が開いている　　b．介入後：左右差が改善

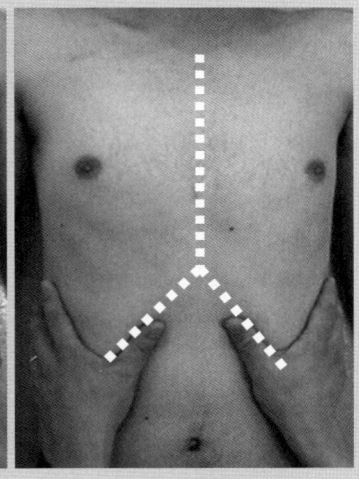

図6　肋骨下角の角度

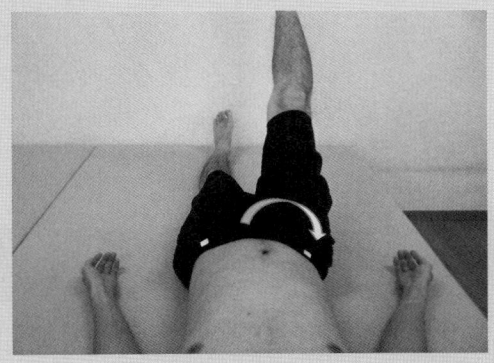

a．介入前：骨盤が右に落ち込む（右回旋）　　b．介入後：骨盤安定（右回旋が改善）

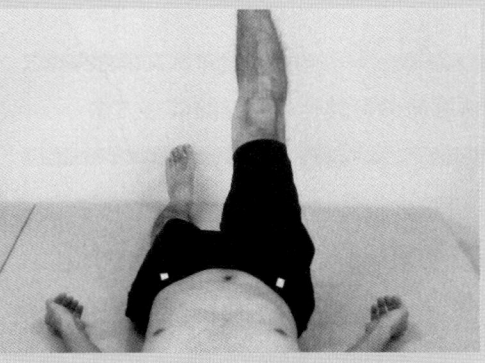

図7　アウトフレア側（右）の下肢伸展挙上

25

腰椎の可動性を視覚的に判別する方法

蒲原　元／豊橋整形外科江崎病院 リハビリテーション科

◆治療のポイント

1. 皺の位置, 形状の確認
2. 椎体間剪断ストレスの軽減

腰椎の可動性の評価について

　腰椎の可動性評価で最も信頼性の高い方法はX線による機能撮影である。しかし，臨床場面においてより簡便に可動性評価ができれば，治療ポイントの明確化と治療効果の判定が行える。

　臨床的に腰椎の可動性をみる場合，屈曲においては上下2椎体の棘突起を触知し判断できるが，伸展においては棘突起が接近するため判断しづらい。したがって，腰椎伸展時の腰椎可動性を視覚的に判断する方法を紹介する。

腰椎伸展時の可動性の視覚的観察方法

　健常成人男性に対して立位体幹伸展時にできる皺の位置（図1）に金属棒を貼り，側面X線像を撮影したところ（図2），皺の位置は腰椎最大可動髄節とは必ずしも一致しなかった（図3）。

しかし，上下の椎体で水平線に対して角度の変わる部位と一致した（図4）。皺の位置が可動性を有さない仙骨部に確認されることもあるが，その際は椎体の水平線に対する角度が変わる部位は腰仙部（L5/S1間）であった。

　この結果から体幹伸展時に腰部の最大可動域の椎体部位を皺の位置から判定することは難しいものの，角度が変わることで上下椎体の水平線に対する剪断ストレスを最も受ける部位について判断することは可能である。

臨床応用

　腰椎においては，皺の位置により椎体の剪断ストレス部位を判定できるため，その部位に由来した症状がある場合は，以下のアプローチを行う。

皺の部位より上位椎体の可動性改善方法（図5）

　椎間関節に制限がある場合は，側臥位で上

位椎体に触れ，他動的に体幹伸展させていき皺の部位が伸展する直前で上位椎体を腹側に押すことで椎間関節の動きの向上を図る．

股関節の可動性改善方法（図6）

椎間関節の動きの改善が困難な場合や，椎間関節の動きに問題がない場合は，股関節伸展可動域の改善を図る．側臥位で下側の下肢は患者に抱えてもらい，上側の下肢を他動的に伸展し可動域改善を図る．

腰部・体幹の安定性改善方法（図7）

椎間関節や股関節の可動性に問題がない場合は，腹筋の遠心性収縮がうまく行えていない場合があるため，腹筋の遠心性収縮のトレーニングを行う．まず，立位で皺の位置より上位の椎体に触れ，患者に自動の体幹伸展を行ってもらう．その際，皺の部位で伸展運動が生じないようその手前までを反復させる．

以上のようなアプローチを行うことで，症

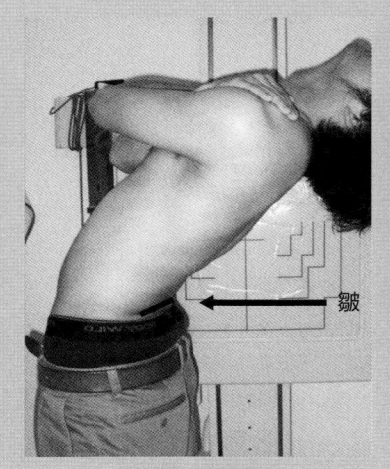

図1　立位体幹伸展時にできる皺の位置

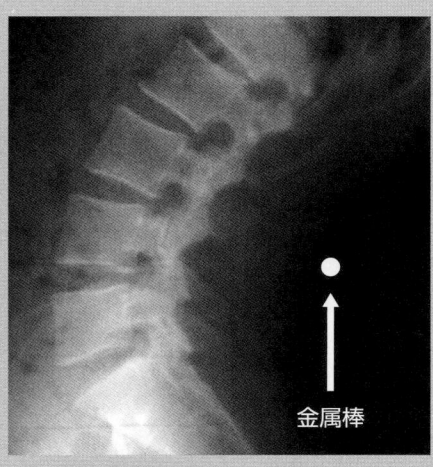

図2　金属棒を貼った側面X線像

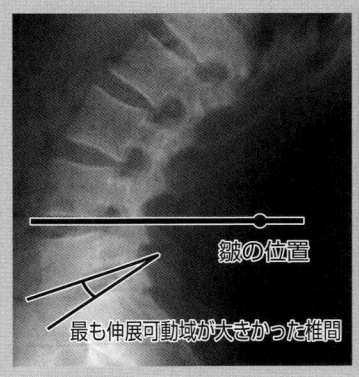

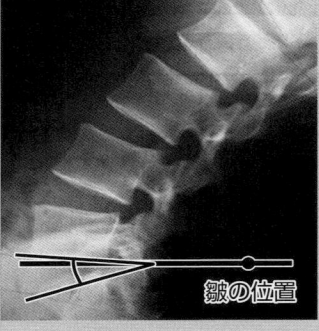

a．一致しなかった例　　b．一致した例
図3　皺の位置と腰椎最大可動髄節

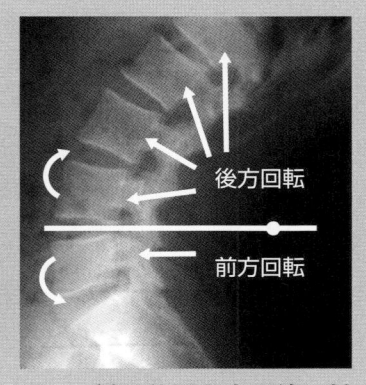

図4　皺の位置と水平線に対して角度の変わる部位

状の軽減とともに皺の形状に変化がみられる。椎体間剪断ストレスが低下することで皺の深さが減ることが視覚的に確認されれば、局所ストレスが軽減した効果判定になると考えられる。

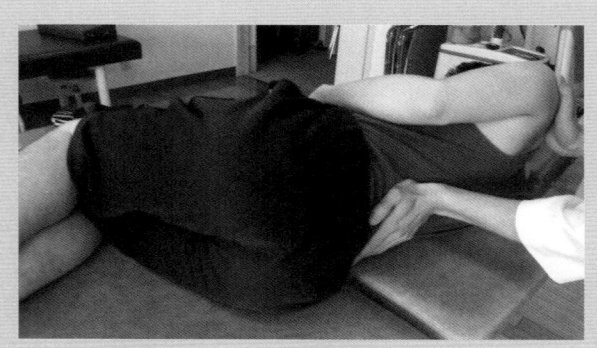

図5　椎体の可動性改善方法

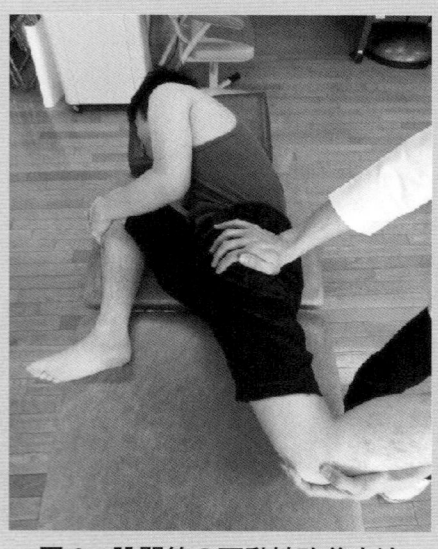

図6　股関節の可動性改善方法

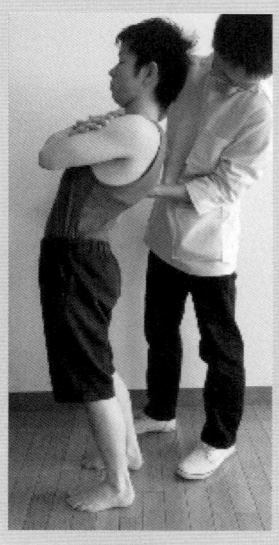

図7　腰部・体幹の安定性改善方法

26

外科術後患者に胸郭機能獲得を意識して介入する

黒岩澄志／大船中央病院 リハビリテーション科

◆治療のポイント
1. 術式における侵襲部位，予測される影響を理解する
2. 体幹前傾改善を創部以外から介入する
3. 前鋸筋と腹斜筋の機能獲得を図る

はじめに

　外科手術（心臓外科，呼吸器外科，消化器外科など）後の急性期理学療法は，リスク管理に留意しながら術後合併症の予防（排痰など），離床促進を中心に行う。回復期・維持期には，運動耐用能向上のための嫌気性代謝閾値に準じた運動処方や，基礎代謝の亢進を目的としてレジスタンストレーニングが行われている。確かにこれらのアプローチは重要であるが，術後侵襲の影響で疼痛が生じたり，体幹前面筋が上手に使えなくなったりする。その結果，「退院後はあまり動けない」といった声をよく耳にする。そのため，外科術後において術創部の影響に留意しながらも胸郭の機能再獲得を図ることは重要である。

　しかし，術式による侵襲の影響，予測される胸郭の機能不全を考慮したうえで理学療法を行うといった文献は見当たらない。依然として外科手術分野において理学療法の有用性に対する報告が少ないことも原因であろうが「肺合併症を予防するため呼吸指導を含めた呼吸訓練を行う」「早期離床を行う」といった形にまとまってしまい，外科術後の呼吸機能障害を運動器からの視点として捉えきれていない印象がある。その結果として外科術後の患者はアライメント不良に陥ってしまうケースが多いのではないかと考えられる。

　また，手術方法の進歩や高齢化の影響で，変形性関節症などの整形疾患や，脳卒中といった中枢疾患においても，心疾患や腹部臓器疾患などの既往から開胸・開腹術を行うケースは多い。その結果，胸郭機能不全やアライメント異常をきたし基本動作や応用動作の獲得が阻害されるケースをよく経験する。

　今回，手術法による侵襲部位，予測される影響について，理学療法を行うにあたり注意していることを記載する。

開胸・開腹手術の方法と影響

　図1，2に，開胸・開腹術の侵入部位を表し，表1に各術式における侵襲部位，予測される影響についてまとめた[1]。共通して考えられることは，手術によって体幹前面の皮膚・筋が短縮しやすくなり，疼痛の影響で体

幹を前傾させる傾向が強くなることである。体幹前傾が定着すると胸椎が屈曲し，小胸筋の短縮や僧帽筋下部線維の機能不全が生じやすくなる。この影響で胸椎屈曲だけでなく，肩甲骨の上方回旋や外転を助長し，吸気運動の制限につながることが考えられる。

　また筆者は，開胸術では前鋸筋が切離されること，開腹術では内腹斜筋・外腹斜筋が切離されることにも注目している。前鋸筋は外腹斜筋と筋連結をなしている。前鋸筋は第1～9（10）肋骨から起こり肩甲骨内側縁に向かい，肩甲骨下角を前外側に引き，また僧帽筋上部線維と拮抗して肋骨への固定補助として作用することで吸気の補助筋として作用する。外腹斜筋は側腹部の最外側にあり，第5～12肋骨から起こり斜め前下方に向かって腹直筋鞘と白線，腸骨稜に向かうことから呼気の補助筋として作用する。つまり，第5～9（10）肋骨で吸気筋と呼気筋が筋連結をなしている。このことから，前鋸筋および腹斜筋のどちらか一方が手術によって侵襲されると吸気・呼気のいずれかが障害され，呼吸パターンの異常をきたし，胸腹部の非同期的呼吸パターンを呈する。これが術後の呼吸機能低下や運動耐容能低下以外の因子として，「手術後はすぐ疲れてしまうから退院後はあまり動けないでいる」原因につながるのではないかと考えている。

　以上のことから筆者は，外科術後の患者に対して呼吸訓練，早期離床，有酸素運動，レ

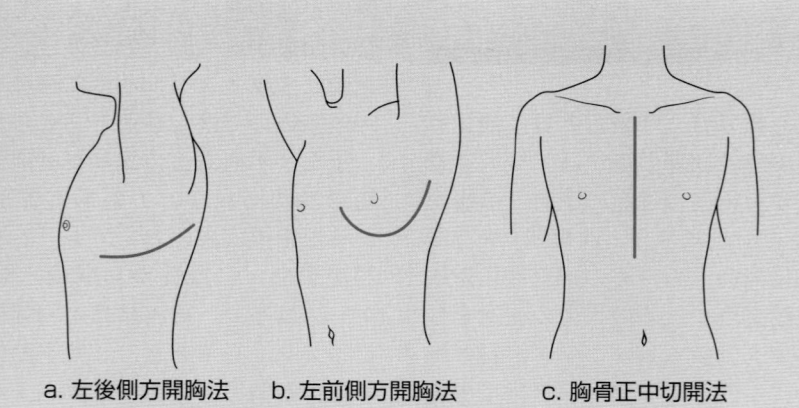

a. 左後側方開胸法　　b. 左前側方開胸法　　c. 胸骨正中切開法

図1　開胸手術の方法（文献1）より引用）

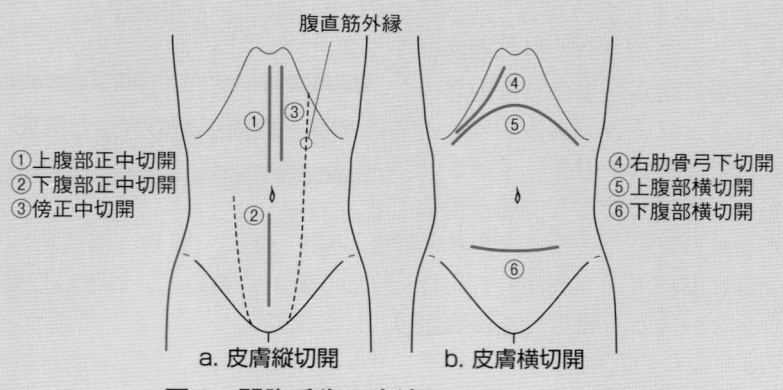

①上腹部正中切開
②下腹部正中切開
③傍正中切開

④右肋骨弓下切開
⑤上腹部横切開
⑥下腹部横切開

a. 皮膚縦切開　　b. 皮膚横切開

図2　開腹手術の方法（文献1）より引用）

ジスタンストレーニングのほかに，①体幹前傾を創部以外から介入する，②前鋸筋と腹斜筋の機能獲得を図るといった2点に注目している。

治　療

以下に外科術後患者の治療内容を紹介する。

表1　各術式における侵襲部位，予測される影響

術式	皮切・切離筋	予測される影響	代表疾患
後側方開胸	開胸は第5肋間でなされ，皮膚切開は第4胸椎棘突起の高さから第5～6肋骨に沿って鎖骨中線に達する。広背筋，前鋸筋，大菱形筋，僧帽筋が切離される	侵襲が大きいため疼痛を訴えることが多く，術側上肢と胸郭の関節可動域制限をきたしやすい	呼吸器外科の標準開胸法。そのほか食道手術，下行大動脈瘤の手術で行われる
前側方開胸	開胸は第3～5肋間でなされ，皮膚切開は乳房下の胸骨縁より2cmほどの部位から開始され，弧状に後腋窩線まで行われる。大胸筋，小胸筋，前鋸筋の一部が切離される	側方切開より侵襲が少ないため疼痛や術側上肢と胸郭の関節可動域制限をきたしにくい。開胸時に長胸神経を損傷する場合がある	視野が狭いが，通常の肺葉切除には十分な開胸方法である
胸骨正中切開	皮膚切開は胸骨上縁から剣状突起の下部まで行われ，胸骨を正中に切断する。切離が少なく呼吸筋を温存できる	術後の過度な外力は，胸骨が離解する危険性があり，術後3カ月は肩関節可動域制限，日常生活動作に制限が生じる	心臓外科や両側肺の手術，気管支分岐部の手術で行われる
縦切開	正中には交差する大きな血管や神経がなく，白線を切離する	創の短縮による痛み，ひきつれ感が出現しやすく体幹を前傾し腹筋群を短縮させる肢位をとりやすい。横隔膜機能低下をきたし換気不全が生じやすい	胃癌などの胃全摘・部分切除術，肝細胞癌などの肝切除術など，消化器外科領域で広く採用される
横切開	Langer皮膚割線に沿って皮膚を横に切開し，筋肉・筋膜も同方向に切開して開腹する。腹直筋の損傷あり	手術後の創部痛は，縦切開に比べて横切開のほうが少なく，呼吸抑制も強くない	小児外科領域で広く採用されている
腹腔鏡下手術	腹壁の数カ所に5～10mmの小開腹を行い，各孔から専用の器具を挿入して手術を行う	創が小さく外観に優れ，手術後の疼痛が少ない	胆嚢摘出術などで行われる

体幹前傾（胸椎屈曲）の改善

術後の体幹前傾は小胸筋短縮，僧帽筋下部線維の機能不全を生じやすい。図3はそのアプローチ例である。セラピストは患者の上腕を把持し，肩甲骨内転を施行しながら上腕骨を外旋させる。循環動態の不安定などが原因で座位が不可能な患者でも片側ずつアプローチを行えば，背臥位でも実施可能である。

前鋸筋・腹斜筋の機能獲得

図4は前鋸筋のエクササイズ例である。ベッドサイドではボールや枕を利用して肩関節水平内転させるように意識させる。図4では肩関節90°屈曲位で行っているが，胸骨正中切開を行った患者や開胸術で肩関節90°屈曲が獲得されていない患者では片側ずつ徒手的に肩関節水平内転を誘導した方法でエクササイズを行うとよい。

文献

1) 笠原酉介，他：開胸・開腹術後の動作障害に対する理学療法アプローチ．理学療法 27：177-186, 2010

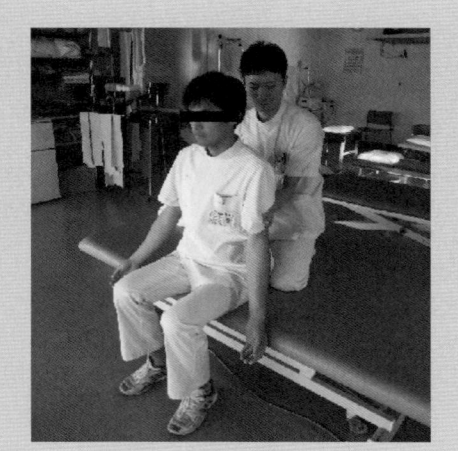

図3 小胸筋の短縮と僧帽筋機能不全に対するアプローチ
はじめに肩甲骨挙上させてから上腕骨を外旋させるとよい

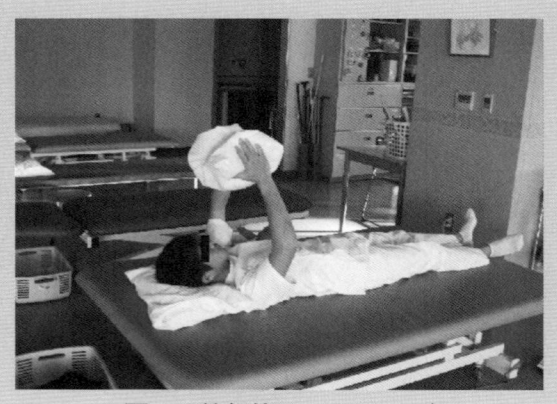

図4 前鋸筋エクササイズ
肩甲骨外転を意識させる

27 アウターユニット＋前鋸筋下部筋束による円背姿勢へのアプローチ

酒井健児／Physio-studio プラスワン

◆治療のポイント

1. 両上肢の最大上方リーチ保持と片脚ブリッジ
2. 片側上肢の上方リーチと反対側股関節内転運動
3. 前鋸筋下部筋束と同側外腹斜筋の機能的連結

円背姿勢の特徴

諸家の報告において，不良姿勢の代表である円背姿勢や sway back posture は，胸椎の後弯増大が指摘される反面，肩甲骨肢位についての指摘が少なく感じる。円背姿勢により，胸椎の後弯が増大すると，肩甲骨は外転・内旋・下方回旋位となり，肩甲骨の関節窩が前下方を向き，上腕骨頭が前方突出することが多い。そのため上肢質量中心が前方化し，背部の多関節筋が過緊張になり，肩関節疾患や腰部疾患を呈することを，臨床でよく経験する。

壇ら[1]は前鋸筋下部筋束と外腹斜筋の機能的連結を報告しており，Lee[2]は腰部安定化機構として外腹斜筋と対側内腹斜筋，股関節内転筋群によるアウターユニットの重要性を報告している。アウターユニットの機能低下がある場合，外腹斜筋と機能的連結をする前鋸筋下部筋束も機能低下していることが多い。そのため，前方挙上動作時に肩甲骨上方回旋の制限として表れる。それは，最大前方挙上時の肩甲骨下角が，矢状面で耳垂を通る垂線上に位置しているかで判断できる(図1)。

円背姿勢と筋機能の評価

ここでは，肩甲骨肢位と筋機能について筆者が考案した片脚ブリッジについて解説する。

肩甲骨肢位の評価

肩甲骨肢位の評価におけるランドマークは，肩甲棘根部（図2a），肩峰角（図2b），肩甲骨下角（図2c）である。セラピストは，対象者の後方より肩峰角，肩甲棘根部，肩甲骨下角を触診し，肩甲骨肢位を左右差から評価する（図3）。

片脚ブリッジの評価

図4のように，背臥位で両上肢を最大前方リーチ位で保持させる。そして，一側下肢を膝関節伸展位で挙上させ，反対側下肢は膝関節屈曲位で接地させて手指の上下動や体幹回旋をさせずにブリッジ動作を行わせる。この

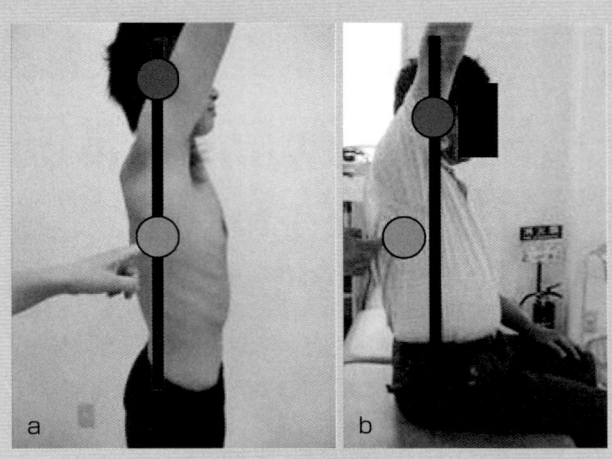

図1 正常例（a）は耳を通る垂線上に肩甲骨下角が位置するが，拘縮例（b）では下角が垂線より後方に位置する

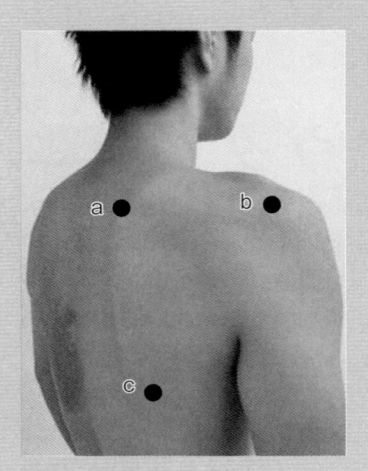

図2 肩甲骨のランドマーク

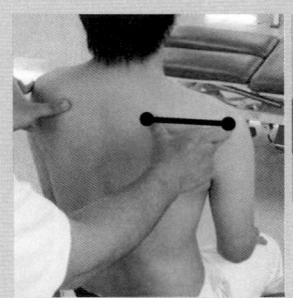

a. 挙上・下制，内旋・外旋　b. 内転・外転，上方・下方回旋　c. 前方・後方傾斜

図3 肩甲骨肢位の評価

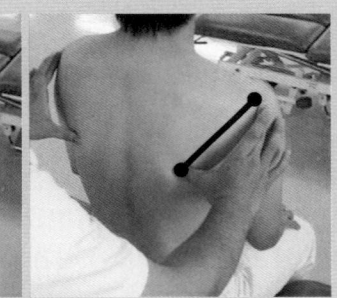

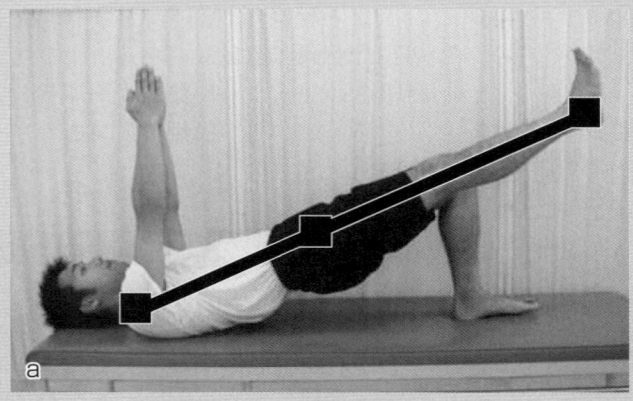

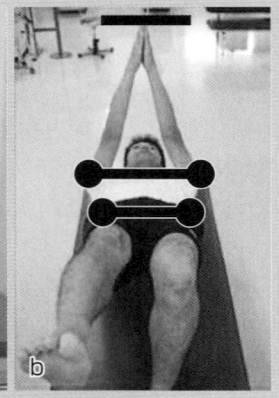

図4 上肢最大上方リーチ位での片脚ブリッジ
a．遊脚側下肢を，上腕骨大結節・大転子・外果の一直線上になるまで挙上させる
b．体幹回旋中間位とし，上肢は最大前方リーチ位を保持させる

27. アウターユニット＋前鋸筋下部筋束による円背姿勢へのアプローチ　　**123**

時，図5のような動作が起こらないように注意する。

アウターユニットと前鋸筋下部筋束による円背姿勢の治療

　前述した片脚ブリッジは，そのまま治療として使用できる。しかし，特に全身の筋機能が低下した高齢者では困難であるため，ここでは，別法を紹介する。

セラピストの徒手抵抗を用いた，片側上肢上方リーチと反対側股関節内転運動

　図6のように一側上肢を最大上方リーチさせる。また，反対側の股関節および膝関節を屈曲位にさせる。セラピストは，上方リーチした上肢の手掌または母指球に対して下方へ（図6a），反対側の屈曲した下肢に対して外側へ（図6b），それぞれ徒手抵抗を加える。その際に，徒手抵抗（図6b）で股関節内転に等尺性収縮をさせ，また徒手抵抗（図6a）で上

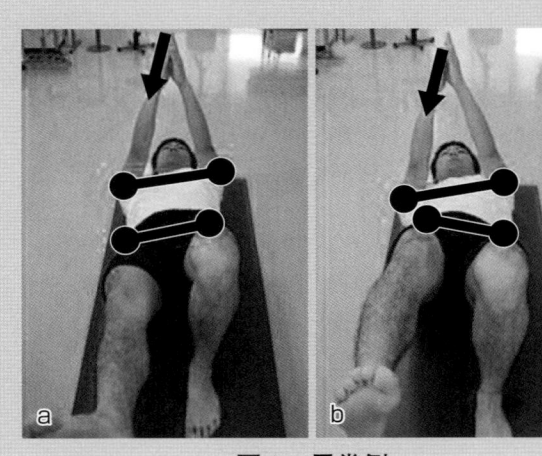

図5　異常例
a．体幹が遊脚側へ回旋偏位し，遊脚側の上肢が落下する
b．上部体幹の遊脚側回旋により，下部体幹の支持脚側への回旋を補助している

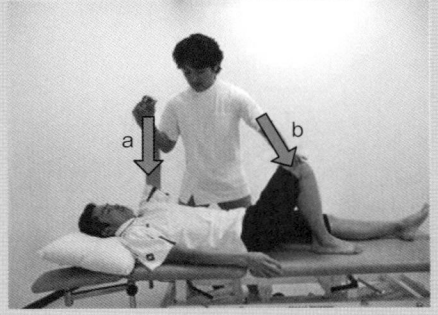

図6　セラピストの徒手抵抗を用いた，片側上肢上方リーチと反対側股関節内転運動

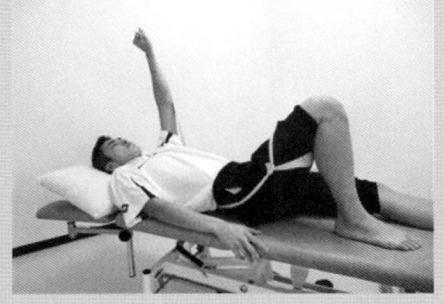

図7　ゴムバンドを用いた，片側上肢上方リーチと反対側股関節内転運動

肢を求心性収縮によって最大上方リーチさせると，前鋸筋下部の活動を強調することができる．逆に，徒手抵抗（図6a）で上肢を最大上方リーチで保持させ，さらに徒手抵抗（図6b）で股関節外転位から求心性収縮によって内転させると，腹斜筋群の活動を強調することができる．

ゴムバンドを用いた，片側上肢上方リーチと反対側股関節内転運動

筆者は，これをホームエクササイズとして指導している．方法は，1～2m程度のゴムバンドを用意して，一端を大腿に結び，骨盤外方から背側へ通して，反対側の肩甲骨下角を中継して，上方リーチさせた上肢で把持する（図7）．図6と同様に，上肢を最大リーチで保持して，下肢の内転運動を行えば，腹斜筋群が強調される．また，下肢を保持して上肢を最大までリーチ動作させれば，前鋸筋下部筋束が強調される．

文 献

1) 壇 順司, 他：肩関節. 理学療法 21：1012-1016, 2004
2) Lee D：The Pelvic Girdle 2nd ed. Churchill Livingstone, New York, 1999

28

浮遊肋から体幹回旋を増加させる

小原裕次／佐藤病院 リハビリテーション部

◆治療のポイント

1. 浮遊肋の解剖学的特徴
2. 浮遊肋の体幹回旋時の役割
3. 浮遊肋の可動性確保

体幹回旋について

　体幹回旋は股関節，骨盤，脊柱，肋骨，肩甲帯で複合的に行われる動作である。そのため可動性低下部位があると，その不足を補うように，その他の部位の過可動性，不安定性が生まれ，腰痛などに結びつくと考えられる。すなわち，可動性のアンバランスはストレスの集中を生むと考えられる。可動性低下部位が改善されると全体的な動きのバランスが改善し，疼痛が軽減されることを多く経験する。可動性が低下する部位としては浮遊肋周辺が多い。そのため浮遊肋の可動性改善は，体幹回旋可動域の増加と，回旋時の腰背部痛の軽減のポイントであると考えられる。

浮遊肋特有の解剖学的特徴

　第1～7肋骨は軟骨端が胸骨に達する真肋，第8～12肋骨は胸骨に直接結合しない仮肋という。仮肋のうち，第11，12肋骨は腹壁に遊離して終わる浮遊肋である。浮遊肋のみが，他の肋骨と連続体とはならない。以下に，浮遊肋特有の解剖学的特徴を2つあげる。

　1つ目は肋横突関節がないことである。浮遊肋以外の肋骨の肋椎関節は肋横突関節と肋骨頭関節で形成され，両関節で胸椎の安定姓を高めている[1]。浮遊肋は肋骨結節，肋横突関節がない。肋横突関節は，椎体横突起の横突肋骨窩と肋骨結節で形成されており，肋横突靱帯，外側肋横突靱帯，上肋横突靱帯で補強されている。肋横突関節のない浮遊肋は，構造上その他の肋椎関節に比べて胸椎安定性への貢献度は低いといえる。

　2つ目に，肋骨頭関節窩が1つの椎体で形成されるということである。肋骨頭関節は，関節内肋骨頭靱帯，放射状肋骨頭靱帯で補強されている。第2～10肋骨の肋骨頭関節は，椎間板側面で椎体をまたぐように存在する下肋骨窩と上肋骨窩，肋骨頭で形成される。2つの椎体に肋骨頭が関節を形成して胸椎安定に関与していると思われる。しかし，浮遊肋の肋骨頭関節は1つの椎体の側面に存在する肋骨窩と関節を形成する。そのため浮遊肋の肋骨頭関節は椎体間関節の安定性への貢献度は低いといえる。

さらに，浮遊肋周辺の椎間関節の特徴として，第11〜12胸椎の椎間関節面は前額面上，第12胸椎〜第1腰椎の椎間関節面は矢状面上にあり，それぞれの椎間関節面は直交している。これは2つの軸が直交した構造の自在継ぎ手（universal joint）と同じで，多方向に動くことを可能にしている（図1）。

このように多方向性を有する関節構造をもつ脊柱レベルに，胸椎安定性への関与が少ない肋椎関節である浮遊肋が存在する。このことからも浮遊肋は胸腰椎移行部の可動性を妨げない解剖学的特徴を有しているといえるのではないだろうか。

また，進化の観点から浮遊肋をみてみることも興味深い。高等脊椎動物は胸部を除いて肋骨は退行し脊椎の一部となる。中央で胸骨に連結され，強度は高まる代わりに，可動性は小さい。肺や心臓などの生命維持に必須である臓器を保護するという点で強度は必要である。一方，ヘビなどの下等脊椎動物の脊椎には一様に肋骨がみられ，胸骨がないため，そのすべてが浮遊肋である。高等脊椎動物と逆に可動性はあるが強度は低いということである。ヘビは獲物を丸飲みするため肋骨が柔軟に動く必要があり，理に適っていると考えられる。前述のことからも，浮遊肋は可動性を高める役割があると考えられる。

浮遊肋の運動学

体幹回旋の際，回旋側の肋骨は後方回旋して前内側に移動し，非回旋側の肋骨は前方回旋して後外側へ移動すると考えられている[2]。体幹回旋は，回旋側肋骨の後方回旋を促す，もしくは非回旋側肋骨の前方回旋を促すと可動域が拡大する。しかし，浮遊肋に関しては逆の動きを促すと回旋が大きくなる傾向がある。つまり，回旋側浮遊肋の前方回旋

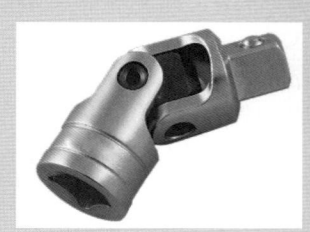

図1　自在継ぎ手（universal joint）

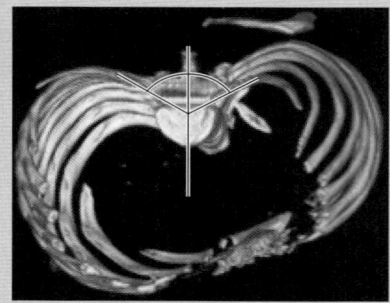

図2　尾側からみた体幹右回旋時の3D-CT（水平断）

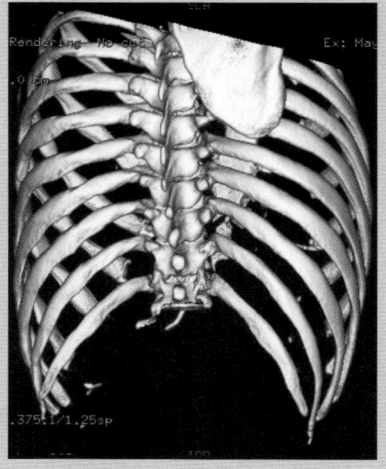

図3　背側からみた体幹右回旋時3D-CT（冠状断）

を促す，もしくは非回旋側浮遊肋の後方回旋を促すのである．体幹右回旋時の胸郭を尾側からみた CT 水平断，冠状断画像を示す（図2, 3）．前述のとおり回旋側の右肋骨は後方回旋し，非回旋側の左肋骨は前方回旋している．しかし，浮遊肋の動きをみてみると前額面上は右浮遊肋の内転方向への傾斜が強くなり左右差が生じているが，水平面上は左右差が生じていない．第12胸椎棘突起の二等分線に対する水平面上の浮遊肋の角度は，ほぼ左右差がない．つまり，第12胸椎に対する浮遊肋の水平面上の動きは，ほぼないといえる．これは浮遊肋の肋骨頭関節が，椎間板側面で2椎体にまたがらず一椎体側面にあり，浮遊肋が回旋時の椎体間関節の動きの影響を受けないためであると考えられる．したがって，体幹回旋時の浮遊肋の重要な点は，胸椎に対する動きではなく，第10肋骨が浮遊肋に対していかに動けるか，ではないかと考える．胸椎に対して水平面上の動きが浮遊肋にないことで，体幹回旋時に胸郭と骨盤との間に生じるねじれを緩和させる役割を果たしていると筆者は推測している．そこで，浮遊肋周辺の軟部組織の柔軟性が乏しく，浮遊肋に対する第10肋骨の可動性が低下している場合，そのねじれを緩和できず，体幹回旋可動域の低下や疼痛につながる可能性があるのではないだろうか．

浮遊肋の操作から体幹回旋を改善させる治療

　浮遊肋の肋間の軟部組織の柔軟性を改善させることで，浮遊肋に対する第10肋骨の動きを改善し，体幹回旋を増加させることが可能である．図4はバッティングのフォロースルーで右の腰に痛みを訴える高校球児である．立位でも座位でも体幹左回旋で右腰部に再現痛が得られ，体幹右回旋と比較して可動

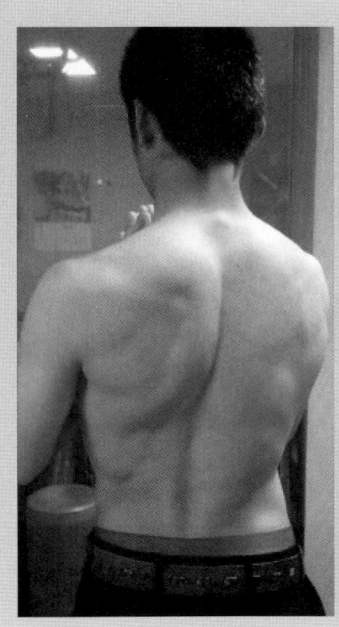

a. 介入前　　　b. 徒手的治療後　　　c. セルフエクササイズ後

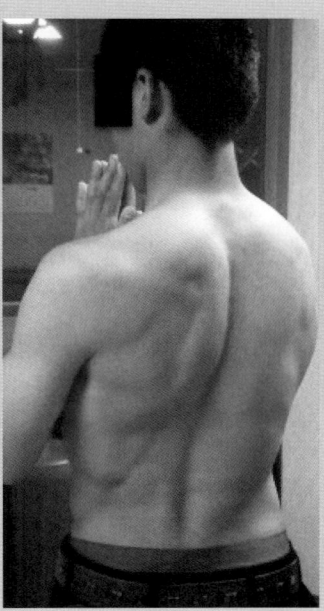

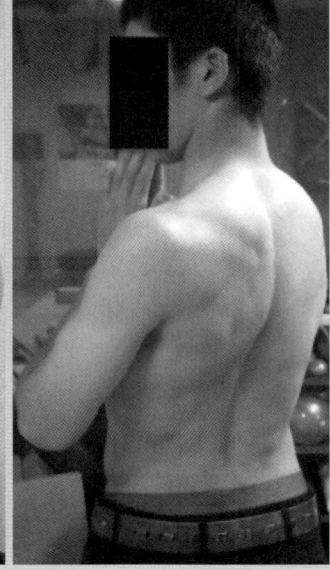

図4　症例の体幹右回旋

性は低下していた（図 4a）。右浮遊肋と右第10肋骨との間の動きは乏しく，右肋間は狭い状態であった。徒手的な治療法とセルフエクササイズによる治療法を以下に示す。

方法 1—徒手的治療法

左回旋を促すために右浮遊肋に対して第10肋骨の前方回旋を促す。セラピストの右の母指を第10肋骨もしくは第11肋骨に，その下の肋間に対側の第1〜4指の指尖を置く。そこで浮遊肋周辺の軟部組織をリリースし，浮遊肋に対しての第10肋骨の前方回旋を促す。その結果，疼痛は消失して可動性の改善が得られた（図 4b）。

方法 2—セルフエクササイズ

母指を浮遊肋の肋間に当て，少し圧を加えて浮遊肋の動きを押さえながら，軽度の左右体幹回旋を10〜20回行う（図 5）。エクササイズ後，浮遊肋周辺が軽くなったような感覚が得られているとよい。この患者ではさらに体幹左回旋量が増加した（図 4c）。

これらの方法では即時的に体幹回旋量は増加するが，強制呼気を何回か強く繰り返すと再び体幹回旋量は即座に戻る。これは強制呼気をすることで，浮遊肋に付着する呼気筋である下後鋸筋の緊張が高まり，浮遊肋周辺の可動性が低下するためと考える。

文 献

1) 織田　格，他：胸椎安定性に関する生体力学的実験−後方要素ならびに肋椎関節損傷の影響．日本臨床バイオメカニクス学会誌　16：261-265, 1995
2) Diane Lee：The Thorax：An Integrated Approach. Orthopedic Physical Therapy. Virginia, 2003, pp51-53

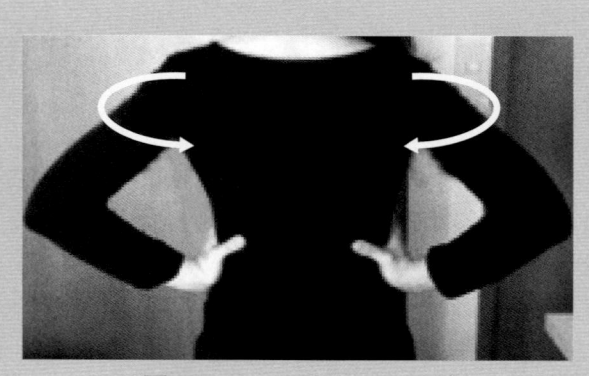

図 5　セルフエクササイズ

29 骨盤前傾非対称性を対称化する

田島健伸／永研会クリニック リハビリテーション科

◆治療のポイント

1. 仙骨と寛骨のアライメント修正
2. 骨盤前傾の左右対称化
3. 姿勢調節

骨盤前傾の非対称性の原因

骨盤前傾の非対称性は腰痛患者に限らず，あらゆる疾患で散見される。骨盤前傾の非対称性がある場合，仙腸関節のアライメントも不良になっていることが多い。そのため，腰痛や仙腸関節周辺の疼痛をはじめとして，殿部，下肢に至るまであらゆる症状が出現する。

骨盤前傾の非対称性の原因は，一側の大腿直筋，腸腰筋，脊柱起立筋などの短縮，日常生活の習慣からくるアライメント不良やスポーツ時の偏った動作から学習されるものなど，症例によってさまざまである。また，原因が必ずしも一つの要因とは限らないため，例えば大腿直筋の短縮があり，ストレッチなどのリラクセーションを実施しても骨盤のアライメントが整わないこともある。本稿では，このあらゆる原因から起こる骨盤前傾非対称性に対しての治療方法を紹介する。

評価方法

立位（前額面）での評価方法

図1のように前額面より両側の母指にて上前腸骨棘を触診し，左右対称となっているかどうかを確認する。この時，腸骨稜も触診し，どちらかの骨盤に挙上がみられるかどうかを確認しておく。また，下肢の伸展制限や脚長差など，上前腸骨棘の左右差が生じる他の要因についても評価しておく。この評価では，どちらかの骨盤の挙上や下肢など，他の要素に問題がないと判断したうえで，上前腸骨棘の上下のズレがあるかどうかを評価する。

立位（矢状面）での評価方法

次に矢状面にて左右の骨盤前傾・後傾のアライメントを評価する。図2のように矢状面より上前腸骨棘と上後腸骨棘を触診する。骨盤前傾・後傾の評価は，上前腸骨棘と上後腸骨棘の高低差で判断し，2～2.5横指分上後腸骨棘が高いものを標準としている[1]。この方

法に沿って，どちらの寛骨が前傾あるいは後傾しているかどうかを確認する。

腹臥位での評価方法

図3，4のように腹臥位にて両側の上後腸骨棘を触診する。次に両母指にて仙骨外側縁下部を触診し，セラピストの指で四角形をつくり，左右対称となっているかどうかを評価する。図3では右の寛骨が前傾している状態を示している。どちらかの寛骨が前傾していると図3のように左右非対称となり，上後腸骨棘が第2仙椎より上方に位置する。また，上後腸骨棘の位置が非対称となっている場合は，両母指で触診している仙骨の位置も非対称となっている。セラピストの指でつくった四角形にて仙骨の位置のズレを把握する。

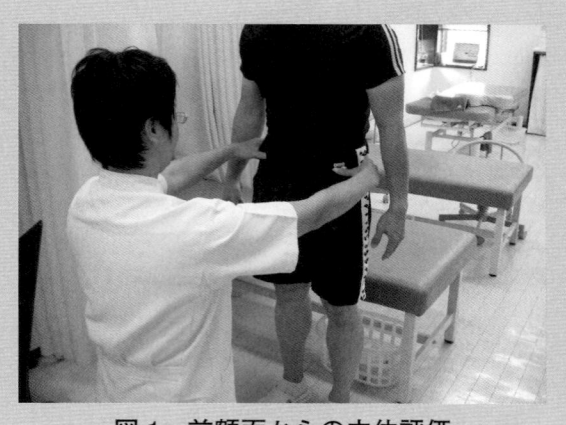

図1　前額面からの立位評価
両側の上前腸骨棘を触診し，左右対称となっているかを確認する。上前腸骨棘の上下のズレがあるかどうかを評価する

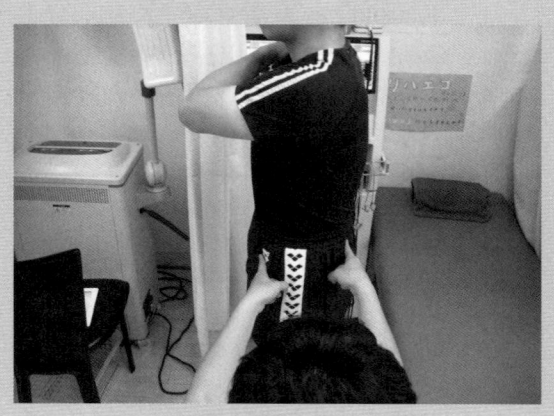

図2　矢状面からの立位評価
上前腸骨棘と上後腸骨棘を触診し，骨盤の前傾・後傾を評価する

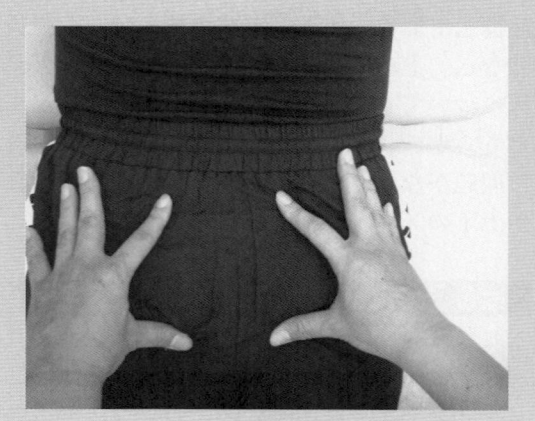

図3　腹臥位での評価
両側の上後腸骨棘および仙骨外側縁下部を触診し，左右対称かどうかを評価する。図では右の上後腸骨棘が第2仙椎より上方に位置しているため，右の寛骨が前傾している状態を示している

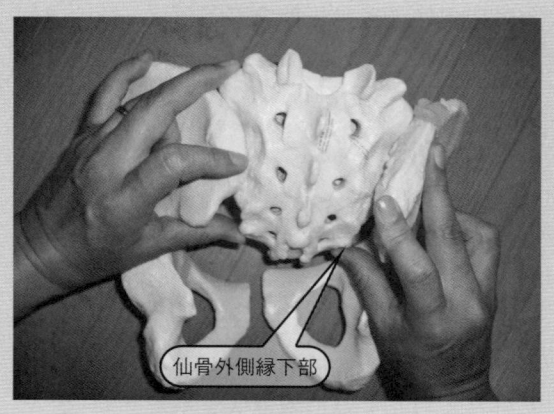

図4　腹臥位での評価（骨バージョン）
骨模型にて仙骨外側縁下部の触診位置を示す

治療方法

　腹臥位で仙骨の位置関係を把握したら，図5のように触診する．図5は右寛骨が前傾している場合の治療方法である．セラピストはベッドの左側に立ち，左側の手掌面は左側仙骨外側縁下部に置く．右側の手は母指以外の4指で上前腸骨棘を包み，母指は腰部背面に置く．その状態で図6，7のようにセラピストの右手で上前腸骨棘を後傾方向（図6，7の白色の矢印方向），左手で仙骨を起き上がり方向（図6，7の灰色の矢印方向）に，同時に軽い力で動かす．

治療後の評価

　治療後，腹臥位のままで両側の上後腸骨棘ならびに仙骨外側縁下部を触診し，指で四角形をつくり，仙骨の位置関係を評価する．特に上後腸骨棘が左右対称になっているかどうかを確認する．左右対称となっており，両側の上後腸骨棘を結んだ線に第2仙椎が位置していれば，骨盤は中間位に修正されていることが多い．もし，上後腸骨棘が第2仙椎よりも上方に位置している場合は，左右対称が改善されても骨盤の前傾は改善されていない場合が多い．また，上後腸骨棘が左右対称になっていない場合は，もう一度治療手技を行う．数回行えば，位置関係の修正は可能である．腹臥位にて上後腸骨棘の左右対称が確認

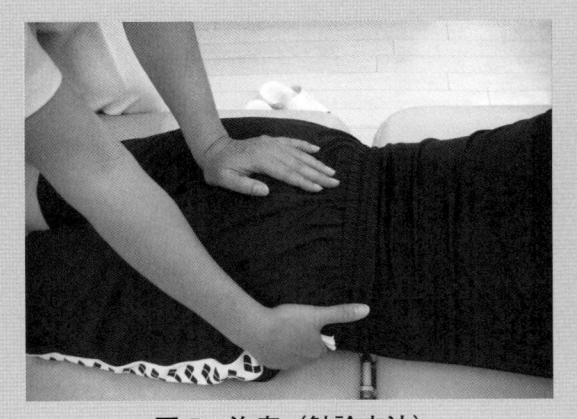

図5　治療（触診方法）
右寛骨が前傾している場合の触診方法を示す．左側の手掌面は左側仙骨外側縁下部，右側の手で上前腸骨棘を図のように触診する

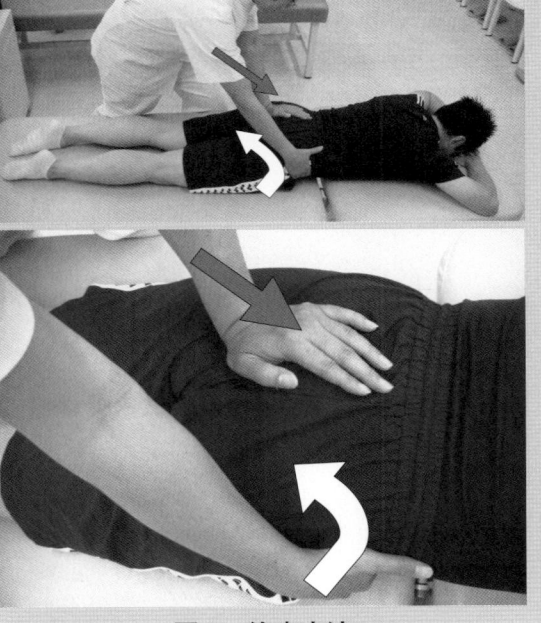

図6　治療方法
矢印の方向へ右手は後傾方向，左手は仙骨を起き上がり方向に，同時に軽い力で動かす

できたら，立位での骨盤の位置関係を前額面と矢状面で評価し，改善されているかどうかを評価する．腹臥位にて左右対称となっていれば，抗重力位である立位でも改善されていることが多い．

効　果

骨盤前傾のアライメントが左右非対称となっていた症例の骨盤が左右対称となる．このアライメントの変化により二次的に次のような効果が現れる場合がある．

①下位腰部全体あるいは片側の疼痛軽減・消失．
②両側殿部あるいは片側殿部の疼痛軽減・消失．
③仙腸関節痛の疼痛軽減・消失．
④片側下肢の脱力感の軽減・消失．
⑤片側下肢のしびれの軽減．
⑥四肢・体幹のアライメントの変化．

文　献
1) 山口光圀, 他：結果の出せる整形外科理学療法. メジカルビュー社, 2009, pp126-127

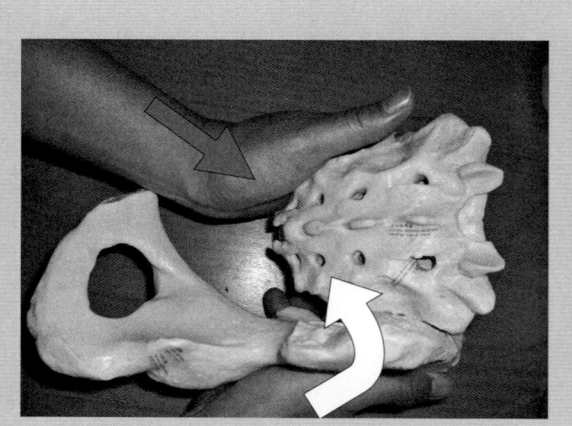

図7　治療方法（骨バージョン）
骨模型にて触診方法および動かす方向を示す

30 骨盤前傾誘導アプローチ

東谷年記／呉整形外科クリニック リハ・トレーニング部門

◆**治療のポイント**

1. 骨盤について
2. 骨盤の動きについて
3. 骨盤前傾誘導方法について

骨盤について

骨盤は，仙骨と左右寛骨（腸骨，坐骨，恥骨）からなり，それぞれ左右の仙腸関節，恥骨結合で連結している。また，骨盤は脊柱・左右股関節とつながっており，上肢・体幹・下肢の力の伝達を行うための中継地点になる（図1）。力の伝達は完全なリングを形づくることから，骨盤輪とも呼ばれる。骨盤は身体重心が位置する部位でもあり，骨盤アライメ

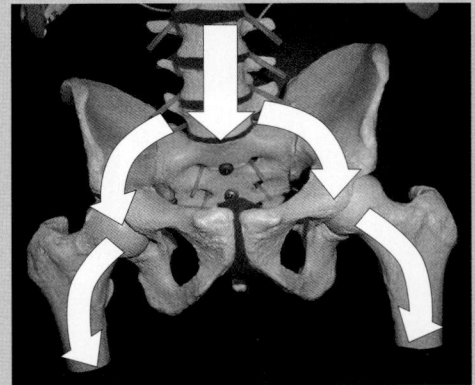

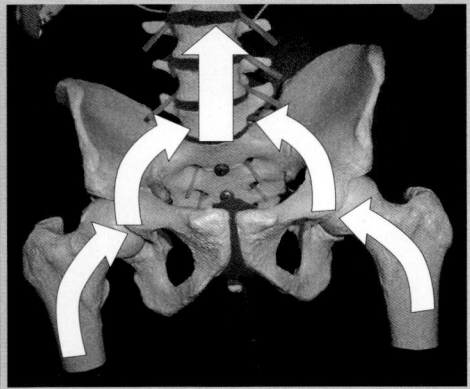

図1　骨盤の力の伝達

ントは上肢・下肢アライメントや力学的伝達力への影響も大きい。また，骨盤は水平面・前額面・矢状面において回転運動・並進運動が可能であり，動作分析の重要なポイントとなる。

骨盤の相対的位置，傾斜コントロールは身体全体に大きな影響を及ぼす。しかし，そのコントロールは難しい。自分自身で骨盤傾斜のコントロールが可能になり，アライメントへの意識が高まることは，姿勢改善につながると考えられる。また，スポーツ選手にとっては骨盤アライメントの異常が障害発生の大きな要因であるとされており，そのアライメントコントロールは障害予防，パフォーマンス向上にもつながると考えられる。

骨盤の動き

矢状面においては，腰椎前弯，股関節屈曲は骨盤を前傾にし，腰椎後弯，股関節伸展は骨盤を後傾にする。骨盤の動きは，腰椎部と股関節の可動性に依存し，股関節の屈曲可動域制限がある状態で骨盤前傾を強制的に行おうとすると腰椎前弯は過剰に起こる。また，股関節屈曲制限がある状態で股関節屈曲を強制的に行おうとすると腰椎後弯が過剰に起こる。逆に股関節伸展制限がある状態で骨盤後傾を強制すると腰椎後弯が過剰に生じ，股関節伸展を強制すると腰椎前弯が過剰に起こる。

骨盤前傾には，外閉鎖筋・梨状筋が重要な役割を果たす。また，閉鎖運動連鎖においては腸腰筋・大腿直筋・縫工筋・薄筋なども骨盤前傾作用を有する。逆に骨盤後傾には，腹直筋・内腹斜筋・外腹斜筋や大殿筋・ハムストリングスなどが作用を有する。骨盤の動きは体幹・股関節の影響が大きい。以下に骨盤前傾誘導方法について述べる。

方法1（図2）

端座位にて両足底を床に接地させた状態で，踵を床に垂直方向に強く押しつける。床

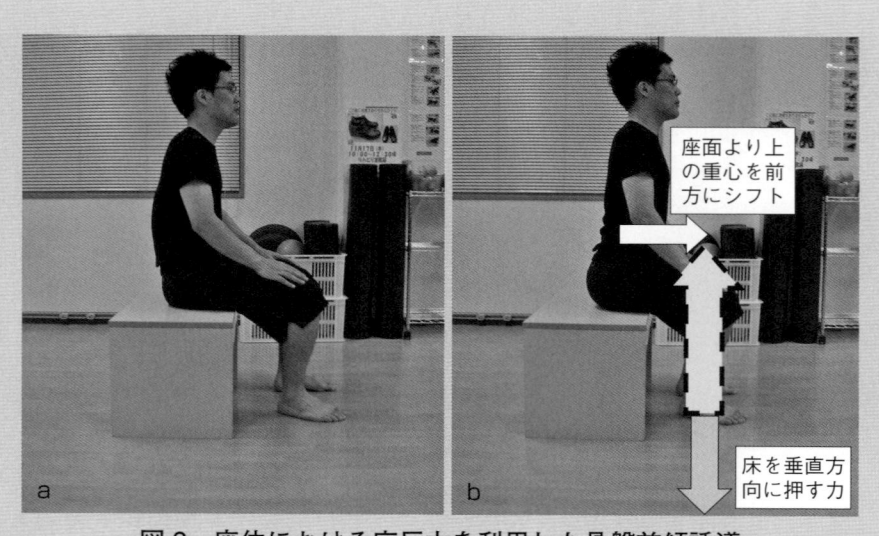

図2　座位における床反力を利用した骨盤前傾誘導
足底を接地させた端座位（a）から足底にて床を垂直に押すことで，また座面より上の重心を前方にシフトさせることで骨盤前傾を誘導する（b）

を垂直に押すことで骨盤前傾が誘導できる。

方法2（図3）

端座位にて座面を傾斜させることで座面より上の質量中心位置を前方へ移動しやすくすることが可能となり，骨盤前傾を誘導することができる。

方法3（図4）

端座位にて膝関節を深く屈曲することによ

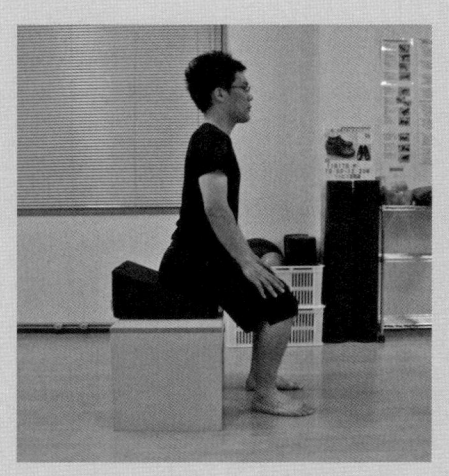

図3　座面傾斜による骨盤前傾誘導
座面を前下方へ傾斜させ，座面より上の重心を前方へ移動しやすくすることで骨盤前傾を誘導する

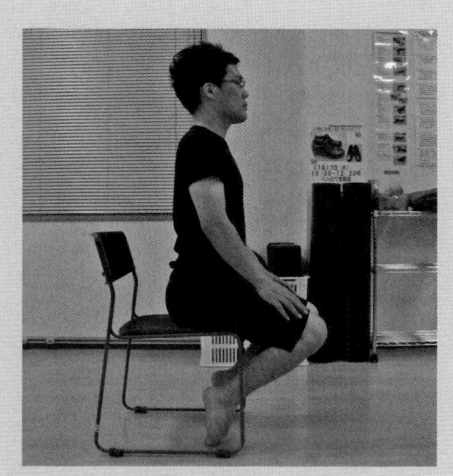

図4　座位にて膝深屈曲位での骨盤前傾誘導
膝関節を深屈曲位にすることでハムストリングスの短縮位，大腿直筋の伸張位となり骨盤前傾を誘導する

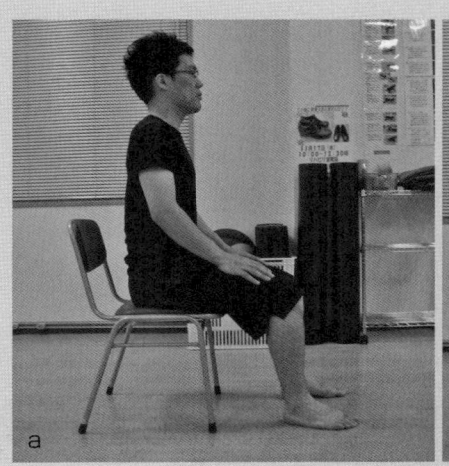

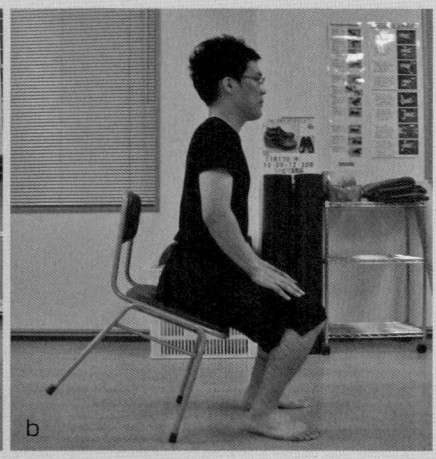

図5　座面傾斜による骨盤前傾誘導
足底を接地させた端座位（a）から四脚椅子の後脚を持ち上げる（b）ことで座面より上の重心を前方へ移動することが可能となり，骨盤前傾を誘導できる

りハムストリングスの短縮位，大腿直筋の伸張位を生じさせ，それにより骨盤前傾が誘導できる．

方法4（図5）

椅子での端座位から椅子の後脚を持ち上げるようにすることで，座面より上の重心を前方へ移動することが可能となり骨盤前傾が誘導できる．

方法5（図6）

端座位にて坐骨結節直下に棒を入れることで，座面より上の重心を後方から前方に移動させることが意識しやすくなり，それにより骨盤前傾が誘導できる．

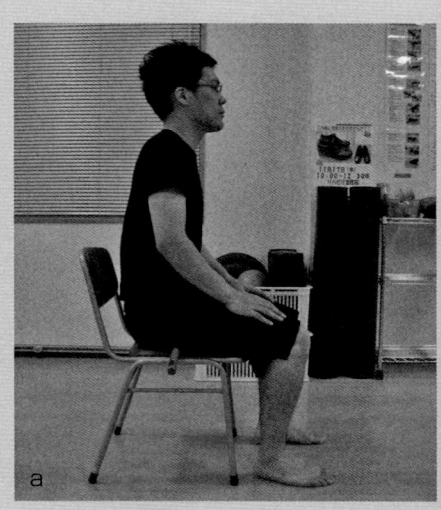

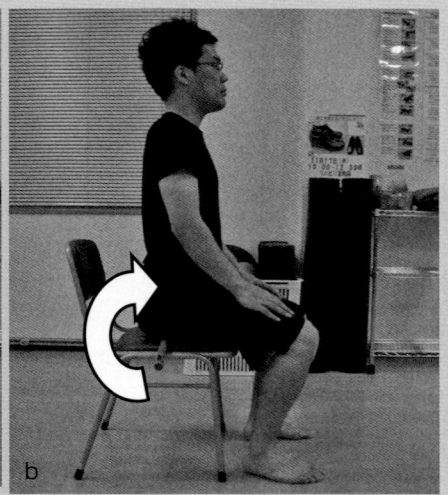

図6　坐骨結節前後への重心移動の意識化による骨盤前傾誘導
坐骨結節直下に棒を入れることで座面より上の重心を後方（a）から前方（b）へ移動させることが意識しやすくなり，骨盤前傾が誘導できる

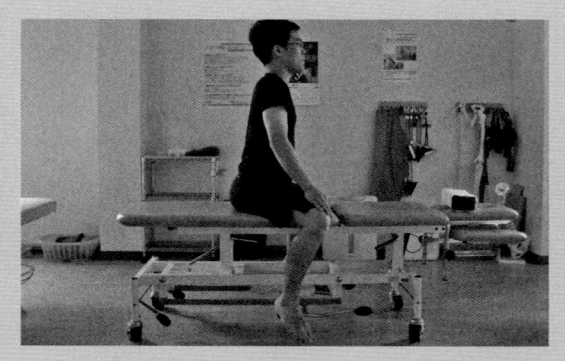

図7　閉鎖運動連鎖における骨盤前傾誘導
ベッド上にて股関節開脚位をとり足尖を床方向に伸ばすことで，その鉛直上に座面より上の重心を移動させることが可能となり，骨盤前傾を誘導できる

方法6（図7）

ベッド上にて股関節開脚位をとり足尖を床方向に伸ばすことで，その鉛直上に座面より上の重心を移動することが可能となり，骨盤前傾が誘導できる。

文　献

1) 福井　勉：スポーツ動作と理学療法．福井　勉，他（編）：理学療法 MOOK9 スポーツ傷害の理学療法 第2版．三輪書店，2009, pp19-26

31 過剰な腰椎前弯に対するアプローチ

唐澤幹男／いちはら病院 リハビリテーション部

◆治療のポイント

1. 腹部前面の筋収縮と背部筋のリラクセーション
2. 腸腰筋の遠心性収縮
3. 股関節伸展トレーニング

腰椎前弯の原因

過剰な腰椎前弯とは、腰椎が過度に前弯し、骨盤前傾、股関節屈曲をしていることを指す（図1）。その原因は以下のように考えられる。腹部筋（腹横筋，腹直筋，外腹斜筋，内腹斜筋）低緊張と脊柱起立筋過緊張から、腰椎は前弯へアライメントが変化する。また、腸腰筋・大腿直筋などの股関節屈曲筋短縮・遠心性収縮低下，大殿筋・ハムストリン

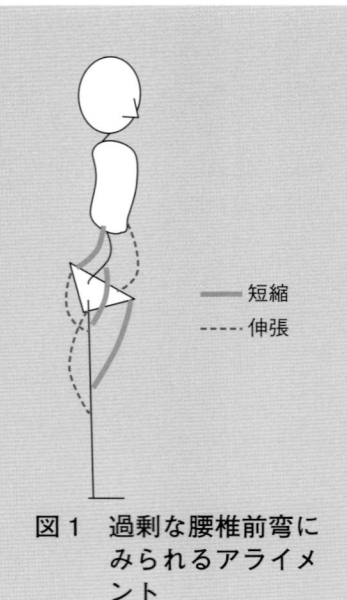

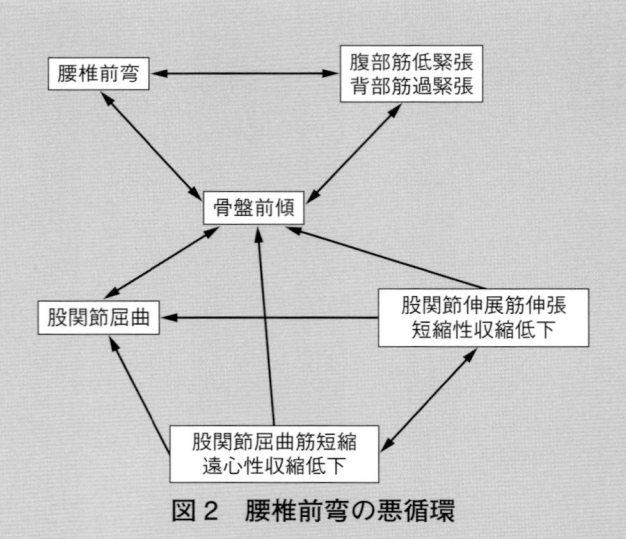

図1 過剰な腰椎前弯にみられるアライメント

図2 腰椎前弯の悪循環

グスなどの股関節伸展筋伸張・短縮性収縮能力低下は，股関節屈曲と骨盤前傾になりやすくする（図2）。前述のアライメントを呈する症例は疾患を問わず多く経験する。そこで骨盤前傾，股関節屈曲，腰椎前弯に対するアプローチを考察した。

を評価し，抗重力位の影響も考慮する。

腰椎前弯の治療

腹部前面筋の収縮が得られず腰椎前弯が維持され，股関節伸展可動域が制限されると，より腰椎は後弯をしなくなる。腸腰筋は，遠心的な股関節伸展制動と伸展位からの屈曲の際に活発に機能する。したがって，腰椎前弯の治療には腹部前面筋による腰椎後弯（過前弯ではない状態）を維持したまま，腸腰筋による股関節伸展方向の遠心性収縮や，脊柱起立筋の収縮を伴わない股関節伸展筋の収縮が求められる。治療方法は骨盤後傾を誘導した図5のようになる。また，このトレーニングは患者個人で行うには難しいが，自主トレー

腰椎前弯の評価

図3のように背臥位にて腰部へ背部から手を入れ，腰椎前弯の評価を行う。股関節の肢位によっては骨盤の代償動作が入ってしまうため，股関節屈曲・伸展運動での違いも評価する（図4）。股関節伸展運動で腰椎前弯が増強することは股関節屈曲筋の短縮が原因であると考えられる。また，立位でも腰椎と骨盤

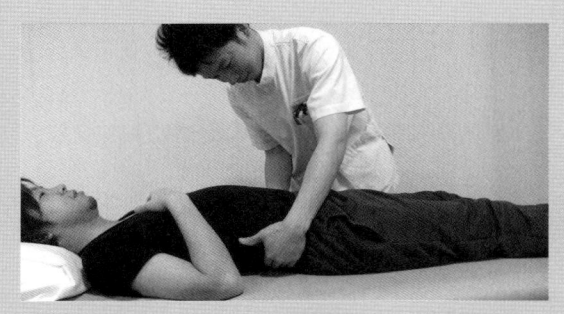

図3 腰椎前弯の評価（股関節伸展位）

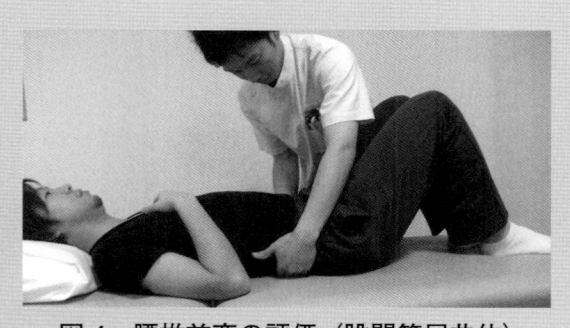

図4 腰椎前弯の評価（股関節屈曲位）

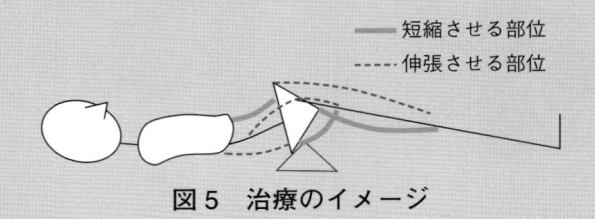

図5 治療のイメージ
― 短縮させる部位
---- 伸張させる部位

図6 腹部前面筋トレーニングと腰背部のリラクセーション

ニングでも行いやすいように以下に治療法を示す。

方法1

図6は他動的な脊柱起立筋のストレッチと腹部前面筋，特に腹横筋収縮練習である。ハーフストレッチポールを使用し，骨盤後傾を保つことで内腹斜筋と腹横筋の収縮を得る。腹部前面筋が収縮すると，相反神経抑制により脊柱起立筋などの腰背部の緊張が低下しやすくなる。また，呼吸を用いて腰背部のリラクセーションと腹部前面筋の収縮を促す。

方法2

図7は股関節屈曲筋の遠心性収縮である。腹部前面筋の収縮が得られるようになったら，その状態を保ったまま股関節をゆっくり伸展していく。最初は過剰な努力とならないようにセラピストが補助をする。腰背部の緊張が高くならないことを確認して徐々に股関節伸展を大きくしていく。本人にも腹部と背部筋を触ってもらい収縮を確認してもらう。

方法3

図8は腹臥位でのアプローチである。上前腸骨棘に枕などを置き，自重を用いて骨盤後傾方向への誘導と腰背部筋のストレッチを行う。次に腰背部の緊張を抜いた状態をつくり，股関節の伸展を行う（図9）。腰背部の筋緊張を確認しながら行うと股関節伸展筋の収縮がより得られる。また，膝関節屈曲を加えることで大殿筋などの単関節筋収縮が促せる。

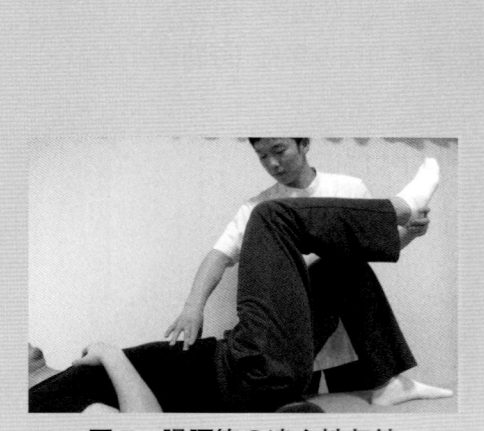

図7　腸腰筋の遠心性収縮

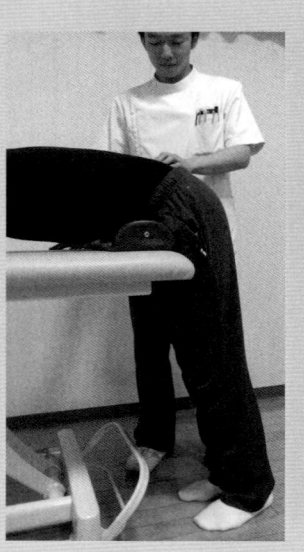

図8　腹臥位での腰背部のリラクセーション

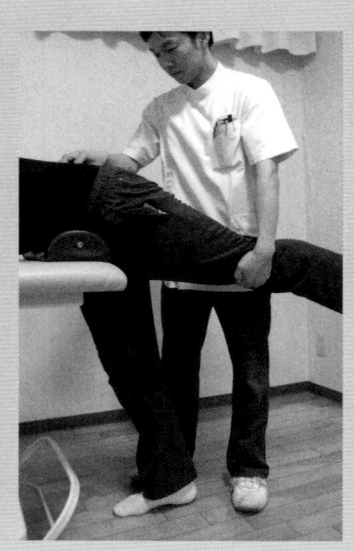

図9　股関節伸展トレーニング

32 身体の軸形成を意識した治療アプローチ

中村浩明／東京北社会保険病院 リハビリテーション科

◆治療のポイント

1. 骨軸で立つアライメントの重要性
2. 運動連鎖
3. 圧感覚刺激の入力

骨軸の大切さ

　理学療法の対象となる筋骨格系障害は非常に多い。特に，関節のアライメント異常，不良姿勢から筋の過大活動または過小活動に陥り身体パフォーマンスに影響を及ぼしている。理学療法施行上，診断名・病態の理解だけではなく，姿勢・動作・アライメント評価から局所のメカニカルストレスを明確化することは非常に重要である[1]。立位姿勢における理想的アライメントは重心線にほぼ一致し，直立姿勢を保持するのに要する筋活動やエネルギー消費は最小であるとされている（図1，2）[2]。また，「安定」とは方向が，力の釣り合いがとれている平衡状態のことであり，立位姿勢では身体は足関節を支点として逆振子のような運動をしているともされている（図3）[2]。これらをもとに，足関節を中心とした足部から下肢・骨盤である locomotor unit（中足指節間関節，距骨下関節，距腿関節，膝関節，股関節，仙腸関節，下肢，骨盤）および骨盤・体幹・頸部・頭部の passenger unit（骨盤，体幹，頸部，頭部，上肢）へ治療アプローチを行い，足部 rocker（揺りてこ）機構から姿勢コントロールを行って症状が改善されることを経験する[3]。

骨軸の評価

下　肢

　下肢が骨軸上にある場合，セラピストはアライメントに注意しながら，足底から上方へと下肢の長軸方向への圧をかける。セラピストは，足底からの力の方向と抵抗の大きさを変えながら患者の最も力が入りやすい位置を探る。下肢が骨軸上から逸脱している場合は，関節の求心位が保てず，大腿直筋，ハムストリングス，大腿筋膜張筋などの二関節筋群に筋収縮がみられる傾向がある。

体　幹

　端座位で両肩から坐骨結節へ軸圧をかけた際，直立したアライメントを保持できる場合は腹圧も高まっており，姿勢を保つことができる。

骨軸の形成アプローチ

方法 1

足底より足関節，脛骨，大腿骨，股関節，腸腰筋，腹部，脊柱を通って頭蓋骨を通る下肢軸から力が伝達することをイメージし，軸圧をかけながら，各関節周囲の単関節筋群の収縮を促す。同時に，運動連鎖・関節間連鎖が生じ，関節の求心位，ニュートラルポジション形成も促すことができる（図4）。セラピストは，足底より長軸方向への力の向きと抵抗の大きさを変えながら，二関節筋群の収縮が入らないよう，患者が楽に押し返せ，力が最も入る位置を探る。

方法 2

方法1で学習した足底からの圧刺激を，テーピングを用いて足底からの圧感覚刺激を入力し運動学習をさせる。テーピングを足関節に対し横方向に貼ることで，長腓骨筋・後脛骨筋の張力から縦アーチを形成し足関節の活性化を図れると考えられる（図5〜6）。

方法 3

坐骨結節部より上方へ長軸方向への圧感覚刺激をかける。端座位で両肩から坐骨結節に向かって下方への圧をかけた際に崩れてしまう場合は，坐骨から上方への軸圧をかけると腹圧が自然と高まる感じを体得しやすく有効である（図7）。

方法 4

急性期片麻痺患者の治療の際にも身体の軸形成を考慮した治療アプローチを進めていくことが可能である。座位姿勢が崩れてしまう場合には，方法3が有効である。立位，歩行

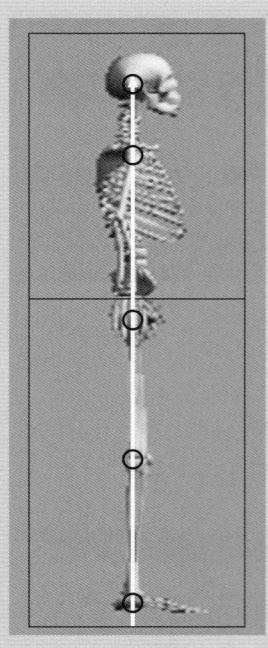

図1　身体軸を考慮した立位　矢状面

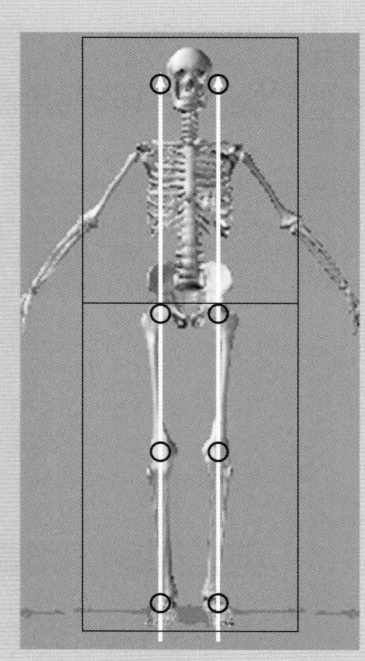

図2　身体軸を考慮した立位　前額面

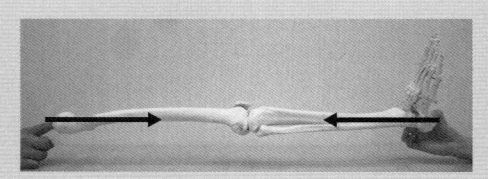

図3　力の方向と，大きさが釣り合った平衡状態

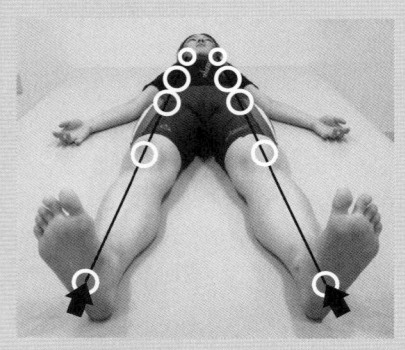

図4　足底から軸圧をかけながら運動連鎖を促し，筋の収縮を図る

練習時も locomotor unit-passenger unit を考え，装具を積極的に用いる．一方，上半身が崩れてしまう場合は，坐骨結節から上方への圧感覚刺激を入れることも身体の軸形成を考慮したアプローチでは有効である（図8）．

文　献
1) 中村浩明，他：姿勢から捉える理学療法の展開．国立病院総合医学会誌　60：593，2006
2) 中村隆一，他：基礎運動学　第6版．医歯薬出版，2003，pp335-336
3) 中村浩明，他：顎関節症患者を姿勢コントロールからアプローチした一症例―足部のRocker機構に注目して．理学療法学　34（suppl-2.2）：499，2007

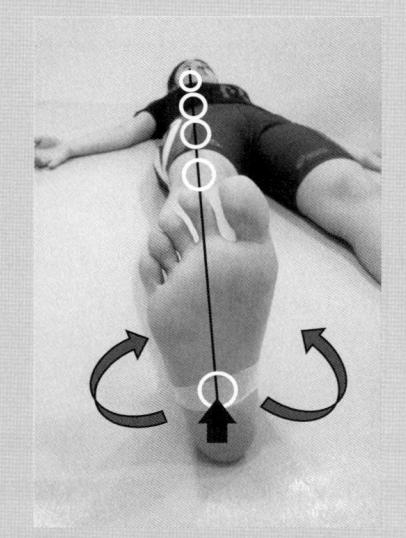

図5　足底から下肢軸に向かって軸圧をかけるようにテーピングを施行

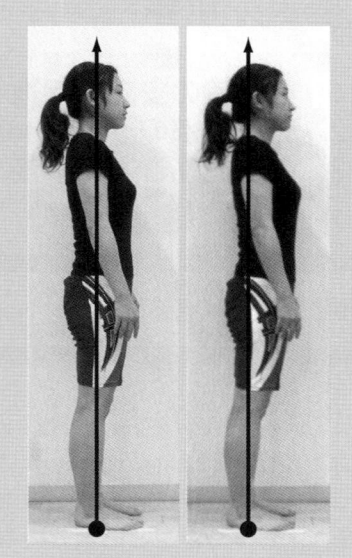

a. 施行前　　b. 施行後
図6　テーピングの施行

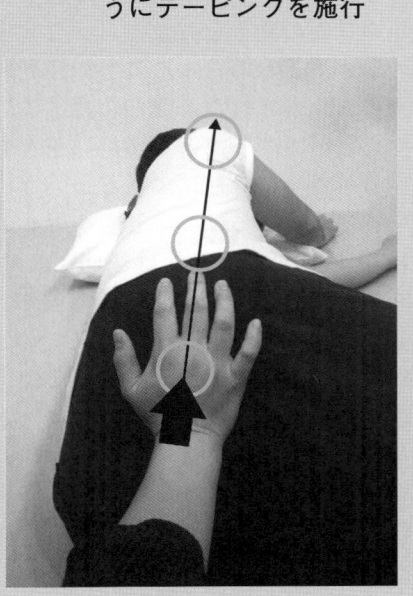

図7　坐骨結節部より上方へ長軸方向への軸圧をかける

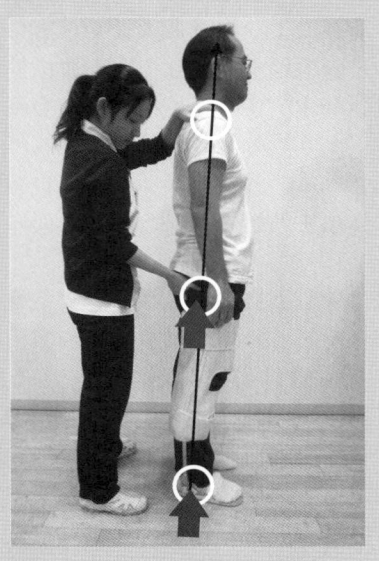

図8　片麻痺患者への応用

33

産後の仙腸関節痛を軽減する

田舎中真由美／フィジオセンター

◆治療のポイント
1. 骨盤輪の安定性促進
2. 骨盤底部の awareness
3. 骨盤底筋群・腹横筋エクササイズ

産後の仙腸関節痛の原因

　産後に生じる腰痛の中で，骨盤輪不安定症に起因した仙腸関節痛に悩むケースは多く見受けられる。これは妊娠時の骨盤の弛緩および分娩時の骨盤の動きが関係している。分娩を容易に行うために妊娠初期より分泌が増加するリラキシンの影響を受け，恥骨結合や仙腸関節部の靱帯結合組織は緩む[1]。妊娠中は胎児の成長により腹部は大きく前方に突出するため，骨盤輪を支持している腹横筋は大きく伸展される。また妊娠後期には会陰部は全体的に下がり，分娩時には骨盤底筋群も過剰に伸展される。分娩後は緩んだ結合組織は速やかに修復を開始し，3～5カ月の間には元に戻る[2]。

　産後は骨盤輪自体が弛緩し，骨盤輪の保持や姿勢保持筋としての働きをもつ腹横筋と骨盤底筋群も過伸展された状態にある。したがって，床からの立ち上がりやしゃがみ動作の際，骨盤を適切に保持できず，恥骨結合や仙腸関節にストレスがかかり疼痛が生じやすくなる。さらに骨盤輪および骨盤輪を支持する筋群の回復を待たず，誤った身体の使い方により腹圧上昇課題を繰り返すことで，骨盤帯疼痛の増悪や尿失禁・性器脱といった排泄トラブルにもつながる。

仙腸関節痛の評価およびコア機能の評価

　姿勢や骨盤のアライメント，疼痛を生じる動作時の骨盤の動きを確認する。日常生活で頻度の多い子どもの抱っこ姿勢や授乳姿勢を評価すると，得られた評価と合致するアライメントをとっていることが多い。子どもを一側に抱き，さらに骨盤にのせるという抱っこ姿勢をとるケースでは，子どもをのせている骨盤は挙上し，また寛骨は後傾しているため，同側の仙腸関節に疼痛をきたしていることが多い（図1）。産後2カ月以内では，動作時に疼痛のある仙腸関節部に大きな軋音が確認できることもある。さらに骨盤に付着し，アライメントの非対称性を生み出している脊柱起立筋や大腿直筋，梨状筋などの筋群の評価を行うとともに，骨盤底筋群や腹横筋の機能評価を実施する。図2は骨盤底筋群の機能

評価を示している。側臥位にて両坐骨結節を結ぶラインより会陰腱中心が2 cm程度頭側にあれば，静止時の筋緊張は問題ない。さらに随意収縮の際に会陰腱中心が頭側に動くのを確認できれば正常である。

超音波画像診断装置を用いて恥骨結合部にプローブを当てることで，骨盤輪不安定症の評価が実施できる[3]。図3は下肢伸展挙上テスト（active straight-leg-raise test）時の恥骨結合の偏位を示している[4]。図3aは左下肢挙上時の恥骨結合，図3bは右下肢挙上時の恥骨結合である。仙腸関節痛を生じている右下肢の挙上の際，恥骨結合が後退しつつ大きく開いているのが認められる。腹横筋に収縮を入れるか，あるいは両側腸骨より骨盤輪を圧迫することで寛骨の後退および仙腸関節痛は消失する。

仙腸関節痛の治療

重力を利用し骨盤輪を整えたうえでコアマッスルである骨盤底筋群，腹横筋の強化を図る。より効果的にコアエクササイズを実施するために，骨盤底部や腹部の皮膚，骨を介してawarenessを高めることが重要である。以下に具体的な治療法を示す。

方法1―骨盤輪の安定性促進

骨盤輪の形状を適切に保持し，骨盤部をス

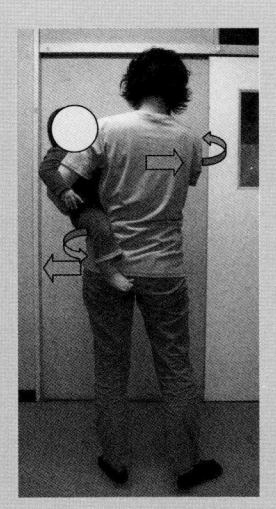

図1　抱っこ姿勢

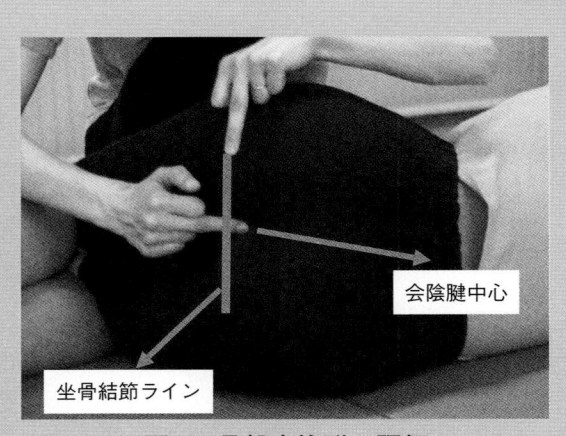

図2　骨盤底筋群の評価

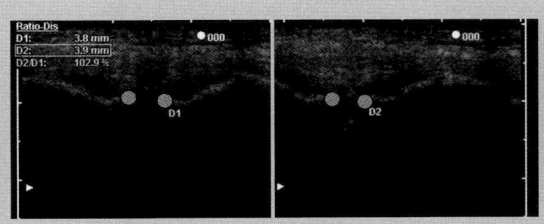

a．安静臥位時（右），左下肢挙上時（左）　　b．安静臥位時（右），右下肢挙上時（左）

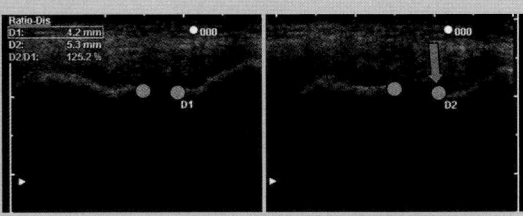

図3　超音波画像診断装置を用いた恥骨結合の動揺性評価（産後1年，右仙腸関節痛症例）

リングする。この際，殿部を挙上させ，重力を利用し骨盤部にかかる負荷が頭側に向かうようにする。さらに腹式呼吸を通じ，呼気で骨盤底筋群の随意収縮を促し頭側に引き上げるように指導する。物理的に骨盤輪を引き締めるだけでなく，同時にコアマッスルを活性化させることで骨盤輪の形状回復をより促進させることができる。スリングする際，懸垂位置により骨盤位が後傾位になってしまうと，疼痛を引き起こすこともあるので注意する（図4）。

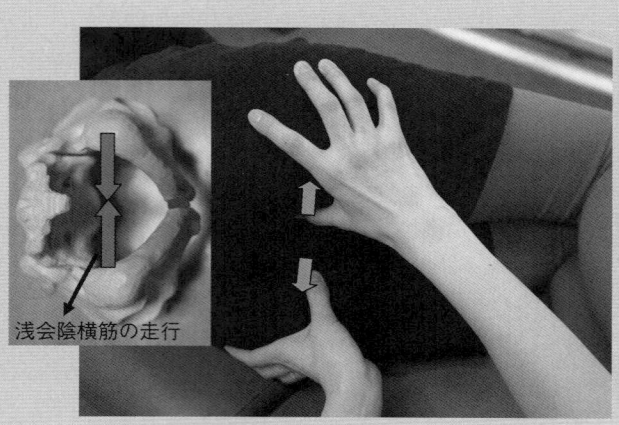

方法2─骨盤底筋群の収縮促通

骨盤底筋群の浅層にある浅会陰横筋は会陰腱中心に向かって両坐骨結節から筋線維を送っている。この筋により会陰腱中心は適切な位置に支持されている。したがって，坐骨結節の内側部から外側部に向かって軽く抵抗をかけて随意収縮を促す（図5）。

方法3─坐骨結節をはじめ骨盤底部のawarenessを高める

骨盤底筋群の随意収縮が困難である場合，坐骨結節をはじめ骨盤底部をより意識させることが重要である。座位にて両坐骨結節間に適度な硬さのボールを置く。重心移動を行い坐骨結節内側部にボールを当て，骨盤底部に刺激を入れる（図6）。

方法4─腹横筋の収縮促通

産後は腹部の伸張により腹部の筋緊張は低下する。腹部に妊娠線（図7）を生じてしまうと，腹横筋の収縮がより困難となる。コア

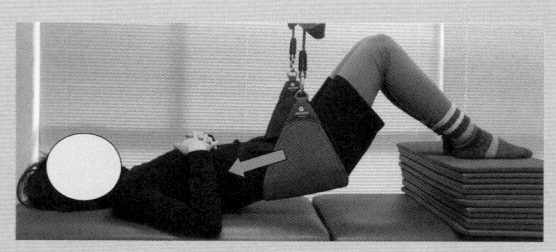

図4 骨盤懸垂による形状回復の促進

図5 骨盤底筋群の収縮促通

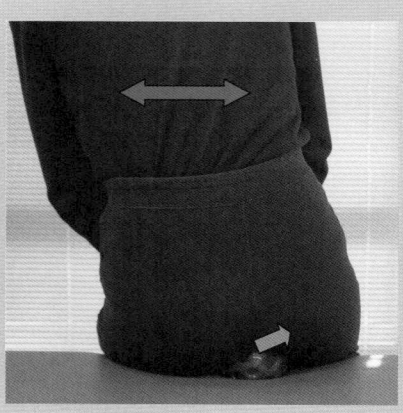

図6 骨盤底部のawareness促通

エクササイズ時に腹横筋の走行に沿って皮膚を軽く圧迫し，伸びてしまった腹部の皮膚に緊張を与えることで腹横筋の収縮が容易となる（図8）。エンダモロジー（LPG社）を用いて皮膚の緊張を上げて事前に引き締めることも有効である。

文　献

1) 久野木順一：妊娠と腰痛．からだの科学　206：65-69，1998
2) 津山直一（監），山崎典郎，他（編）：腰痛・背痛―各科領域からみた診断と治療．現代医療社，1982，pp373-381
3) 瀬尾理利子，他：骨盤輪不安定症における超音波診断法の検討．日本腰痛会誌　10：144-148，2004
4) O'Sullivan PB, et al：Altered motor control strategies in subjects with sacroiliac joint pain during the active straight-leg-raise test. Spine　27：E1-8, 2002

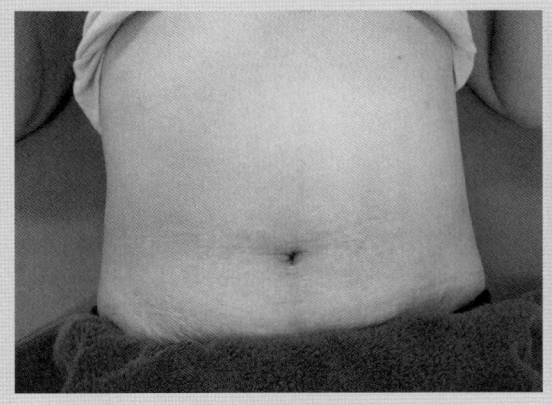

図7　腹部妊娠線と腹部の筋緊張
臍の周囲に妊娠線が認められる．妊娠線や皮膚のたるみが多く存在する下腹部は，筋緊張が低下している

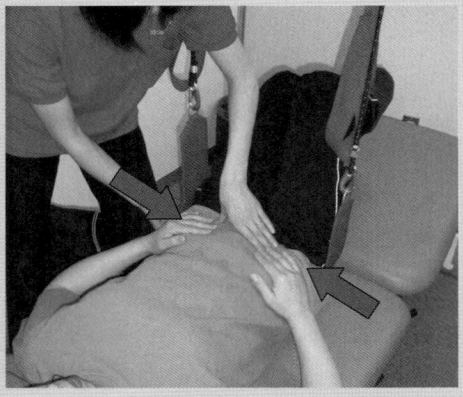

図8　腹横筋の収縮促通

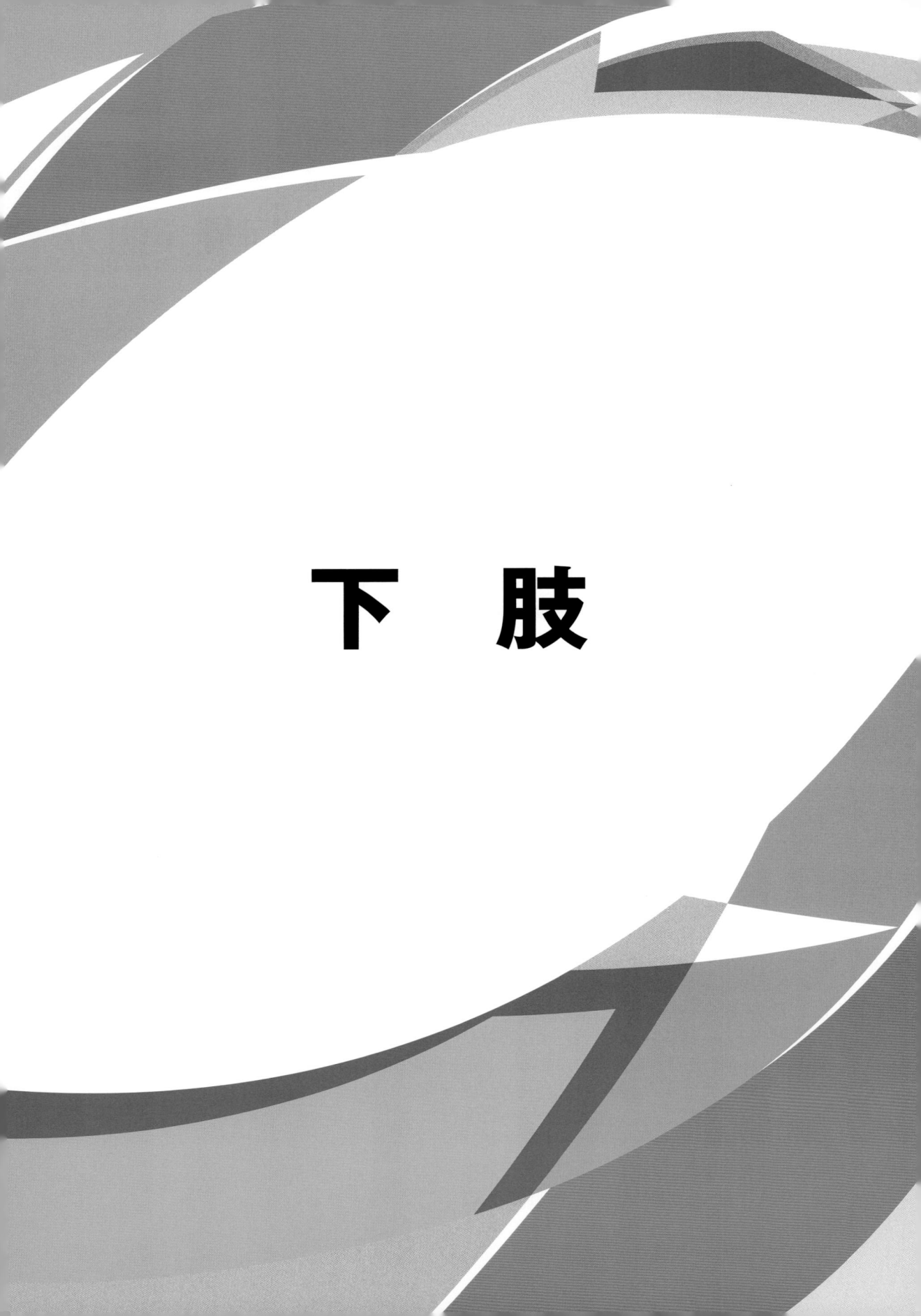

下　肢

34 スポーツ障害に対する骨盤回旋・側方偏位のコントロール

松田直樹／国立スポーツ科学センター スポーツ医学研究部

◆治療のポイント

1. テストは歩行時に徴候が発生しやすい立脚初期を再現する
2. 股関節外旋（骨盤・体幹の逆側回旋）と骨盤帯の側方偏位の防止
3. 外転筋強化とともに股関節内転筋・内旋筋の強化

スポーツ障害におけるトレンデレンブルグテスト

トレンデレンブルグ（Trendelenburg）テストは，主に中殿筋の筋力低下による姿勢機能不全を調べる検査として行われる。一般的に検者は患者の後方に位置し，片脚立位時の骨盤帯の傾斜を観察する。片脚立位の際に，遊脚肢は一般的に足部を真上または前方に挙上することが多い（図1）[1]。遊脚肢を真上または前方に持ち上げる一般的なトレンデレンブルグテストにおいては，遊脚肢の持ち上げのために遊脚側の大腰筋や立脚側の腰方形筋・脊柱起立筋などが働き，骨盤傾斜を隠してしまう場合がある。

スポーツ現場で片脚立位時における支持機能低下が原因の姿勢障害は，歩行・ランニング周期では着地およびその直後，すなわち立脚初期〜中期にかけての時期に生じることが多い。この時期には，遊脚肢は体幹後方に位置している。片脚立位時に遊脚肢を後方に上げた場合は，歩行・走行時にみられる立脚初期の姿勢を再現することになる。また，遊脚肢を前方に挙上した時のように遊脚側の大腰筋で下肢を持ち上げる必要がなく，立脚側の腰方形筋や脊柱起立筋の活動も少なく，頭部・体幹の重力による骨盤傾斜が出現しやすくなる（図2）。さらにスポーツ活動時の立脚初期は，ジャンプからの片脚着地のように股関節・膝関節屈曲位での活動が多い。また，股関節屈曲位となるため力学的には前額面上の変化に加え，股関節や他の関節においても骨盤回旋による姿勢変化が起こりやすくなる（図3）。

股関節屈曲位でのトレンデレンブルグ徴候では，「骨盤遊脚側の低下」と同時に立脚肢への骨盤側方偏位，股関節外旋（右立脚においては体幹左回旋が起こる。股関節遠位部である大腿骨外旋よりも骨盤帯回旋が顕著に現れるので，筆者は「体幹・骨盤帯の逆側回旋」と表現している）などが関連しあいながら発生している。この中でも，体幹の逆側回旋は遊脚肢の前方挙上では現れにくく，遊脚肢の後方挙上の方が力学的にも出現しやすい（図4）。

片脚立位時の骨盤帯回旋の要素

　片脚立位の際には前述のように，トレンデレンブルグ徴候に代表される前額面上の姿勢変化と同時に，立脚股関節での「体幹・骨盤帯の逆側回旋」という水平面上の姿勢変化も付随してみられることが多い（図5）．ただし，片脚立位時には骨盤傾斜による股関節外転モーメントの増大を防ぐために，骨盤帯を側方に偏位させたり，体幹・骨盤帯を逆側に傾斜させるいわゆる「デュシェンヌ（Duchenne）肢位」様の代償姿勢をとることも多くみられる．この姿勢においても体幹・骨盤帯の水平面で同様の回旋が発生することが多い．

　この体幹・骨盤帯の逆側回旋は，立脚側の股関節を軸にして遊脚側の骨盤帯が後方に回旋する現象であり，これをコントロールするには内転筋群や内旋に関与する内側ハムストリングおよび小殿筋などの機能が重要な要素となる（図6）．

　トレンデレンブルグ徴候に代表される前額面上の姿勢変化のコントロールには，中殿筋

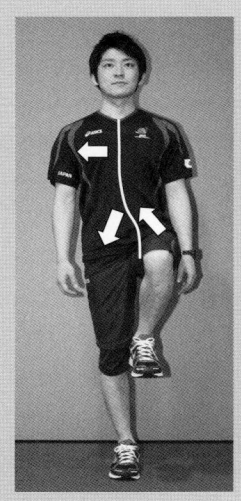

図1　トレンデレンブルグテスト
　一般的なトレンデレンブルグテストでは，遊脚肢の股関節を30°〜90°前方または上方に挙上させた時の姿勢変化を観察することが多い．特に遊脚肢の挙上が大きい場合，遊脚側の大腰筋活動や立脚側の腰方形筋・脊柱起立筋の活動が起こりやすく，体幹側屈による偽陰性が発生しやすい

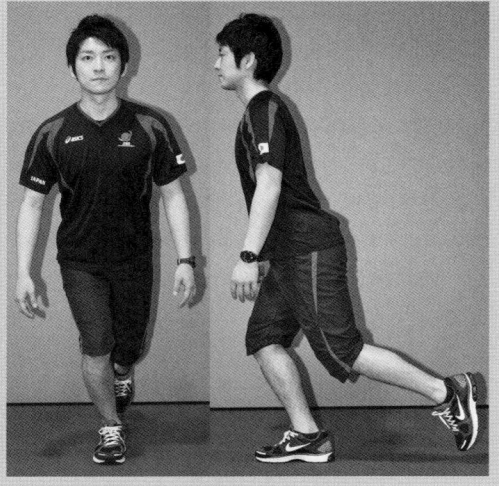

図2　遊脚肢後方挙上でのバランステスト
　遊脚肢を後方に持ち上げた場合，遊脚側の大腰筋活動や立脚側の腰方形筋・脊柱起立筋の活動が少ない

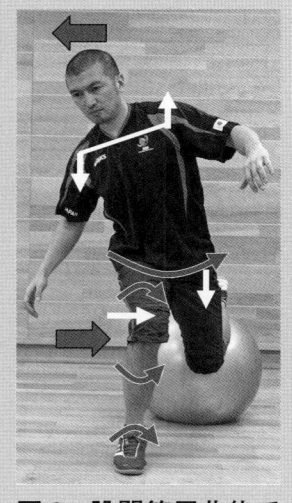

図3　股関節屈曲位での姿勢変化
　股関節屈曲位での片脚立位では，前額面上の姿勢変化だけでなく，さまざまな部位での回旋要素の姿勢変化が起こりやすく，動作中のマルアライメントを引き起こしやすい

や大腿筋膜張筋といった外転筋機能が重要であるが，水平面上の姿勢変化については内転筋や内旋筋機能も重要になってくる．すなわち，外転筋機能のみに捉われない多角的な機能改善戦略が必要である．

体幹・骨盤帯の逆側回旋の改善

片脚立位時の姿勢コントロールには，外転筋訓練に代表される筋機能の改善は非常に重要である．加えて，前額面上の姿勢変化に付随して起こる「体幹・骨盤帯の逆側回旋」のような回旋コントロールもスポーツ動作では重要であり，障害予防だけではなくパフォーマンスにも大きな影響を及ぼす．言葉を変えると「骨盤が開かない」ために「骨盤・股関節を絞る」ことが姿勢コントロールのキーワードになる．以下に，筆者が実践している基本トレーニングについて記述する．

方法1—スリング内転筋ブリッジ（図7）

スリングやボディウエイトジムなどに片脚を吊した側臥位をとり，その姿勢で下方の下肢と骨盤帯を持ち上げる．下方の下肢は体幹のやや前方に挙上し，「骨盤の絞り」を意識させる．支持脚の内転筋と下方の腹斜筋の活動は，体幹・骨盤帯の逆側回旋の防止に有効である．

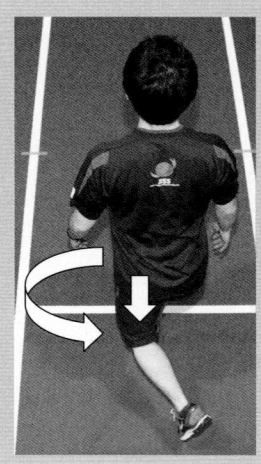

図4 股関節屈曲位でのトレンデレンブルグ現象で発生しやすい体幹・骨盤帯の逆側回旋

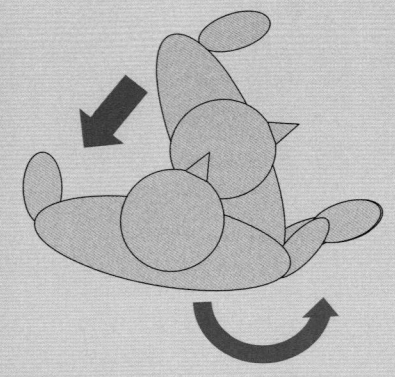

図5 股関節屈曲位でのトレンデレンブルグ徴候で発生しやすい体幹・骨盤帯の逆側回旋

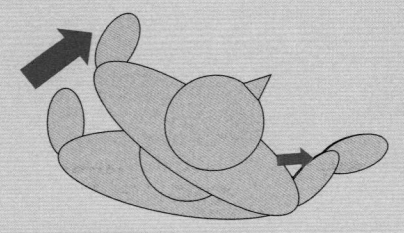

図6 内転筋活動による逆側回旋の改善

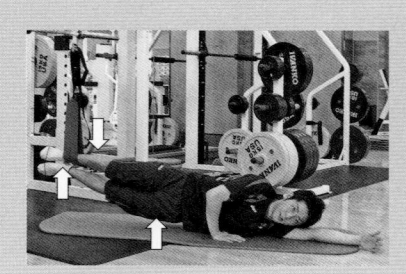

図7 スリング内転筋ブリッジ

方法2―ケーブル外転バランス（図8）

　キネシスマシンやケーブルマシンを片脚足部に付けた膝関節屈曲位の片脚立位をとる。ケーブルを身体よりも後方にした場合，体幹・骨盤帯の逆側回旋の抵抗となる。体幹・骨盤帯の逆側回旋が起こらないように注意して遊脚肢を外転させる。

方法3―手足チューブスケーティング（図9）

　トレーニングチューブの両端を結び，輪をつくる。同側の手と足にその輪を付け，スケーティングのように足を後方に伸ばす。その際に同側の手は前方に伸ばし内旋させる。後方肢側の骨盤が開かないようにしっかりと骨盤を「絞る」ことを意識させる。

方法4―手足チューブバランス（図10）

　トレーニングチューブの両端を結び，輪をつくる。同側の手と足にその輪を付け，手足を伸展させ片脚バランスをとる。伸ばした上肢・下肢は伸展・内旋させる。同時に立脚股関節に内旋を意識させ「骨盤を絞り」ながらバランスを維持させる。

文　献

1) Hardcastle P：The significance of the Trendelenburg test. *J Bone Joint Surg Br*　**67**：B741-746, 1985

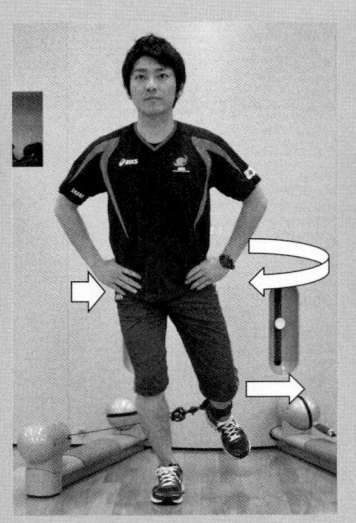

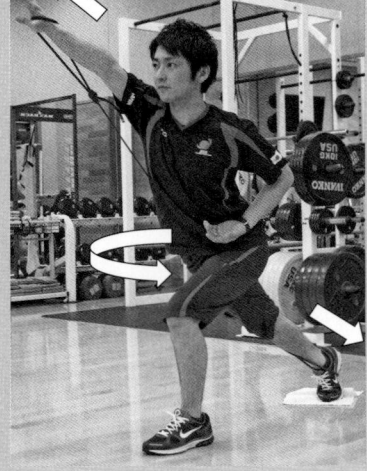

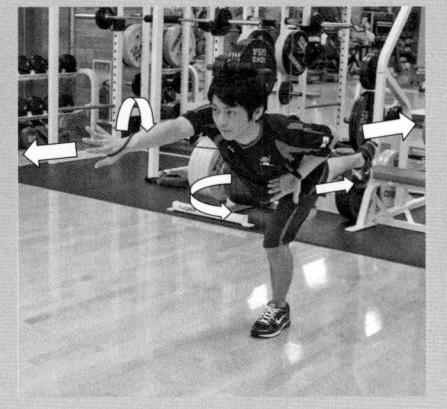

図8　ケーブル外転バランス　　図9　手足チューブスケーティング　　図10　手足チューブバランス

35 トレンデレンブルグ徴候を陰性化する

福井　勉／文京学院大学 保健医療技術学部

◆治療のポイント
1. 軟部組織による外転位確保
2. 中殿筋筋力強化
3. 全身姿勢調節

トレンデレンブルグ徴候の原因

　トレンデレンブルグ（Trendelenburg）徴候は片脚起立時に遊脚側骨盤の低下を示すものであり，主に中殿筋筋力低下あるいは不安定性を示すもの[1]とされている．しかしながらこのトレンデレンブルグ徴候の姿勢のように，体幹が反対側へ傾斜すると被験者自身の発揮する股関節外転モーメントは大きくなる（図1）．立脚側骨盤の上部に位置する頭部・

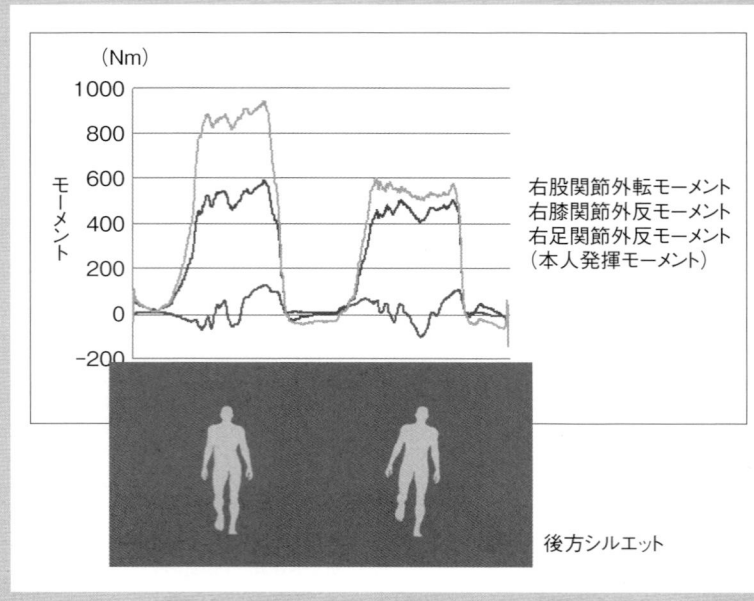

図1　トレンデレンブルグ徴候時
左：トレンデレンブルグ徴候陽性，右：コントロール

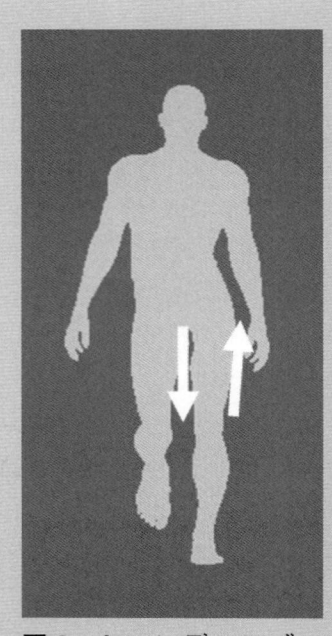

図2　トレンデレンブルグ徴候時の皮膚の動き

体幹は，骨盤の傾斜のため股関節から遠ざかってしまうが，通常その影響を少なくするように体幹の立脚側方向への側屈が観察される。しかしながら，そのような代償運動があったとしても，骨盤から上部に位置する頭部・体幹の質量中心は遊脚側方向へ移動しやすくなる。すなわち，重心線と立脚側股関節の水平面上距離は大きくなり，床反力が立脚側股関節から遠ざかることになる。そのため，中殿筋筋力が低下している状態であるにもかかわらず，股関節外転モーメントが大きくなっているのである。またトレンデレンブルグ徴候の関節肢位は，股関節内転位である。中殿筋筋力低下がある場合に外転モーメントを代償し得るものとしては大腿筋膜張筋-腸脛靭帯がある。トレンデレンブルグ徴候の際には，骨盤の側方移動とともに膝関節外側移動も生じるため，通常膝関節外反モーメントも大きくなる（図1）[2]。トレンデレンブルグ徴候を陰性化し股関節外転，膝関節外反モーメントを減少させるためには，中殿筋の短縮性収縮によって股関節を外転位にする必要があると考えられる。

股関節内転位となっている場合，大腿部外側の皮膚は上方移動し，下方には動きにくくなっていることが多い[3]。トレンデレンブルグ徴候がある症例では，股関節外転運動の際に，皮膚が大転子近辺に皺を形成し運動自体がしづらくなっている。また大腿部内側では外側と逆の事象が生じている（図2）。さらに股関節内転位は大腿骨頭が不安定性になる肢位でもある。筋と関節肢位の悪循環を図3に示す。

トレンデレンブルグ徴候の評価

図4のように片脚立位の際の骨盤の高位を評価する。通常は，上前腸骨棘で行う。トレンデレンブルグ徴候は主として前額面の変化であるので，片脚を持ち上げる際には，下肢の動きが矢状面内での動きに収まるように股関節・膝関節を屈曲して行うほうがわかりや

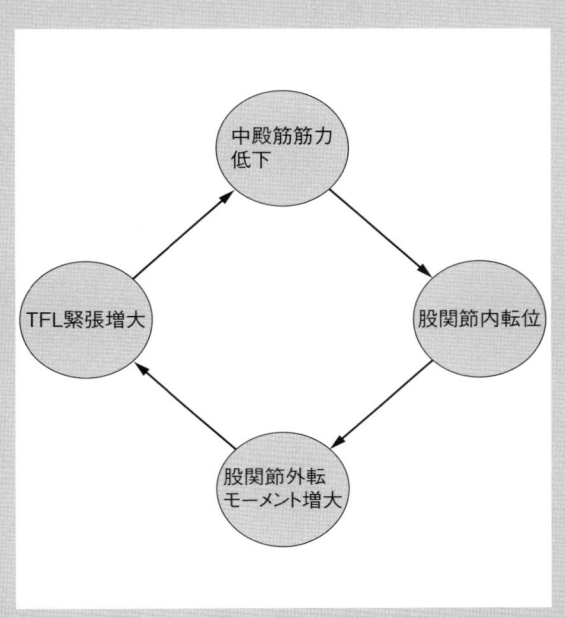

図3　トレンデレンブルグ徴候時の筋と関節肢位の悪循環

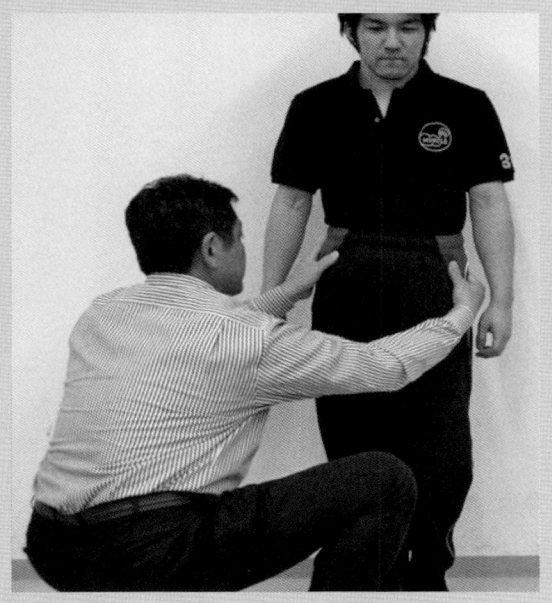

図4　トレンデレンブルグ徴候の評価

すい。下肢は高く上げずに，床から挙上する瞬間の骨盤の傾きに特に注意を払い，骨盤前後傾についても同時に評価する。またトレンデレンブルグ徴候が陽性になる際には，骨盤が立脚側方向に移動しながら挙上するため，膝関節の移動方向は足関節回内外に左右されることにも注意する。

トレンデレンブルグ徴候の治療

　股関節内転位が日常化すると外転制限となりやすい。内転筋群や恥骨大腿靱帯が短縮している場合には，伸張性の確保が必要となる。また中殿筋筋力は外転角度が大きくなるほど，筋力が低下するため，より外転位での収縮運動は必須である。これは小殿筋も同様である。以下に治療法を示す。

方法1

　図5は内転筋への等尺性収縮後の弛緩である。特に内転筋の種類と筋線維束に注意しながら行う。股関節屈曲位からの外転では大内転筋坐骨枝，股関節伸展位からの外転では大内転筋恥骨枝や恥骨筋，また屈曲60°ぐらいを境に，短内転筋や長内転筋の短縮を考慮する。恥骨大腿靱帯の短縮は外転制限に伸展-外旋制限が加わることで生じる。

方法2

　図6は皮膚に対するアプローチである。大腿部外側皮膚は下方へ，内側皮膚は上方へ誘導する。

方法3

　図7は足底部に対してテーピングを施したものであり，トレンデレンブルグ徴候陽性時の立脚側に行う。下肢全体の皮膚に対して外

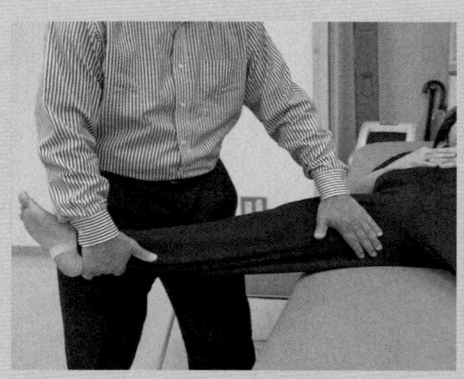

図5　内転筋等尺性収縮後の弛緩による外転可動域確保

図6　股関節外転位にする皮膚誘導

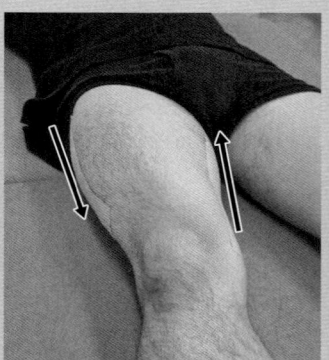

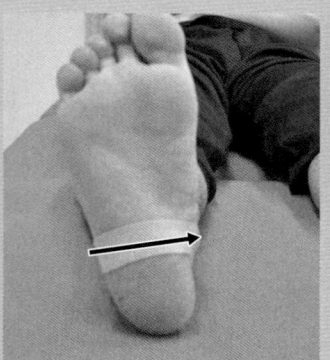

図7　股関節外転位にする足底での皮膚誘導

側を下方へ，内側を上方へ移動させたものである。股関節が外転位に保持しやすくなる。

方法 4

股関節外転位からの外転方向への運動を行う。中殿筋筋力を発揮する前に大腿筋膜張筋の収縮が生じないことを確認できる程度まで，外転負荷を減らすことが重要である。そのため図8のようにスリングを用い，下肢質量全体を負荷としないようにする。また，骨盤の代償運動を軽減する。

方法 5

トレンデレンブルグ徴候で骨盤前傾が生ずる場合には，それに対抗するため[4]後方に位置する小殿筋や中殿筋とともに内外閉鎖筋群，大殿筋収縮のエクササイズを行う。

方法 6

トレンデレンブルグ徴候が陽性でさらに座位でも骨盤が挙上している場合には，体幹へのアプローチも必要になる。その方法として，体幹部の皺（側臥位で股関節外転時に生ずる場合も多い）を誘導しながら反対側骨盤の挙上運動を補助する（図9）。

文 献

1) Magee DJ（著），岩倉博光，他（監訳）：運動器疾患の評価．医歯薬出版，1990，pp213-232
2) 福井 勉，他：立位動作における下肢関節モーメント・日本臨床バイオメカニクス学会誌 23：259-264，2002
3) 福井 勉（編）：皮膚運動学．三輪書店，2010，pp11-22
4) 加藤浩：多関節運動連鎖からみた変形性股関節症の保存的治療戦略．井原秀俊，他（編）：多関節運動連鎖からみた変形性関節症の保存療法．全日本病院出版会，2008，pp116-138

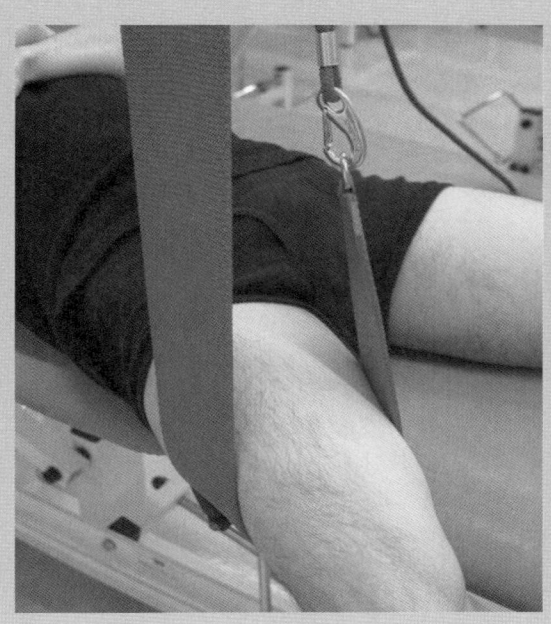

図8　中殿筋の求心性収縮による外転位確保

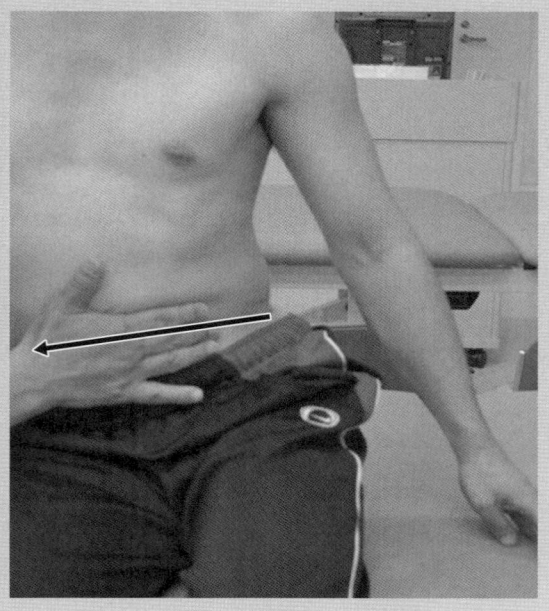

図9　体幹部の皺の誘導

36 体幹安定で下肢の分離運動を行う

太田　恵／東京衛生学園専門学校

◆治療のポイント

1. 荷重位での体幹の安定
2. 体幹筋と下肢筋の共同収縮
3. 下肢の分離

下肢運動時に体幹が不安定である原因

　腹横筋などの体幹深層筋は，腹腔内圧を上昇させ体幹を安定させる機能を有している。健常者では，体幹を安定させることで姿勢を制御することが可能だが，体幹深層筋の機能不全があると，骨盤や腰椎の過度な運動が生じる。その結果として，腰部に加わるメカニカルストレスが大きくなり，疼痛が誘発される。そのため，近年は腰痛患者に対する運動療法の第1段階として体幹深層筋を特異的に収縮させる運動が用いられている。最も初歩的なものとしては，臍の引き込み運動（drawing-in）があげられる。

　しかし，体幹に大きな負荷が加わる動作においては，体幹のより強固な固定性が求められる。そのためには力の発生に不利な体幹深層筋だけでは不十分であり，加えて腹直筋や腹斜筋群といった体幹表層筋が寄与する必要がある。また，骨盤の制御には体幹筋だけでなく，骨盤に付着している股関節周囲筋も関与していることも考慮しなければならない。例えば，仰臥位で重力に抗して股関節を屈曲させ下肢を挙上しようとした時，股関節屈筋と共同して腹直筋や腹斜筋群が収縮し，骨盤を固定する。ところが，腹直筋や腹斜筋群の収縮が不十分であり，相対的に股関節屈筋の収縮が強いと，骨盤は股関節屈筋に牽引されて前傾してしまうのである。このように，下肢の運動時に体幹が不安定になる原因は，下肢の運動によって発生するモーメントに抗して体幹を固定するために必要な体幹表層筋を含む体幹筋群と，股関節周囲筋の共同収縮が不十分であることが考えられる。

　図1に示したようないわゆる腹筋運動（curl-up）や背筋運動（back extension）では，体幹筋と股関節周囲筋の共同収縮を促すことができる。だが，これらの運動では本来可動性の高い下肢の動きを止めたまま可動性の低い体幹を動かすようにするため，脊椎に負荷がかかり，腰痛を惹起しやすい。また，日常生活やスポーツにおける動作のほとんどは，外部からの衝撃や四肢の自重といった負荷に抗して体幹を止めたまま四肢を動かす場合が多い。さらに衝撃や自重といった負荷は，前額面・矢状面・水平面のあらゆる方向から加えられる可能性がある。これらのことから，さまざまな方向からの負荷に抗して体

幹筋の等尺性収縮を維持しつつ，下肢筋の分離運動を可能にすることが，日常生活やスポーツにおける動作の改善につながるといえるだろう．

体幹機能の評価

まずは腹横筋の単独収縮が確実にできているかを確認するため，膝立て背臥位または腹臥位にて臍の引き込み運動を行わせる．この際に，上前腸骨棘の前下方で腹横筋の収縮を触知し，腰椎の過度な屈曲・伸展や骨盤の前傾・後傾など，過度な代償運動が生じていないか評価する．さらに腹横筋の収縮を維持させたまま，立位で股関節を屈曲させ，その時の腰椎や骨盤の動きを評価する．股関節を深屈曲させる必要はなく，股関節屈曲開始時の腰椎や骨盤の動きを確認する．通常は上前腸骨棘と上後腸骨棘を触診し，アライメントを観察する．この時，骨盤の後傾（図2）や傾斜（図3）による代償がみられ，下肢は挙上しているが股関節の動きはほとんど起きていないことがある．また，体幹筋を収縮させるタイミングや持続時間が左右非対称で片側だけが弱いということもある．体幹筋の左右非対称性も腰痛の原因になるので，注意を払って観察する．

体幹不安定性の治療

体幹を安定化させる機能が十分に習得できていない状態で，治療の難易度を著しく上げると腰部に対して過負荷となり，腰痛を惹起させる危険がある．段階的に難易度を上げていく必要がある．

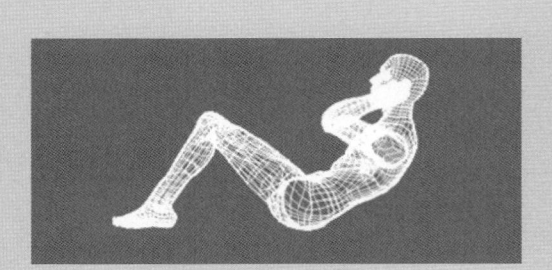

a. 腹筋運動

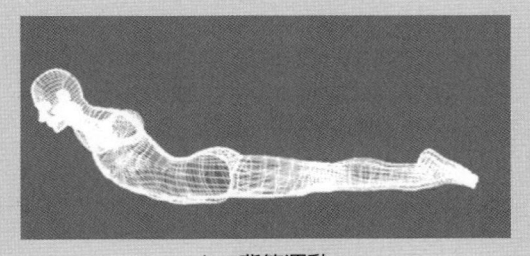

b. 背筋運動

図1　従来の体幹筋強化

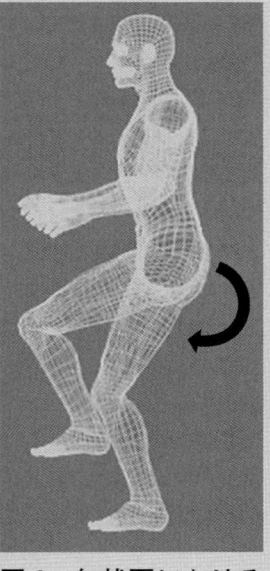

図2　矢状面における代償運動

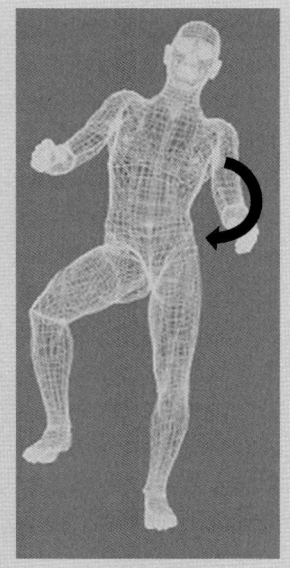

図3　前額面における代償運動

方法1

大腿直筋，ハムストリングス，大腿筋膜張筋など，骨盤に付着する多関節筋の短縮がある場合は，これらの筋のストレッチを行う。この際には，骨盤を十分に固定するよう注意する。

方法2

下部体幹以下をベッド端から出した状態で背臥位になり，膝関節を屈曲させて足底全体を接地させる。必要に応じてベッドや足元の台の高さなどを調整する。まず腹横筋を収縮させ，腰椎および股関節はニュートラルポジションを維持させる（図4）。セラピストは患者の骨盤に上から抵抗を加え，患者はそれに抗して体幹を保持する。膝関節の屈曲角度が浅いと，殿筋群よりもハムストリングスに負荷がかかる（図5）ので，膝関節は90°程度屈曲させて，下腿の長軸方向に荷重するように意識させる。これにより両側の体幹筋と股関節周囲筋の同時収縮が促通される。

方法3

方法2が確実に習得できたら方法3に進む。まず方法2と同様に，腹横筋を収縮させ，それを終始保持させる。片側の下肢は床面を支持し，反対側の下肢はゆっくりと挙上させる。挙上側の膝関節は屈曲位のまま，股関節を45°程度までゆっくりと屈曲させる（図6）。この運動では，主に挙上側の腹筋群および股関節屈筋群と支持側の背筋群および股関節伸筋群（特に殿筋群）が促通される。水平面上の負荷を上げたい場合は，挙上した下肢をさらに外転すると，下方への回旋モーメントが大きくなり負荷が大きくなるため，下肢および体幹の回旋筋群をより促通できる。

方法4

さらに方法3が確実に習得できたら方法4に進む。まず，方法2と同様に腹横筋を収縮

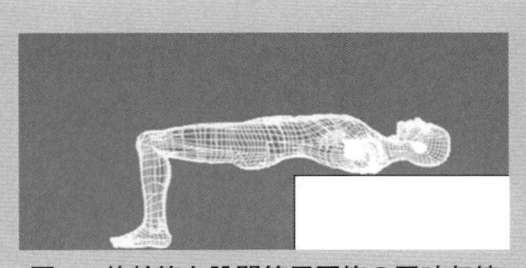

図4 体幹筋と股関節周囲筋の同時収縮

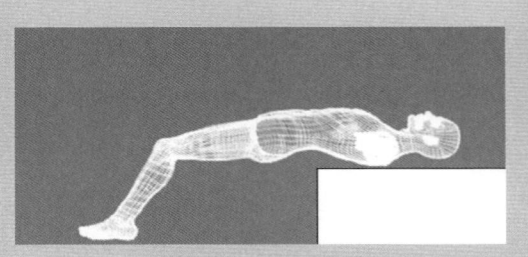

図5 不適切な方法

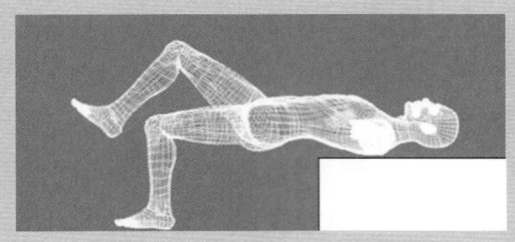

図6 膝関節屈曲位での股関節の屈曲

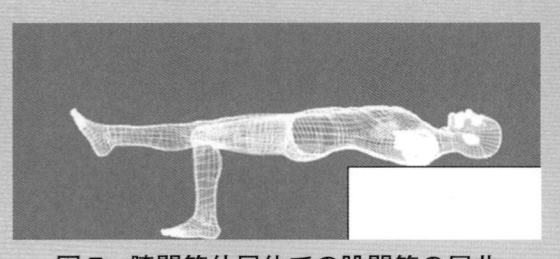

図7 膝関節伸展位での股関節の屈曲

させ，それを終始保持させる。片側の下肢は床面を支持し，反対側の下肢はゆっくりと挙上させる。挙上側の膝関節は伸展位にして，股関節を45°程度までゆっくりと屈曲させる。方法3よりも挙上した下肢の質量中心のモーメントアームが大きくなり負荷が大きくなる（図7）。さらに難易度を上げたい場合は，体幹上部の床面にバランスディスクやストレッチポールを挟み，支持面を不安定にする。

37

骨盤と大腿部の分離運動を促す

大神裕俊／船堀整形外科内科

◆ 治療のポイント

1. 骨盤と大腿部の分離運動
2. 大腿肢位による骨盤前方回旋可動域の差異
3. 脊柱の回旋可動範囲の増大

はじめに

　腰痛や膝痛を訴える患者は，歩行時の骨盤前方回旋に伴う大腿内旋および腰椎伸展運動を示すことが多い．骨盤と大腿部の分離した運動が認められず，両者を一つの塊として固定し，下肢を振り出しているように観察される．これらの患者は股関節での運動，すなわち骨盤と大腿部の分離運動が適切に行われず過剰に固定された肢位が保持される．

　その要因に，中殿筋の機能不全に対する代償運動にあると筆者は着目している．適切に機能していない中殿筋は，大腿外旋を生じさせないため，運動性を欠落させる．さらに，大腿筋膜張筋により大腿内旋を生じさせることで，代償運動を高める．それによって，歩幅も小さくなる．すなわち，骨盤前方回旋という水平面上の運動および腰椎伸展運動という矢状面上の運動で代償運動が起こる．

　われわれはこの状態に対して，骨盤と大腿部の分離運動を改善することにより痛みの軽減・消失を経験してきた．

　本稿では骨盤と大腿部の分離運動について実施している評価・治療の手順を紹介する．

骨盤と大腿部の分離運動の評価手順

　図1のように検査側を上にした側臥位をとる．セラピストは上側の下肢を把持し，骨盤の前方回旋を誘導する．この誘導は大腿外旋位・内旋位双方の条件で行う．それぞれの骨盤前方回旋可動域に差異が認められない場合は陰性とし，差異が認められた場合は陽性とする．

　腰痛・膝痛を訴える患者では大腿内旋位の検査で可動域が増加し（図2），大腿外旋位の検査で可動域が減少する（図3）．

　検査施行上の留意事項として，腰椎伸展運動が途中より認められる場合は，その前段階までを測定範囲とする．

動きの確認（評価方法）

　前述の評価をもとに，大腿肢位による骨盤前方回旋可動範囲と代償運動の出現を確認して評価する．陽性の場合，大腿外旋位で誘導

すると，骨盤前方回旋に制限がかかり，腰椎伸展による代償運動が生じるので注意する。この代償運動では，骨盤前方回旋で生じる脊柱の回旋は腰椎部に限局され，胸椎への広がりは少ない（図4）。

実践（治療・トレーニング）

評価で行った腰椎伸展運動による代償が出現しない位置まで骨盤の前方回旋を誘導し，その場で下肢を保持してもらう（図5）。その際，殿筋群の収縮と脊柱がどこまで回旋しているかを確認し，その動きの出ている脊柱の最上部に触れ周囲の筋収縮を確認する。

これを交互に何回か繰り返す。最初は腰椎レベルのみに脊柱の回旋や筋収縮が限定されていたものが，次第に骨盤の前方回旋可動範囲の増大に伴い，脊柱の回旋可動範囲も増大し，可動範囲と筋収縮は上位胸椎まで感じられるようになる（図6）。

おわりに

腰痛や膝痛を訴える患者は，中殿筋の機能不全により骨盤と大腿部の分離運動がうまく行えず，骨盤前方回旋に伴い大腿内旋させることで固定性を優先させて運動性を欠落させる。そして，水平面上での骨盤前方回旋運動

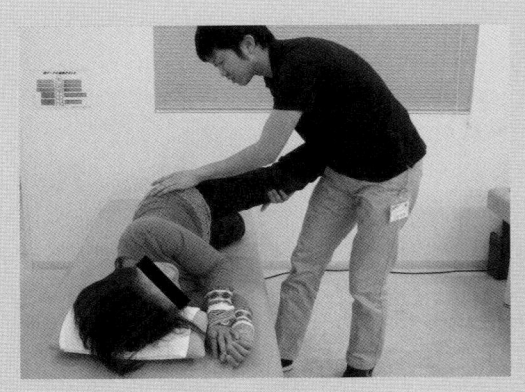

図1　評価肢位

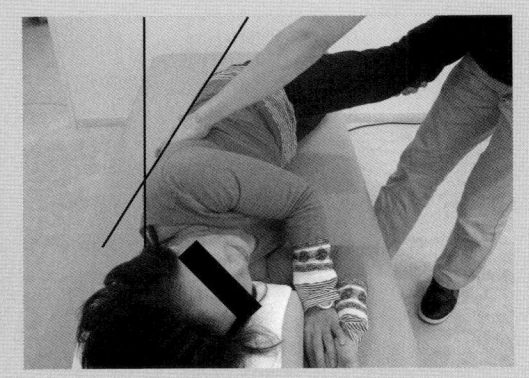

図2　大腿内旋位での骨盤前方回旋

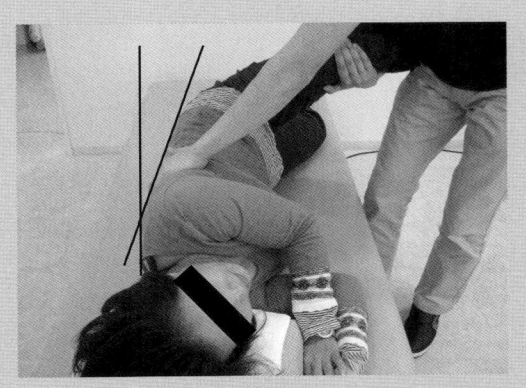

図3　大腿外旋位での骨盤前方回旋

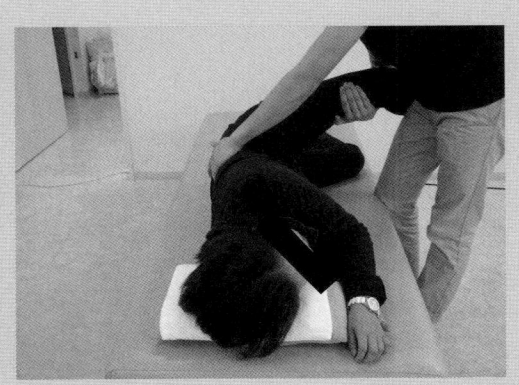

図4　骨盤前方回旋で生じる脊柱の回旋は腰椎部に限局されている

および矢状面上での腰椎伸展運動で代償運動が出現する。この過剰な腰椎伸展運動により，胸椎の回旋機能も低下させられると考えている。逆に胸椎の機能低下は，股関節周囲筋の筋出力を抑制させ，骨盤と大腿部の分離運動を阻害させていると考えられる。

　本評価・治療は，中殿筋のトレーニングではない。腹斜筋群・腹横筋作用による体幹安定のための収縮様式を改めることで，脊柱起立筋群のリラクセーションを促し，加えて殿筋群の収縮を同時に行うことで，本来の機能である骨盤前方回旋と大腿外旋の分離運動を促す運動学習を目的としている。このことにより大腿内旋と腰椎伸展運動による代償運動の必要性がなくなり，胸椎の回旋機能も獲得される。

　本治療の施行により，歩行時に下肢を振り出す際，骨盤前方回旋に伴う大腿内旋と腰椎伸展運動による代償運動が減少し，スムーズな振り出しが行えるようになる。さらに胸椎回旋の増大により腕の振りも大きくなる印象を受け，歩行における身体の連動性も運動学習できると考えられる。また，腰痛・膝痛といった痛みの軽減・消失だけでなく，頸部痛や肩こりを訴える人の痛みが軽減・消失することも少なくない。

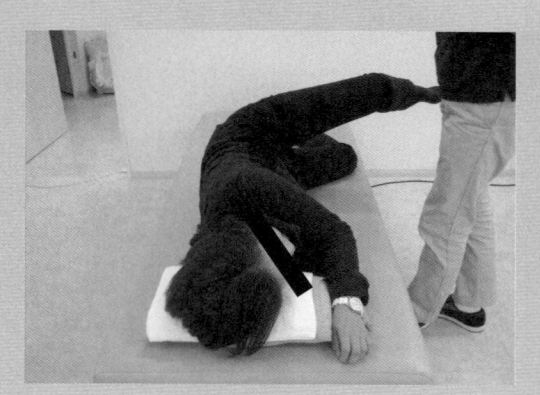

図5　空間保持

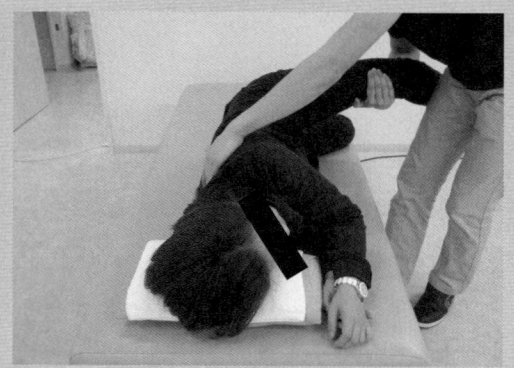

図6　骨盤前方回旋で生じる脊柱の回旋は上位胸椎まで及ぶ

38 股関節の適合曲面から展開する運動療法

建内宏重／京都大学大学院医学研究科

◆治療のポイント
1. 屈曲・外転・外旋の複合運動
2. 伸展・外転・内旋の複合運動

股関節の適合性について

　股関節は曲率のほぼ一致した臼蓋と大腿骨頭とで形成されているため，一般に適合性の高い関節として知られている[1]。しかし，自由度が高く可動範囲が大きい関節であるがゆえに，関節の肢位によっては適合性が低下（関節の接触面積が減少）することがありうる。したがって，関節の生理的な可動範囲内における関節の肢位と関節適合度との関連性を，三次元的に理解しておくことが必要である。骨の形態的特徴として，臼蓋は前外側を向き，骨頭は前内側を向いている。この特徴を考慮して臼蓋と骨頭との適合性が高い肢位を求めていくと，図1のような軌跡が描き出される。筆者はこれを股関節の適合曲面と呼び，股関節運動における基本の面と捉えている。股関節屈曲位では外転・外旋，屈曲・伸展0°位ではやや内旋，伸展位では外転・内旋を伴う円錐形の曲面となる。適合曲面上には，股関節のloose-packed position（軽度屈曲・外転・外旋位）およびclose-packed position（伸展・外転・内旋位）も存在する[2]。ただし，変形性股関節症などで臼蓋および骨頭の変形が著しい場合には，骨変形に応じて適合性の高い肢位は異なるため，このとおりではない。

股関節適合性の病態

　股関節の適合曲面から離れる方向は，適合性が低下する運動方向となる。骨性の安定化機構が強堅な股関節では，適合曲面以外での運動が直ちに関節の病態変化や症状発現につながることはない。しかし，適合曲面から極端に外れた位置でかつ過剰な外力が加わる動きを繰り返すと，関節唇・軟骨の損傷や関節包・靱帯への過剰な伸張ストレスにつながる危険性がある。関節周囲軟部組織の部分的短縮や筋活動バランス不均衡などが存在すると，適合曲面上の肢位がとりにくくなる。なんらかの理由により適合曲面上での肢位をとりにくくなると，運動時の股関節の安定性が低下しやすくなり，股関節での病態変化や発揮筋力の低下とともに隣接関節にも負の影響が生じる。具体的には，膝関節の動作時アライメント異常や仙腸関節・腰椎での過剰運動性などが関連しやすい。

股関節の適合曲面を利用した治療

臨床において，過剰なストレスを抑えながら股関節の柔軟性や支持性を高めたい場合には，適合曲面を意識した治療が有効である。具体的な治療法を以下に示す。

方法 1

股関節を屈曲・外転・外旋位とし，適合性の高い肢位で柔軟性を高める（図2）。反対側下肢を伸展位にすることで，骨盤後傾および腰椎屈曲を抑える。

方法 2

座位での骨盤前傾・後傾運動により，屈曲・外転・外旋位での股関節の柔軟性を高める。股関節外転角度の目安は，股関節約60°屈曲位にて腸骨の前方開角と同程度に水平面上で大腿骨が開排している程度とする（図3）。その際，第2趾と大腿骨の向きを平行にする。

方法 3

図3の肢位から下肢へ荷重する。大腿骨に偏位（内転・内旋など）がみられる場合は，荷重位で股関節の適合性が高い肢位を保持しにくくなっていると判断できる。大腿部から

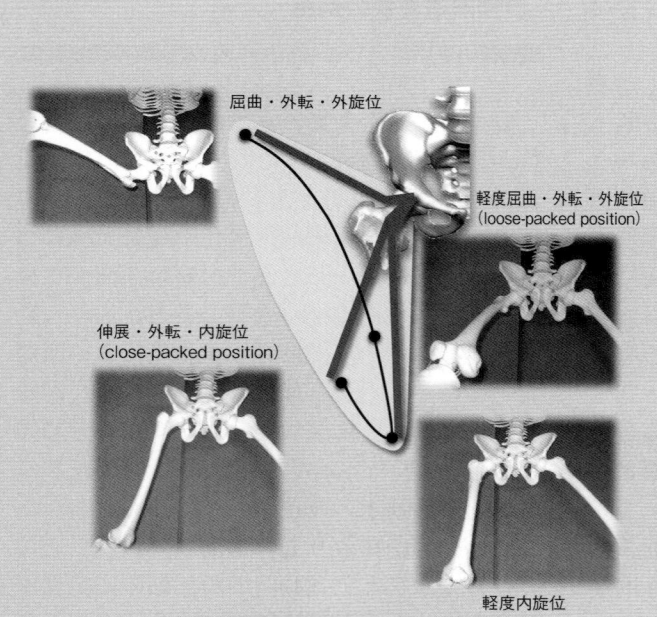

図1 股関節の適合曲面

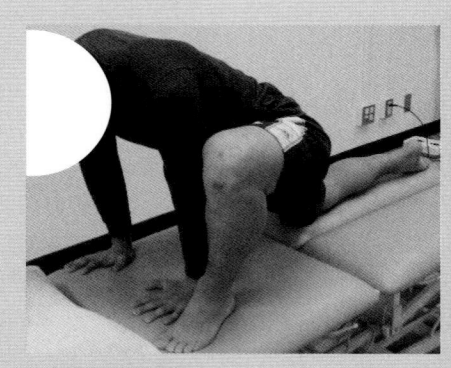

図2 股関節屈曲・外転・外旋の複合運動

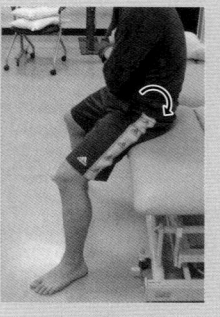

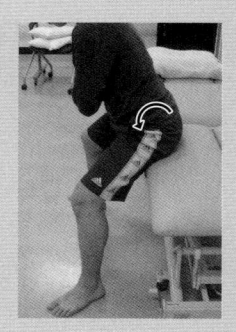

a．骨盤後傾位　　b．骨盤前傾位
図3 座位での骨盤前傾・後傾運動

股関節の回旋偏位を修正することで，適合性の高い肢位での荷重支持を練習する（図4）。

方法4

股関節伸展・外転・内旋の複合運動で，股関節伸展位での柔軟性を高める。この肢位では，腸骨大腿・恥骨大腿・坐骨大腿靱帯が全体的に最も伸張されるが[1]，筋の短縮が強い場合は，長内転筋・短内転筋や恥骨筋，腸腰筋が伸張されることもある。人工股関節全置換術術後においても，脱臼を回避できる安全な肢位であり，股関節屈曲・伸展0°位での緩やかな股関節内旋運動から始め，徐々に股関節伸展・外転角度を増やしていくとよい（図5）。若年者で可能であれば，腹臥位で反対側

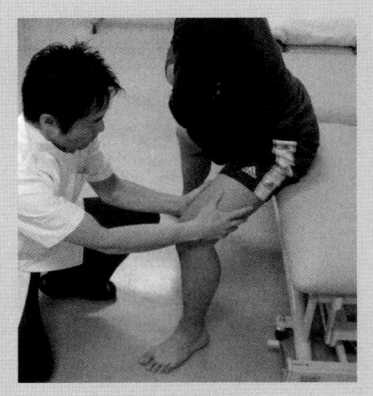

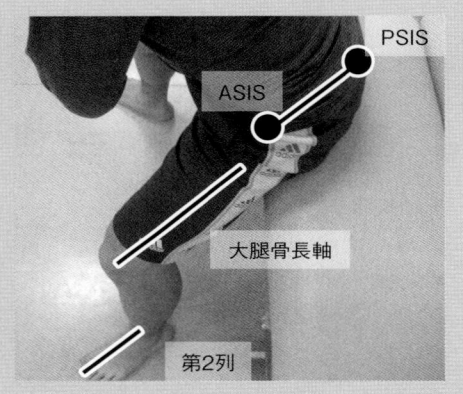

a．大腿骨の回旋偏位の修正　　b．適合性の高い腸骨，大腿骨，第2列のアライメント

図4　股関節屈曲・外転・外旋位での荷重支持練習

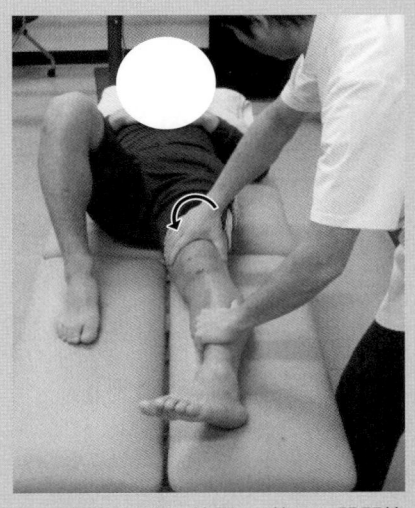

a．股関節屈曲・伸展0°位での股関節内旋　　b．股関節伸展・外転・内旋

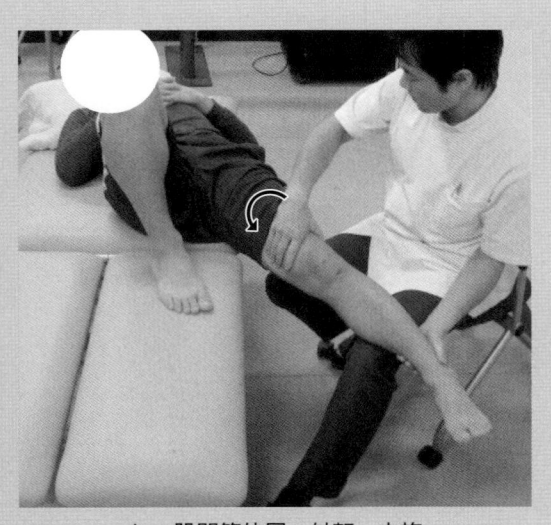

図5　股関節伸展・外転・内旋の複合運動①

下肢を股関節屈曲位とすることで骨盤の前傾を抑えるとよい（図6）。

方法5

立位での股関節伸展・外転・内旋の複合運動である。治療対象側（左）と反対側の下肢を前外側に広げて接地し，骨盤を治療側へ回旋させる（図7）。立位での腰椎骨盤帯・股関節のアライメントや歩行時の立脚中期以降の動きの改善に有効である。

方法6

両脚の横幅を広くしたランジ動作を行うことで，前脚は股関節屈曲・外転・外旋位，後脚は股関節伸展・外転・内旋位となる（図8）。よりダイナミックな動きで，荷重位での股関節の支持性を高める。

文　献

1) Neumann DA：Kinesiology of the musculoskeletal system. Foundations for physical rehabilitation. Mosby, St. Louis, 2002, pp387-433
2) Magee DJ：Orthopedic physical assessment 4th ed. Elsevier, St. Louis, 2006, pp607-659

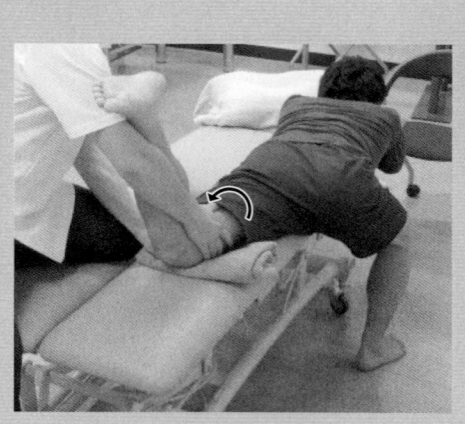

図6　股関節伸展・外転・内旋の複合運動②

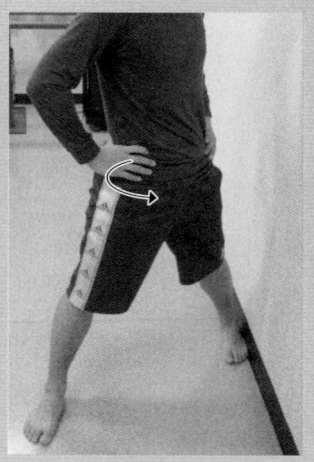

図7　立位での股関節伸展・外転・内旋の複合運動

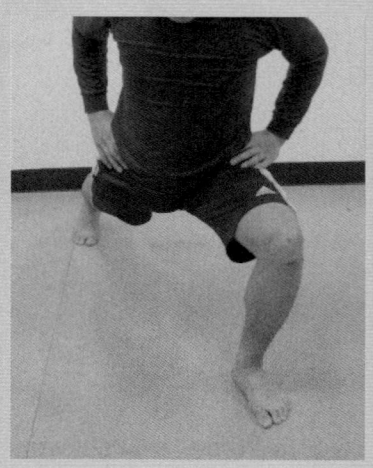

図8　股関節屈曲・外転・外旋と伸展・外転・内旋の複合運動

39 立脚終期のトレイリングリムを構築する

湯田健二／海老名総合病院 リハビリテーション科

◆**治療のポイント**

1. 球関節としての股関節運動の確保
2. 腸腰筋の遠心性収縮
3. 股関節と足部の協調性

トレイリングリム（trailing limb）の必要性

歩行立脚中期（MSt：mid stance）から立脚終期（TSt：terminal stance）にかけ，重心は前足部支持面の直上から大きく前方へ離れ，直立化した支持側下肢の股関節はニュートラル・ゼロポジションから20°伸展位まで伸展する[1]ため，下肢は体幹の後方へ位置することとなる。この状態をトレイリングリムという[2]。ここで重要なことは，股関節の伸展と足関節の背屈が十分に出現し，内部モーメントとして股関節屈曲モーメント，足関節底屈モーメントが高まることである。この時期における下肢の機能的な役割は前方への推進力を高めることと[3]，遊脚期の下肢の振り出しの動力源となることである。前方への推進は，トレイリングリムが構築された状態で足部の剛性が高まりながら足関節底屈モーメントが発揮されることで実現される。また，TStには2つのバネが伸びるかのように股関節屈曲モーメントと足関節底屈モーメントが高まり（図1），前遊脚期（PSw：pre-swing）から遊脚初期（ISw：initial-swing）にかけ，伸ばされたバネが縮む力によって下肢が振り出される[4]。この時の股関節のすばやい屈曲により生じる大腿骨の前方への動きで下腿には慣性力が生じ，床とのクリアランスを確保することが可能となる。

歩容を評価していくうえで，このトレイリングリムが構築されているかという視点は非常に重要なポイントの一つである。

評 価

歩行矢状面においての動画，ならびに画像を用いた視覚的評価は行うべきである。また股関節の伸展制限因子として靱帯や筋などの伸張性を確認しておかなければならない。以下に評価ならびにプログラムに関して解説する。

評価 1―股関節の回旋

トレイリングリムが構築されない場合，股関節が球関節として十分に機能しておらず，大腿骨の回旋運動が寛骨と分離していないこ

とが多い。そのため，図2に示すように股関節の回旋運動を評価する。股関節を中間位とし膝関節を90°屈曲させ，大腿骨の外旋運動を他動的に行う。この時，下腿を操作している手と反対の母指で骨頭付近，中指で大転子を触知し，股関節外旋に伴い骨頭が関節内へ押し込まれていくかどうかを確認する。大腿骨と寛骨が分離していない場合，大腿骨外旋時に寛骨がベッドから浮き，大転子と骨頭が同時に触知している指を押し返してくる。

評価2―腸腰筋の遠心性収縮

腸腰筋の遠心性収縮を確認するために，図3のように下腿三頭筋の遠心性収縮を促した

うえで，患者に下肢を伸展位のままベッドの縁からゆっくり下ろすよう指示する。反対側下肢は屈曲位とする。また保持が難しい場合は，セラピストが下肢の自重を除く程度の保持をする。腸腰筋の遠心性収縮が困難な場合，股関節伸展は不十分となり代償的に骨盤前傾が出現する。この時，大腰筋の腰椎圧縮による安定化メカニズムは破綻し，腰椎の前弯を強めている。

評価3―股関節と足部の協調性

TStにおいてトレイリングリムを構築するためには，初期接地（IC：initial contact）から荷重応答期（LR：loading response）にて

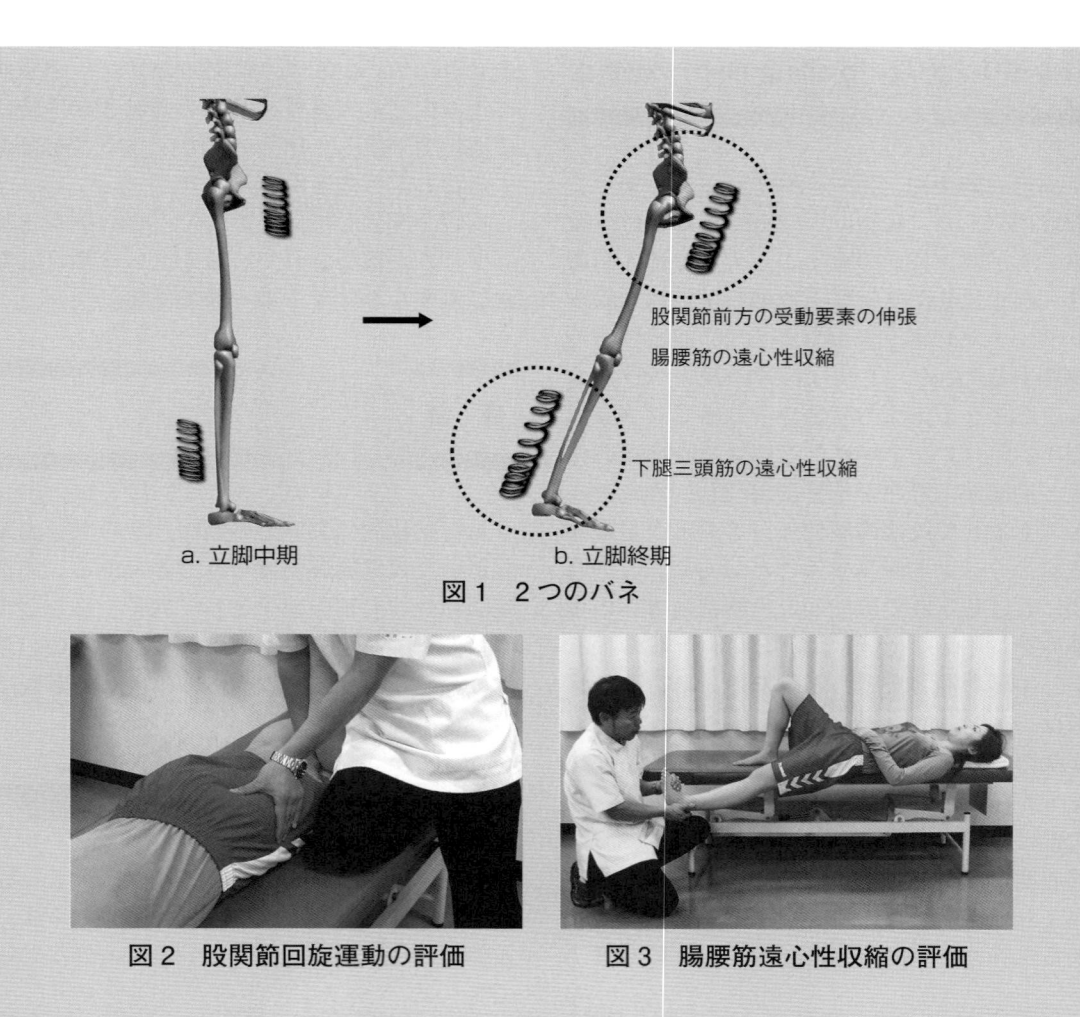

図1　2つのバネ
a. 立脚中期
b. 立脚終期
股関節前方の受動要素の伸張
腸腰筋の遠心性収縮
下腿三頭筋の遠心性収縮

図2　股関節回旋運動の評価

図3　腸腰筋遠心性収縮の評価

股関節伸展運動が出現し始めなくてはならない。そのためには、この時期に出現する距骨下関節の回内が過剰にならないよう制御しながら股関節は伸展する必要があるため、後脛骨筋と大殿筋が協調的に活動しなくてはならない。図4は背臥位にて第1中足骨頭の内側より抵抗を加え、後脛骨筋の活動と同時に瞬時の股関節固定が可能かを確認している。股関節周囲の筋活動が遅延する場合は、下肢全体にぐらつきを感じる。

アプローチ

大腿骨・寛骨の内旋・外旋運動の分離

図2に示すポジションにて、ハムストリングスの収縮が起きないよう愛護的に下腿を操作し、大腿骨内旋方向へ軽く抵抗をかけ、収縮の感じやすい肢位にて外旋筋の収縮を促す。この時にハムストリングスの収縮が生じると、骨盤後傾に対する拮抗筋である大腿直筋や脊柱起立筋が先行的に働いてしまい、大腿骨と寛骨の分離を阻害してしまう。そのため、ハムストリングスの収縮が生じないことを確認しながら行う。その後、骨頭を触知した母指にて骨頭が関節内へ押し込まれる動きを誘導しながら大腿骨の自動外旋運動を行う。

腸腰筋（大腰筋）による腰椎圧縮と遠心性収縮

図5に示すように小転子と腰椎棘突起の傍を触れ、双方を軽く近づけるように指示する。小転子は長内転筋と薄筋の間で確認することができる[5]。このイメージ下において大腰筋と多裂筋の収縮を同時に促すことができ、大腰筋は腰椎の圧縮に関与することになる。その後、図3で示す動作を行い、腸腰筋の遠心性収縮を促す。

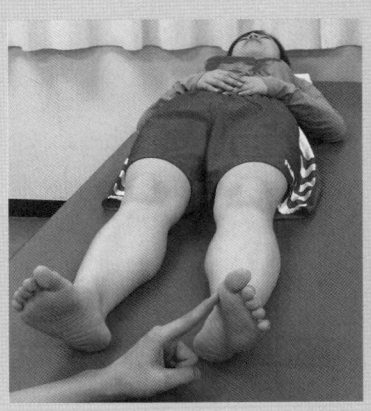

図4 後脛骨筋の活動と股関節固定の評価

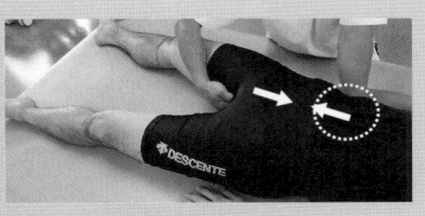

a. 大腰筋と多裂筋の同時収縮

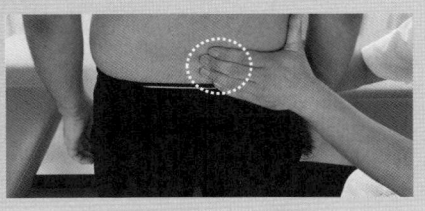

b. 多裂筋の収縮確認

図5 大腰筋による腰椎圧縮

後脛骨筋と大殿筋の協調性

上位頸椎が伸展位のアライメント下では，後脛骨筋の反応に遅延が生じ，図4のような抵抗をかけると下肢全体にぐらつきを感じる。そのため，後脛骨筋の瞬時の反応を引き出すために頭長筋・頸長筋の収縮を促す必要がある。

背臥位にて環椎後頭関節が伸展していないことを確認してから後頭部で軽く枕を押させる。その後，図6のように踵骨外側突起とベッドの間に指を挿入し，患者に軽く押してもらいながら大殿筋の収縮を促し，第1中足骨頭の内側からの外力に抗すよう指示して後脛骨筋の活動を促す。この活動により，ICからLRにかけての股関節・足部の協調的な働きを促すことができる。

文献

1) Perry J（著），武田 功，他（監）：ペリー歩行分析—正常歩行と異常歩行．医歯薬出版，2009，pp65-76
2) Götz-Neumann K（著），月城慶一，他（訳）：観察による歩行分析．医学書院，2005，pp42-43，68-75
3) 加藤 浩，他：股関節疾患による異常歩行とその分析．理学療法 **26**：123-137，2009
4) 山岸茂則（編）：臨床実践動きの捉え方—何を観るのかその思考と試行．文光堂，2012
5) Tixa S（著），奈良 勲（監）：触診解剖アトラス-下肢．医学書院，2002，pp5-12

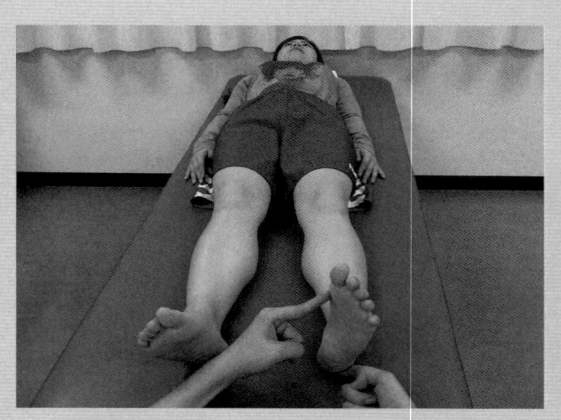

図6 後脛骨筋と大殿筋の協調性

40 立位・歩行時の股関節伸展をつくる

森　憲一／大阪回生病院 リハビリテーションセンター

◆**治療のポイント**

1. 腸腰筋の走行を理解し，大腿骨を操作した時に起こる腰椎・骨盤の代償運動に注意を払う
2. 患者のバランス能力に応じて治療肢位を変化させ，立位・歩行に近い姿勢で治療を行う
3. 治療は記載どおりに行う必要はない。構成要素を理解し，患者の反応を感じながら展開することが必要である

歩行時の股関節伸展制限

　歩行における股関節伸展は，進化の過程で新しく獲得したヒト特有の機構である。新しく獲得した機構のため，下肢・体幹の外傷や変形性関節症に限らず，脳血管疾患でも歩行時の股関節伸展不足が出現する。これらの原因はさまざまであるが，歩行時の安定性や効率性を低下させ，歩行を獲得するための大きな問題となる。本稿では股関節伸展制限の原因として多くみられる腸腰筋短縮に対する治療について述べる。

腸腰筋の位置と股関節伸展可動域治療肢位の関係

　腸腰筋の起始は，腸骨筋が腸骨上面と内面，大腰筋が第12胸椎と全腰椎の肋骨突起前面で，停止は大腿骨の小転子である。股関節伸展可動域の治療はさまざまであるが，主に腹臥位または側臥位で腸骨を固定し，大腿骨のみを単独に動かして股関節伸展方向へ操作する（図1a, b）。しかし，これらの操作では骨盤の前傾と腰椎の前弯が起こり，起始部が動くことで腸腰筋へ効果的な伸張を与えることが困難となる（図1c）。

　腸腰筋に対する効果的な伸張刺激を加えるには，骨盤後傾と腰椎後弯を確保できる肢位を選択し，治療側のみの股関節伸展操作が必要となる。これらの実現には骨盤後傾肢位で腹圧を上昇させ，後弯方向へ腰椎が押されるような操作（図1d）と，坐骨結節から起始するハムストリングスを伸張させ，骨盤後傾を保持する肢位の設定が必須となる（図1e）。これらの条件を満たした3つの肢位での治療について説明する。

背臥位での治療

背臥位での膝立て位から，片側ずつ下肢を挙上させる。患者が背部の支持面を感じながら少しずつ腰椎後弯肢位になるよう，患者の骨盤とベッドの間にセラピストの膝を挿入しながら誘導を行う（図2）。急激な操作を加えると，脊柱起立筋が緩まず，脊柱が屈曲方向へ移動し，腰椎後弯が困難となるため注意が必要となる。人工股関節置換術や人工骨頭の術後で，股関節深屈曲を行うと脱臼リスクがある場合は両側の膝関節を伸展させることによりハムストリングスを緊張させ，骨盤後傾により相対的に股関節深屈曲が入りにくい姿勢での誘導が必要となる。

背臥位で十分な骨盤後傾・腰椎後弯肢位から大腿骨を緩やかに下垂させ，治療側下肢の股関節前面に伸張感があるか注意深く観察しながら股関節のみに伸展を誘導する（図3a～d）。腸腰筋の過緊張が存在する場合，治療側の大腿骨下垂に伴い骨盤の前傾・回旋と腰椎の前弯が起こる。そのため，骨盤とベッドの間に挿入したセラピストの膝と対側下肢のハムストリングスの緊張を用いて肢位を安定させ，治療側下肢を下垂させる（図3e）。セラピストの腋下に治療側下肢の大腿骨遠位部を挟み，ベッド側へ力を加えるとともに股関節に対し牽引を加える。また，治療側下肢の大腿遠位部を固定させた状態で，大転子を上方へ持ち上げる操作を加えると，さらに伸張刺激が増す（図3f）。

腸腰筋に対し十分な伸長が加えられた後，これらの治療が歩行動作へ反映するよう股関節伸展位での筋収縮を用いて運動学習を行う。セラピストは治療側下肢の骨盤とベッドの間に挿入していた膝を抜き，骨盤を宙に浮かせる。患者にはその肢位を保持させるか，一度下に降ろした状態から挙上させるよう誘導を行う。この時，腋下で挟んだ治療側下肢の大腿遠位部から足底面へ圧迫を加え，荷重

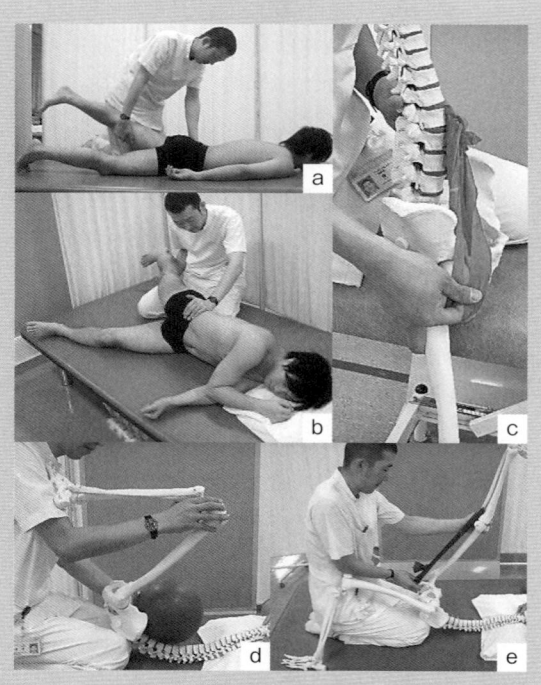

図1 股関節伸展可動域治療肢位と腸腰筋

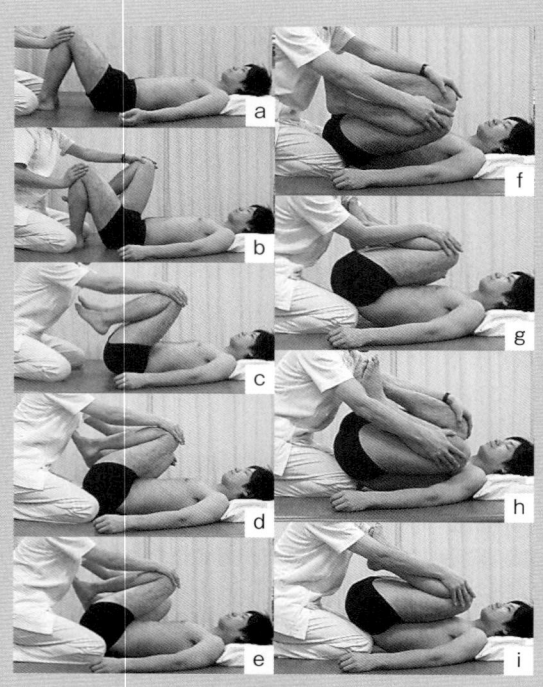

図2 背臥位で腰椎後弯肢位への誘導

下で股関節伸展運動が行われるよう操作を加える。代償として過度の頭頸部の押しつけや肩関節伸展筋活動がみられることがある。セラピストは，これらの代償が起こらない範囲で注意深く誘導を行う（図4a, b）。背臥位での治療に共通することであるが，大腿部を下垂させた治療側下肢が股関節外転位になると，立位姿勢でのデュシェンヌ徴候（Duchenne sign）と同じ姿勢となるため修正が必要となる（図4c）。セラピストは患者に対し体を斜めに構え，患者の治療側下肢の肩関節・股関節・足部を一直線にさせて，より効率的なアライメントで運動学習が遂行できるように注意を払う（図4d）。

立位での治療

立位での姿勢は，目標とする立位・歩行時の姿勢に近いため，効率的な動作学習が可能となる。しかし，はじめから体幹の支持をなくすと，さまざまな代償動作がみられる場合があり，昇降式ベッドを用いた治療が必要となる。まず，立位で昇降式ベッドを利用して体幹前面を支持する。ベッドの端で腹部を圧迫して腹圧を高め，骨盤後傾・腰椎後弯肢位がとれるよう高さを調整する（図5a, b）。さらに対側の下肢を下垂し足底がついた状態とすることにより，ハムストリングスを緊張させ肢位を保持する。このまま，治療側下肢を後方へ誘導して前足部を後方のベッドへ誘導する（図5c, d）。この肢位へ誘導することにより腸腰筋は効果的に伸張されるが，短縮がある場合，治療側下肢の骨盤がベッドから離れようとする代償が起こる。そのためセラピストは必要に応じ骨盤挙上を制限する。この肢位より，つま先でベッドを蹴るような誘導を加えると膝関節と股関節は伸展し，治療側下肢と体幹の位置は直線に近いアライメント

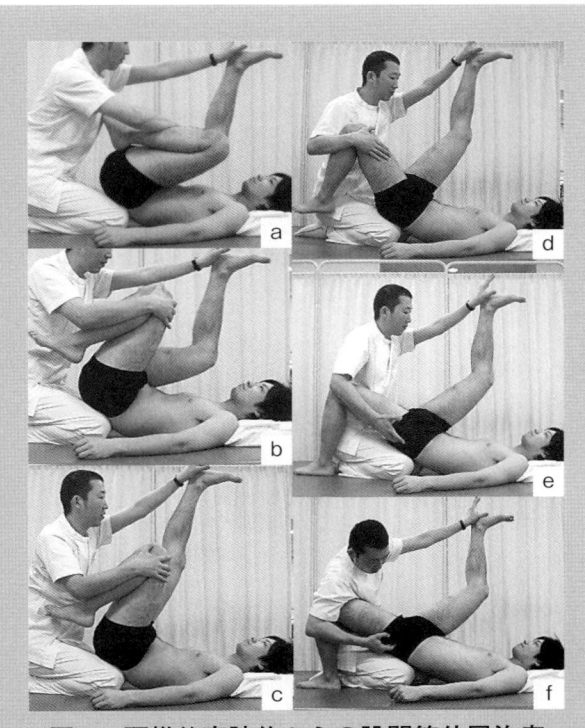

図3 腰椎後弯肢位からの股関節伸展治療

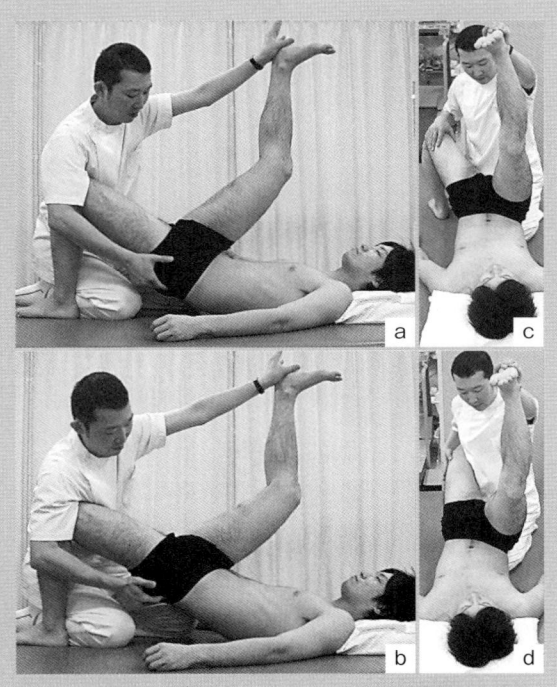

図4 腰椎後弯肢位での股関節伸展促通

となるため，歩行立脚後期と類似した肢位での筋活動が可能となる（図5d）。

ベッドによる体幹支持をなくしても代償が許容できる場合，以下の方法を行う。立位姿勢で重力環境下の体幹保持を要求しながら股関節を治療する場合，対側下肢を膝関節伸展位で昇降式ベッドへのせ治療下肢を下垂させる。この肢位では，対側のハムストリングスの伸張により骨盤後傾・腰椎後弯肢位が保持できる（図6a, b）。代償として，治療側の骨盤が後方へ回旋することがみられるため，セラピストは自らの手と下肢を用いて代償を抑え，機能的な股関節伸展をつくった状態で荷重を促す必要がある（図6c）。これらの肢位から上肢を挙上させ，上方へ伸びるような操作を加えることにより，デュシェンヌ徴候でみられるような体幹の側屈や股関節の外転を制御した股関節伸展の姿勢を学習できる（図6d）。

治療肢位の選択

立位・歩行に反映させるための運動学習は，より獲得したい姿勢に近い肢位で治療することが効果的である。すなわち，すべての治療を背臥位で行うと動作への反映は困難である。しかし，さまざまな患者の状態に応じて背臥位や支持を用いた肢位で治療が必要な場合，可能な限り立位・歩行の姿勢をイメージすることが必要となる。また，準備した活動は段階的に立位姿勢に近い肢位での治療へ移行し，動作へ反映させることが重要である。

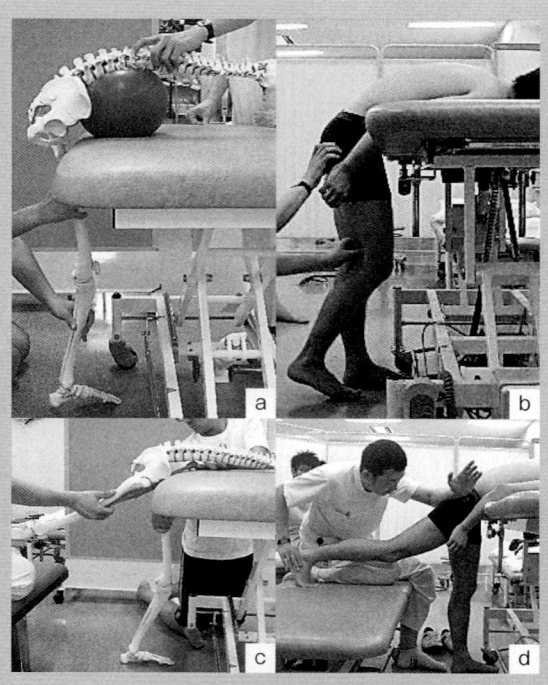

図5　立位体幹前面支持での股関節伸展促通

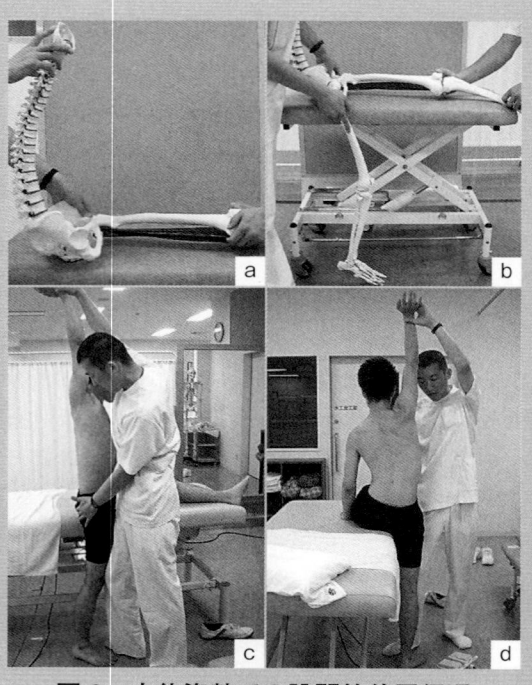

図6　立位姿勢での股関節伸展促通

41

歩行立脚相の骨盤後方回旋を軽減する

津田泰志／フィジオセンター

◆治療のポイント

1. 立脚側股関節伸展・内旋可動域の確保
2. 体幹深層筋群の安定性確保

歩行立脚相の骨盤後方回旋の原因

　臨床場面でみられる歩行時の骨盤後方回旋は，歩行立脚相 mid stance（以下，Mst）から terminal stance（以下，Tst）の single leg support（以下，SS）の歩行相で観察される。そのほとんどは運動の支点が股関節から腰椎へと移っており，関節面の構造上，回旋要素が少ない腰椎にとって椎間関節へのメカニカルストレスを増加させ，腰痛の原因となりうる。

　この腰椎への負荷増大の原因として，主に考えられることは股関節伸展・内旋可動域制限である。骨折や人工関節術後早期の症例では，早期からの全荷重が可能な症例においても，術後の侵襲による疼痛，術創周囲の皮膚の動きの制限，関節内圧の上昇などの影響により，股関節の伸展・内旋可動域制限を伴うことが多くみられる。また，末期の症状を呈する変形性股関節症例においても関節可動域制限は伸展・内旋制限から進行する臨床的印象があり，関節可動域制限の進行に伴い歩行時の骨盤後方回旋が増大する傾向がある。2つ目の原因として体幹深層筋群の機能不全の影響が考えられる。股関節の関節可動域制限が軽度であっても，なんらかの原因にて体幹深層筋群の機能不全を合併している場合，運動の支点が股関節から脊柱・腰椎へと移りやすいと考えている。

歩行立脚相の骨盤後方回旋の評価

　歩行の観察では前額面・矢状面からの観察を行い，Mst から Tst にかけて起こる水平面上の骨盤の回旋の程度を確認する。骨盤後方回旋の増大について前方からみた場合，鼠径部の皺が対側と比較し浅く，後方からみた場合は殿部の皺が深くなりやすい。さらに背部，殿部上方の洋服の皺が大きくなりやすい傾向がある。立位姿勢の観察では対象者の後方に膝立ちとなり，セラピストの両側の第1指と第3指で両側の上前腸骨棘・上後腸骨棘を触診し，上前腸骨棘が対側と比較し上方，上後腸骨棘が下方にある側をアウトフレアと評価している。ほとんどの場合，骨盤後方回旋側の寛骨がアウトフレアを呈している。また，ストレッチポールを脊柱の下に入れて背臥位をとり，対象側下肢挙上，股関節外旋などの課題を行うと骨盤後方回旋がみられる場

合，また，対側下肢の股関節外旋運動などでバランスをとる場合については，体幹深層筋群の機能不全との関連も強いと考えている。股関節可動域については，伸展・内旋単独の評価に加え伸展位での内旋可動域を確認することが望ましい。

歩行時の骨盤後方回旋の治療

方法1

図1は股関節伸展位での内旋位の確保である。対象者の筋緊張軽減のためレッドコードを用いて下肢の重さを免荷し，十分な伸展可動域を確保しながら，セラピストの右上肢で大腿部を内旋方向へ，左上肢で大転子を前方へ回転するように誘導を行う。

方法2

図2，3は皮膚に対する誘導である。SS間の股関節周囲の皮膚滑走は前方・後方ともに外側よりも内側の皮膚の滑走が大きい。さらに皮膚はその動きの特徴から，鼠径部からの介入では内側の皮膚を近づける介入，殿溝からの介入では内側の皮膚を離す介入により伸展可動域が獲得しやすい。

方法3

図4は大腿直筋に対する圧迫によるストレッチの方法である。股関節は立位において構造上，前方不安定性が強く前面の臼蓋被覆を補うため二関節筋である大腿直筋の高緊張・短縮を呈することが多い。セラピストは座位にて近位部を圧迫し，対象者に体幹の鉛直位を維持させたまま体幹前傾を行わせる。正しく前傾ができていれば，上前腸骨棘の直下に指が入り込むため，そのまま30秒程度保持する。同様の方法でセルフストレッチも可

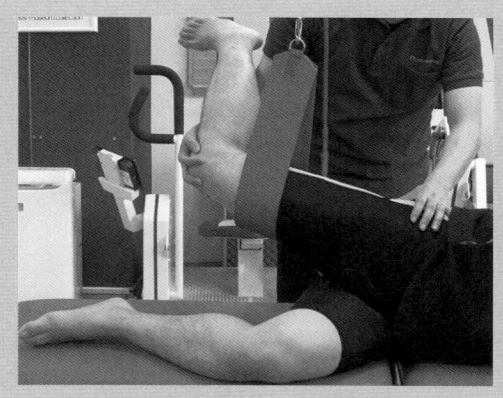

図1 股関節伸展位での内旋位の確保
レッドコードを使用して実施

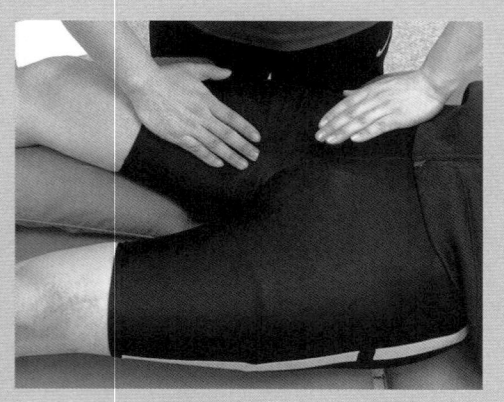

図2 鼠径部からの皮膚誘導
皮膚を近づける介入を実施

能である。

方法4

図5は寛骨をアウトフレア方向からインフレア方向へテーピングを用いて誘導したものである。上後腸骨棘付近から軽くテープにテンションをかけながら上前腸骨付近まで貼付する。

方法5

図6は体幹深層筋群の促通である。背臥位での両側股関節・膝関節屈曲位にて，骨盤後方回旋側の股関節を軽度外旋する。上前腸骨棘を触診し，骨盤の後方回旋が起こらず，かつ対側下肢が代償的に外旋しない範囲で行う。運動開始時，遠心性収縮の切り替え時，運動の終了時に代償動作が起こりやすいため注意する。

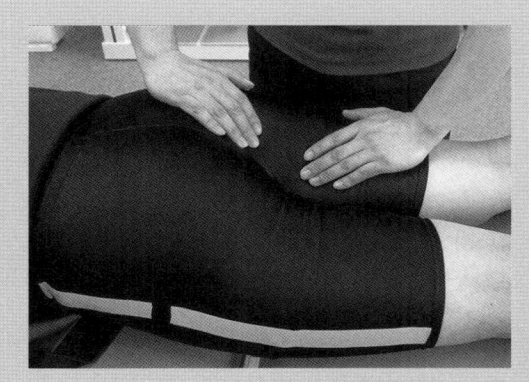

図3　殿溝からの皮膚誘導
皮膚を離す介入を実施

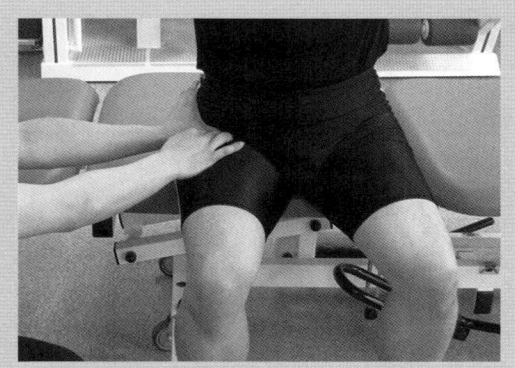

図4　大腿直筋のストレッチ
座位にて大腿直筋の近位部を圧迫して実施

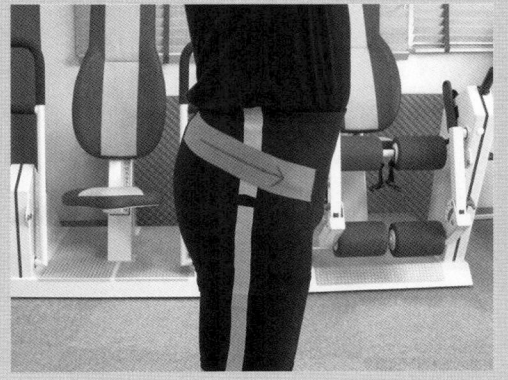

図5　寛骨のテーピング誘導
対象側の寛骨に対してテーピングでの誘導を実施

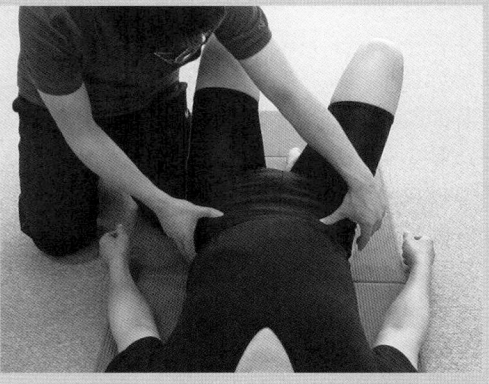

図6　体幹深層筋群の促通
骨盤後方回旋側の股関節を代償動作が起こらない範囲にて外旋を行う

42 デュシェンヌ現象に対する治療

梅田泰光／筑後市立病院 診療技術部

◆ 治療のポイント

1. 後斜走系のリリース
2. 体幹のアライメントの修正
3. 股関節深部筋のファシリテーション

デュシェンヌ現象の捉え方

デュシェンヌ（Duchenne）現象は，中殿筋歩行時の代償運動であり，頭部・体幹を患側へ傾け，骨盤を水平に保持しようとする運動と定義されている[1]。この現象は，片脚起立時に遊脚側の骨盤沈下を防ぐために患者が立脚側へ荷重線を移動することで生じる。この時，骨盤だけをみていると沈下は生じないが，体軸は立脚側へ傾き，立脚側肩関節が下がるのがみられる。これをデュシェンヌ現象陽性とする[2]。変形性股関節症，外傷など多岐にわたる疾患にみられる現象である。また，前額面上の現象を指しており，通常この現象に対する治療は，中殿筋を中心とした外転筋に焦点があてられている。しかし，本現象は前額面だけではなく矢状面・水平面の問題と関連し，外転筋の筋力増強運動だけでは，改善が難しい症例を多く経験する。そこで，本稿ではデュシェンヌ現象に対する新しい捉え方・治療方法を紹介する。デュシェンヌ現象を詳細に捉えるには関連する体幹を分析する必要がある。デュシェンヌ現象時の胸郭（上部体幹）は，回旋を伴う側屈運動を呈しカップリングモーションにより側屈側に水平移動する。この移動により，外転モーメントは減少し，外転筋活動はより低下する。つまり，デュシェンヌ現象が長期的に生じ，動作パターンが学習されている患者にとっては，中殿筋を中心とした外転筋機能を発揮しにくい状態となっている。

この胸郭回旋の要因としては，対側広背筋から同側大殿筋につながる後斜走系の過活動が影響していると考えられる（図1）。また，外転筋機能を発揮するうえで，骨盤帯の安定性も必要であるため，腰椎・骨盤帯（下部体幹）が胸郭（上部体幹）に対して，どのような動きをしているかを評価する。

治療に際しては，外転筋強化は必要であるが，体幹（胸郭）アライメントの修正も必要であると考える。

デュシェンヌ現象の評価

座位での胸郭回旋角度と胸郭運動を，広背筋伸張位と非伸張位で徒手評価する。その

際，反対側広背筋活動を抑制するため，反対側肩関節屈曲・外旋運動を行いながら片脚起立を行い，通常の片脚起立と比較してその影響を評価する（図2）。また，骨盤帯運動（前傾・後傾，回旋）や骨盤内の運動（ねじれ）に関しても評価する。

デュシェンヌ現象の治療

治療は，広背筋から同側の大殿筋につながる後斜走系のリリースが重要である。しかし，リリース後も以前学習されていた戦略を用いやすいため，体幹内（胸郭，腰椎，骨盤帯）のねじれを修正する。さらに，足関節では回内方向への固定的戦略がとれていることが多いため，修正が必要である。例えば，股関節外転運動時に大腿筋膜張筋の過活動が認められ，筋活動の分離性が乏しい場合は，大腿筋膜張筋の抑制を図り，股関節深部筋の活動を活性化させ，協調的筋活動を促す。修正後は，後斜走系を抑制した状態での動作練習を行う。

方法1

股関節伸展と対側肩関節伸展・内旋筋の等尺性収縮後にストレッチングを行う（図3）。

方法2

図4は体幹運動の再学習である。後斜走系のリリース後に，体幹内のねじれを徒手的に修正し，側方移動，回旋運動を行う。

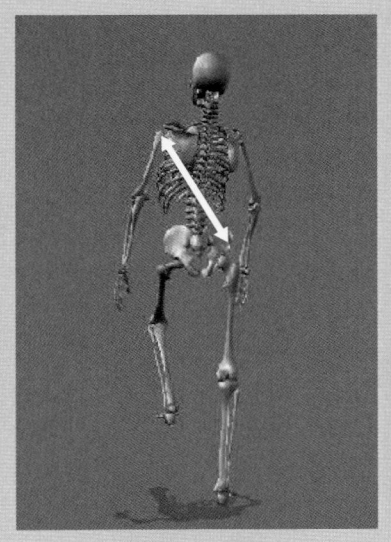

図1 後斜走系の過活動による胸郭の回旋
後斜走系（矢印）の過活動によりデュシェンヌ現象時の胸郭（上部体幹）の運動は，回旋を伴う側屈運動，側屈側への水平移動が生じている

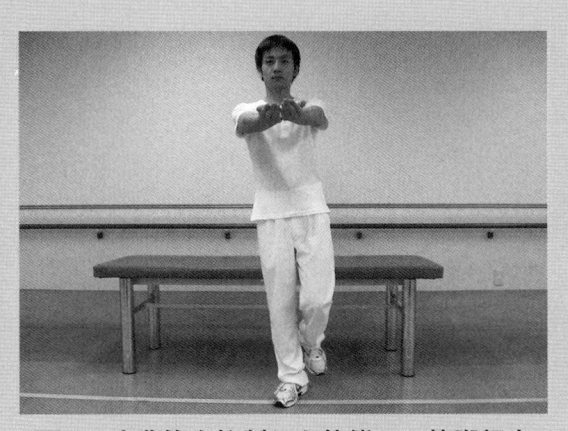

図2 広背筋を抑制した状態での片脚起立
肩関節の屈曲・外旋運動を行い，広背筋の活動を抑制した状態で片脚起立を行う

方法3

側臥位での股関節外転運動の際に，セラバンドを用いて反対側の上肢に屈曲・外旋運動を行わせる．その際，徒手的に骨盤帯に抵抗を加え回旋制御し，外旋運動による代償が起こらないように指示して股関節外転運動を行う（図5）。

方法4

大腿筋膜張筋の緊張が高く骨盤帯の側方移動が小さい場合には，股関節深部筋のトレーニングを行い，骨盤帯側方移動を促す．身体

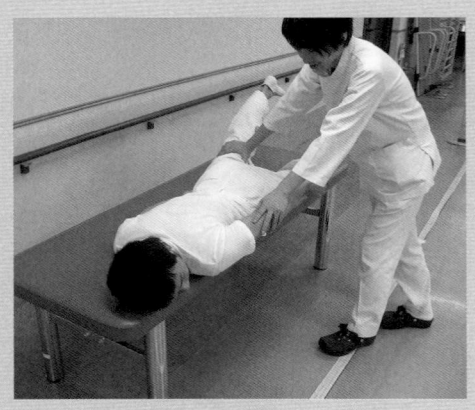

図3　後斜走系のリリース
股関節伸展と対側肩関節の伸展・内旋運動に徒手抵抗を加え，等尺収縮させ，弛緩させた後にストレッチングを行う

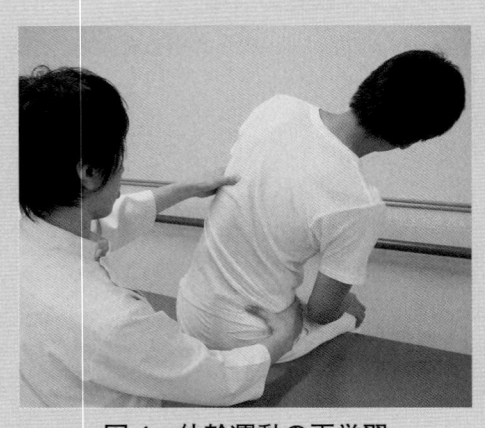

図4　体幹運動の再学習
体幹内のねじれ（左手：胸郭，右手：骨盤帯）を徒手的に修正し，右側屈，右回旋運動を行う

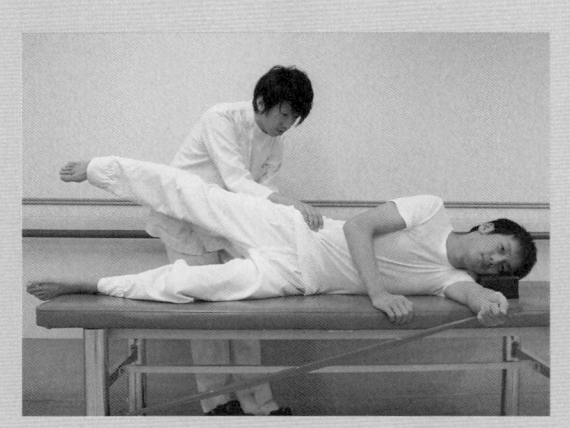

図5　広背筋を抑制した状態での股関節外転運動
反対側の上肢を屈曲・外旋方向に運動を行わせ，広背筋を抑制する．徒手的に骨盤帯に後方回旋方向への抵抗を加え回旋を制御し，股関節の外転運動を行う

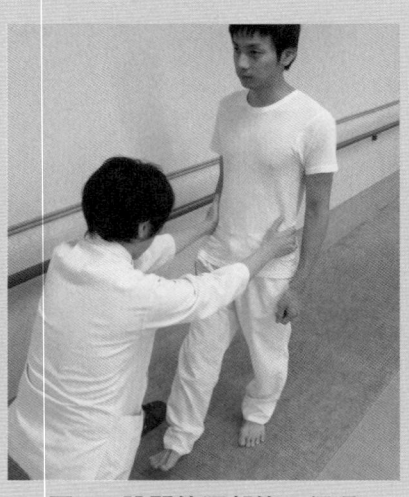

図6　股関節深部筋の促通
骨盤帯に徒手的に圧迫を加え，安定性を与える．身体重心は後方の下肢へ残し，前方下肢を狭い範囲で内旋・外旋運動を行い，深部筋を促通する

重心は後方の下肢へ残し，前方にある下肢の狭い範囲で内旋・外旋運動を行う．その際，骨盤帯には徒手的に圧迫を加え，安定性を与えておく（**図6**）．

方法5

広背筋の活動を抑制し，股関節外転筋に対し，徒手的に抵抗を加える（**図7**）．セラバンドを足部小趾側に踏ませ，反対側上肢に把持させる．上肢の屈曲・外旋運動により広背筋を抑制した状態で，股関節外転筋に対しては側方からの抵抗により筋収縮を促し，ステップ動作を行わせ，運動戦略の再学習を図る．その際，股関節外転筋活動が弱い場合は同側肩関節を90°外転させ，股関節外部外転モーメントを減少させた状態で，前述の運動を行う．

文　献

1) 奈良　勲（監）：理学療法学辞典．医学書院，2006，pp558
2) 寺山和雄，他（編）：標準整形外科学 第7版．医学書，1999，pp472-473

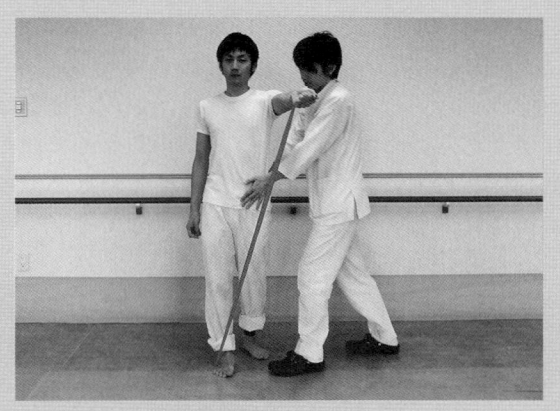

図7　広背筋を抑制した状態でのステップ練習
距骨下関節の回外運動を促すため，セラバンドを足部の小趾側に踏ませ，反対側の上肢に把持させる．上肢を屈曲・外旋方向へ運動させることで，広背筋を抑制した状態で，骨盤帯に対し側方からの抵抗を加え，股関節外転筋の筋収縮を促し，ステップ動作を行う

43 股関節内転筋群の働きについて

柴田泰行／呉整形外科クリニック

◆治療のポイント
1. 股関節内転筋群を用いた骨盤底筋群エクササイズ
2. 自覚的収縮感覚
3. 身体正中線の意識

はじめに

　股関節内転筋群には，大内転筋，長内転筋，短内転筋，恥骨筋，薄筋が存在する．股関節内転筋群は，大腿筋群の中で大きな割合を占める（図1）．また，股関節周囲の単関節筋としても重要な筋である．しかし，それらの機能は明確にされていない．多数存在する股関節内転筋群に共通する機能は，もちろん前額面上での股関節の内転作用である．しかし，われわれ人間の日常生活動作を考えると，前額面で股関節を内転する動作は少ない．日々臨床を行う中で，股関節内転筋群が名称どおり股関節を前額面で内転させる作用にとどまらないことを経験する．臨床の中でみえ始めた股関節内転筋群の作用について述べる．

体幹下部の安定性向上

　理学療法施行上，身体の運動制御を改善するために体幹下部の安定性は必要条件といっても過言ではない．体幹下部の安定性には，インナーユニットといわれる腹横筋，横隔膜，多裂筋，骨盤底筋群が重要な役割を果たしている．その中でも骨盤底筋群の役割は非常に大きい．しかし，骨盤底筋群のエクササイズはイメージすることや自覚的に収縮感覚を得ることが難しい．特に高齢者が手軽に家庭で骨盤底筋群のエクササイズを行うことは困難である．Myersら[1]は大内転筋が骨盤底の筋膜に連続すると述べている．したがって，股関節内転筋群は骨盤底筋群よりも収縮感覚が得られやすいため，股関節内転筋群を利用して骨盤底筋群の収縮を促すことが有用であると考える．

方　法

①背臥位で膝を立て，両膝の間にボールを挟む．腹式呼吸を行い，呼気と同時にボールをつぶす（図2）．さらに骨盤の位置を維持したままゆっくりとした足踏みを加える（図3）．
②端座位になり，膝関節と足関節の間にボールを挟む．腹式呼吸を行い，呼気と同時にボールをつぶす（図4）．

効 果

　立ち上がり動作開始時の体幹の前傾角度が少なく，代償的に腰椎屈曲によって上半身重心を前方移動している患者（**図5**）に対して，股関節内転筋群のエクササイズを追加したところ，体幹下部の安定性が向上し，殿部離床時の腰椎屈曲角度が減少し，体幹の前傾角度および股関節屈曲角度の増加がみられた（**図6**）。このように股関節内転筋群のエクササイズを行うと体幹下部の安定性が向上することが経験できる。さらに，股関節内転筋群のエクササイズと同時にドローインを加え，腹筋群を同時に収縮させることで下部体幹の安定性が得られやすい印象がある。また，頻尿症状を有する患者に対して，骨盤底筋群への収縮を促す目的で股関節内転筋群のエクササイズを継続して行うと，頻尿が治まることがある。股関節内転筋群のエクササイズは手軽に，そして確実に骨盤底筋群へアプローチできる方法になると考える。

矢状面で股関節を閉じる作用

　日常生活動作では，前額面上で股関節内転を行う機会は少ない。加藤ら[2]は，馬や牛では大腿の内転運動は殿部にある発達した殿筋によって外側から牽引され，たとえ発達した内転筋群があっても，内転作用は微弱で，むしろ大腿を後方に引く作用に協力していると述べている。実際の運動としては，股関節屈曲位からの伸展運動であるため，人間の股関

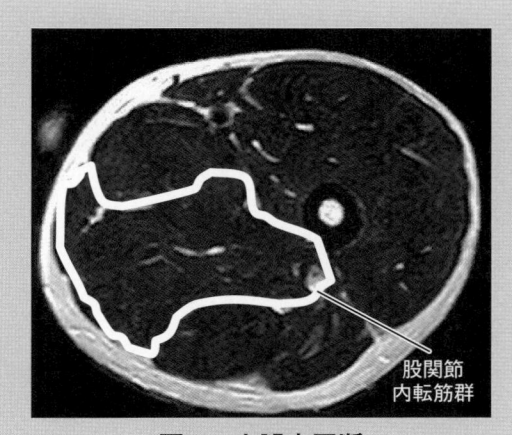

図1　大腿水平断

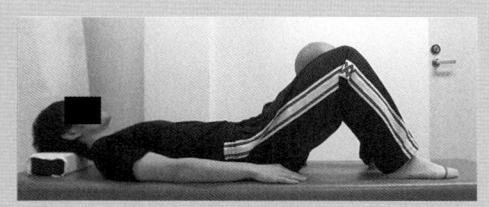

図2　股関節屈曲位での股関節内転筋群エクササイズ

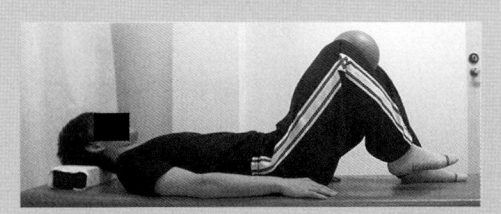

図3　股関節屈曲位でのエクササイズ＋足ぶみ

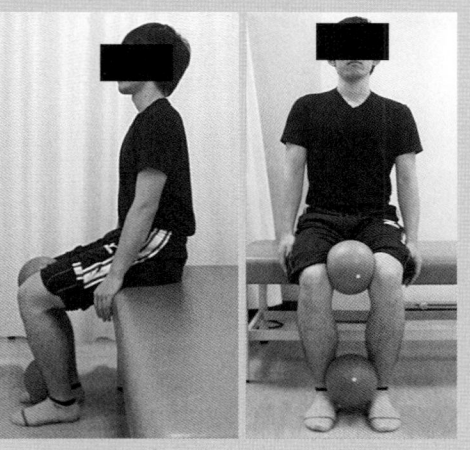

a．矢状面　　b．前額面
図4　端座位でのエクササイズ

節内転筋群にも股関節伸展作用があると考える。

Kapandji[3]は，長内転筋は大腿骨屈曲50°の位置では依然として屈曲に働くが，屈曲70°では伸展に働くようになり，短内転筋も同様に大腿骨屈曲50°までは屈曲に働き，その後は伸展に働くと述べている。股関節内転筋群は股関節屈曲位での伸展作用と股関節伸展位での屈曲作用があると考えられ，股関節内転筋群は前額面上で股関節を閉じるという主な機能に加え，矢状面上で股関節を閉じる機能を有すると考察できる。

身体の正中化

股関節内転筋群が前額面上・矢状面上の両方で股関節を閉じる機能を有するとすれば，下肢を前額面上・矢状面上で正中に近づける機能を有し，さらに下部体幹安定化機能を有すると仮定すると，骨盤帯および下肢を正中化する働きがあるのではないかとも考えられる。また，立ち上がり動作は股関節・膝関節ともに屈曲位の状態から伸展する運動である。そのため，立ち上がり動作を行うことは身体を正中化するための運動として適していると考える。

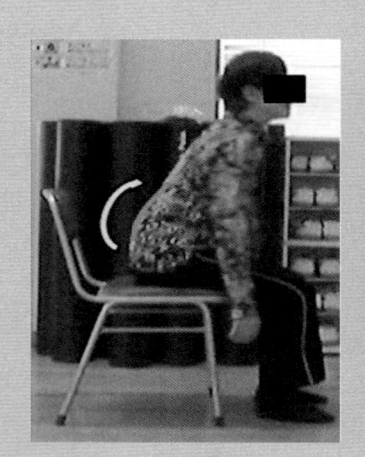

図5　エクササイズ前

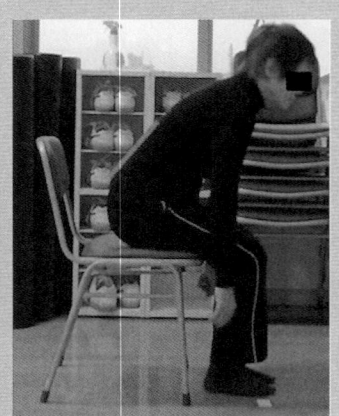

図6　エクササイズ後

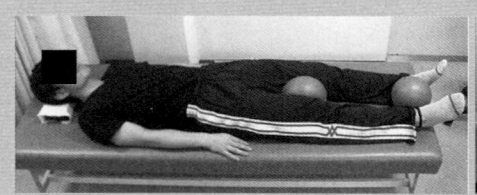

a．上方

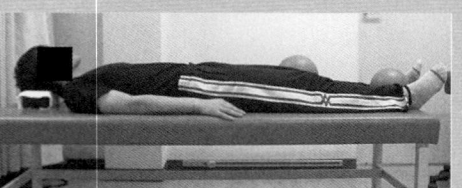

b．矢状面

図7　股関節屈曲0°位でのエクササイズ

方法

①背臥位になり、膝関節の間にボールを挟む。腹式呼吸を行い、呼気と同時にボールをつぶす（図7）。
②腹臥位になり、腹部の下にタオルを入れ腰椎・骨盤帯を固定し、股関節を軽度屈曲位にする。そして股関節伸展・内転運動を行う（図8）。
③端座位になり、膝関節および足関節の間にボールを挟み立ち上がりを行う。

効果

片脚立位時に前額面上で体幹が立脚側に傾斜する場合、股関節内転筋群のエクササイズを行うと、骨盤の立脚側への平行移動量が向上し、体幹の正中化がみられる（図9）。また矢状面上で体幹が後方に傾斜する場合、股関節内転筋群のエクササイズを行うと、骨盤の位置変位が少なくなり、体幹の正中化がみられる（図10）。

おわりに

現在、股関節内転筋群に対する研究は非常に少ない。股関節内転筋群は多数存在するため、この他にもさまざまな機能を有する可能性がある。大腿筋群の中で大きな割合を占める股関節内転筋群の機能の解明が重要であると感じる。

文 献

1) Myers TW, et al：ANATOMY TRAINS. Churchill Livingstone, 2001
2) 加藤嘉太郎, 他：新編 家畜比較解剖図説. 養賢堂, 2005, pp194
3) Kapandji AI（著）, 萩島秀明（監訳）：カパンディ関節の生理学. 医歯薬出版, 1988, p60

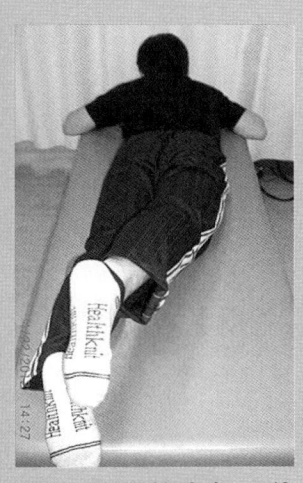

図8 股関節内転＋伸展エクササイズ

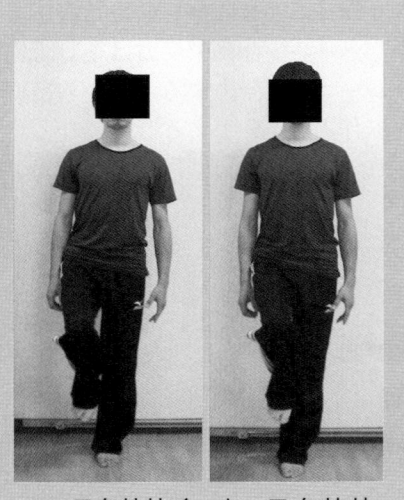

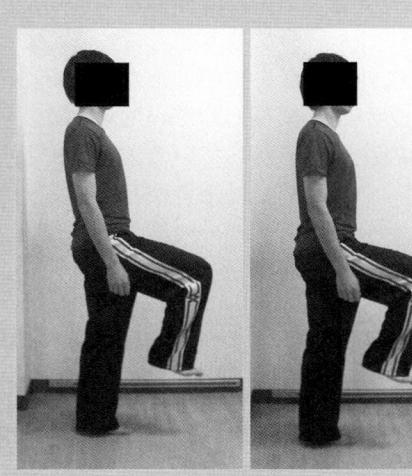

図9 片脚立位前額面
a. エクササイズ前
b. エクササイズ後

図10 片脚立位矢状面
a. エクササイズ前
b. エクササイズ後

44

股関節内転・伸展運動のススメ

小泉圭介／国立スポーツ科学センター

◆治療のポイント

1. ランニングの動作分析では，foot strike の位置と重心線の関係をみる
2. 大殿筋の作用は，上部線維（外転・伸展）と下部線維（内転・伸展）に分けて考える
3. 股関節伸展時に，股関節内旋・外旋中間位で大殿筋を収縮することが重要である

はじめに

　アスレティックリハビリテーションの分野において，股関節の重要性が語られて久しい。多くの選手は殿筋群に対するエクササイズに日々懸命に取り組んでいる。しかし，一般に外転筋群を中心とした殿筋群のトレーニングが盛んに行われているものの，内転作用への注目が不足しているように感じられる。よって，本稿では筆者が日ごろ考えている歩行やランニング時の殿筋群の作用と，それに基づいたエクササイズを紹介したい。

ランニング時の重心と接地位置の関係

　図1は，ランニング時，矢状面での着地初期（FS：foot strike）の位置を示した図である。図1aのように，重心（G）に対しFSが前方に位置した場合，床反力は進行方向と逆方向に生じることになる。この時，ブレーキ作用としての後ろ回り方向のモーメント（M1）が発生し，それに伴い股関節と膝関節には外部屈曲モーメントが生じることから，大殿筋と大腿四頭筋は遠心性収縮しブレーキ作用を担うと考えられる。一方，図1bのように重心に対し直下または後方に接地した場合，床反力は進行方向に対し推進する方向に発生することから前回りモーメント（M2）が発生することになる。そして，股関節は伸展方向に作用し股関節伸展筋が推進力として作用することになる。よって，効率のよいランニングを可能にする要素としては，図1bのようにFSが重心の直下または後方に位置することが望ましく，この時，股関節伸展方向に働く推進力は股関節伸展筋としての大殿筋，ハムストリングスであることが想定される。

　では，前額面上での着地中期（MS：mid support）時のアライメントはどうであろうか。図2はアライメントの一例に関するモデル図である。身体重心はおよそ第2仙骨に位置し，立脚側の股関節には外部内転モーメン

ト(M)が発生することになる．この内転モーメントに拮抗し股関節を伸展位に保持するのが外転筋である大腿筋膜張筋と中殿筋である．静的な立位状態では，重心が支持基底面上に位置する必要があるため，骨盤〜上半身が支持脚方向に若干シフトし股関節内転位をとる必要がある．しかし，ランニング時のMSは一瞬であることから，慣性の作用により骨盤の側方移動は限りなく減少することが予想されるので，図2のように股関節内転が抑制されたアライメントとなると考えられる．それだけに，瞬間的ではあるが大腿筋膜腸筋から腸脛靱帯にかけての伸張ストレスは大きなものとなる．

以上のように，ヒトが重力環境下で活動する限り，構造上外転筋群は常に緊張することが推察される．

大殿筋のメカニズム

さて，矢状面で進行方向への推進力として期待されるのが股関節の伸展筋，すなわち大殿筋とハムストリングスである．しかし，多関節筋であるハムストリングスはレバーアームが長く，単関節筋である大殿筋に比べ収縮が容易である．よって，トレーニングとしては大殿筋をうまく作用させることが重要となる．

そこで，大殿筋の機能について再考してみたい．大殿筋は股関節が中心に位置し，骨盤の後面全体を覆っている（図3）．この大殿筋を，股関節中心を境として上半分を上部線維，下半分を下部線維と分けると，それぞれの筋線維が作用する方向は図3の矢印A・Bとなる．上部線維の作用方向は矢印Aで，前額面上で股関節は外転する．一方，下部線維の作用方向は矢印Bで，股関節は内転する．つまり，大殿筋は上半分と下半分で前額面上

a. foot strike 前方型　　　　b. foot strike 直下型

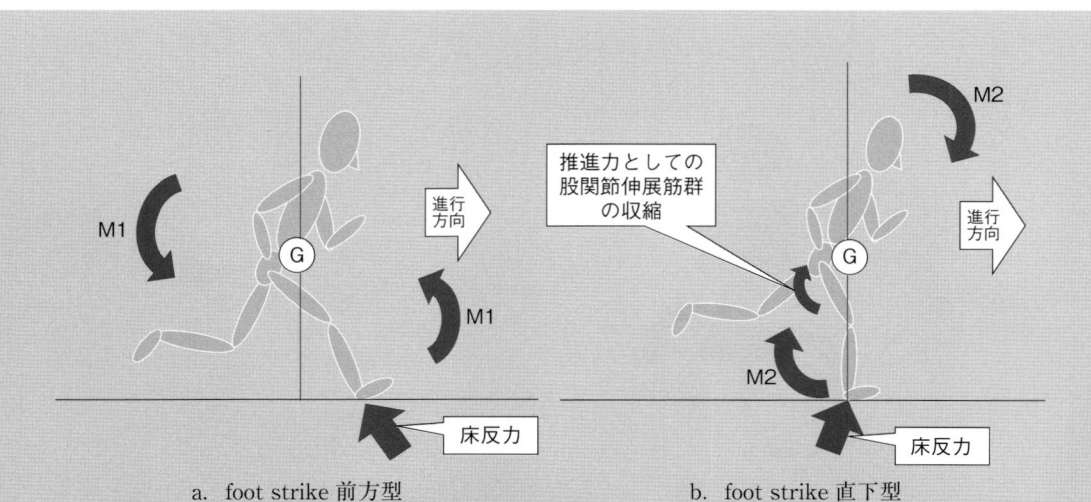

図1　foot strike（着地初期）の位置と重心線
G：重心，M1：後ろ回りモーメント，M2：前回りモーメント

反対の作用を有することになる。そして、上部・下部が互いにバランスよく働けば、内転・外転の作用が相殺され、股関節伸展の動きだけが発生するわけである。

しかし筆者の経験上、大殿筋上部線維と比較して下部線維の活動が著しく停滞している選手が数多く認められる。前述のとおり、ヒトは構造上外転作用が日常的に生じていることから、大殿筋も外転作用が優位となっている可能性が高いと考えている。

この大殿筋上部線維と下部線維のアンバランスは、臨症上非常に大きな意味をもつ。例えば、内側ハムストリングスの肉離れ癖がある選手の場合、内側ハムストリングスの過剰努力によって肉離れが頻発している状況が認められる。この時、内側ハムストリングスの過緊張と同時に前述の大殿筋下部線維の収縮低下が認められる場合が多い。つまり、内側ハムストリングスも大殿筋下部線維と同様、股関節伸展・内転筋であることから、大殿筋下部線維の収縮力低下を補完している可能性があると考えられる。また支持期（SP：support phase）にて下肢が真っすぐ後方に蹴り出せなくなれば、当然末端の足部に回旋などのストレスが生じることになる。

大殿筋エクササイズ

では、いかにして大殿筋下部線維の活動を引き出すか。筆者は図4のような骨盤後傾エクササイズを実施している。まず、背臥位で骨盤後傾する。この時、大殿筋を収縮することで骨盤と大腿骨を近づける。

注意すべきポイントは2つである。まず1点目は、骨盤後傾時に腹直筋による作用を防ぐため、腹部引き込み動作（draw-in）が必要である。そして2点目は、図5bのように大殿筋を収縮した際に外転・外旋運動を伴う選手が少なくないということである。これは、前述の大殿筋上部線維優位による現象と考えられる。よって、図5aのように膝の内側に軟らかいボールもしくは丸めたタオルな

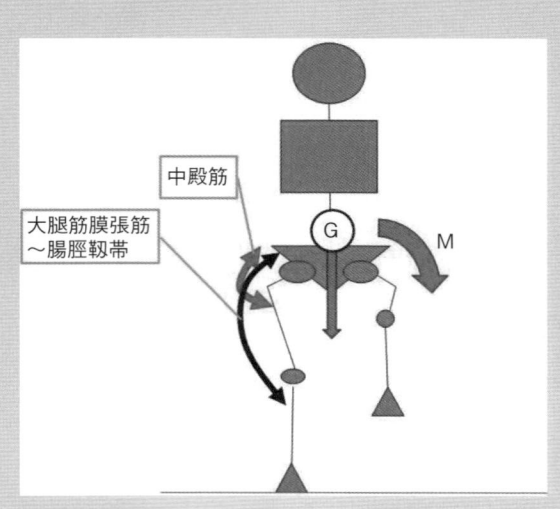

図2　ランニング mid support アライメント
G：重心、M：外部内転モーメント

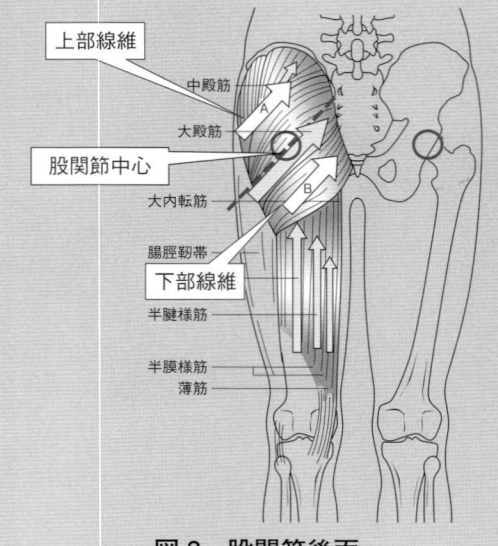

図3　股関節後面

どを挟み，大殿筋の収縮が抜けない程度に内転方向に膝を閉じ，膝蓋骨が直上を向くように誘導する。そうすると，大殿筋の収縮感が下部線維の方向に移動するのが感じられる。

この方法とは別に，臨症場面においては膝関節屈曲位での骨盤挙上運動であるブリッジエクササイズがよく見受けられる。このエクササイズはハムストリングス弛緩位であるため，大殿筋のエクササイズとして非常に有効であると考えられるが，歩行やランニングでのMSから離陸期（TO：take off）までの動作では膝関節伸展が求められることから，膝関節屈曲位よりも膝関節伸展位での殿筋収縮エクササイズのほうがより機能的であると考えられる。

まとめ

ヒトが重力環境下で活動する限り，股関節外転筋群は常に緊張にさらされる運命であ

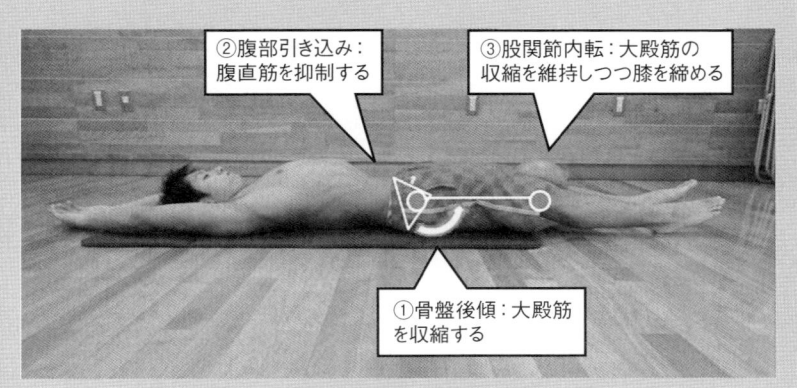

図4 大殿筋・骨盤後傾トレーニング

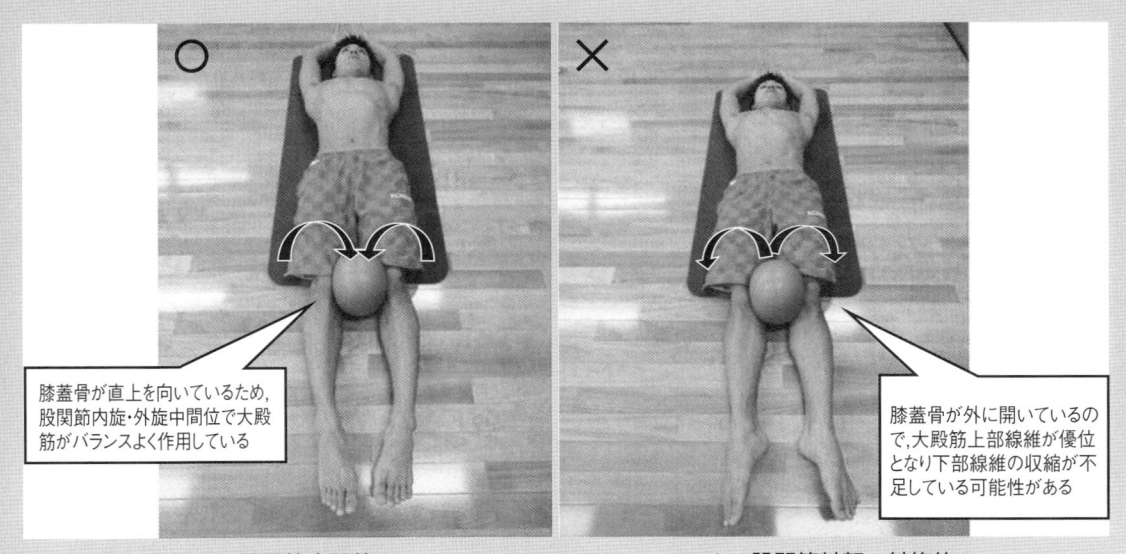

②腹部引き込み：腹直筋を抑制する
③股関節内転：大殿筋の収縮を維持しつつ膝を締める
①骨盤後傾：大殿筋を収縮する

a. 股関節中間位
膝蓋骨が直上を向いているため，股関節内旋・外旋中間位で大殿筋がバランスよく作用している

b. 股関節外転・外旋位
膝蓋骨が外に開いているので，大殿筋上部線維が優位となり下部線維の収縮が不足している可能性がある

図5 大殿筋収縮時の下肢アライメント

る。よって腸脛靱帯炎（ランナーズニー）は必然的に起こりうる障害であるともいえる。しかし，できうる限り腸脛靱帯の緊張を抑制するためには，中殿筋の選択的収縮を促すエクササイズも必要であるが，同時に中殿筋が働きやすく大腿筋膜張筋が作用しにくいポジショニングの理解が重要である。つまり，接地期では股関節伸展位をとることで，屈曲・外転筋である大腿筋膜張筋の作用が抑制される。この時，大殿筋による股関節伸展がTOを後方に移動させることになり，伸展・外転筋である中殿筋の作用効率をあげることにも

なると考えられる（図1b）。逆に，FSが前方に位置している場合は，股関節屈曲位での接地となり大腿筋膜張筋が優位となる（図1a）。陸上選手が不調の時にいう「腰が落ちている」「脚に体重がのっていない」という状況は，まさにこの後者の状況である。

これらのことから，筆者は常々外転筋トレーニングばかりを課さなくてもよいのではないかと考えており，要素還元論的には大殿筋下部線維の収縮による内転・伸展運動も重要であると認識している。

45

股関節疾患に対する運動療法のパラダイムシフト

永井　聡／広瀬整形外科リウマチ科

◆治療のポイント

1. 股関節可動性の改善
2. 股関節のみでなく膝痛・腰痛の改善
3. ストレッチポールを利用した姿勢改善と荷重意識

はじめに

従来から整形外科疾患に対する運動療法としては，障害関節の筋力低下や可動域制限に対して筋力低下筋に直接的負荷をかけた筋力強化運動，可動域制限の認められた関節に対して自動的あるいは他動的可動域訓練が行われることが多かった．しかし，その効果が得られることは必ずしもなく，机上の空論と伝説のごとく効き目のない運動療法が漫然と繰り返される歴史が刻まれてきた．今回，ブラッシュアップとした運動療法として筆者の勧める股関節疾患に対する運動療法を紹介する．

殿部深層の柔軟性の低下が，身体に及ぼす影響

殿部深層筋には股関節外旋6筋がある．梨状筋，上双子筋，下双子筋，内閉鎖筋，外閉鎖筋，大腿方形筋が存在する．なかでも梨状筋は大殿筋深層に存在し，股関節外旋作用および屈曲が深い状態では内旋に作用するといわれている．回旋筋の中では梨状筋は触診しやすく，徒手的アプローチがしやすい筋である．梨状筋が硬結すると股関節は外旋位になり，大腿骨は外旋し，下肢回旋のアライメントは崩れ膝関節にも影響を及ぼす．

股関節は球関節（臼状関節）であるため，運動は多方向に可能だが，硬さが生じるとその対側に圧迫や伸長応力が作用し，回転運動は障害され，運動軸を崩して可動域制限や疼痛を生じさせる．

股関節の可動性低下は，骨盤傾斜に影響を及ぼし腰部可動性の低下も生じさせる．一例としては股関節の伸展可動域低下は骨盤前傾を生じさせ，そのため腰椎前弯を引き起こし，腰痛発生の一因にもなっていることは周知の事実である．殿部深層部の硬結は，ハムストリングス，坐骨神経の絞扼障害を生じさせ，骨盤の並進運動が阻害される．また体幹前屈動作時に，背筋群の負担は増加し，そのメカニカルストレスが腰痛発生の一因になる．体幹前屈時の骨盤の後方並進運動は障害予防の重要な動きである．

前述の梨状筋の硬結は，梨状筋症候群と呼ばれ，坐骨神経の絞扼障害も引き起こし，下

肢の疼痛や神経障害を発症させる。

評価・触診

梨状筋の触診

梨状筋は，仙骨前面2～4分節から起始し，大転子に停止する。触診は腹臥位で行うが，大殿筋深部が触知しにくい場合は，側臥位で股関節屈曲・内転・内旋にすることで大転子後方で触診をしやすくなり，大殿筋深部に横走した2横指状で触知できる（図1）。

治療—股関節疾患のみでなく腰部・膝関節疾患に対しても有効

梨状筋からのアプローチ

球関節（臼状関節）を考慮して，後方線維の柔軟性を改善させると，大腿骨頭の後方滑りは生じやすくなり，股関節前面のストレスが減少するため鼠径部痛は改善しやすい。また，股関節屈曲の可動域改善は容易に確認できる（図2）。さらに外旋筋である梨状筋の硬結と短縮が改善すると股関節内旋角度の改善も確認できる。

これにより股関節の回旋角度が変化するため，股関節疾患の前方すべり症候群のみでなく，脛骨大腿関節の適合性も変化するため，変形性膝関節症に対してもこのアプローチが有効な場合が多い。

内側型変形性膝関節症例では，股関節外旋運動が有意な症例が多く，梨状筋アプローチは奏功し，股関節内旋運動が出現し，膝関節内反ストレス低下を生み出すことができる。その結果，膝関節内側の疼痛感が減少する症例も多い。

腰部疾患に対しても，梨状筋下での絞扼障害を認め，下肢のしびれ，末梢筋の筋力低下を有する症例に本アプローチを行うと，しびれの改善に至り，長期的には末梢筋，足関節

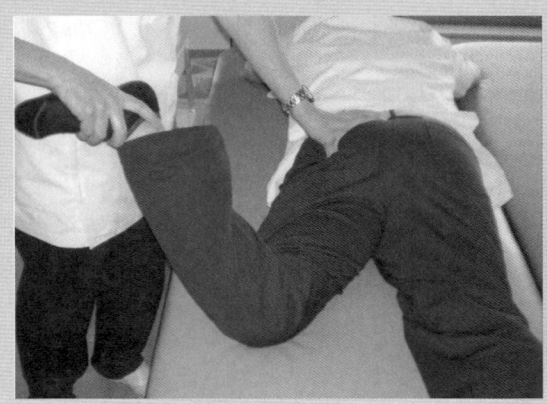

a. 腹臥位での梨状筋の触診とストレッチ 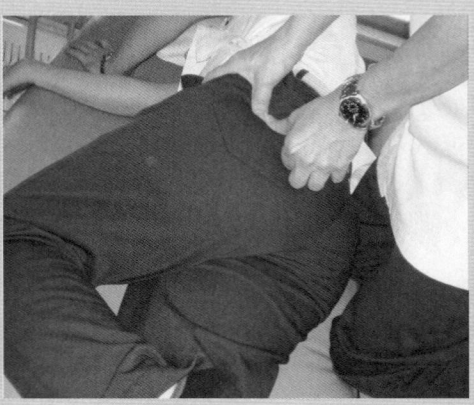　　　b. 側臥位のほうが梨状筋は触知しやすい

図1　梨状筋へのアプローチ
筋への徒手療法とストレッチ

背屈筋力などの回復を認めることがある。
　立位体幹前屈時の骨盤後方並進運動の低下に対しても，梨状筋など後方深層筋からのアプローチを行うと，後方並進運動およびハムストリングスの伸長性の改善，股関節屈曲運動を引き出しやすい（図3）。
　このように股関節疾患のみではなく膝や腰の症状に対しても効果は期待できる。

ストレッチポールの有効利用

　ストレッチポールは股関節疾患に対する屈曲筋，下部体幹筋収縮，骨盤前傾・後傾や下肢荷重感覚の促通と姿勢改善，足圧中心から股関節中心の荷重線の通過確認など，運動療法に利用するツールとして有効である。接地部が点荷重であるため，骨の位置変化が体感しやすい利点がある。

座位での大腰筋強化

　ストレッチポールを両坐骨下に横置きに設置して股関節屈曲を行わせる（図4）。大腰筋の筋力低下がみられる症例では，骨盤を後傾させて代償すると坐骨荷重点からずれるため，本人が代償を自覚しやすい利点がある。また，ストレッチポールを坐骨を挟むように縦置きにすると，股関節屈曲時に大腰筋の収

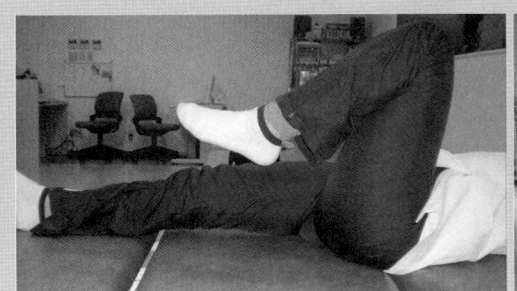

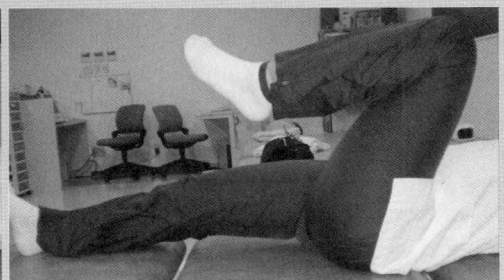

a．アプローチ前　　　　　　b．アプローチ後
図2　梨状筋アプローチ前後の股関節屈曲角度変化

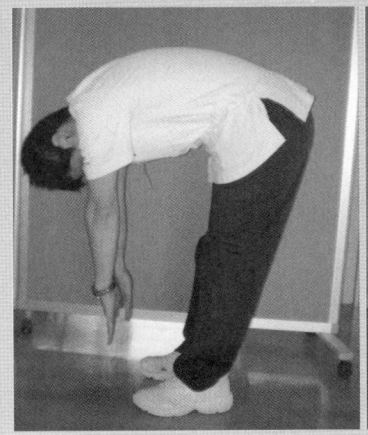

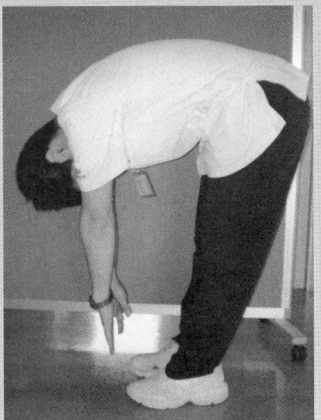

a．アプローチ前　　　　　　b．アプローチ後
図3　梨状筋アプローチ前後の体幹前屈変化
骨盤の後方並進運動の変化

縮低下による内転筋の代償性収縮によりが感知しやすくなる（図5）。

バランスディスク（エアスタビライザー）などを利用して下部体幹の収縮を促す場合も多いが，バランスディスクの場合，坐骨荷重は確認しにくいため，点荷重，骨の圧迫（圧センサー）を意識させる場合はストレッチポールのほうが利用しやすい。

ステップさせることで股関節通過を意識させ殿部収縮を促通させる

ストレッチポールなど足で踏みつけるもの

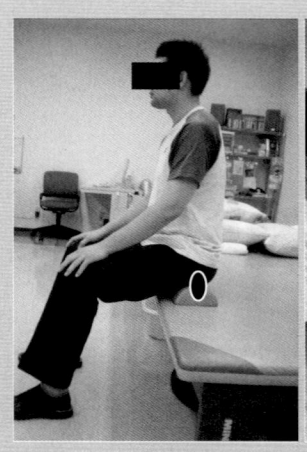

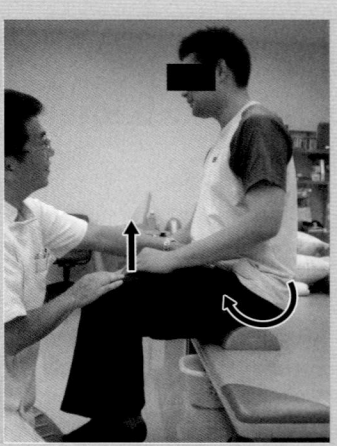

a. 坐骨荷重を意識　　b. 股関節屈曲させて坐骨荷重がぶれないように骨盤後傾をみる

図4　ストレッチポールを利用した坐骨荷重と骨盤位置の習得①

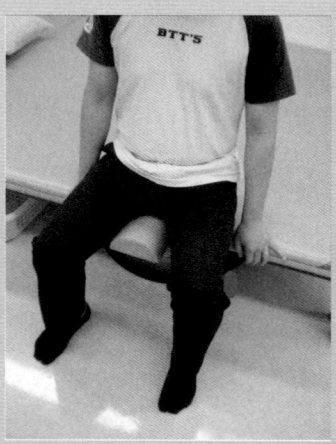

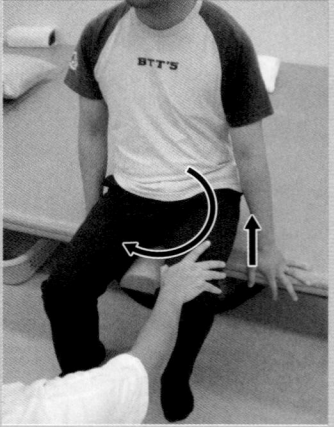

a. 坐骨でストレッチポールを挟む意識で座る　　b. 股関節屈曲で大腰筋が弱化していると内転し，骨盤の後傾・後方回旋が生じる

図5　ストレッチポールを利用した坐骨荷重と骨盤位置の習得②
ストレッチポールを縦に置いて坐骨荷重を意識する

を準備し，一歩ステップを踏ませ，足部アーチの荷重から前足部荷重への移行と，それに伴い下肢軸が矢状面で股関節を通過することを意識させ，股関節伸展運動を促通させる。さらに殿筋の収縮確認を行わせる（図6）。この運動の繰り返しにより荷重位置の学習，骨盤の過剰な前傾や水平面回旋の抑制を行うことができる。

立位荷重から姿勢のコントロール

ストレッチポール上で静止立位をとらせることで，矢状面上の姿勢調整ができる。股関節疾患患者は，股関節伸展制限から骨盤の前傾を強め，胸椎後弯の増大，頭位前突位にあることが多く，矢状面上のアライメント不良が多い。その際に足部アーチ，舟状骨下の荷重を意識して立位をとり，上肢は挙上して水泳での理想的姿勢といわれているストリームライン（streamline）と同様な姿勢を保持させると，身体の矢状面上のアライメントは改善し，姿勢改善に即時効果が現れる（図7）。これにより歩容は改善し，腰痛改善や肩こり，頸部スティッフネス（stiffness）の症状緩和にもつながる。姿勢は動作へつなげる重要評価項目であり，治療へのファーストステップである。矢状面の姿勢が改善していけば，前方への推進性，股関節周囲筋の活性化，股関節伸展運動の出現，前額面上の代償運動，歩容改善に効果的である。

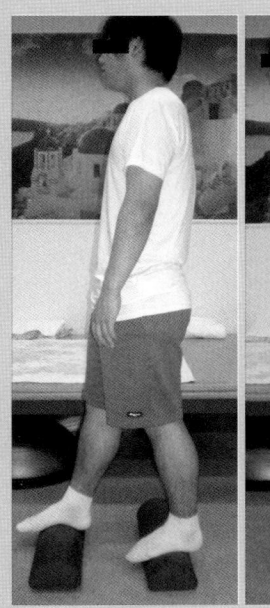

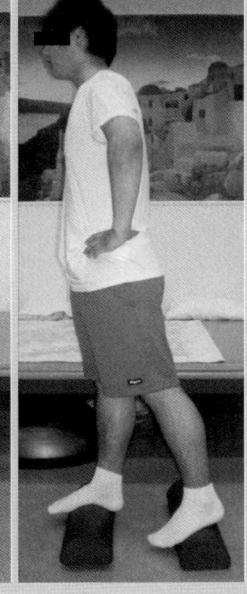

図6 ストレッチポールを利用した殿部収縮促通法
a. ストレッチポール上での立位
b. 前方への体重移動（股関節および足部の位置を意識させやすい）
COPとCOGの位置から股関節周囲の筋収縮効率を考える

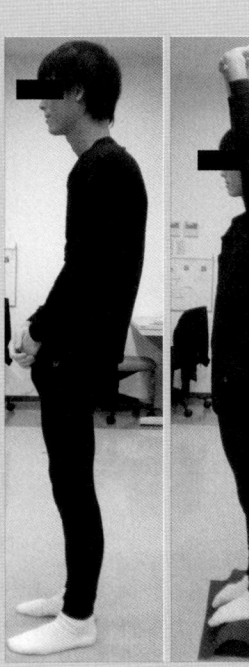

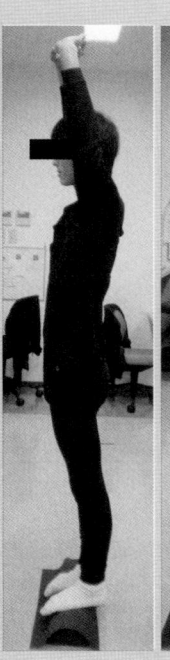

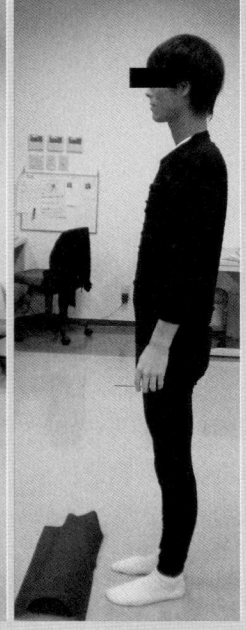

図7 ストレッチポール上におけるストリームライン前後での姿勢変化
a. 立位矢状面での不良姿勢
b. ストレッチポール上での立位ストリームラインをとらせる
c. その後，矢状面上の姿勢は改善する

46

機能解剖からみた股関節深層外旋筋群のトレーニング

木下一雄／東京慈恵会医科大学附属柏病院 リハビリテーション科

◆治療のポイント

1. 機能解剖を理解する
2. 解剖をイメージした外旋筋トレーニング
3. 最小限の抵抗負荷にて行う

はじめに

股関節深層外旋筋群は，梨状筋，内閉鎖筋，外閉鎖筋，上双子筋，下双子筋，大腿方形筋の6筋で構成される。そのうち梨状筋，内閉鎖筋，外閉鎖筋（以下，外旋筋群）は股関節の安定化に寄与しているとされている。そこで本稿では，遺体解剖の観察から得られた知見と臨床結果をもとに考案した外旋筋群のトレーニング方法を紹介する。

外旋筋群の機能解剖

遺体解剖による観察から，外旋筋群の作用は股関節肢位により変化することが確認できる。例えば股関節中間位では，各外旋筋群はともに股関節外旋作用を認める（図1）。股関節屈曲45°の肢位では，中間位と同様に股関節外旋作用があるが，注目したいのは梨状筋，内閉鎖筋，外閉鎖筋の緊張が適度にそろっていることである（図2）。これは小殿筋も合わせて考えると理解しやすいが，外旋筋群と小殿筋との協調によって臼蓋に対する骨頭の求心性を獲得し，いわゆる「骨頭のアンカー」として作用している肢位と考えられる。股関節屈曲60°の肢位では，内閉鎖筋，外閉鎖筋は引き続き外旋作用を担うが，梨状筋に関しては他の肢位と異なり，作用の転換角度となる。梨状筋は股関節屈曲60°では停止部である転子窩が起始部の第2仙椎と一直線上に移動するため回旋作用は減少し，主に外転作用を有する（図3）。股関節屈曲90°～100°の肢位では，梨状筋は内旋・外転作用を認め，内閉鎖筋は回旋作用から主に外転作用へと移行し，外閉鎖筋のみ外旋作用を認める（図4）。

外旋筋群の機能的役割と臨床所見

股関節中間位における外旋筋群は，主に股関節外旋作用があるが，重要な役割は他の筋群との協調による骨頭求心位保持と股関節回転軸の形成である。前者は小殿筋と，後者は腸腰筋とともにそれぞれ協調的に機能している。特に，後者に関して腸骨筋前部線維は股

関節初期屈曲に作用し，股関節屈曲のスターター的な役割を担っていると考えられる[1]。これにより，内閉鎖筋，外閉鎖筋と協調して股関節の初期回転軸を形成すると考えられる。

一方，臼蓋形成不全を伴った変形性股関節症では，前方の骨頭被覆が不十分であり，そのため骨頭の求心性が保てず，その代償として外旋筋群の過剰筋緊張を呈する臨床所見がみられる。

股関節屈曲45°での外旋筋群は，小殿筋との協調による骨頭のアンカー機能が重要である。例えば，ジャンプした後に片脚で着地する場合など，外旋筋群は股関節屈曲位での骨頭の求心位保持と骨盤の側方安定化を補助すると考えられる。この着地の時にトレンデレンブルグ徴候がみられる場合，外旋筋群を促通すると骨盤の側方安定化が獲得しやすい。

股関節屈曲60°および90°の肢位では，体幹の深い前傾を伴うスポーツ動作の際に骨盤側方安定化の補助を梨状筋，内閉鎖筋が担っている。さらに，内閉鎖筋は肛門挙筋と線維連結があり[2]，骨盤底筋とともに下部体幹の安定性にも寄与している。また，股関節屈曲60°〜90°は更衣や靴下着脱など，日常生活動作で頻繁に用いる角度である。後方進入法での人工股関節全置換術後の日常生活動作では，脱臼予防のために内閉鎖筋，外閉鎖筋による股関節安定化作用が重要である。

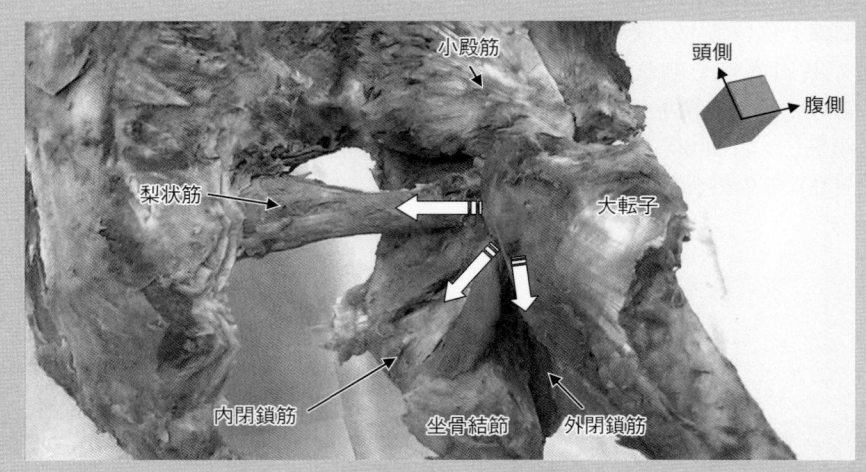

図1 股関節中間位の外旋筋群
骨盤を中間位とし，仙骨の後外側下方から撮像した。白矢印は各筋の張力を示す

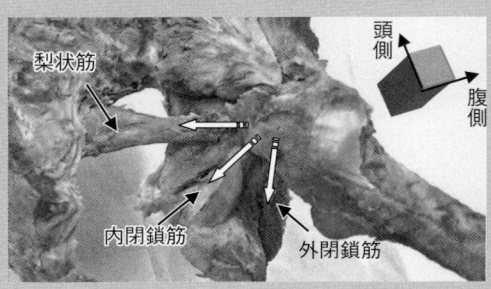

図2 股関節屈曲45°（尾骨の後外側下方から撮像）

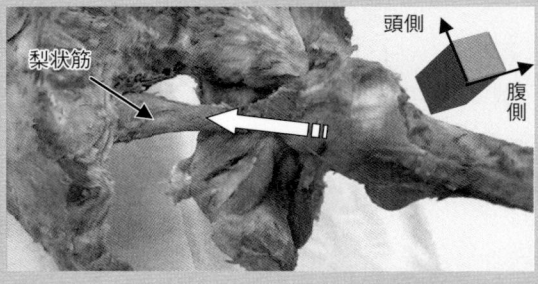

図3 股関節屈曲60°（尾骨の後外側下方から撮像）

※図1〜4は東京慈恵会医科大学解剖学講座 河合良訓教授の協力による

外旋筋群の機能評価

　外旋筋群を評価する場合，表層筋の影響を考慮しながら股関節可動域，疼痛，筋緊張，筋力，協調性を評価し総合的に判断する。股関節可動域は機能解剖をもとに，股関節中間位・屈曲45°・屈曲90°での内旋・外旋・内転・外転を評価する。中間位の内旋制限は，外旋筋群だけではなく坐骨大腿靱帯の影響を考慮する必要がある。疼痛に関しては，股関節中間位での内旋・外旋運動，屈曲60°と屈曲90°での内転・外転運動を自動・他動運動にて評価する。筋緊張は表層筋を弛緩させたうえで，起始・停止から筋腹をイメージして触診する。例えば，梨状筋は大転子上部と第2仙骨を結ぶ線上に位置し，その下に内閉鎖筋と双子筋の共同筋腱を触れることができる。筋力に関しては，股関節中間位での外旋運動は外閉鎖筋[3]，屈曲60°での外転運動は梨状筋，屈曲90°での外転運動は内閉鎖筋の筋力の目安となる。協調性は腹臥位にて膝関節の屈曲を行い，足部が左右に動揺せず膝関節をゆっくり屈曲できるかどうか確認する。内旋位で屈曲する場合，外旋筋群の機能不全が疑われる。また，側臥位にて股関節屈曲45°での最大外転位で保持が可能であるかを評価する。股関節外転制限がある場合や，体幹や骨盤の回旋を伴う代償運動がある場合は，外旋筋群の機能不全が疑われる。

外閉鎖筋トレーニング

　股関節中間位にて軽い抵抗を加えながら股関節外旋運動を行う。この時，大殿筋や内転筋群を触診し過剰な収縮がないことを確認する（図5）。

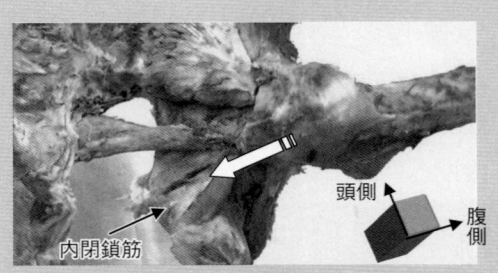

図4　股関節屈曲90°（尾骨の後外側下方から撮像）

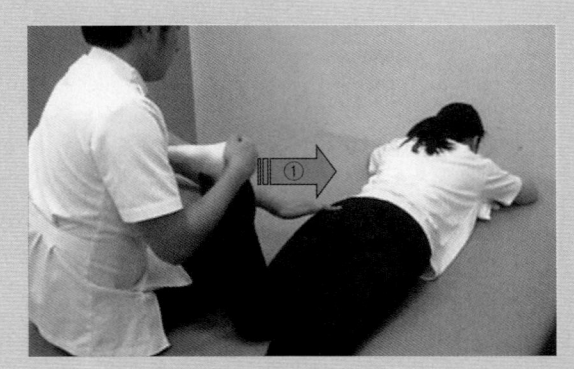

図5　外閉鎖筋トレーニング（矢印①：運動方向）

梨状筋トレーニング

側臥位で股関節屈曲60°,膝関節屈曲位の肢位にて股関節外転運動を行う。外転制限がある場合,骨頭に対して長軸上から圧縮を加え自動介助にて外転を行うか(図6),両踵を合わせた状態で外転・外旋運動をさせるとよい(図7)。また,側臥位での股関節外転が困難な場合は,背臥位で股関節屈曲60°,膝関節屈曲位の肢位とし,腰椎が前弯しないようにしながら,軽い抵抗のゴムチューブを用いて最大可動域まで外転運動させる(図8)。

内閉鎖筋のトレーニング

側臥位で股関節屈曲90°,膝関節屈曲位の肢位にて股関節外転運動をする。股関節外転が困難な場合は梨状筋と同様に圧縮を加えるか,足部の下に枕を置き,下肢の自重を軽減させ外転・外旋運動を行う(図9)。また,内閉鎖筋は端座位にて肛門を頭側へ引き上げ,骨盤底筋群を収縮させながら股関節外転運動

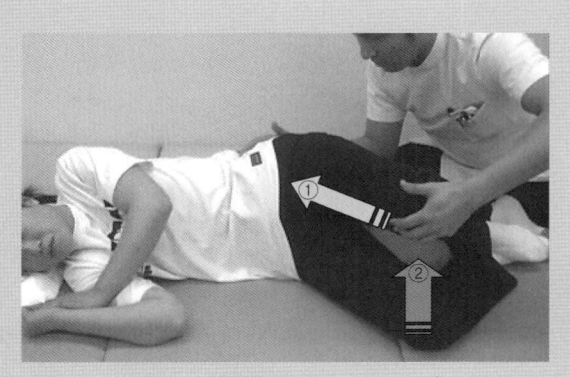

図6 梨状筋トレーニング
矢印①:大腿骨頭へ向けて長軸上から軽く圧縮を加える
矢印②:自動介助にて股関節の外転・外旋運動をする

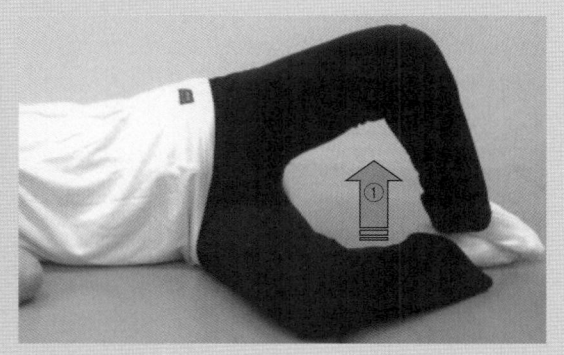

図7 梨状筋トレーニング(踵合わせで開排する)
矢印①:両踵を合わせて股関節外転・外旋運動をする

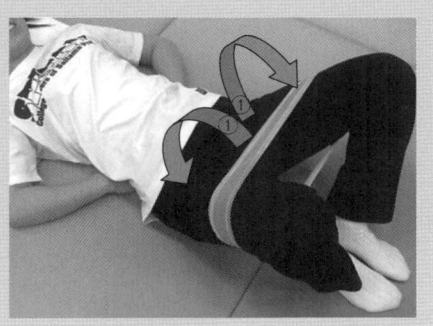

図8 梨状筋トレーニング(背臥位)
矢印①:股関節の外転・外旋運動をする

をすると効率がよい。

外旋筋群のスタビリティトレーニング

側臥位で股関節屈曲45°・軽度外転位，膝関節屈曲位の肢位にて大腿骨頭に対し大腿骨の長軸上から圧縮を加え，多方向から軽く抵抗を加え保持させる（図10）。

文献

1) 平野和宏, 他：Magnetic Resonance Imaging（MRI）を用いた腸骨筋機能の検討―解剖学的観察を基に. 理学療法学 37：356-363, 2010
2) Myers TW（著），松下松雄（訳）：アナトミー・トレイン―徒手運動療法のための筋筋膜経線. 医学書院, 2009, pp188-189
3) 木下一雄, 他：Magnetic Resonance Imaging（MRI）の特性を用いた単一運動課題における内閉鎖筋, 外閉鎖筋の筋活動の差異についての検討. PTジャーナル 44：1113-1117, 2010

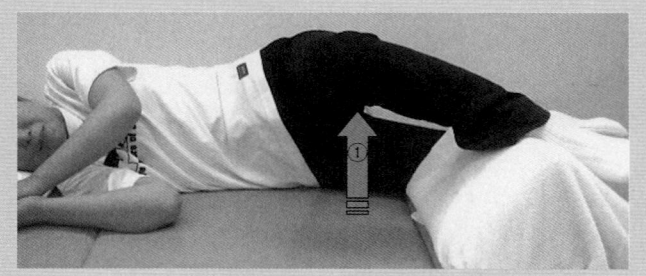

図9　内閉鎖筋トレーニング
矢印①：股関節屈曲90°から外転・外旋運動をする

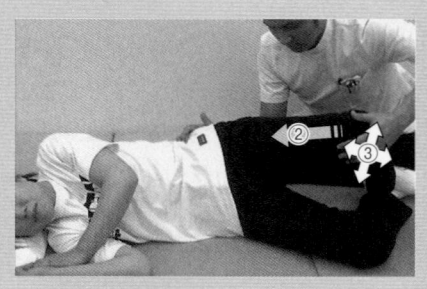

図10　股関節屈曲45°スタビリティトレーニング
矢印②：大腿骨頭に向けて長軸上から軽く圧縮を加える
矢印③：内転・外転，内旋・外旋方向から軽い抵抗を加え，その肢位を保持させる

47

股関節の開排動作を再獲得する

矢野雅直／副島整形外科病院・クリニック リハビリテーション科

◆治療のポイント

1. 横隔膜，腸腰筋の賦活
2. 股関節内旋筋の抑制
3. 全身姿勢調整

はじめに

　股関節術後離床時期の患者において，股関節の開排動作の獲得は，その後の抗重力肢位での姿勢制御や靴の着脱，しゃがみ込み動作など生活動作において重要である。大腿骨頸部骨折患者において術後ベッド上肢位が，股関節屈曲・内旋位となり，股関節屈曲・外旋・外転制限をきたす症例を多く経験する（図1）。また，股関節の開排動作などの自動運動が制限される症例も少なくない。
　このベッド上での肢位の長期化は股関節周囲組織に器質的な変性を生じさせ，より著明な可動域制限や，廃用性の機能低下を助長させる。これらの悪循環が抗重力肢位での姿勢制御に悪影響を及ぼすことにもなりうる。
　術後の可動域制限に対して単純な可動域訓練で即時的効果は得られるが持続的効果を得られないことを多く経験する。つまり，術後の局所に対する介入に加え，股関節構造や機能低下を代償する他の身体部位への治療を行うことが重要と考えている。局所症状と全身機能の問題点を的確に把握し治療介入していくことが，よりよい治療効果につながると考える。本稿では，股関節の開排動作の評価・治療について述べる。

股関節の開排動作

　股関節の開排動作とは，臥位で膝関節・股関節屈曲位，足部接地肢位から大腿骨が外旋していくことと定義する。開排動作では，股関節は外旋運動をするが重力による外的モーメントは外旋方向に働くため，常に内旋筋での制動が必要となる。また，運動軸を制動する筋として腸腰筋や深層外旋筋などがあげられ，中でも腸腰筋は重要であると考えている（図2）。
　腸腰筋は大腿骨頭の関節軸上を走行している。そのため，小転子の転位を伴う大腿骨転子部骨折患者においては腸腰筋の機能不全が生じ，股関節軸形成が行えず開排動作に障害をきたす。
　腸腰筋の機能低下が生じると，起始部で膜性連結をもつ横隔膜の機能障害を惹起したり，股関節内旋筋が優位になるなど，上行

性・下行性に影響が波及するため，評価・治療において前述のような背景を踏まえて全身的に介入していく必要がある。

股関節の開排制限に対する評価と治療

股関節の開排運動制限が左右どちらにあるかを確認する。また，開排時の大腿内側の組織の状態を触診する。背臥位の姿勢観察では骨盤帯アライメント，脚長を確認する。視診の際には，利き目で実施する。利き目は，右手人差し指を立ててまっすぐに腕を伸ばし顔の正面におき，片目をつむって左右交互にみた時に，両目でみた時と同じ位置にみえる側である。骨盤帯アライメントは，腸骨稜と上前腸骨棘の頭尾方向のおのおのの高さ，臍から尾側への垂線と上前腸骨棘からその垂線までの距離（以下：臍-ASIS）を観察する（図3）。この検査で，骨盤帯の回旋，左右寛骨の前傾・後傾やフレアを判断する。

脚長は，左右膝関節伸展位として内果の位置で脚の延長側と短縮側を決定する。ここで，膝関節伸展制限がある場合は左右の膝関節を同等の角度に設定し実施する（図4）。次に足関節背屈可動域を確認する。自動運動で背屈制限が左右どちらにあるか確認する。また，下腿後面の組織の状態を触診する。

骨盤アライメントと脚長，足関節背屈制限の検査によって下肢運動連鎖をおおよそ把握することができる。

腸骨稜高位，上前腸骨棘高位，臍-ASISが長い状態である場合は，寛骨後傾とアウトフレアが示唆される。この場合，正常な運動連鎖においては，同側の脚が短縮し足関節背屈

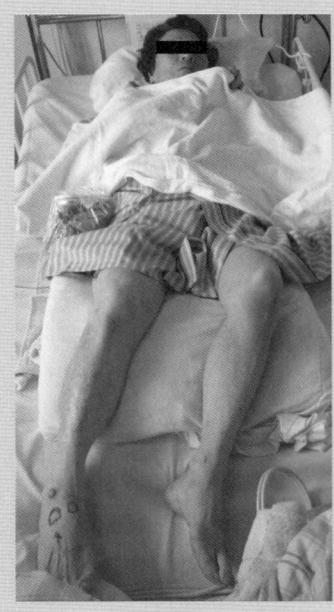

図1 股関節術後患者にみられる特徴的肢位（右患側）

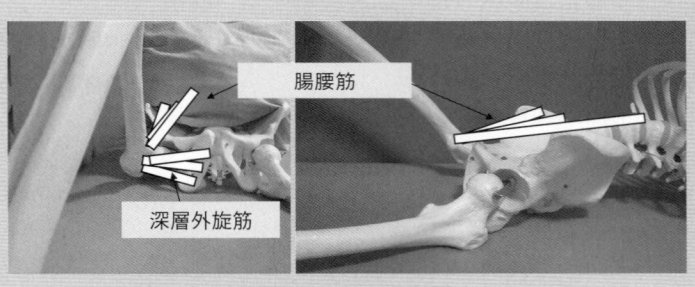

図2 股関節軸の制動に関与する筋群

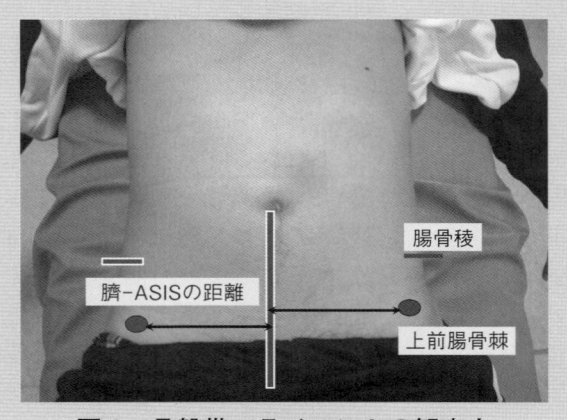

図3 骨盤帯アライメントの観察点

制限が生じる（**表1**）。

　寛骨から足関節までの運動連鎖が破綻していない場合には，体幹の検査へと移行する。臨床上，この運動連鎖が破綻している例は多く，骨盤帯アライメントが破綻している場合は，坐骨，恥骨，仙骨まで細分化した検査・治療を実施し，再び前述の運動連鎖を確認したうえで次の検査に移行する。

　その他，寛骨後傾側の脚長が延長している場合は，大腿骨・下腿骨それぞれの形態測定や頸体角のX線検査，前捻角のCraig検査を行い，脚延長が構造的か機能的かを判別することも重要となる。また，寛骨後傾側と反対側の足関節背屈制限が確認された場合は，足関節・足部のより細分化した検査・治療を行い，再び前述の運動連鎖を確認したうえで次の検査に移行する。

　体幹では肋骨弓下縁を触診する。この検査

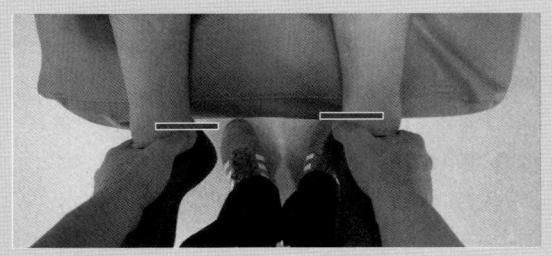

図4　足部内果の確認（右脚：延長，左脚：短縮）

表1　下肢の運動連鎖（通常パターン）

寛骨	前傾	後傾
寛骨	インフレア	アウトフレア
腸骨稜	低位	高位
上前腸骨棘	低位	高位
臍-ASIS	短	長
脚長	延長	短縮
足関節	背屈優位	底屈優位

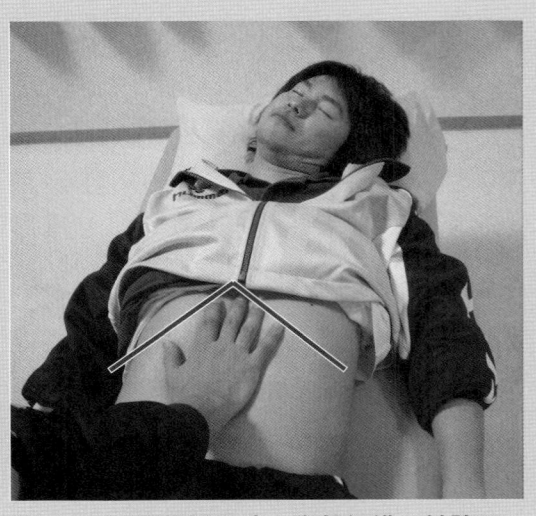

図5　頸部側屈時の腹部組織の触診

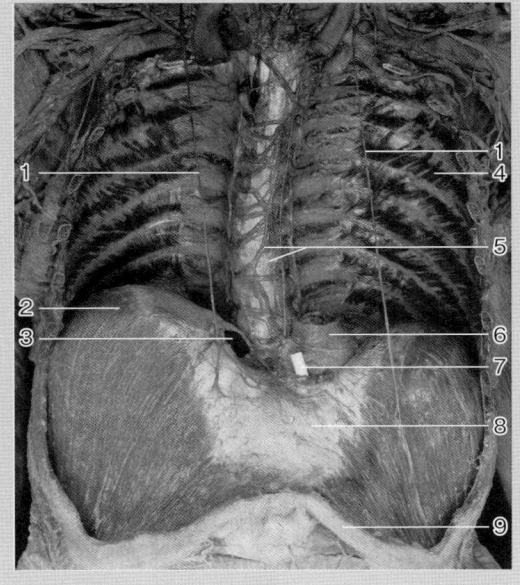

1．横隔神経　2．横隔膜　3．大静脈孔
4．内肋間筋　5．胸椎と奇静脈　6．胸大動脈
7．食道　8．腱中心　9．肋骨弓

図6　横隔神経と横隔膜（文献1）より引用）

のポイントは，呼吸に伴う横隔膜の下降の程度や腹部組織の圧および硬さを触診することである．

その後，頸椎を左右に自動運動で側屈した状態での腹部組織の圧や硬さの変化を触診し，減弱する側を確認する（図5）．確認したら，減弱する側へ頸椎を側屈させて腹部の圧が安静呼吸時でも深呼吸時でも左右均等になるまで持続させる．

この治療によって横隔神経を介して横隔膜とともに腸腰筋機能の賦活に働きかける（図6）．再評価として，股関節の開排動作制限の改善や足関節の背屈制限の改善にて頸部から足部への運動の波及が生じているかを確認する．

文　献

1) Lütjen-Drecoll E, 他（著），井上貴央，他（訳）：アトラス解剖学 第2版．西村書店，2002, p70

48

股関節内旋制限を改善する方法

川井誉清／松戸整形外科病院 リハビリテーションセンター

◆**治療のポイント**

1. 股関節内旋制限は原因か？結果か？
2. 臼蓋と骨頭の向きを考える
3. 運動面を分けて考える

問題の原因は何か

　股関節内旋制限は動作障害の原因なのか，結果なのかを判断する必要がある。股関節外旋筋の短縮が問題で，伸張性を改善させ症状の寛解ができるのであれば外旋筋が原因と考えられる。しかし，何かの動作の結果で生じる問題であれば，結果的に生じている問題と考えられる。そのため機能低下をもたらしている原因を探さなければならない。
　股関節内旋制限を改善するアプローチとして，股関節外旋筋の短縮と股関節外旋筋の機能低下の大きく2つの問題に分けて述べる（図1）。
　股関節外旋筋の短縮が問題の場合，筋の短縮の改善は可動域改善に有効である。しかし，痛みや脊柱変形などにより可動域改善に重要な肢位をとれない場合もある。よって，身体三平面である運動面に分けて症例に合わせた治療方法やホームエクササイズを考えることが重要である。
　次に股関節外旋筋の機能低下の場合について述べる。股関節外旋筋の機能低下が骨盤や体幹の代償動作に至り，股関節内旋制限が出現する場合である。この場合，股関節外旋筋の促通により骨盤や体幹での代償動作が抑えられる。それにより股関節内旋可動域改善が可能になると考える。また，体幹の不安定性により股関節外旋筋の機能低下が生じている場合は，まずは体幹の安定性を得ることが必要である。

運動面を分けて考える

　矢状面，前額面，水平面の3つの運動面に分けて考えることにより，治療方法を選択する。問診で得た情報をもとに症例の生活中に多い姿勢や動作を考慮した運動療法の処方や指導を行うことが大切である。

矢状面① — 骨盤前傾

　骨盤前傾位のほうが大腿骨頭に対する臼蓋の被覆率が高くなり，関節が安定する。その方法としては，腸腰筋エクササイズ（座位，

立位)，骨盤前傾エクササイズ（座位），殿筋ストレッチを行う。

矢状面② ― 骨盤前方移動

骨盤前傾と骨盤前方移動は分けて考える必要があり，骨盤前方移動には腰椎伸展と股関節伸展運動が伴うとされている[1]。また，中殿筋前部線維は股関節内旋作用を有し，中間位から伸展位に機能する。そのため，股関節伸展可動域を改善する必要がある。その方法としては，ブリッジ運動（背臥位），骨盤前方移動運動（立位），体幹伸展運動（腹臥位）を行う。

水平面① ― 骨盤後方回旋

骨盤が後方回旋すると大腿骨は内旋しやすくなるためこのことは重要である。その方法としては，体幹回旋ストレッチを行う（図2）。また，側臥位にて両股・膝関節屈曲位にし，脊柱を伸展・回旋させ体幹ストレッチを行う。特に腰背部に硬さがある症例には効果的である。

水平面② ― 仙腸関節の誘導（図3）

側臥位にて仙骨に対し寛骨後方回旋誘導を反復して行う。骨盤後方回旋位になることで大腿骨内旋位となり，外旋筋は伸張される。その際，仙骨を固定し上前腸骨棘と下後腸骨

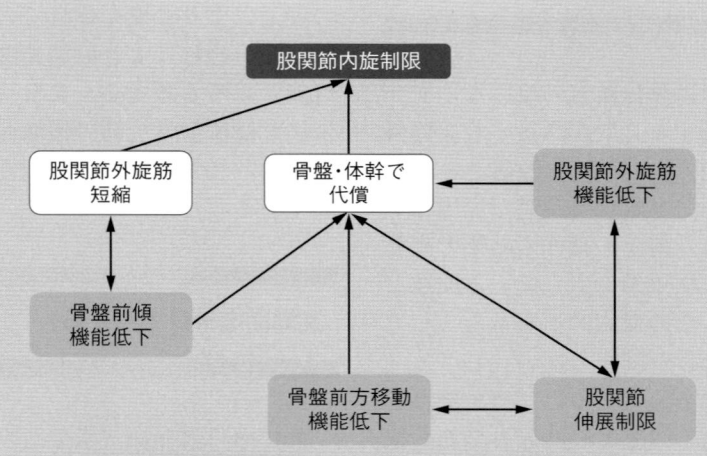

図1 股関節内旋可動域改善のためのフローチャート

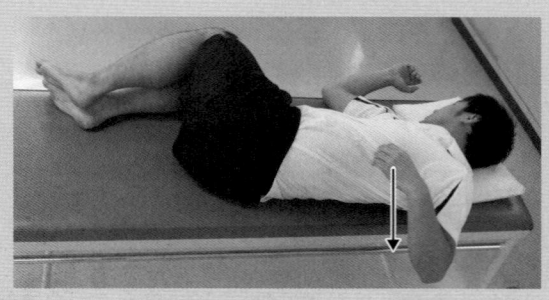

図2 体幹回旋ストレッチ

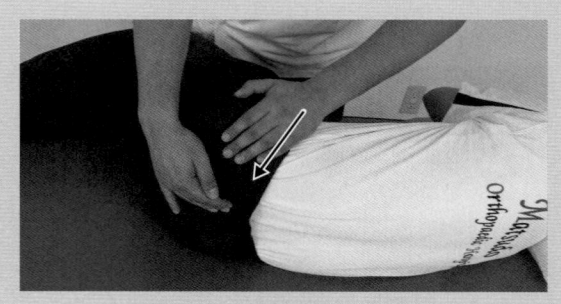

図3 仙腸関節の誘導

棘を結ぶラインと平行に寛骨を誘導する。

水平面③ — 体幹安定化運動（図4）

四つ這いで右上肢と左下肢を同時に伸展し，体幹の安定化を図る。挙上した肢位を10秒程度保持させる。体幹の不安定性がある症例に効果的である。この運動が困難な場合は，上肢・下肢どちらかだけを挙上することから始める。

前額面①

骨盤の左右差を比較することも評価するうえで手かがりとなるが，必ずしも正中化が問題解決になるとは限らない。骨盤同側と大腿骨との位置関係を評価し，治療へ展開することが大切である。

前額面② — 骨盤挙上（図5）

座位にて骨盤前傾位で挙上運動を行うことによって内腹斜筋・外腹斜筋の筋活動が賦活し，寛骨に対して大腿骨頭が内旋位となる。それにより股関節内旋可動域の改善がみられる。歩行時立脚後期に蹴り出しが弱い症例に効果的である。

前額面③ — 骨盤外方移動（前額面）

骨盤外方移動することにより，股関節は相対的に内転位となる。床反力ベクトルが股関節の内方を通り中殿筋収縮がみられる[2]。特に歩行時立脚初期に体幹の同側側屈がみられる症例に効果的である（図6, 7）。

文　献

1) 山口光國，他：結果の出せる整形外科理学療法．メジカルビュー社，2009，pp126-143
2) 入谷　誠：入谷式足底板上級セミナー資料．2008

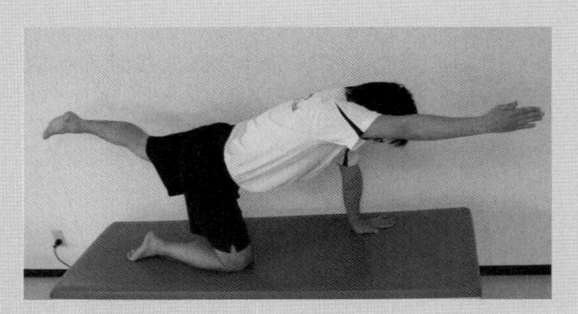

図4　体幹スタビリティー運動

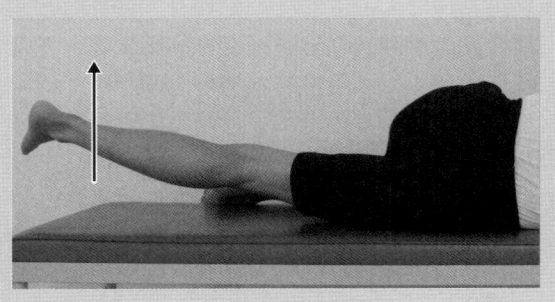

図5　骨盤挙上運動

図6　股関節内転筋エクササイズ

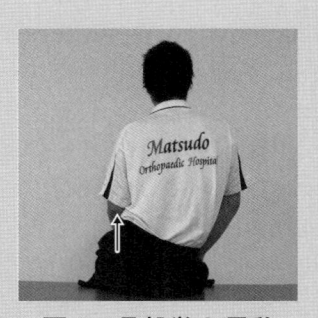

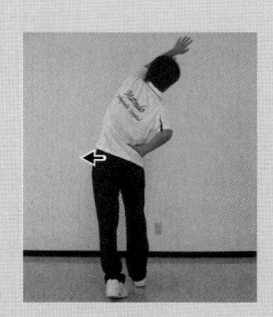

図7　腰方形筋ストレッチ

49

股関節屈曲・伸展運動の機能的可動性を改善させる

奥村晃司／川嶌整形外科病院 リハビリテーション科

◆治療のポイント
1. 股関節運動を三次元的な複合運動として捉える
2. 股関節屈曲・伸展運動の機能的可動性の改善を図る

股関節屈曲・伸展運動の捉え方

　股関節屈曲・伸展運動は，歩行動作やしゃがみ立ち動作をはじめとする，さまざまな日常生活動作に関わり重要である。しかし，股関節屈曲・伸展運動を改善することを目的とした可動域訓練では，関節可動域測定のように基本軸・移動軸を基本とした単一面（矢状面）で動かされる。また，股関節屈曲・伸展筋力増強も同様に股関節屈曲・伸展筋強化運動を，それぞれ単一面の運動として実施されている場合が少なくない。
　股関節は寛骨臼と大腿骨頭の凹凸の骨形態が適合し，安定性を高めている。股関節屈曲・伸展運動は，それぞれ単一方向の関節運動だけで歩行動作，日常生活動作を行っているわけではなく，単に矢状面上の関節運動でもない。股関節は脊柱と下肢との間に位置し，相互に関連し合う3軸関節として機能的に連結している。多様な運動パターンにより動作のバリエーションが多い関節であることから三次元的運動として捉えなければならない（図1）。目的動作を獲得するための動作のバリエーションは多様な運動パターンの組み合わせにより可能となるのである。治療において，股関節屈曲・伸展運動の機能的可動性を改善することに着目しなければならない。したがって，寛骨臼と大腿骨頭の適合状態，股関節の屈曲運動と伸展運動が単独分離して行えるかなどの評価を行い，隣接関節に与える影響を推測しながら動作との関連性を解釈していく。

股関節屈曲・伸展運動の評価

　背臥位にて股関節屈曲可動域を測定するためには他動的に股関節屈曲運動と伸展運動を繰り返し行い，運動方向を変化させながら運動範囲内での抵抗感・重量感・不安定感，最終可動域での end feel を把握し，寛骨臼と大腿骨頭の滑り込みと適合度を評価する。運動制限の多くは，股関節機能の低下だけではなく体幹屈曲あるいは伸展運動の代償運動により体幹筋に過緊張が生じる。また，同時に骨盤運動にも運動・動作パターンに対応した制限が生じていることが多く，十分な観察が必要となる。特に股関節屈曲とともに体幹屈曲の代償が生じやすいため注意する。体幹・骨

盤の代償がみられず寛骨臼と大腿骨頭のスムーズな滑り込みを感じられれば，適合性良好と評価する．筆者は股関節屈曲方向の適合性を改善する際，前額面上で肩峰，上前腸骨棘，膝蓋骨中央，第2中足骨頭を一直線上に配列し，膝関節屈曲位を保持しながら，股関節屈曲・伸展運動を行うとスムーズな運動が獲得されやすく，股関節屈曲運動の基準（図2）としている．

股関節伸展運動の評価は腹臥位で他動的に股関節伸展運動と屈曲運動を繰り返し行い，運動方向を変化させながら運動範囲内での抵抗感・重量感・不安定感，最終可動域での end feel を把握し，寛骨臼と大腿骨頭の滑り込みを探る．この運動制限の多くは，大腿直筋，腸腰筋など股関節前面の筋群に過緊張が生じ，骨盤挙上などの代償運動が生じやすいため十分に観察する．

股関節屈曲・伸展運動の治療

股関節に運動制限をもつ患者の多くは，股関節自体の動きにくさ，つまり日常生活動作で股関節運動のバリエーションが制限されていることを認識できない．このため股関節自体の動きやすさ，日常生活動作での動作のしやすさを感じとれる工夫が必要となる．治療では運動の多様性と機能的可動性を獲得することが重要である．

方法1

図3は股関節周囲，図4は体幹のリラクセーション方法である．治療前には患者にリラクセーションの必要性を十分に説明する．次に，実際に当該部位を手で触れて，セラピストの徒手的誘導後のリラクセーションによる変化を比較してもらう．股関節・体幹のリラクセーションは感じ方に個人差がある．股

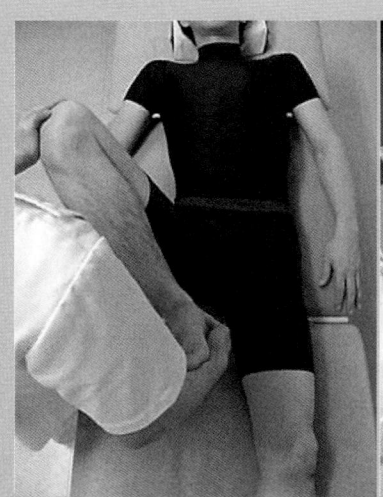

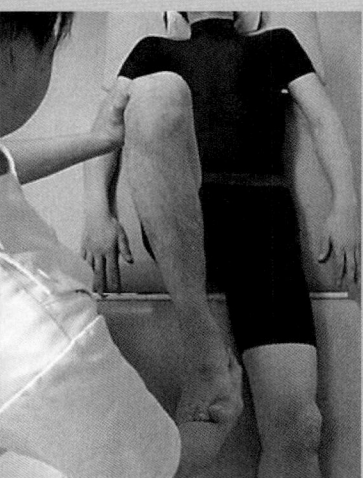

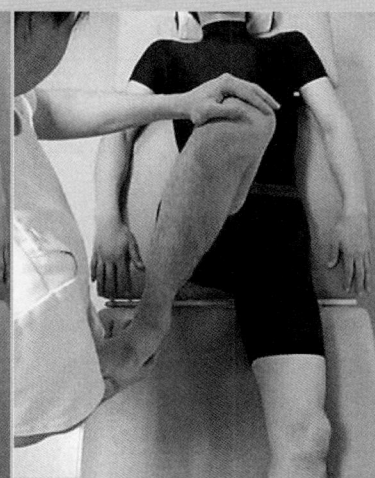

a. 外転・外旋方向への屈曲運動　　b. 屈曲運動　　c. 内転・内旋方向への屈曲運動

図1　股関節運動の三次元的運動イメージ
股関節屈曲運動は単純な運動ではなく，多様な運動パターンにより動作のバリエーションが拡大することを認識する

関節のリラクセーションを行う時は，セラピストは大腿部の皮膚表面から段階的に軟部組織，下肢全体を動かしていくイメージをもちながら行うと効果的である．体幹のリラクセーションを行う時は，仮肋を把持して多方向に揺らし，頭部・下肢へ波及するように行うと効果的である．

方法2

図5は，骨頭周囲のリラクセーション方法である．一側の第1指と第2指で大腿骨大転子を把持し，他方は大腿遠位を包み込むように保持しながら両者を同時に揺らすように大腿骨を上下に動かす．開始肢位は，股関節屈曲・外転・外旋位で行うとリラクセーションが得られやすい．また，股関節のリラクセーションが獲得されると体幹・下肢へと波及し軟部組織の柔軟性も獲得されやすい．

方法3

股関節屈曲・伸展運動の機能的可動性改善運動として，セラピストは図2のように同側の膝関節屈曲位を保持する．前額面上で肩峰，上前腸骨棘，膝蓋骨中央，第2中足骨頭を結んだ線上で股関節運動を行う．この時に疼痛や体幹・骨盤の代償運動が生じない範囲で股関節屈曲・伸展運動を繰り返す．また患者の股関節伸展運動に対し，床面につくまで踵に抵抗をかけ続ける．徐々に股関節屈曲角度を増しながらこの運動を繰り返すと，股関節屈曲での寛骨臼と大腿骨頭の適合性が高まり屈曲可動域と屈曲位からの伸展運動が改善しやすい．この時，膝関節伸展運動，体幹・骨盤の代償動作を起こさないように注意する．また，距骨下関節を回内・回外位に誘導しながら股関節伸展運動が最も発揮できる軌跡をみつける．これは，歩行や日常生活動作での股関節屈曲・伸展運動の機能的可動性改善につながる．その他の方法として，スリングを用い図6のように，下肢全体の負荷を軽

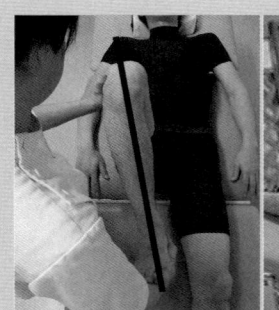

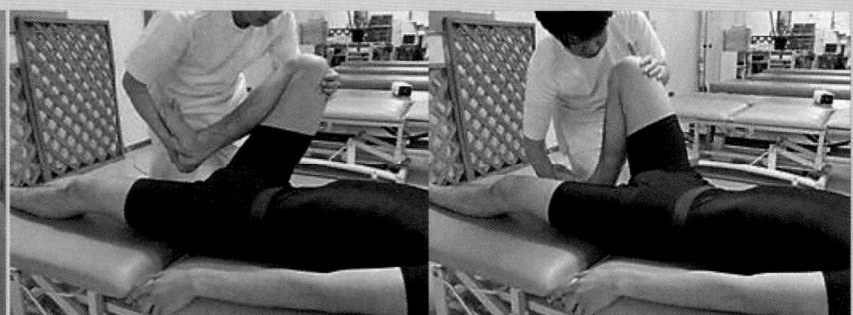

a．配列基準　　　　　　　b．配列線上での股関節屈曲・伸展運動

図2　股関節屈曲方向の適合性評価と機能的改善

前額面上で肩峰，上前腸骨棘，膝蓋骨中央，第2中足骨頭を一直線上に配列する．膝関節屈曲位を保持しながら，この線上を基準とし股関節屈曲・伸展運動を行い，体幹・骨盤に代償運動が生じない股関節運動方向を適合性のよい運動方向と評価をする．股関節屈曲・伸展運動の機能的可動性の改善運動を行う場合にも，この線上を基準として運動を開始する

減し，股関節・膝関節屈曲でリラクセーションがとれる位置で保持する。膝関節を屈曲位にしながら足踏みをする要領で股関節伸展を行い，ゴムバンドの力に負けないように股関節屈曲・伸展運動を反復すると股関節の機能的可動性が獲得されやすい。この時，体幹が浮き上がったり，押しつけるような代償運動が生じるため注意する。また，骨盤の前傾・後傾が生じる場合には代償運動が起きない程度に負荷を設定することが重要である。

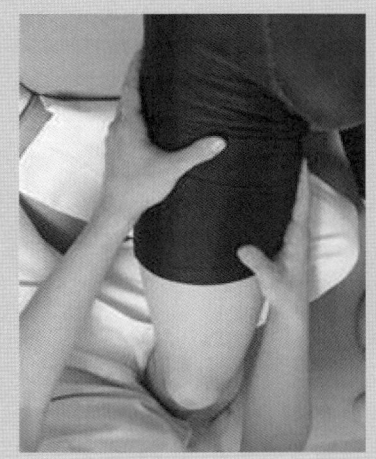

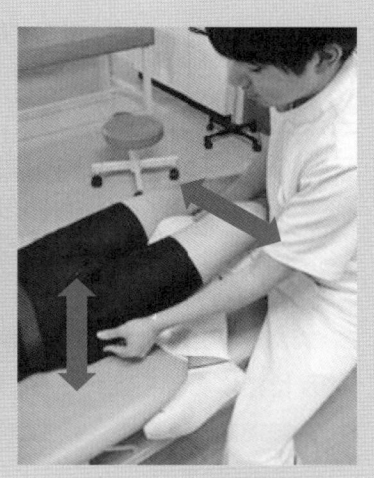

図3　股関節周囲のリラクセーション
大腿部を包み込むように把持し，皮膚表面を滑らせるイメージをもちながら動かしていく。皮膚表面の柔軟性を感じながら段階的に筋など軟部組織，下肢全体へと揺り動かすイメージで行う

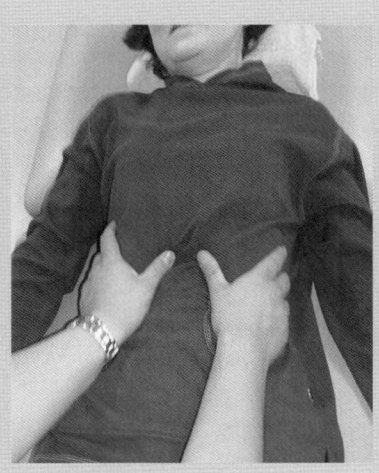

図4　体幹のリラクセーション
体幹のリラクセーションを行う場合には体幹を図のように把持し，前後，左右，側屈，回旋と多方向に圧を加えながら体幹全体のリラクセーションを引き出していく

図5　骨頭周囲のリラクセーション

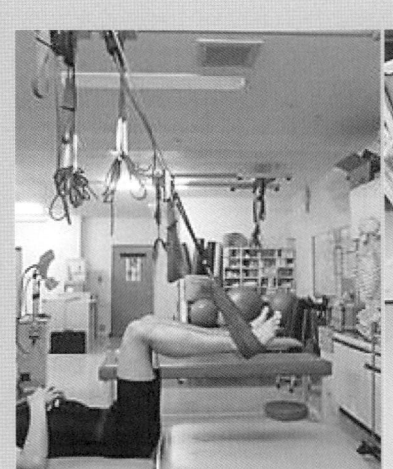

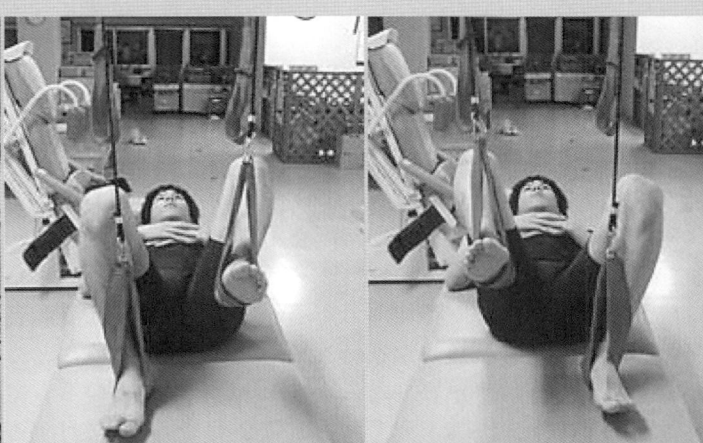

図6　スリングを用いた股関節の機能的可動性改善

50

足部機能から捉えた股関節への臨床的アプローチ

矢野奉紀／豊橋整形外科 向山クリニック リハビリテーション科

◆治療のポイント

1. 靱帯性支持の部位
2. 初期筋出力の変化
3. 足部テーピングの反応

内反捻挫における疑問から

　足関節捻挫（主に内反捻挫）では受傷後早期に股関節外転筋の機能低下を生じることは多い。捻挫の受傷原因に股関節を中心とした下肢パフォーマンスの低下があることは否めないが，受傷後に股関節に支障をきたしていることはいうまでもない。そこで足部が股関節とどのようなつながりをもっているかを臨床的視点から考え，治療アプローチを述べる。

足部の捉え方

　足部アーチ低下がある症例では関節不安定性を伴う足部筋出力不全を頻繁に認める。足部はほとんどが靱帯性支持であるため，靱帯の緊張による荷重分散機能が不可欠である。なかでも靱帯性支持が重要となるポイントとして①距骨下関節，②第1列，③立方骨，④舟状骨があげられる（図1）。
　いずれの部位にも強靱な靱帯支持とともに足部機能に重要な筋群が走行しており，靱帯・筋の連携により効率的な動きを可能にしている。しかしながら，これらの部位がいったん破綻すれば適切な荷重分散による支持機能を失い，すぐに機能異常をきたすこととなる。

足部と股関節のつながり

　足部と股関節は，荷重に伴う靱帯などの固有受容器の反応により協調的に働き，効率的な姿勢制御を可能としている。そのため，内反捻挫などで生じる靱帯性支持の変化は誤った荷重分散を招き，股関節筋機能に障害をきたす要因になると考えている。
　特に前述した4つの靱帯支持の重要なポイントはいずれも姿勢・動作の制御方向に伴う股関節筋群と関連しており，それぞれが関連し合うことで効率的な反応を引き起こすと考えている。靱帯支持の部位と足部靱帯，足部靱帯に対する支持筋，股関節関連筋を表1に整理した。
　それぞれの支持部位におけるアプローチは

結果として股関節関連筋における筋反応を引き起こし，動作の安定性や良好な姿勢制御に寄与する。そのため，股関節機能を再構築するうえで足部の状態を確認し，治療アプローチに加味する。

臨床的評価とアプローチ

まず，支持部位にある靱帯機能を評価する。正常な靱帯性支持が得られていない場合，足部アーチ低下による現象が生じる。各部位の臨床的評価を以下に示す。

距骨下関節

距骨下関節は荷重位後足部 leg-heel 角を用いて判断する。靱帯性支持の破綻がある場合は後足部外反，過回内を認める。また，距骨下関節の回内・回外の可動性も評価する。

第1列

第1列は前足部中足骨頭の偏位で判断する。非荷重位にて後足部中間位のまま前足部を把持し，母趾と他の中足骨頭の位置関係をそろえ，そこから母趾が底屈・背屈のどちらに可動性が大きいかを把握する。靱帯性支持の破綻がある場合は，背屈方向へ過剰な可動性を認める（図2）。

立方骨

立方骨は長腓骨筋の筋緊張と立方骨の圧痛所見で判断する。立方骨を足底から押圧する部位は，立方骨外側から約1横指内側とする。靱帯性支持の破綻がある場合は，長腓骨筋の低緊張と押圧時の圧痛所見を認め，立方骨が下制した状態となる（図3）。

舟状骨

舟状骨は，内側アーチを構成する内側楔状

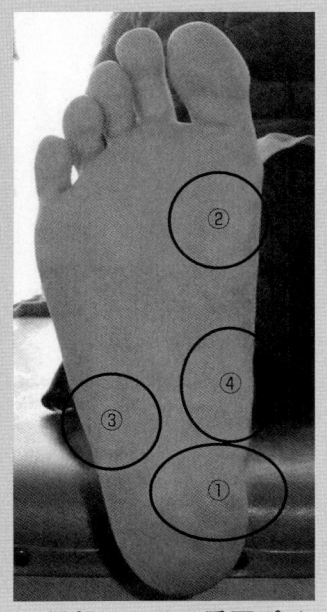

図1 足部アーチの重要ポイント

表1 足部と股関節の関連部位

支持部位	靱帯	支持筋	股関節関連筋
①距骨下関節	底側踵舟靱帯	長母趾屈筋	股関節屈筋
②第1列	足底腱膜	長・短母趾屈筋	股関節伸筋
③立方骨	背側踵立方靱帯	長腓骨筋	股関節外転筋
④舟状骨	底側踵舟靱帯	前・後脛骨筋	股関節内転筋

骨と距骨との相対的位置関係を触知して判断する。靱帯性支持の破綻がある場合は，両骨に対して舟状骨が相対的に落ち込んだ状態を認める。

治療アプローチの実際

足部靱帯性支持の破綻は，結果として股関節筋出力に影響し，パフォーマンス低下を招く。このため，下肢トレーニングを開放運動連鎖（OKC：open kinetic chain）から閉鎖運動連鎖（CKC：closed kinetic chain）へと展開する際に，足部の状態を把握したうえでアプローチすることが重要となる。また，テーピングによる足部へのアプローチは関連する股関節筋群の促通に有用であるため，トレーニング前に実施する。

距骨下関節に対するアプローチ

1．テーピング
エラスティックテープを使用して距骨下関節を回外方向にサポートするように施行する。

2．チェック
背臥位にて股関節軽度屈曲やや外旋，膝関節伸展位で保持し，大腿部に抵抗をかけた際の初期筋出力の状態が改善されていることを確認する（図4）。荷重位では片脚立位の安定性を確認する。

第1列に対するアプローチ

1．テーピング
エラスティックテープにて第1列底側から踵の方向に向かって第1列底屈をサポートする。

2．チェック
腹臥位にて股関節を伸展し，膝関節屈曲位で保持し，大腿部に抵抗をかけた際の初期筋出力の状態が改善されていることを確認す

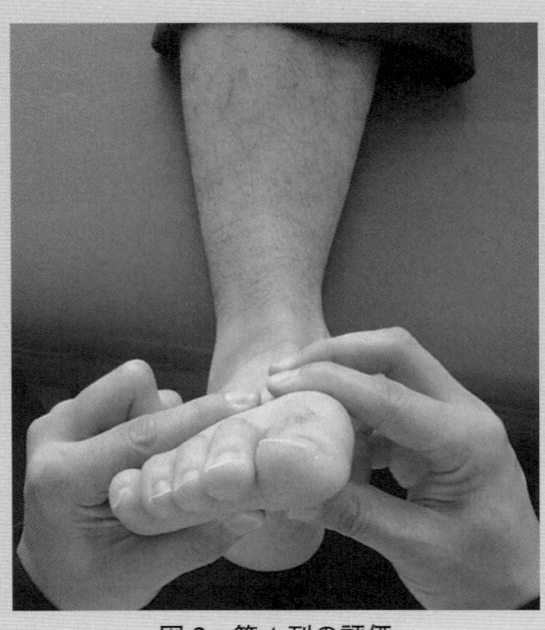

図2　第1列の評価

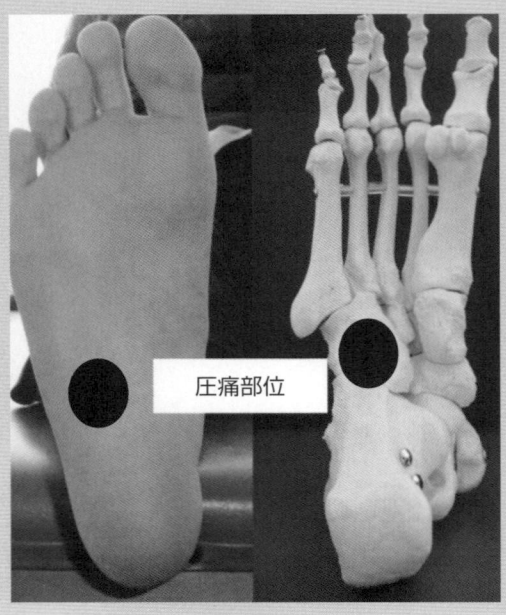

図3　立方骨の圧痛部位

圧痛部位

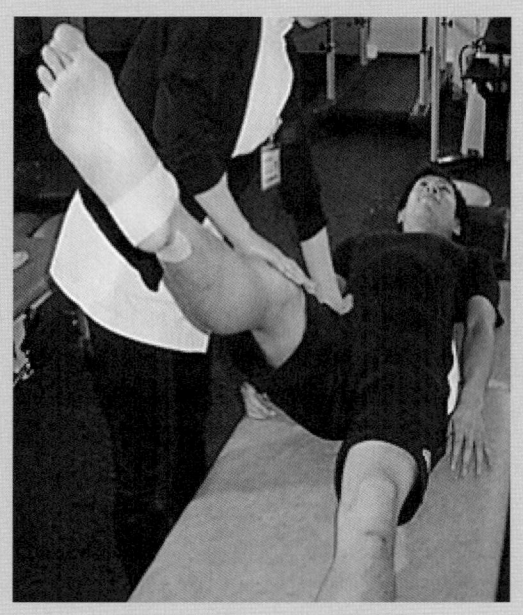

図4　股関節屈筋群の筋力検査

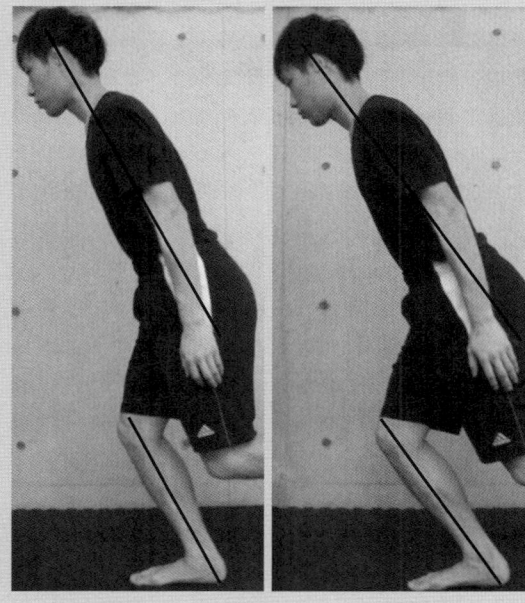

a．テーピング前　　b．テーピング後
図5　第1列テーピング前後の動作変化

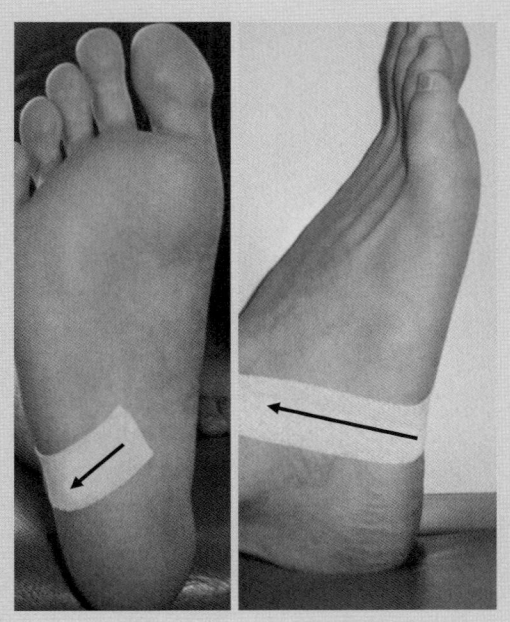

a．足底面側　　b．外側
図6　立方骨の挙上サポートテープ

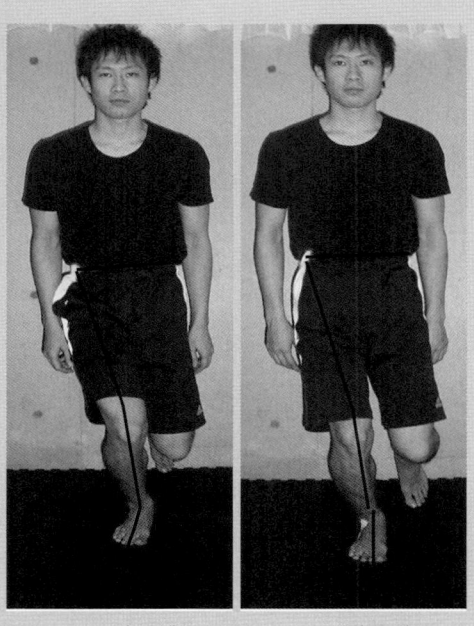

a．テーピングなし　b．テーピングあり
図7　立方骨テーピング前後の片脚スクワット

る。荷重位では片脚スクワット動作で脛骨の前方傾斜が改善し，矢状面の下肢関節運動の変化に伴う動作の安定性が改善することを確認する（図5）。

立方骨に対するアプローチ

1．テーピング
エラスティックテープにて立方骨を足底から挙上させる（図6）。

2．チェック
側臥位にて股関節を外転，膝関節屈曲位で保持し，大腿部に抵抗をかけた際の初期筋出力の状態が改善されていることを確認する。荷重位では片脚スクワット動作で足部外側への過度な荷重分散が改善し，下肢・骨盤アライメント変化に伴う動作の安定性が改善することを確認する（図7）。

舟状骨に対するアプローチ

1．テーピング
エラスティックテープにて舟状骨を足底から挙上させる（図8）。

2．チェック
側臥位にて股関節を内転，膝関節伸展位で保持し，大腿部に抵抗をかけた際の初期筋出力の状態が改善されていることを確認する。荷重位では片脚スクワット動作で足部内側への過度な荷重分散が改善し，下肢・骨盤アライメント変化に伴う動作の安定性が改善することを確認する（図9）。

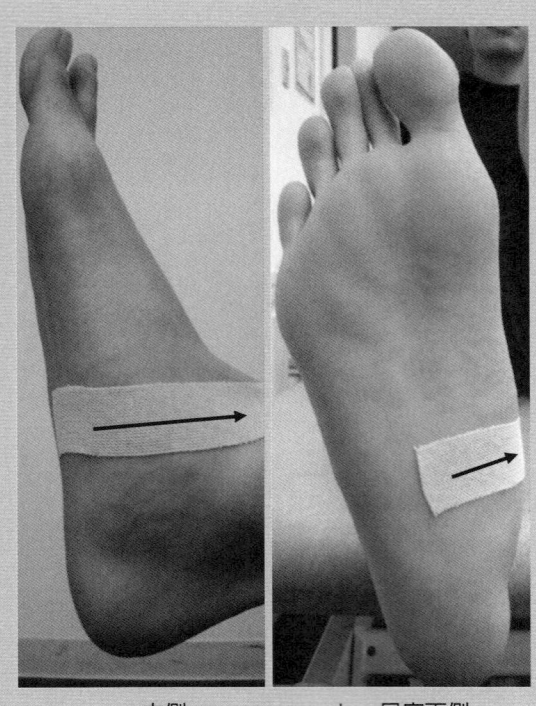

a．内側　　　b．足底面側
図8　舟状骨テーピング

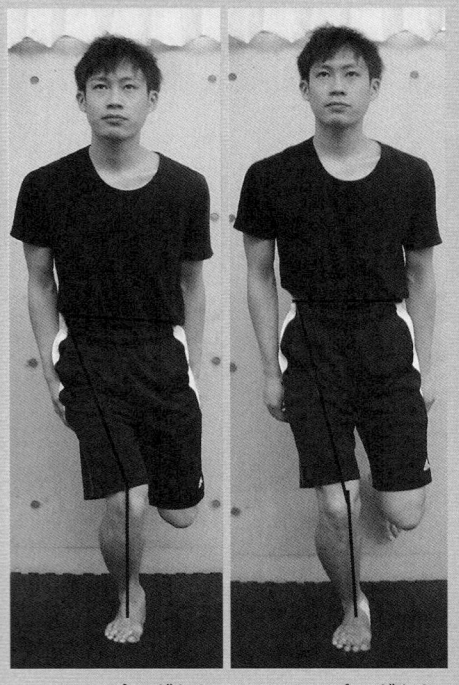

a．テーピングなし　b．テーピングあり
図9　舟状骨テーピング前後の片脚スクワット

51

筋機能を考え筋活動を促す

土持宏之／ワカバ整形外科・リウマチ科クリニック

◆治療のポイント

1. 筋周囲の結合組織の誘導
2. 支持基底面と重心位置関係による姿勢制御
3. 活動を促したい筋の起始停止間の距離イメージ

骨格筋の構造と筋力の発生

臨床において，筋ではなく主として結合組織によって関節モーメントを発揮し，姿勢保持や動作を行っている症例が数多く見受けられる。このような症例の場合，結合組織が動作の制限となっているのではないかと筆者は感じている。つまり，日常生活の繰り返しによって結合組織の位置が変化し，本来あるべき位置に戻ることができずに動作の制限となっていると考えられる。

骨格筋における筋収縮という力発生の最小単位を考えると，アクチン分子とミオシン分子で形成されるクロスブリッジという構造体になる。アクチン分子が存在する細いフィラメントがⅠ帯，ミオシン分子が存在する太いフィラメントがA帯であり，Ⅰ帯とA帯が交互に規則的に配列し筋節を形成している[1]。筋張力の発生上，筋節間のA帯とⅠ帯の位置関係は重要である。A帯とⅠ帯の距離が近すぎても遠すぎても発揮張力は小さくなるため[2]，このA帯とⅠ帯の位置関係が，周囲を囲んでいる筋内膜，筋周膜，筋外膜などの結合組織の位置関係により影響を受けることで，筋収縮を行いにくい状況になるのではないかと筆者は考えている。そこで筋収縮時に，本来の位置から変化し制限となっているこれらの結合組織を補助的に誘導することで，筋収縮を促すことが可能になると筆者は考えている。

スティッフネスの評価

身体の一部に外部から圧を加えると，その場所から圧が波及し，周辺に広がっていく。その性質を利用し，図1のように背臥位で大腿遠位部にセラピストの一側の手を置き組織に圧を加え，他側の手を股関節，腰部に置き周囲の結合組織にかかる圧を評価する（図1の場合，右手で圧を加える）。加える圧が圧迫だけでは小さい場合は，組織に回旋（ねじれ）を加えると圧が多くかかり評価を行いやすくなる。周囲の組織が本来の位置にある場合は，一方の手で加えた圧が小さければ，他方の手で感じる圧は小さいが，周囲の組織が本来の位置ではない場合は，一方の手で加えた圧が小さくても，他方の手で感じる圧は大き

くなり組織の動きが止まる感触がある．結合組織が制限となり，動ける範囲が狭まるためと考えられる．例えば，股関節周囲組織が本来の位置ではないと仮定したら，膝関節が動く際，股関節の動きが結合組織の張力によって制限されることが予測される．反対に股関節が動く際にも同様に膝関節に制限が生じると考えられる．この結合組織による制限は，解剖学的に深層筋と浅層筋の走行が交差する部位に起こりやすいと筆者は感じている．例えば股関節では中殿筋，小殿筋，外旋6筋（梨状筋，上双子筋，下双子筋，内閉鎖筋，外閉鎖筋，大腿方形筋）と大腿筋膜張筋，大殿筋の間，腰部では多裂筋と胸腰筋膜の間に結合組織の制限が生じやすい．これを参考に一側の手で最小の圧を加えて抵抗を感じる部位を，それぞれの部位と比較して探していく．

図1は股関節と腰部周囲の組織の制限を評価するため，加圧部位は大腿遠位部とし，左右の股関節，腰部の3カ所の抵抗を評価した．その際，最小圧を加えて抵抗を感じる部位が，動きの制限となっている．まず，一側の大腿遠位部で評価した後，他側で抵抗を再度評価する．例えば左の大腿遠位部で加圧して評価した際，左の股関節に抵抗を感じた場合は，右の大腿遠位部で同様に加圧して評価しても，同じように左の股関節に抵抗を感じる．このように動きの制限になっているかどうかを立位・座位での回旋運動，しゃがみ込み動作などで評価し確認する．

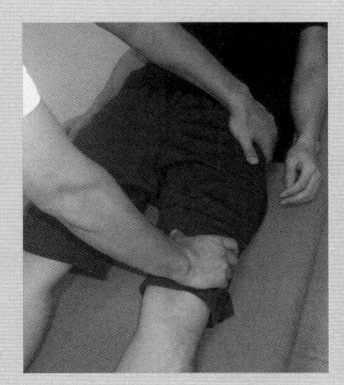

a. 右手に圧を加え左手で左股関節周囲の結合組織にかかる圧を評価する

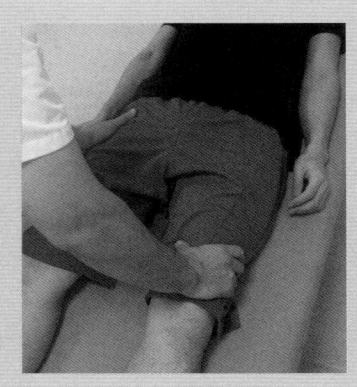

b. 右手に圧を加え左手で右股関節周囲の結合組織にかかる圧を評価する

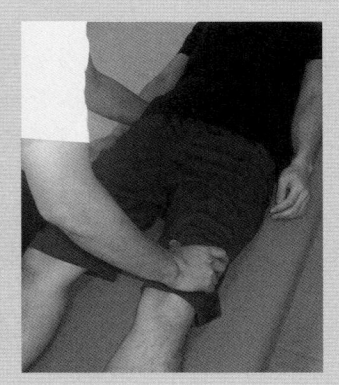

c. 右手で圧を加え左手で腰部周囲の結合組織にかかる圧を評価する

図1　スティッフネスの評価

a〜cでは大腿遠位部に置いている右手で圧を変化させ，左手を置いている左股関節，右股関節，腰部の周囲にかかる圧を比較し評価する．右手で加えた圧が小さくても左手で組織が止まる感触がある部位が動きの制限となっている

筋活動を促す治療法

　結合組織のスティッフネスが制限となり，筋活動が低下していると仮定すると，その部位を他動的に誘導して制限を軽減すれば物理的な筋節間の位置関係も至適位置に近づき，筋張力が発揮しやすくなる。すなわち，結合組織の誘導で筋活動を促すことができると考えている。治療法としては結合組織を誘導した状態で支持基底面を制限し，対象者に重心をコントロールさせる，もしくは他動的に外乱を加えて重心を支持基底面限界域でコントロールすることで姿勢を制御し，保持する力を利用する。以下に，股関節周囲および腰部周囲のスティッフネスに対する治療を述べる。

股関節周囲のスティッフネスに対する治療法

　股関節周囲にスティッフネスがあり，回旋可動域が制限されている場合，鼠径部から大腿内側に骨盤帯からの結合組織が牽引されている印象がある。この場合，大腿内側の結合組織を近位へ誘導することで股関節周囲の結合組織のスティッフネスが減少する。図2のように，大腿内側の結合組織を近位方向に誘導し，骨盤を左右に平行移動させる。この際，足関節の内果から外果上を重心が移動するように行うのがよい。重要なことは，中殿筋・小殿筋・外旋6筋の起始・停止を考慮し，目的の筋が伸張されすぎない程度の範囲で行うことである。起始・停止が大きく離れる方向に伸張されると，筋節間の距離も離れ，筋張力が発揮しにくくなると予測されるからである。実際に左右に大きく平行移動させると大腿筋膜張筋など，浅層筋が活動してしまう。支持基底面と重心，目的とする筋の起始・停止をイメージして行うことが重要となる。前述の筋活動が促されれば，制限となっていた結合組織の位置も変化し，回旋可動域が改善する。

腰部周囲のスティッフネスに対する治療法

　腰部周囲にスティッフネスがあり，回旋運動が制限されている場合，椎体の一つが上下の椎体に対して反対方向に回旋していることが多い。この反対方向に回旋している椎体の周囲にスティッフネスが存在する症例を多く経験する。この場合，一つだけ反対方向に回旋している椎体の回旋方向と同側の下の椎体間の結合組織と，反対側の上の椎体間の結合組織を正中方向へ誘導すると椎体周囲のスティッフネスが減少する。例えば，第3腰椎の右回旋が強い場合，図3のように第3腰椎と第4腰椎の右側の椎体間周囲と，第2腰椎と第3腰椎の左側の椎体間周囲の結合組織を正中に誘導すると，第3腰椎の椎体周囲のスティッフネスが減少する。この性質を利用して，椎体の回旋方向の同側下方と反対側上方の結合組織を正中方向に誘導した状態でエクササイズを行う。座位にて殿部に半円筒状のものを置き，支持基底面を制限し，なるべく坐骨結節で体重を支える状況をつくる。股関節，膝関節は90°程度屈曲した状態の高さに設定し，足部には不安定なものを敷き，なるべく下肢の影響は除去する。膝関節の間に股関節の幅と同様のボールなどを軽く挟んで保持しておくと，運動中に股関節中外転・外旋運動を防ぐことができる（図4）。この状態で坐骨結節を支点に上半身を一本の棒のように保ちながら重心を前後させる（図5；前方移動，図6；後方移動）。この場合，身体を前面に傾斜させる時は脊柱周囲の多裂筋，後面に傾斜させる時は腹横筋・内腹斜筋の起始・停止を考慮しながら行うことが重要になる。これらの筋群の筋活動が促されることで脊柱のアライメントが正中化され，回旋可動域も改善する。

　本治療法は小さい筋群を考慮しながらエクササイズを行うので，動きとしては非常に小

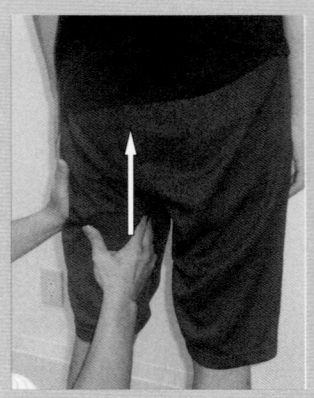

図2 大腿内側の結合組織の誘導方向
　右手で内側の組織を近位方向へ誘導する。この状態で骨盤を左右に小さく平行移動すると，組織の誘導がない時に比べ左股関節周囲の筋群の活動が促されるのを左手で確認できる

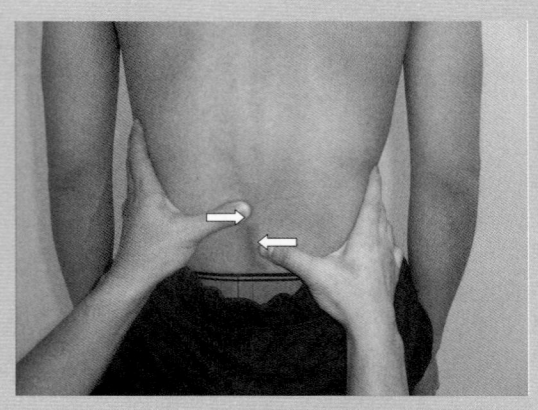

図3 腰部周囲・結合組織の誘導方向
　図は第3腰椎の右回旋が上下の椎体に対して大きい場合である。この場合第3腰椎と第4腰椎の右側の椎体間周囲と，第2腰椎と第3腰椎の左側の椎体間周囲の結合組織を正中に誘導すると，第3腰椎の椎体周囲のスティッフネスが減少する感触がある。椎体周囲の結合組織のみを誘導し，棘突起などは誘導しないようにする。反対に，手の位置を上下入れ換えて正中に誘導するとスティッフネスが強まり回旋が助長される感触がある

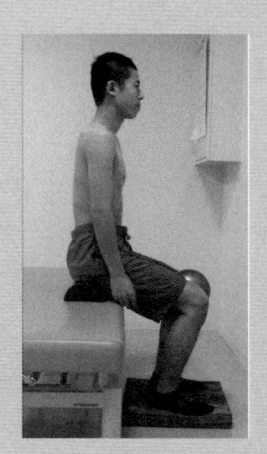

図4 腰部周囲のスティッフネスに対する治療法①
　できるだけ下肢からの影響を受けないようにするため殿部に半円筒状のものを置き，膝の間に軽く挟めるものを入れ，足部には不安定なものを敷く。図にはないが図3の誘導をしたまま重心移動を行う

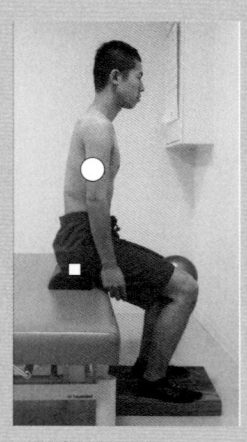

図5 腰部周囲のスティッフネスに対する治療法②
　上半身を一本の棒のように保ちながら坐骨結節を支点に前傾させる。その際，図3の誘導をしたまま行う。また，多裂筋の起始・停止を考慮し，収縮を確認しながら行う

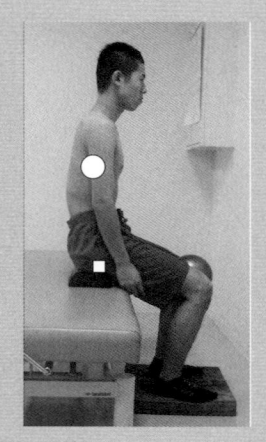

図6 腰部周囲のスティッフネスに対する治療法③
　上半身を一本の棒のように保ちながら坐骨結節を支点に後傾させる。その際，図3の誘導をしたまま行う。また，腹横筋・内腹斜筋の起始・停止を考慮し，収縮を確認しながら行う

さい動きになる。結合組織を誘導しながら，細かい動きを繰り返し，目的とする筋群の筋収縮を確認しながら行うことが重要となる。

文　献

1) 吉岡利忠，他：骨格筋の構造と筋力の発生．吉岡利忠，他（編）：筋力をデザインする．杏林書院，2003，pp5-7
2) 小堀かおる：骨格筋細胞の生理学的特性．山田　茂，他（編）：骨格筋．ナップ，1997，pp59-60

52

人工膝関節全置換術後の可動域制限に対する治療

知花徹也／豊橋整形外科向山クリニック リハビリテーション科

◆治療のポイント

1. 膝関節周囲筋の過緊張状態の改善
2. 頭頸部屈筋群，腹筋群の促通と伸筋群の抑制
3. 膝関節周囲筋と頭頸部伸筋群の過緊張状態の相関関係

はじめに

人工膝関節全置換術（TKA：total knee arthroplasty）は，年間約6万例を超える症例に対して行われており，予後は比較的良好とされている。しかし，術後の可動域制限に悩まされている患者が存在することも確かである。術後の理学療法において患部へのアプローチが重要であることはいうまでもないが，それだけでは改善せず治療が難渋する患者も存在する。今回は，そのような経験から新たに開発した可動域制限に対する治療を紹介する。

人工膝関節全置換術後の関節可動域制限

TKA後の膝関節屈曲制限を捉えるにあたり，なぜTKAに至ったか（変形や疼痛の原因は何か）を考慮しなければならない。また，膝関節周囲筋は手術侵襲により過緊張状態にあり，循環不全に陥り可動域制限をきたすことがある。そのため，早期の過緊張状態改善を考えなければならない。

近年，TKAには表面置換型を使用することが多く，術中に医師が内反-外反ストレスを加えつつ膝関節のゆるさ（動揺性）を確認し，骨切り量や靱帯の状態に合わせてインサートの厚さを調整し，膝関節をタイト（tight）にするかルーズ（loose）にするかを決定する。例えば，動揺性が大きい場合には厚目のインサートを処方することにより，動揺性を少なくする。そのため手術内容を詳細に確認する必要がある。

なぜ，人工膝関節全置換術に至ったか

変形性膝関節症〔以下，膝OA（osteoarthritis）〕は，荷重時に安定して体重を支持することができない（膝関節不安定性）。そのような状態が続くことにより，関節安定性を高める順応反応の結果として骨棘増生などの関節変形や膝関節周囲筋の過緊張状態が生じる。骨棘増生により関節面の接触面積が拡大し，膝関節周囲筋の過緊張状態により可動域が制

限され，関節安定性を高める。それでもなお関節の動揺の制御が困難な場合，微細なメカニカルストレスが関節面に繰り返し加わることになる。その結果，変形・症状が進行し，疼痛や歩行困難のためにTKAに至る。TKA後の理学療法にあたり，膝OAの病態，身体的特徴を理解しておく必要がある。

変形性膝関節症の特徴

膝OAの特徴として，下部腹筋群の筋出力低下，筋収縮感覚の低下による骨盤安定性低下，その代償による大殿筋・梨状筋の過緊張があげられる。この過緊張により股関節機能は低下し，膝関節は不安定な状態になる。

また，抗重力筋である大腿二頭筋や下腿三頭筋が過緊張である場合が多く，膝関節屈曲・伸展の可動域制限因子（膝関節屈曲最終域，伸展最終域の抵抗感）となっている。これらの筋の過緊張は，腹筋群や腸腰筋，頸部筋といった他の抗重力筋の機能低下により助長されていると考えられる。例えば腸腰筋の反復収縮により，大腿二頭筋の過緊張改善が認められることが，その理由である。

筆者は下部腹筋群の筋出力低下，筋収縮の感覚低下について，頭位前方位による肩甲挙筋，後頭下筋群などの頭頸部伸筋群の過緊張が原因であると考えている（図1）。

当院に通院中の膝OA患者61名に対し，肩甲挙筋，後頭下筋群の過緊張の有無を確認した結果，61名中54名で膝OA側の肩甲挙筋か後頭下筋群のどちらか，もしくは両方に過緊張が認められた（図2）。

そのような症例に対し肩甲挙筋，後頭下筋群の過緊張抑制，頭頸部屈筋群，下部腹筋群の促通を目的とした理学療法を行った結果，多くの膝OA患者，TKA患者で下部腹筋群収縮の感覚改善や膝関節周囲筋の過緊張改善が認められた。

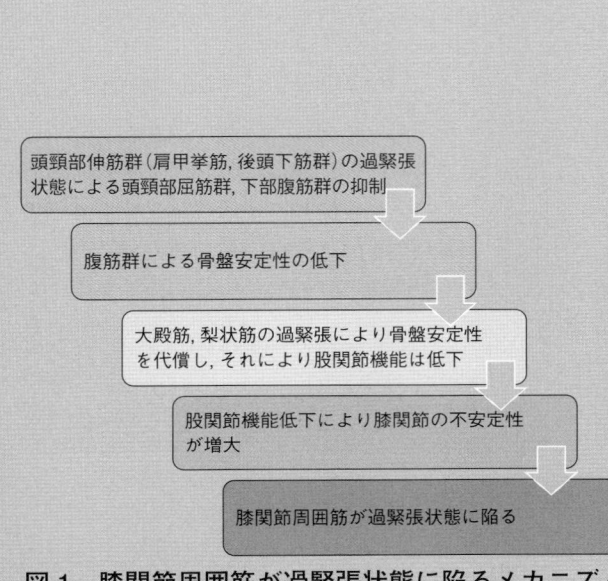

図1 膝関節周囲筋が過緊張状態に陥るメカニズム

頭頸部伸筋群（肩甲挙筋，後頭下筋群）の過緊張状態による頭頸部屈筋群，下部腹筋群の抑制
↓
腹筋群による骨盤安定性の低下
↓
大殿筋，梨状筋の過緊張により骨盤安定性を代償し，それにより股関節機能は低下
↓
股関節機能低下により膝関節の不安定性が増大
↓
膝関節周囲筋が過緊張状態に陥る

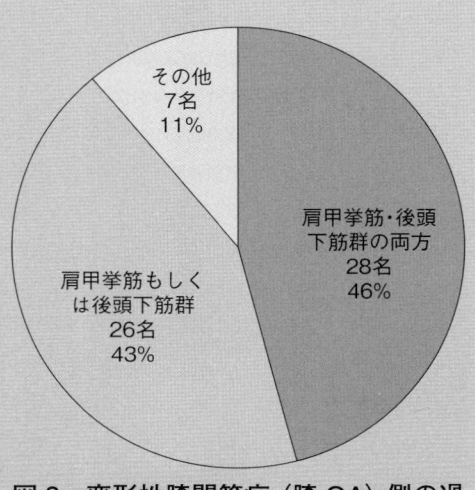

図2 変形性膝関節症（膝OA）側の過緊張部位
対象：膝OAを有する患者計61名．方法：触診により左右を比較．さらに，膝OA側の小胸筋の過緊張状態を45名で認めた

- 肩甲挙筋・後頭下筋群の両方 28名 46%
- 肩甲挙筋もしくは後頭下筋群 26名 43%
- その他 7名 11%

関節可動域訓練での注意点

前述より膝OA側の膝関節周囲筋の過緊張状態と肩甲挙筋・後頭下筋群の過緊張状態には，なんらかの関係があると考えられる。したがって，膝OA側の肩甲挙筋・後頭下筋群の過緊張改善は重要である。また，膝関節周囲筋の過緊張の持続は患部の循環状態を悪化させることになりかねないので注意が必要である。

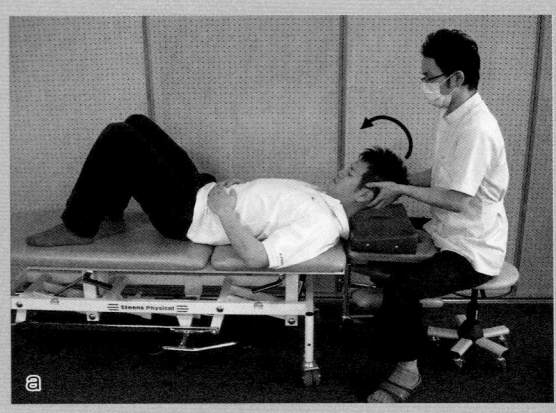

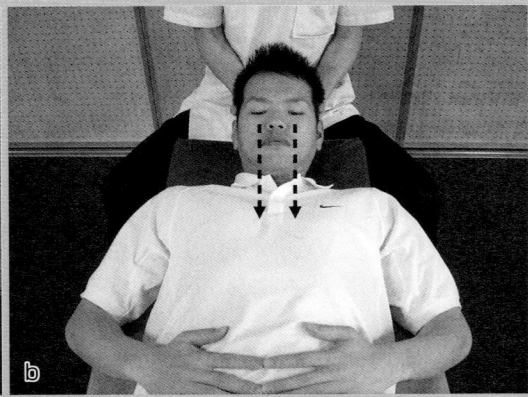

図3　頭頸部屈筋群，下部腹筋群促通と伸筋群抑制を目的とした理学療法

a．伸筋群の活動を抑制するために両膝を立てた背臥位をとる。下項線に手指を当て牽引し，頭部のうなずき，頸部の屈曲を誘導しながら患者に臍をのぞくように頭を持ち上げさせる。この時に頸部伸筋群，後頭下筋をストレッチングするイメージで行うよう指示する

b．先行して尾側への眼球運動を行わせておく。収縮後には毎回脱力するよう注意し，自動介助運動にて10回×2〜3セット行う。下腹部に力が入ってくることを認識させるために患者の両手は下腹部を触診させる

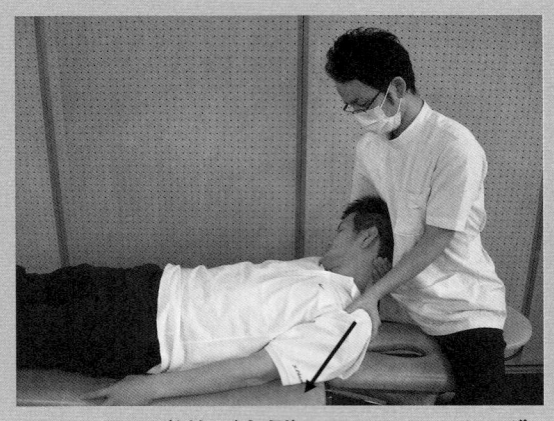

図4　肩甲挙筋（左側）のストレッチング

頭部をセラピストの体幹で固定し，肩甲挙筋の起始と停止を引き離すように肩甲帯を押し下げる

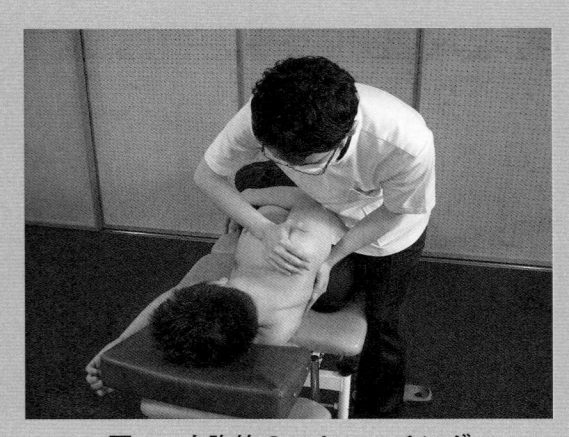

図5　小胸筋のストレッチング

小胸筋の起始と停止を引き離すように肩甲骨を後傾させる。患者の体幹はセラピストの骨盤・大腿で固定する

膝関節周囲筋過緊張に対する治療

膝関節周囲筋の過緊張改善の方法を図3に示す。

肩甲挙筋や後頭下筋群が過緊張だけではなく短縮を生じている場合，前述の理学療法が不十分になってしまうため，徒手的にreleaseやストレッチングをあらかじめ行っておく（図4）。また，小胸筋の短縮も生じていることが多く，その場合には小胸筋もストレッチングする（図5）。

53 歩行時の膝関節屈曲位を改善させる方法

栗田　健／横浜南共済病院 リハビリテーション科

◆治療のポイント

1. 膝関節伸展可動域の改善
2. 大腿四頭筋広筋群の筋力改善
3. 習慣的要因の改善
4. 全身姿勢調整

原因

　歩行時に膝関節を伸展できず，屈曲位にて歩行することは，臨床場面ではよく見受けられる。この原因はさまざまであり，直接的要因である膝関節拘縮や膝周囲筋の筋力低下，疼痛回避のほかに，直接的要因が改善しても動作中に残存する習慣的問題が存在する。例えば，半月板損傷に伴うロッキングを長期間経験すると，手術により半月板を切除し術後にロッキングが解消しても，歩行初期接地から立脚中期にかけて膝を過度に屈曲させる症例に遭遇する。また，変形性膝関節症の患者に対して人工膝関節置換術を施行し，関節可動域や筋力，疼痛による問題が解決しても歩行の際にはやはり膝関節屈曲位を呈していることを経験する。歩行時の膝関節屈曲位を改善するためには，両要因について複合的にアプローチする必要がある。

評価

直接的要因

　膝関節伸展可動域とエンドフィール(end feel)を評価する。軟部組織に問題がある場合（膝関節後方の筋の短縮や皮膚の可動性低下，後方関節包の短縮，膝関節前面の膝蓋下脂肪体の柔軟性低下など），は，理学療法の適応である。一方，関節内病変（重度の軟骨損傷に伴う疼痛，半月板損傷に伴う繰り返されるロッキング，関節水腫を伴う炎症など）によるものは理学療法による介入での改善は難しいため外科的治療が優先される。

　次に大腿四頭筋の筋力評価をする。大腿直筋か広筋群のどちらが優位に収縮しているかを評価する。また，広筋群収縮の持久力についても評価する。疼痛は，部位と性質および限局性かびまん性かについても評価する。

習慣的要因

長期間屈曲位で過ごしてきた場合，関節位置覚の障害が生じていることがある。伸展 -10° で生活していると 0° は過伸展している感覚となっている場合がある。他動的関節可動域が改善しても，生活上は自分の身体イメージの伸展位で過ごしてしまう可能性がある。

また，膝関節が屈曲している姿勢では代償運動に留意する。姿勢の評価は，立位前額面，矢状面上肢・下肢アライメント，骨盤の左右高低差，脊柱アライメント，肩甲骨，上肢，頭部位置などを評価する。また座位で同様に評価・比較し膝の影響を受けているかを推察する。

膝関節に可動域制限がなくても歩行中に膝関節屈曲位をとることがあるため，膝関節伸展で評価した可動域と実際の歩行時の膝関節伸展可動域の差を評価する。またクリアランス，歩行中の姿勢を確認しておく。

治　療

以上の評価をもとに，問題のあった個所にアプローチを行う。

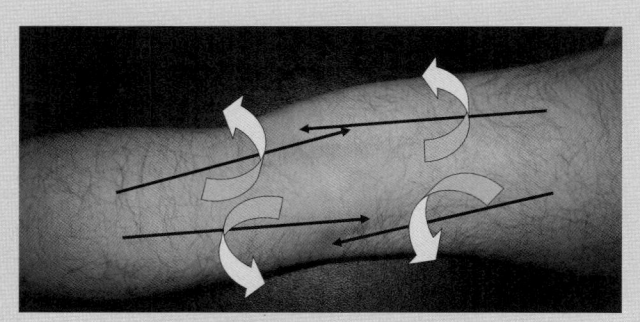

図1　膝関節後方筋群ストレッチ中の徒手的マッサージの方向

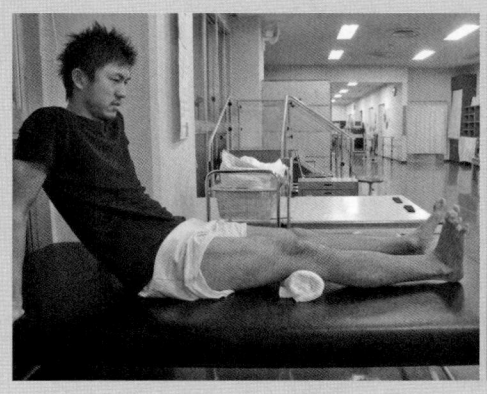

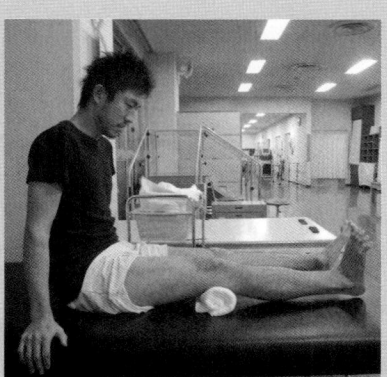

a. 悪い例　　　　　b. 良い例

図2　広筋群セッティングエクササイズ

方法 1

膝関節後方筋群の柔軟性改善を図る。膝関節屈曲位で過ごしている場合、膝窩部周囲の筋は走行上、膝窩中央に向かってたわむ。そのため各筋はストレッチを加えながら中央から外方へ向かって徒手的にマッサージを行う（図1）。

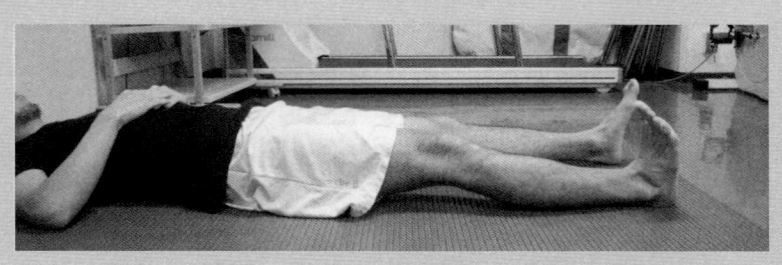

a. 悪い例

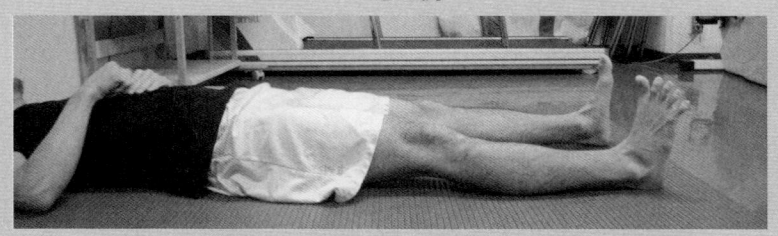

b. 良い例

図3 背臥位での下肢伸展セッティングエクササイズ

a. 悪い例　　b. 良い例

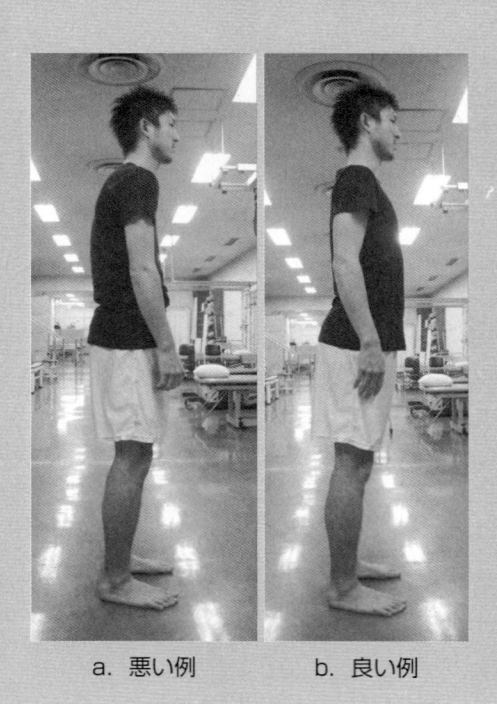

図4 両脚支持での下肢伸展セッティングエクササイズ

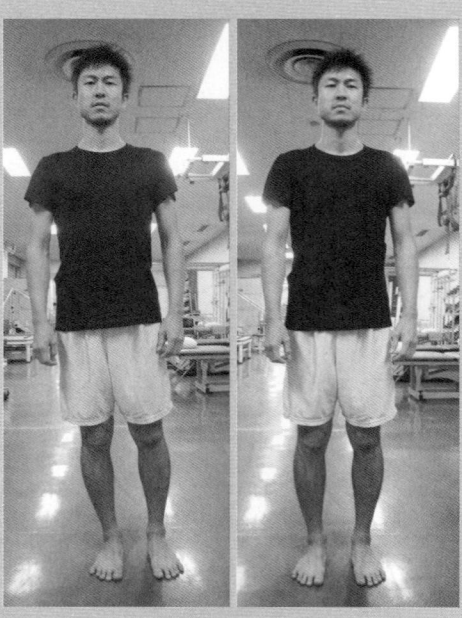

a. 右脚へのウエイトシフト　　b. ニュートラルポジション

図5 片脚支持をねらったウエイトシフト

方法2

通常，膝関節伸展時に膝蓋下脂肪体は膝蓋骨下端下方に位置し，衝撃吸収作用を有している．伸展時に疼痛が膝関節前面に出る場合，膝蓋下脂肪体の柔軟性低下や滑走不良が考えられる．脂肪組織の動きは周囲組織の影響を受けるため脂肪組織そのものを徒手的に動かし，柔軟性を獲得し周囲組織との滑走を改善させる．

方法3

広筋群が優位に機能するよう股関節屈曲位となる長座位をとり，セッティングエクササイズを行う（図2）．まず広筋群に収縮が入ることを目的とし，次に収縮を長時間保持させて持久力の増大を図る．

方法4

前述のような直接的原因が改善したら動作へつなげる．下肢伸展セッティングエクササイズ（図3）として，背臥位で足趾屈曲・足関節背屈・膝関節伸展・股関節伸展位を保持させる．目的は立位で荷重した際に前脛骨筋，広筋群，大殿筋を同時収縮できるよう学習させることである．よくみられる誤用としては，前脛骨筋ではなく長趾伸筋・長母趾伸筋によって足趾を反らせながら足関節背屈が行われたりする．そのほかに足関節を背屈すると腓腹筋短縮により膝関節が屈曲してしまう場合や，股関節屈曲拘縮してしまう場合がみられるので注意する．

方法5

立位（両脚支持）にて下肢伸展セッティングエクササイズ（図4）を行う．荷重は足趾にもかかるよう意識させる．足趾をセラピ

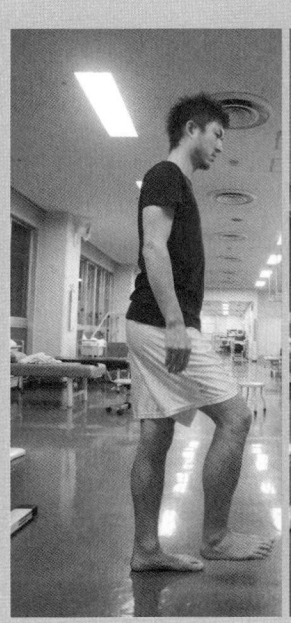

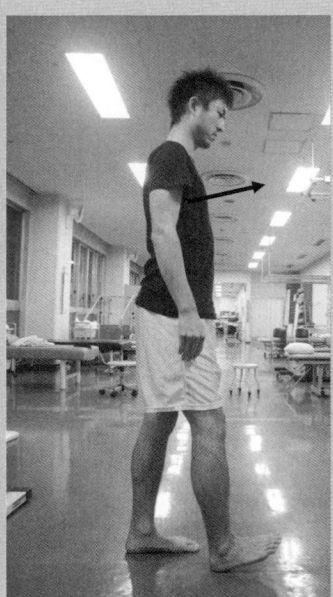

a．遊脚中期〜終期　　b．初期接地〜荷重応答期　　c．立脚中期

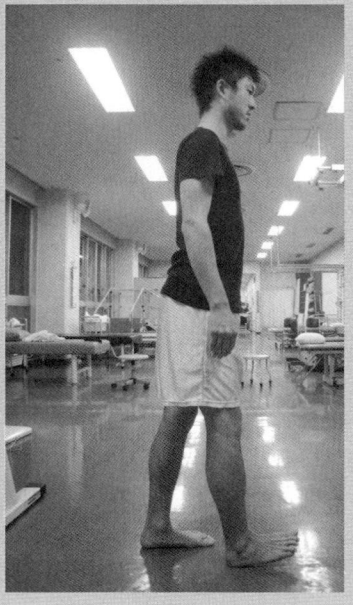

図6　立脚初期の重心制御の運動学習

トの手で持ち上げて抵抗なく上がる場合は，足趾への荷重不良と考える。このような場合は中足趾節関節に荷重しており，足関節を過度に底屈させることで膝関節伸展モーメントを獲得する方略をとっている。また，肩甲骨が外転位となっていると胸椎は後弯を増強し，上半身質量中心は後方に位置する。逆に，肩甲骨を内転位に保持させると胸椎は伸展し，上半身質量中心が前方に移動して膝関節は伸展しやすくなる。

方法6

片脚支持にて下肢伸展セッティングエクササイズ（図5）を行う。前額面上でのウエイトシフトを行う。支持脚の足部外側で体重を支持させ，足部の上に上半身質量中心がのるように意識させる。この時，足趾荷重が不良だと，デュシェンヌ徴候やトレンデレンブルグ徴候のような荷重対応がみられたり，膝関節が屈曲位もしくは過伸展位となるので注意する。

また踵部の皮膚が平坦となっていることがしばしば観察される。踵骨は足底面に対して斜めに位置しているため，立脚初期の重心制御で踵骨の傾斜を利用するよう学習させる（図6）。この時，上半身では肩甲骨は内転位で保持させ，骨盤ではなく胸骨を前方へ移動させる。膝関節屈曲がみられる場合は，胸骨が下方に向かっていることが多いので，胸骨を上前方に向かって移動させるよう意識させる。以上の点に注意して踵を軽く浮かせた位置から踵接地，踵荷重支持を反復させる。また，反対側は前足部荷重となるため中足趾節関節での支持，蹴り出しではなく，足趾に荷重させ，スムーズな重心移動がコントロールできるまで行う。

54

十字靱帯再建膝の大腿四頭筋を安全かつ効果的に強化する

小柳磨毅／大阪電気通信大学 医療福祉工学部

◆治療のポイント
1. 十字靱帯再建膝の大腿四頭筋強化
2. 剪断力の制動
3. 重力と外力の利用

前十字靱帯再建膝における大腿四頭筋強化の課題

膝前十字靱帯（ACL：anterior cruciate ligament）は，脛骨プラトーの前方亜脱臼を抑制する重要な静的支持機構である．ACL損傷はスポーツ活動において高頻度に発生するスポーツ外傷で，膝の不安定性によって日常生活やスポーツ復帰に支障をきたす．そのため，移植腱を用いた再建術の適応となることが多い．スポーツ活動への早期復帰を果たすうえで，再建術後の下肢筋力の回復はきわめて重要である．しかし，再建術後早期の膝関節伸展域における大腿四頭筋の強化は，収縮力が膝関節の前方剪断力を発生させるため[1,2]，脆弱な骨・移植腱・骨複合体に対して力学的ストレスを与え，移植腱の損傷や弛緩，移植腱・骨移行部における骨孔への移植腱の癒合不全を助長する可能性がある[3,4]．したがって，再建術後の大腿四頭筋の強化は，膝関節伸展の運動範囲に制限を設けて段階的に解除する方法が一般的である．しかし，屈曲域に限定した筋力強化は，トレーニング効果の角度特異性によって伸展域での筋力回復を遅延させるとともに，最もやっかいな合併症である膝関節屈曲拘縮を助長する可能性がある．このためACL再建術後膝には，早期から安全かつ効果的に大腿四頭筋を伸展域で強化するトレーニング方法が必要となる．

考案したACL再建膝のトレーニングと検証

そこで脛骨の前方移動を制動しながら膝関節伸展筋を強化する方法として，腹臥位で下腿近位を支点にした膝関節伸展運動（FBP：front bridge exercise with proximal fulcrum）を考案した．ACL不全膝を対象に下腿遠位を支点とした膝関節伸展運動（FBD：front bridge exercise with distal fulcrum）と比較し，トレーニングの安全性と効果について調査した．その結果，FBPはFBDと比較して膝関節伸展域30°において脛骨の前方移動が制動され（図1），大腿四頭筋活動の指標である％MVCも80％を超える高値を示した[5]．Flemingら[6]は膝関節屈曲30°において脛骨前方移動量とACL張力に正の相関を認めたと報告した．すなわちACL再建術後の

大腿四頭筋強化では，最終伸展域において脛骨の前方移動を制動することが移植腱へ過大なストレスを加えるリスクを軽減すると考えられる。これよりFBPはACL再建術後早期に膝関節伸展付近で安全に行える可能性が示唆された[5]。

この結果を踏まえて後方剪断力とトレーニング負荷を同時に高めるため，大腿遠位の後面から抵抗を加えた下腿近位支点による膝関節伸展運動（RFBP：resisted front bridge with proximal fulcrum）を考案した（図2, 3）。FBDとの比較によりRFBPは膝関節伸展15°において脛骨の前方移動が制動され，かつ大腿四頭筋に高い筋活動を認めた[8,9]。さらにFBPとの比較においても制動効果と筋活動量が高く，再建術後のより早期から膝関節伸展域で大腿四頭筋を安全に強化できる可能性が示唆された。

後十字靱帯不全膝・再建膝への応用

膝後十字靱帯（PCL：posterior cruciate ligament）損傷は，コンタクトスポーツや交通災害における下腿前面への直達外力により生じることが多い。単独型の陳旧例でも膝くずれを訴えることは少なく，大腿四頭筋力が十分な例では整復位が保持されて無症状であることも多い。このため単独損傷や内側側副靱帯との合併損傷の場合，PCLの共同筋である大腿四頭筋の積極的な強化を中心とした保存的治療が第1選択となる。この際に後方落ち込み（posterior sagging）に対して下腿後面を支点としたレッグエクステンション（leg extension：図4）が推奨されてきたが，膝関節伸展とともに支点と方向が移動することや，下腿後面の軟部組織と支持台の変形により整復位を保持することが困難であった。そこで重力により下腿が前方へ移動するFBDの特性を利用し，PCL損傷・再建膝に対して

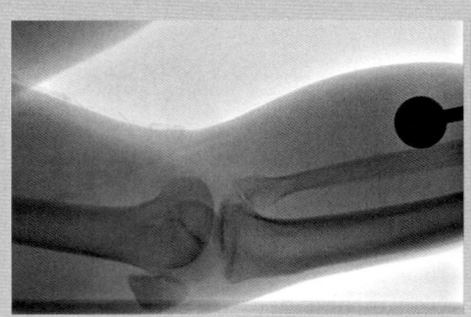

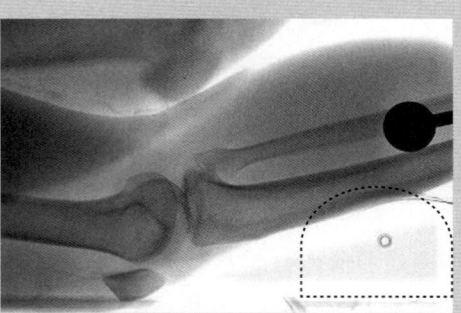

a. FBD（遠位支点）　　　b. FBP（近位支点）

図1　脛骨の位置変化
近位支点は脛骨の前方変位を抑制する

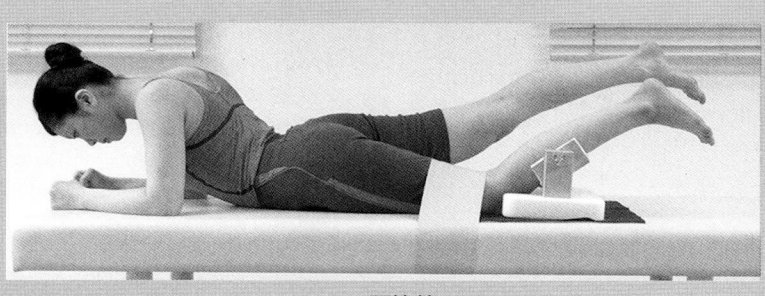

a. 開始前

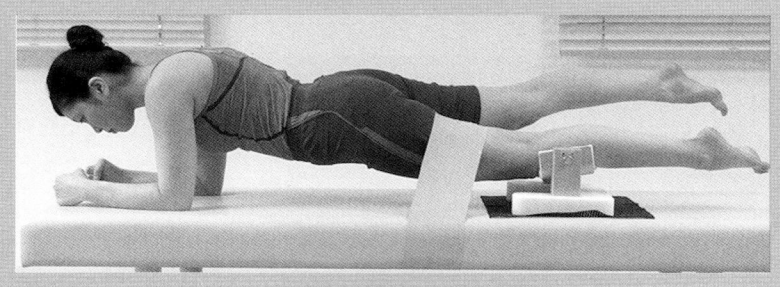

b. 伸展位

図2 RFBP（文献7）より引用）
ACL再建膝は下腿前面を支点とし，大腿後面から抵抗を加える

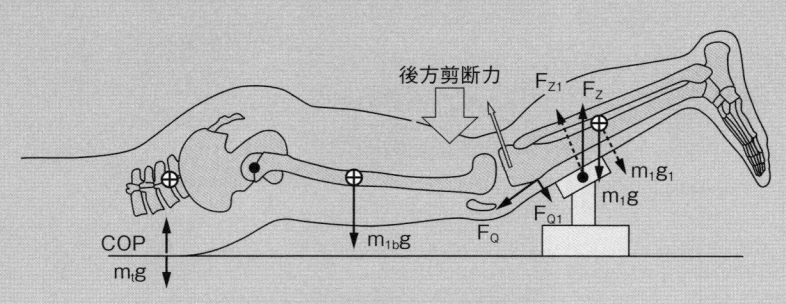

図3 RFBPの力学解析
下腿前面の支点と大腿後面から抵抗が前方偏位を抑制する

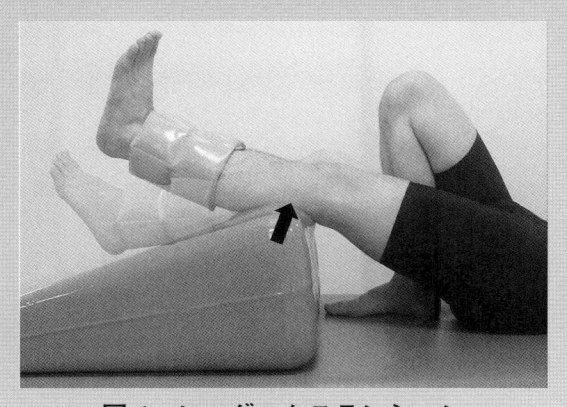

図4 レッグエクステンション
下腿後面の軟部組織と支持台が変形し，整復位の保持が困難になる

腹臥位で足部を支点とし，下腿後面からの負荷を加え，整復位で大腿四頭筋を強化するトレーニング（RFBR：resisted front bridge with reverse fulcrum）を考案した（図5, 6）[10]。さらに足部の支持点を床面から高く設定することにより，深い屈曲位からのトレーニングも可能となった[11]。

文　献

1) Beynnon BD, et al：The measurement of anterior cruciate ligament strain in vivo. *Int Orthop* **16**：1-12, 1992
2) Markolf KL, et al：Direct measurement of resultant forces in the anterior cruciate ligament. An in vitro study performed with a new experimental technique. *J Bone Joint Surg Am* **72**：557-567, 1990
3) Otsubo H, et al：Arthroscopic evaluation of ACL grafts reconstructed with the anatomical two-bundle technique using hamstring tendon autograft.

a. 開始前

b. 伸展位

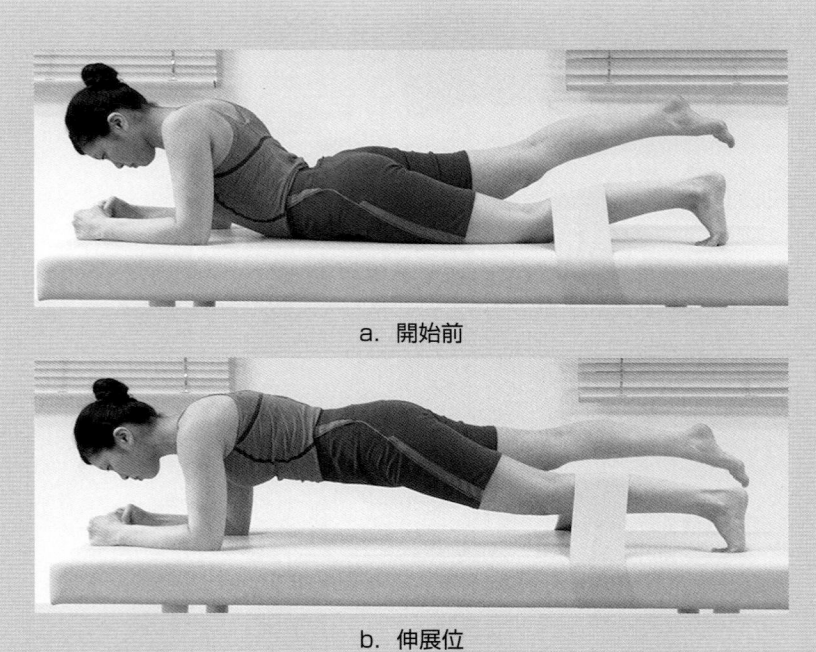

図5　RFBR（文献7より引用）
PCL再建・不全膝は足部を支点とし，下腿後面から抵抗を加える

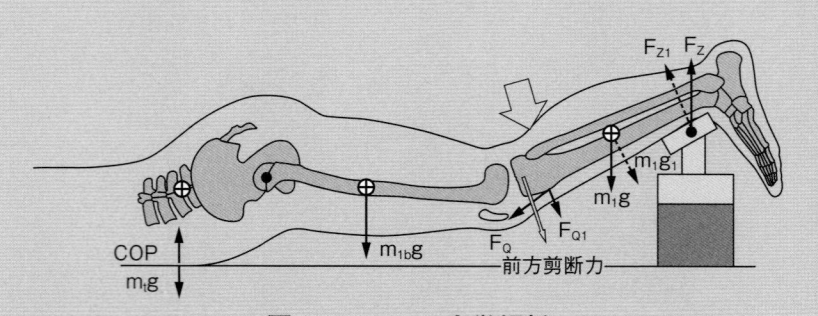

図6　RFBRの力学解析
下腿遠位の支点と下腿後面からの抵抗により整復位を保つ

Knee Surg Sports Traumatol Arthrosc **15**：720-728, 2007

4) Mae T, et al：Graft tension during active knee extension exercise in anatomic double-bundle anterior cruciate ligament reconstruction. *Arthroscopy* **26**：214-222, 2009

5) 中江徳彦, 他：腹臥位での下腿支持ブリッジによる大腿四頭筋訓練が前十字靱帯不全膝の脛骨前方移動に及ぼす影響. 臨床バイオメカニクス **30**：425-430, 2009

6) Fleming BC, et al：An in vivo comparison of anterior tibial translation and strain in the anteromedial band of the anterior cruciate ligament. *J Biomech* **26**：51-58, 1993

7) 小柳磨毅（編）：実践PTノート 第2版―運動器傷害の理学療法. 三輪書店, 2011, pp138-139

8) Nakae N, et al：Safe and effective quadriceps femoris muscle exercise of resisted front bridge with a leg support in patients with anterior cruciate ligament insufficiency. *Br J Sports Med* **45**：365, 2011

9) Franklin JL, et al：Radiographic assessment of instability of the knee due to rupture of the anterior cruciate ligament. A quadriceps-contraction technique. *J Bone Joint Surg Am* **73**：365-372, 1991

10) 境　隆弘, 他：膝靱帯損傷に対するリハビリテーション. 福井　勉, 他（編）理学療法MOOK9 スポーツ傷害の理学療法 第2版. 三輪書店, 2009, pp170-188

11) 境　隆弘：PCL損傷に対するリハビリテーションとリコンディショニングの実際. 小柳磨毅（編）：下肢スポーツ外傷のリハビリテーションとリコンディショニング. 文光堂, 2011, pp114-123

55

真の膝関節回旋運動とは

木藤伸宏／広島国際大学 保健医療学部

◆治療のポイント

1. 膝関節運動の評価は，膝蓋大腿関節，内側脛骨大腿関節，外側脛骨大腿関節の3つの関節面の運動特性を理解したうえで，それぞれを個別に評価していく
2. それぞれの関節面に起こる異常運動に関与する原因を見つけ出し，治療ターゲットを明確にし，治療を展開する
3. 大腿骨は股関節，脛骨は足部・足関節複合体の影響を受けるため，多関節運動連鎖の中で膝関節異常を捉えていく

問題提起—膝関節運動の正体は？

膝関節の3次元動作解析手法の発展や蛍光透視イメージング（fluoroscopic images）による運動解析により，前十字靱帯（ACL：anterior cruciate ligament）不全膝，ACL再建膝，変形性膝関節症〔膝OA（osteoarthritis）〕などの異常膝関節運動が報告されている。膝関節は屈曲運動と伸展運動を主とする関節であり，副運動として屈曲時は内反と内旋，伸展時は外反と外旋が生じる。特に伸展最終域から生じる膝関節外旋運動は，スクリューホームムーブメント（screw home movement）として報告され，その異常は関節軟骨に加わるせん断力などのメカニカルストレスに関係すると考えられている。膝関節運動を再考する際，次の点を確認する必要がある。①膝関節は顆状関節である。②大腿骨内側顆・外側顆の大きさが異なる。③大腿骨内側顆・外側顆ともに関節曲面形状と曲率は異なるため，単純な球面や楕円球で代用できない。④脛骨プラトーの形状が内側と外側で異なる。⑤膝関節内側関節面は内側半月板と関節包との結びつきが強く，内側半月板の運動性は乏しい。一方，外側関節面は外側半月板と関節包との結びつきが弱く，外側半月板は可動性が大きい。以上のことから，膝関節屈曲・伸展運動は単純な蝶番運動ではなく，また回旋運動は股関節のような回旋運動が起きているわけではない（図1）[1]。

最近の研究[2,3]から，歩行時の大腿骨内側顆の接触点の移動距離は，外側顆のそれよりも大きいこと（図2），水平面上において歩行時の大腿骨内側顆は外側顆より運動することが報告されている（図3）。しかしこれらのことは前述の5つの事実と矛盾する。Hoshinoら[2]は，歩行の立脚相初期に起こる膝関節屈曲運動時の回旋運動を解析した。彼らは大腿骨内側顆関節面と外側顆関節面，脛骨内側関節面と外側関節面の接触点の移動距離を算出

した．その結果，脛骨関節面の接触点の移動距離は，内側と外側で差はなく，大腿骨内側顆関節面の接触点の移動距離は外側顆よりも長いことを報告した．そして，大腿骨関節面と脛骨関節面の接触点の移動距離の差からsliding length（滑りの距離）を算出し，膝関節内側のsliding lengthは外側よりも長く，内側と外側のsliding lengthの差が膝関節内旋運動と関連があるとした．つまり，膝関節内側関節面と外側関節面では，滑り運動と転がり運動の比が異なり，その違いによって膝関節回旋運動が起こると解釈できる．

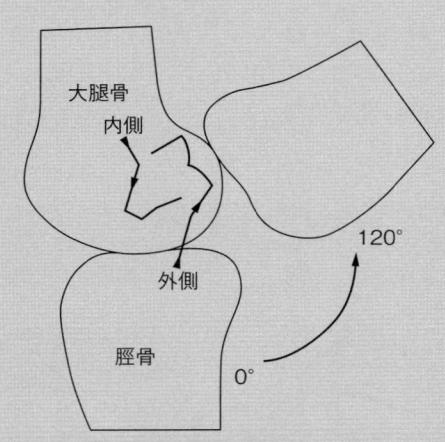

図1 膝関節屈曲運動時の内側関節面と外側関節面の瞬時回旋中心軸の軌跡（文献1）より引用）
内側関節面と外側関節面において瞬時回旋中心軸の軌跡が異なる．このことは，膝関節運動は屈曲・伸展の蝶番運動ではないことを意味している

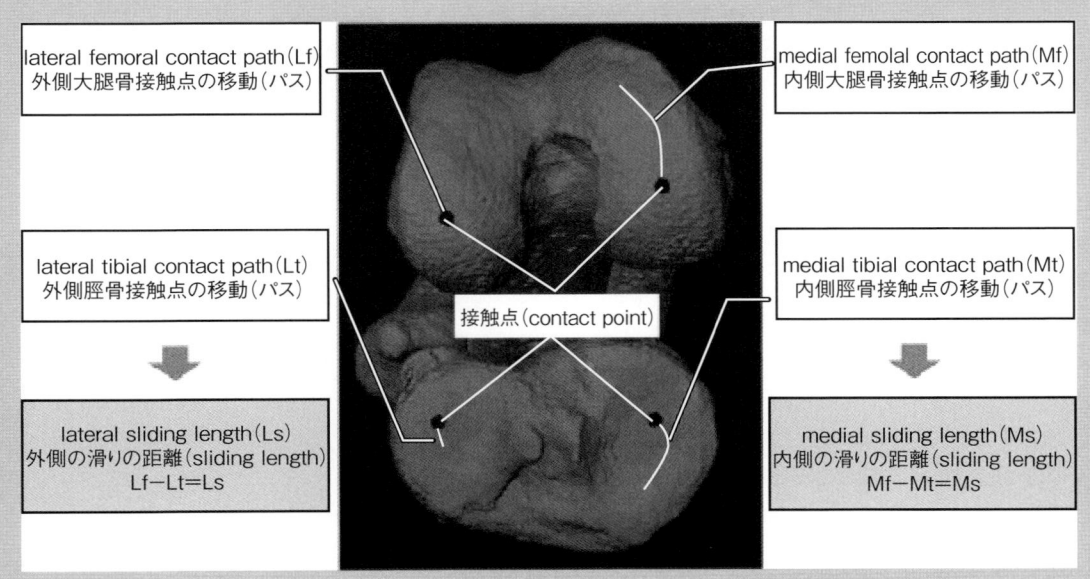

図2 膝関節内側関節面と外側関節面の接触圧中心の移動軌跡（文献2）より引用）
内側関節面の接触圧中心の移動軌跡は外側関節面よりも長い

大腿骨内側顆と外側顆を別々に観察すると，ACLと後十字靱帯（PCL：posterior cruciate ligament）は，それぞれの顆の側副靱帯と捉えることもできる[4]。ACLと外側側副靱帯（LCL：lateral collateral ligament）は大腿骨外側顆の運動を制動する側副靱帯であり，その付着部と走行およびLCLは外側半月板と関節包との結びつきが弱いことから，内側関節面よりも転がり運動の比率が大きいと考えられる（図4a）。PCLと内側側副靱帯（MCL：medial collateral ligament）は，大腿骨内側顆の運動を制動する側副靱帯であり，その付着部と走行およびMCLは内側半月板と関節包との結びつきが強いことから，外側関節面よりも滑り運動の比率が大きい（図4b）。以上のことから筆者は，膝関節内側関節面は調和のとれた滑り運動と転がり運動によって回転運動を主とした運動が起こり，外側関節面は，伸展運動時は回転運動と見かけ上の脛骨後方並進運動（外旋運動），屈曲運動時は回転運動と見かけ上の脛骨前方並進運動（内旋運動）が起こると考えている（図5）。

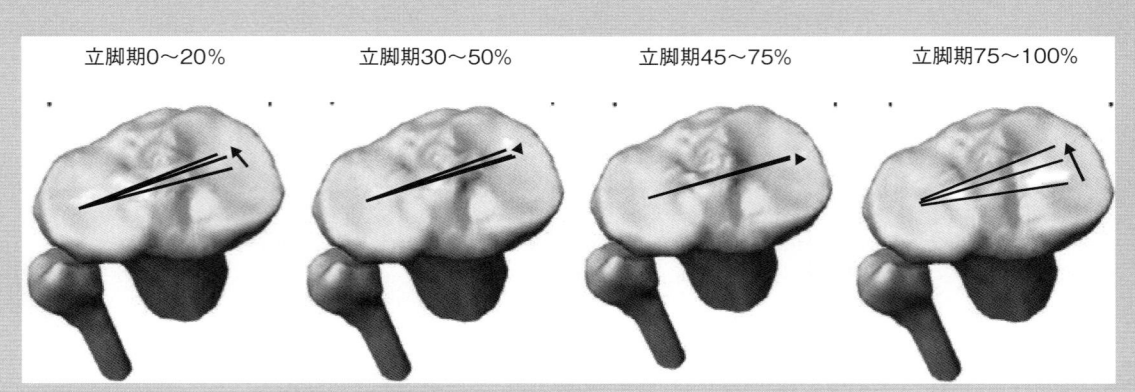

図3　歩行時の大腿骨内側顆と外側顆の脛骨プラトー上の移動（文献3）より引用）
大腿骨内側顆は大腿骨外側顆よりも脛骨プラトー上をより運動する

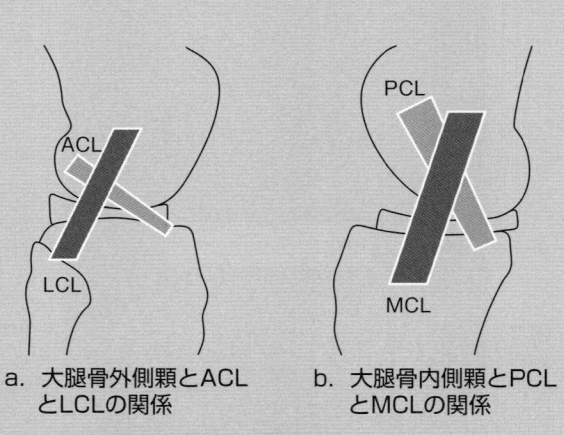

a．大腿骨外側顆とACLとLCLの関係　　b．大腿骨内側顆とPCLとMCLの関係

図4　大腿骨内側顆と外側顆
　a．大腿骨外側顆はACLとLCLによって脛骨プラトー上の安定性が保障されている
　b．大腿骨内側顆はPCLとMCLによって脛骨プラトー上の安定性が保障されている

新たな膝関節運動の捉え方

　膝関節運動は脛骨大腿関節の内側関節面と外側関節面，そして膝蓋大腿関節の3つの関節によって生じると考えている．脛骨大腿関節内側関節面は，滑り運動と転がり運動による回転運動，脛骨大腿関節外側関節面は回転運動と並進運動，膝蓋大腿関節は膝蓋骨の上下滑走運動が，協調して起こる．よって，一つの関節運動の異常が膝関節運動の異常につながる．例えば，膝蓋大腿関節における膝蓋骨の運動制限は，脛骨大腿関節の運動制限につながる．脛骨大腿関節の外側関節面において，大腿骨外側顆が前方に偏位した状態（脛骨外側プラトーが後方偏位）は，膝蓋大腿関節外側面の圧縮ストレス増加やQ-angle（quadriceps angle）増加による膝蓋骨内側支帯の伸張ストレス増加につながる（図6b）．また，大腿骨外側顆が後方に偏位した状態（脛骨外側プラトーの前方偏位）は，膝蓋大腿関節面の関節軟骨の恒常性維持に必要なメカニカルストレス減少につながる（図6c）．

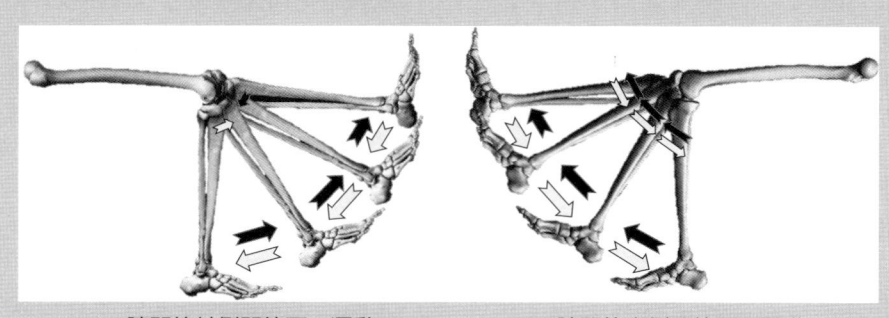

　　　a．膝関節外側関節面の運動　　　　　b．膝関節内側関節面の運動

図5　膝関節外側・内側関節面の運動
a．膝関節伸展運動に伴い，脛骨外側プラトーは後方に移動する．膝関節屈曲運動に伴い，脛骨外側プラトーは前方に移動する．つまり見かけ上，脛骨プラトーの並進運動が観察される
b．膝関節伸展・屈曲運動ともに回転運動が生じ，凹凸の法則が適応される

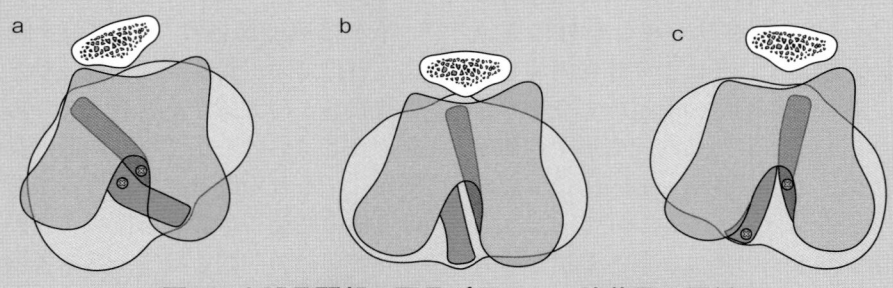

図6　大腿骨顆部，脛骨プラトー，膝蓋骨の関係
a．大腿骨外側顆が前方に偏位（脛骨外側プラトーが後方に偏位）すると，膝蓋大腿関節外側面の接触圧とQ-angleが増加する
b．大腿骨顆部と脛骨プラトーはneutral positionに位置する
c．大腿骨外側顆が後方に偏位（脛骨外側プラトーが前方に変位）すると，膝蓋大腿関節面軟骨の恒常性維持に必要なメカニカルストレスが減少する

脛骨大腿関節で起こる異常運動

　正常であれば，膝関節伸展と屈曲運動時の膝関節内側関節面は，凸面（大腿骨内側顆）に対する凹面（脛骨内側プラトー）の運動が起きる回転運動として捉えることができる。しかし，外側関節面では転がり運動の比率が高いため，膝関節伸展運動は脛骨外側プラトーの後方移動（大腿骨外側顆の前方移動），屈曲運動は前方移動（大腿骨外側顆の後方移動）が生じる。

　内側型膝OA患者では，膝関節内側関節面と外側関節面において異常運動が観察できる。それらの異常運動は，軽度膝OAなどで起こっている可能性が高い。代表的な異常運動には，脛骨外側プラトーの前後方向の運動制限と内側プラトーの過度な前後運動がある。脛骨外側プラトーの前方偏位や後方移動の制限が存在する場合，膝関節伸展運動時は内側プラトーの前方移動とわずかに脛骨の外側偏位（内反運動）を起こすことにより脛骨外旋を生じさせ，屈曲運動時は内側プラトーの後方移動と脛骨が内側偏位を起こすことにより脛骨内旋を生じさせる。逆に脛骨外側プラトーの後方偏位と前方移動の制限が存在する場合，膝関節伸展運動時はわずかな内側プラトーの前方移動を起こすが，屈曲運動時は内側プラトーの後方移動と脛骨が外側偏位（内反運動）を起こすことにより脛骨内旋を生じさせる。膝OAの場合，前述のような異常運動の繰り返しが，膝関節内反変形や内側半月板の内側偏位（medial extrusion）につながると考えている。

　脛骨内側プラトーの過度な前方偏位と前方移動を起こす進行した膝OA患者の中には，膝関節最終伸展域近くで，脛骨内側プラトーが後方に引かれ，脛骨内旋を起こす者がいる。この運動異常が観察される者は，膝窩筋や内側ハムストリングの筋緊張が高く短縮し，同筋に圧痛が認められることが多い。

　ACL不全膝では，脛骨外側プラトーの過度な前方運動が最も大きな問題である。繰り返し起こると，脛骨内側プラトーにも前方への力が加わり弛緩性に発展する。また，脛骨外側プラトーが前方偏位した状態で，後方移動が制限される場合もある。さらに脛骨外側プラトーの前方運動を制御するために大腿二頭筋の緊張が高い状態の者もいる。この場合は，脛骨の前方移動が制限される。膝OAやACL不全膝では，進行すればするほど，脛骨内側プラトーの前後運動と内反・外反運動が過度となり，もはや主運動と副運動の秩序が崩壊し，複雑な膝関節異常運動となる。

　膝蓋大腿関節障害も単に膝蓋骨の運動異常だけではなく，脛骨大腿関節の異常運動が関係している。膝蓋支帯内側や膝関節内側前面の鈍痛，膝蓋大腿関節OAには，脛骨外側プラトーの後方偏位や前方移動制限が認められることが多い。脛骨外側プラトーの前方偏位や後方移動制限が認められる場合，見かけ上，膝蓋骨の外側偏位を起こしているようにみえる。単に内側広筋の筋機能改善だけでは，症状の改善につながりにくい。

脛骨大腿関節で起こる異常運動の評価と治療

　筆者は膝関節運動の異常を評価する際には，座位での自動膝関節伸展運動と屈曲運動の観察および触診を重要視している。また，非荷重下における正常な膝関節運動の獲得を優先し，それが改善されたうえで荷重位における他の肢節や体幹との関係，運動連鎖の中での膝関節の問題を捉え，臨床推論に基づき治療を展開している。触診部位は，大腿骨内側顆と外側顆の再突出部，脛骨内側プラトー内側面，外側はガーディー結節と脛骨外側プラトー外側面を触診する。慣れるまでは，膝関節内側関節面と外側関節面で起こる運動を

別々に観察・触診することを勧める。次に膝関節の内側関節面と外側関節面における脛骨の前後偏位と他動的前後移動の程度を検査し，どの関節面の，どの方向の運動が制限，または異常可動性を有しているかを検査する（図7）。

脛骨大腿関節の外側関節面における脛骨の前方運動制限因子として，大腿二頭筋がある。大腿二頭筋は過緊張によって筋長が短くなると，腓骨頭を後方に強く引き，脛骨外側プラトーの前方運動を制限する。また，大腿二頭筋短頭，外側広筋，大殿筋の大腿骨付着部は筋膜などの結合組織が密に連結し重なり合っている。その部位の結合組織の癒着や筋間可動性が低下することが，大腿二頭筋の過緊張の原因であることが多い。

脛骨大腿関節の外側関節面における脛骨外側プラトーの後方運動を制限する因子として以下のことを推測している。前脛骨筋，長趾伸筋，長腓骨筋，短腓骨筋の筋緊張が亢進すると，脛骨外側プラトーが前方に引き出された状態となる。また，膝蓋靱帯，膝蓋骨外側支帯の伸張性，膝蓋下脂肪体の粘弾性と柔軟性が失われると，脛骨外側プラトーの後方運動が制限される。これらのことは，膝OAやACL再建術後の患者の多くに観察される。

腸脛靱帯は大腿骨外側顆の外側面上で可動性を有している（図8）。腸脛靱帯の上方への滑走が制限された場合，腸脛靱帯は脛骨外側プラトーの前方運動を制限し，下方への滑走が制限された場合，腸脛靱帯は脛骨外側プラトーの後方運動を制限する。腸脛靱帯の滑走が制限される理由として，大腿骨外側顆の外側面での腸脛靱帯の癒着，外側広筋上におけ

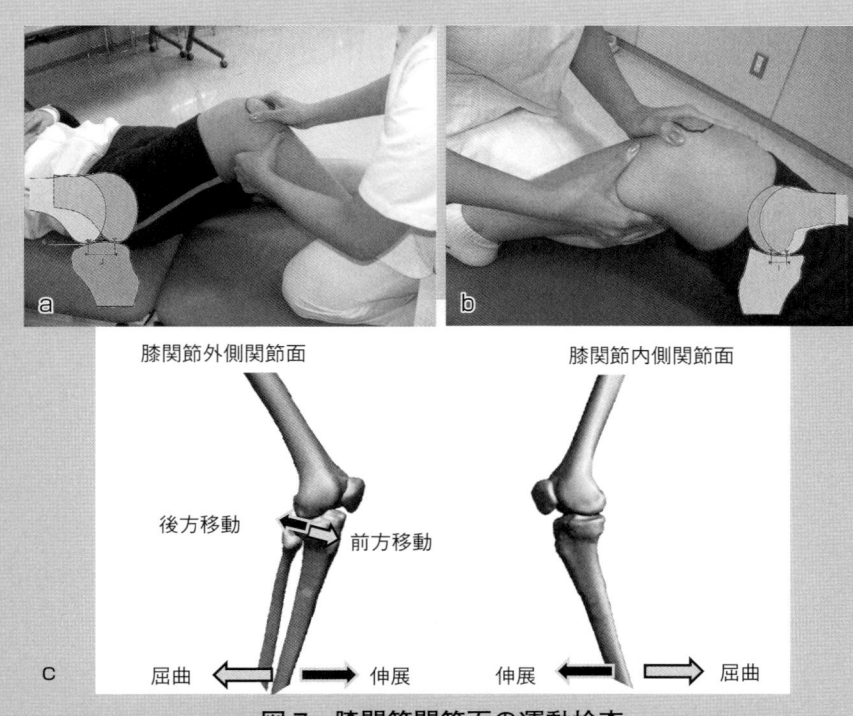

図7 膝関節関節面の運動検査
a．膝関節外側関節面は脛骨前後方向の関節の遊びが大きい
b．膝関節内側関節面は脛骨前後方向の関節の遊びが小さい
c．膝関節屈曲・伸展運動の膝関節各関節面の運動

る腸脛靱帯の滑走制限，大腿骨軸における大腿四頭筋の外旋または内旋偏位がある。滑走が制限された状態において，中殿筋，大殿筋，大腿筋膜張筋の過緊張が存在すると，さらに強く制限する。

　治療としては，結合組織と筋のリリースやモビライゼーションを行い粘弾性と可動性を回復させる。膝蓋支帯，膝蓋靱帯，膝蓋下脂肪体は膝蓋骨の可動性を回復させるとともに，膝蓋骨運動を制限する部位に直接徒手圧迫を行いながら粘弾性とモビリティーを改善する。必要であれば脛骨外側プラトーの後方または前方の滑り運動を他動的に行う。

　脛骨大腿関節の内側関節面の過度な前後運動は，膝関節伸展・屈曲可動域制限が存在しても認められることが多い。これは，靱帯と関節包の弛緩性が直接的原因ではあるが，膝窩筋や内側ハムストリングの機能不全も影響していると推測している。さらに縫工筋を膝関節伸展の補助筋として過剰に使用すると，大腿骨外旋，脛骨内反とともに脛骨内側プラトーの過度な前方移動につながる。この運動が過度な患者は，膝窩筋が弛緩しているというよりも，緊張が高い状態で伸張されている印象がある。つまり，Sahrmann[5]が報告した過度の伸張状態の状態にある。軽度な状態では，膝関節自動伸展運動とともに脛骨内側プラトーが前方偏位し，見かけ上の脛骨外旋運動を起こす。それが進行すると，脛骨内側プラトーの前方偏位の増加と脛骨内反が起こり，膝関節自動伸展運動とともに膝窩筋はさらに伸張される。その結果，緊張状態にある膝窩筋に引っ張られ，脛骨内側プラトーが後方に引かれ，見かけ上の脛骨内旋運動，つまり逆スクリューホームムーブメントとなる。

　治療としては，膝窩筋の筋長を正常に戻したうえで，筋と骨のモビライゼーションを行い，緊張を減少させる。その状態から，内側ハムストリングと膝窩筋による脛骨内旋運動を行い筋機能の学習を行う。縫工筋を膝関節伸展の補助筋として過剰に使用する場合は，縫工筋のリリースを行い，大腿四頭筋による膝関節伸展運動の再教育を行う。

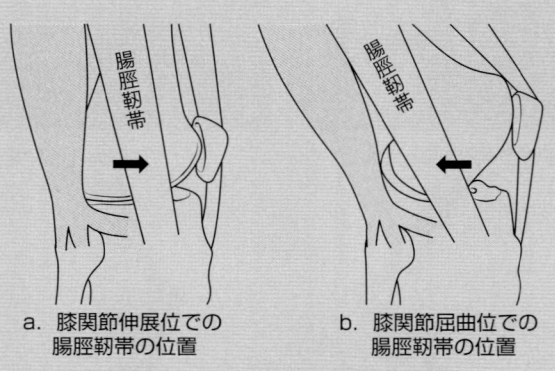

a. 膝関節伸展位での腸脛靱帯の位置
b. 膝関節屈曲位での腸脛靱帯の位置

図8　腸脛靱帯の大腿骨外側顆外側面上での前後移動

文　献

1) Adams LM：The anatomy of joints related to function. Wright V, et al (eds)：Mechanics of human joints. Dekker, New York, 1993, pp27-81
2) Hoshino Y, et al：Internal tibial rotation during in vivo, dynamic activity induces greater sliding of tibio-femoral joint contact on the medial compartment. *Knee Surg Sports Traumatol Arthrosc*, 2011 Oct 25.[Epub ahead of print]
3) Kozanek M, et al：Tibiofemoral kinematics and condylar motion during the stance phase of gait. *J Biomech* **42**：1877-1884, 2009
4) Bousquet G, 他 (著), 塩田悦仁, 他 (訳)：図解・膝の機能解剖と靱帯損傷. 協同医書出版社, 1995, pp91-119
5) Sahrmann S：Movement System Impairment Syndromes of the Extremities, Cervical and Thoracic Spines. Mosby, St. Louis, 2010, pp1-45

56 荷重位におけるスクリューホームムーブメントの作り方

石井慎一郎／神奈川県立保健福祉大学 リハビリテーション学科

◆治療のポイント
1. 非荷重位におけるスクリューホームムーブメントの誘導
2. 荷重位におけるスクリューホームムーブメントの誘導

変形性膝関節症例に対する理学療法の意味のある課題とは

　変形性膝関節症例に対する理学療法を考えるうえで，評価・治療のターゲットとすべき「meaningful task（意味のある課題）」を抽出することは重要な意味をもつ。meaningful task を選定するためには，症例の主訴に注意深く耳を傾けることが肝要である。多くの症例が共通して，「階段の上り下りがつらい」「立ち座りがつらい」と訴える。特に初期の関節症症例は，その大半が下肢の屈曲・伸展動作に主訴をもつ者が多い。重症化に従い「歩くと痛い」という訴えが多くなり，歩行中の荷重応答期や立脚初期から中期にかけて膝関節を伸展させるフェーズで痛みを訴える場合が多い。一方，「体重をかけると痛い」とか「体重を患側へ移動させると痛い」と訴える症例は少ない。このことから，歩行に主訴を有する症例の大半が，膝関節の屈曲・伸展を伴う運動課題で痛みが誘発されていることがわかる。つまり，変形性関節症例にとってのmeaningful task とは，「荷重位での膝関節屈曲・伸展運動」である場合が多いということである。

荷重位での膝関節屈曲・伸展運動のメカニズム

　症例の主訴からmeaningful taskを見出し，その課題を可能にするメカニズムの作動状況を直接的に分析できる評価課題を考える必要がある。「階段の上り下りがつらい」「立ち座りがつらい」と訴える症例には，荷重位での膝関節屈曲・伸展運動が原因と考えられるため，スクワット動作が評価課題となる。
　スクワット動作を可能にするメカニズムの中で膝関節にとって重要なものは，「荷重位においてスクリューホームムーブメント（screw home movement）を誘導するメカニズム」である。膝関節の伸展運動には，スクリューホームムーブメントと呼ばれる約10°の外旋運動が副次的に誘発される。大腿骨の内側関節面と外側関節面の曲率半径の違いから，内側関節面の移動距離が外側関節面に比べて長いため，スクリューホームムーブメントが誘発されないと，膝関節は完全伸展することはできない。非荷重位では，スクリューホームムーブメントは大腿骨に対する下腿の外旋運動として，靱帯の緊張によって誘導される。一方，荷重位では下腿が床面に固定さ

れた状態におかれるため外旋することができない。そのため荷重位でのスクリューホームムーブメントは，固定された脛骨上を大腿骨が内旋することによって誘発される。したがって，股関節の運動がスクリューホームムーブメントを誘発するうえできわめて重要な役割を有することになる。

変形性膝関節症例では，しゃがみ込んだ姿勢から下肢を伸展していく際に，動作の終盤で大腿骨を内旋させてスクリューホームムーブメントを誘導することができない。その代償として，脛骨を外旋させてスクリューホームムーブメントを誘導する非生理学的な異常運動パターンが出現する。荷重位において脛骨が回旋すると側方傾斜がカップリングモーション（coupling motion）として同時に起きる。脛骨外旋は外側傾斜を伴い，内旋は内側傾斜を伴う。そのため，スクリューホームムーブメントを脛骨外旋で誘導すると脛骨が外側へ傾斜し，膝関節の内反アライメントが増強することになる。

こうした負の運動連鎖は，骨盤を空間上で良好なポジションに保持できないことが原因である場合が多い。骨盤が後傾すると，運動連鎖で大腿骨は外旋する。しゃがみ込んだ姿勢から下肢を伸展していく際に骨盤が後傾すると，大腿骨が外旋してしまうためスクリューホームムーブメントが誘導できなくなる。よって，制限を受けた膝関節伸展運動を脛骨外旋で代償し，そのカップリングモーションで脛骨が外側へ傾斜するのである。変形性膝関節症の発症の誘因は，このような荷重位での異常代償運動にある可能性が高い。

評 価

スクリューホームムーブメントの評価は，まずはじめに非荷重位で行う（図1，2）。非荷重位においてスクリューホームムーブメントの異常が確認されたら，膝関節の周囲筋の

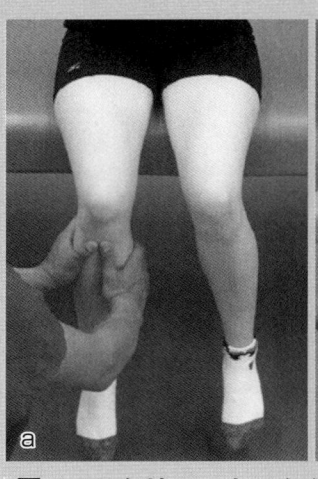

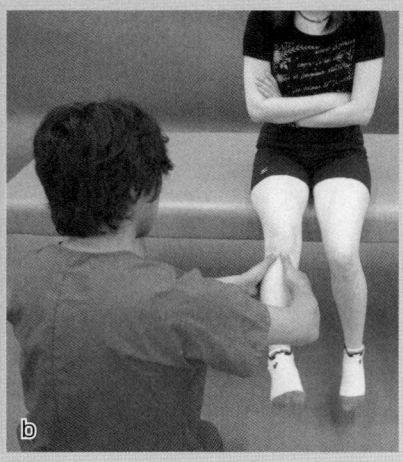

図1 スクリューホームムーブメントの評価①―非荷重位
a．膝関節90°屈曲位で回旋アライメントを確認する。正常では膝関節90°屈曲位は回旋中間位であり，膝蓋骨中央直下に脛骨粗面が配列される
b．能動的に膝関節を伸展させ，この時の脛骨の回旋量を確認する。正常では最終伸展位付近で10°程度の脛骨外旋が確認される

過緊張や大腿骨と脛骨のアライメントをチェックし，スクリューホームムーブメントを阻害する因子を排除する必要がある．次に，スクワット動作を行いスクリューホームムーブメントが荷重位で誘発されるかどうかを評価する．非荷重位でスクリューホームムーブメントが誘導されるのに，荷重位で誘導されないのであれば，股関節か足関節に問題があると考えてよいだろう．もっとも，股関節機能は体幹や骨盤の安定性によって影響を受けるので，股関節の問題は体幹に端を発する場合も少なくない．股関節の問題なのか，体幹の問題なのかを判別するための評価を行い，真の問題を探索することが重要である．

治療介入

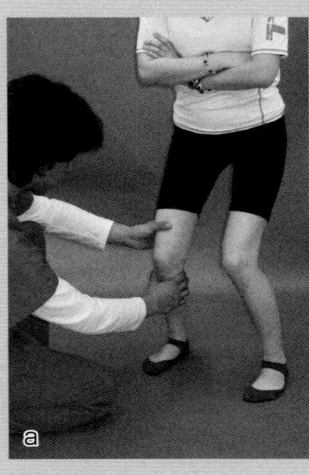

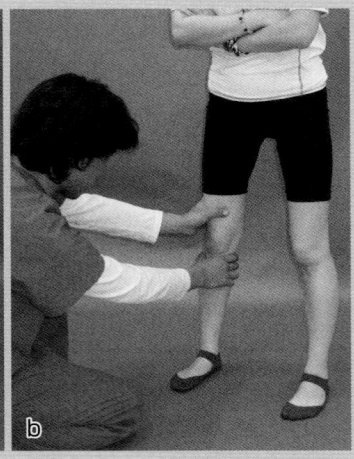

非荷重位でスクリューホームムーブメントの異常が確認された場合，薄筋，縫工筋，半腱様筋，半膜様筋，膝窩筋が非荷重位でスクリューホームムーブメントを阻害する可能性の高い．薄筋，縫工筋，半腱様筋は共通腱をもって浅鵞足を形成し，脛骨の内側に付着する．これらの筋は，いずれも股関節を越えて骨盤に付着をもつ筋である．よって，股関節の角度を変えることで緊張をかけ，ストレッチングや筋膜リリースを行う（図3〜5）．

方法1

半膜様筋は，膝関節内側側副靱帯の高さで3つに分かれる．第1枝は，脛骨の前下方に走行して鵞足の深層に付着する．第2枝は，膝窩に回り斜膝窩靱帯と合流し関節包後面に付着する．第3枝は，膝窩を下降し膝窩筋の筋膜と合流する．半膜様筋のリリースは，股関節を屈曲位にして起始部に張力をかけながら，膝窩部での付着を手繰り寄せるようにしつつ膝窩筋も同時にリリースをしながら脛骨

図2　スクリューホームムーブメントの評価②—荷重位
a．荷重位で膝関節を屈曲した位置が開始肢位．大腿骨と脛骨を触診して，被験者に膝関節を伸展させる
b．正常では固定された脛骨上を大腿骨が内旋して，スクリューホームムーブメントが誘発される．この時，脛骨が回旋したり側方傾斜したりしていないかを確認する

の伸展と外旋を誘導して行うとよい（図3）。また，大腿直筋が過緊張になると，脛骨の前方偏位を誘発し，スクリューホームムーブメントを阻害する。脛骨が前方へ変位すると靱帯の緊張バランスが崩れ，スクリューホームムーブメントは逆回旋を引き起こすことになる。大腿直筋の緊張が確認された場合，筋のリリースを行うと同時に，立位の骨盤肢位を評価するとよい。骨盤の後傾は大腿直筋の緊張を誘発する有力な因子である。立位で骨盤の後傾が確認される場合には，方法2を行う。

方法2

荷重位でスクリューホームムーブメントの異常が確認された場合，骨盤のアライメントを確認し，後傾している場合には体幹の支持メカニズムを強化する（図6）。体幹の支持メカニズムの強化は，座位で第3腰椎を安定化させるように多裂筋の走行に沿って徒手的に筋を把持するようにしつつ，体幹の回旋を行わせる。この時，第3腰椎が支持され上部体幹の回旋と分離して安定するように左右の多

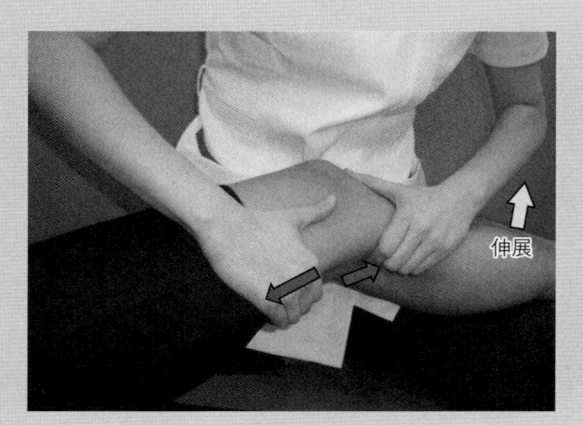

図3　半膜様筋のリリース

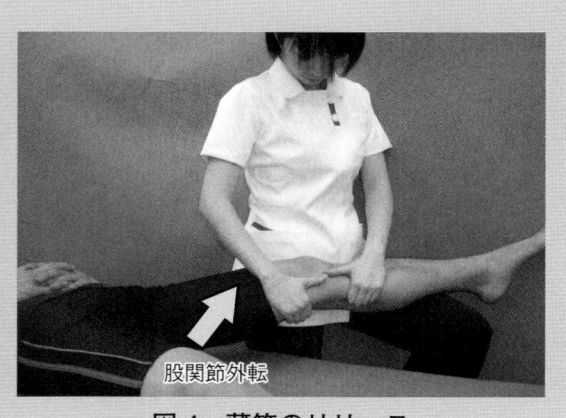

図4　薄筋のリリース
股関節を外転させて薄筋をストレッチした状態でリリースを行う

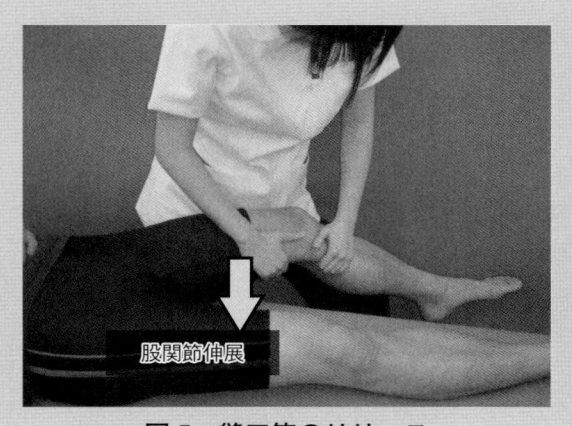

図5　縫工筋のリリース
股関節を伸展させて縫工筋をストレッチした状態で筋膜リリースを行う

裂筋を操作する。次いで，立位姿勢で骨盤のアライメントを再度確認する。座位で体幹が直立に保持できるにもかかわらず立位で骨盤が後傾する場合は下肢の影響である。立位姿勢の保持が股関節の圧縮荷重によらず，股関節前面筋の張力に依存している場合も想定し，股関節荷重の練習を行う（**図7**）。

文　献

1) 石井慎一郎：歩行の臨床バイオメカニクス．南西書店，2011

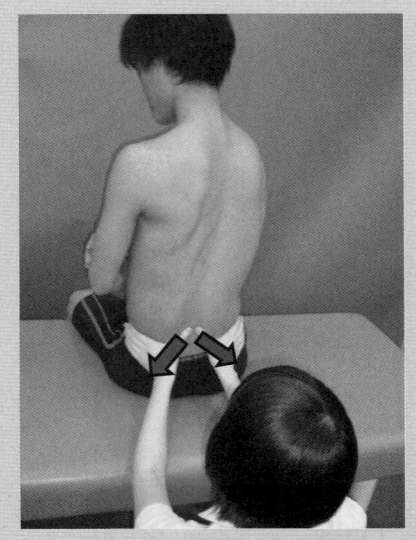

図6　体幹の支持メカニズムの強化
第3腰椎部の多裂筋を把持し，胸椎の回旋を自動運動で行わさせる。この時，第3腰椎が屈曲・伸展しないように多裂筋を誘導する

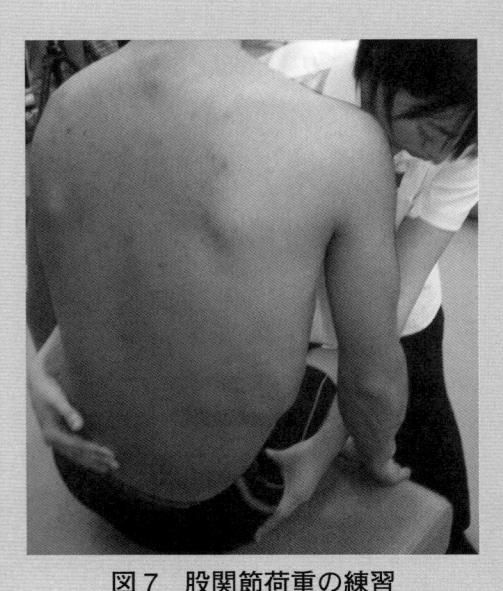

図7　股関節荷重の練習
第3腰椎と股関節中心をセラピストが押さえ，大腿骨頭に荷重するように体重移動を行う。この時，第3腰椎が屈曲・伸展しないように誘導する

57

変形性膝関節症の外側動揺を考える

田中　創／副島整形外科クリニック リハビリテーション科

◆治療のポイント

1. 膝関節は他部位の影響から，結果としてその形態を変化させている
2. 変形性膝関節症の外側動揺は2つのタイプに分けられる（立脚初期・立脚中期）
3. 外側動揺のタイプに応じた治療戦略

はじめに

わが国における変形性膝関節症〔膝OA（osteoarthritis）〕の罹患患者は約3,000万人にも上るといわれている。しかし，日々遭遇することの多い疾患であるにもかかわらず，その治療法や原因は，いまだ確立されておらず，不明な点が多く残るのが現状である。これらを踏まえ，本稿では膝OAの特徴的な所見である外側動揺（LT : lateral thrust）に着目して私見を述べていきたい。

外側動揺の概要

膝OAの特徴的所見の一つであるLTは疼痛や変形の程度に関与する報告があるが，詳細については，いまだに明らかにされていない。ただし，LTに至る外力としての膝関節外部内反モーメント（以下，内反モーメント）の増加は，膝関節内側コンパートメントの負荷増大を意味するため，その抑制は理学療法を行っていくうえでの主要な目的の一つとなる。

歩行時の内反モーメントは，立脚初期と立脚中期に大きくなる二峰性を示し，膝OA患者では健常者と比べて増加するといわれている（図1）。LTは，力学的に負荷が増大する立脚初期と立脚中期に出現する2つのタイプに大きく分類可能と考えられる。立脚初期のLTは視覚的にも容易に観察することができるが，立脚中期のLTは膝関節の外側動揺としては観察しづらい。つまり，立脚初期の内反モーメントの増加は膝関節の動揺が問題となるが，立脚中期においては膝関節の問題というよりも，そこに関わる力学的な因子が影響していると考えられる（図2）。そもそも膝関節は形態的・機能的に矢状面の動きを得意とし，単関節の筋制御が少ないことなどから他関節の影響を受けやすい。前述のように変性の原因や進行プロセスに関しては明確にされていないものの，他部位の影響に伴うストレスが関与していると考えられる。つまり，

膝関節は結果的に必要に応じてその形態を変化させているだけで，膝関節自体が原因そのものではないと捉えるほうが合理的である。アプローチにおいてもその点を念頭におく必要がある。

外側動揺の治療

LTの解剖学的・運動学的な要素は明確にされていないが，実際には局所の動的な要素を触診などにより明確にする必要がある。しかし，それを歩行の中で判断するのは困難であるため，立ち上がりやスクワット，片脚立位など，その症例における簡易的な課題にフォーカスして進めていく。局所的評価については割愛するが，以下に述べる連続的な介入をとおして，なぜLTを呈していたのか，なぜ膝関節に変形をつくらなければいけなかったのか，ということをさかのぼって考察することが可能になる。

外側ヒールウェッジ（図3）

外側ヒールウェッジは，主に立脚初期のLTの抑制に有効である。特に，立脚初期の近位部（骨盤や体幹）の外方移動を制御するのに効果的である。

中足骨後方部横アーチ（図4）

立脚中期以降の内反モーメントを末梢から抑制するには，中足骨後方部の横アーチに高

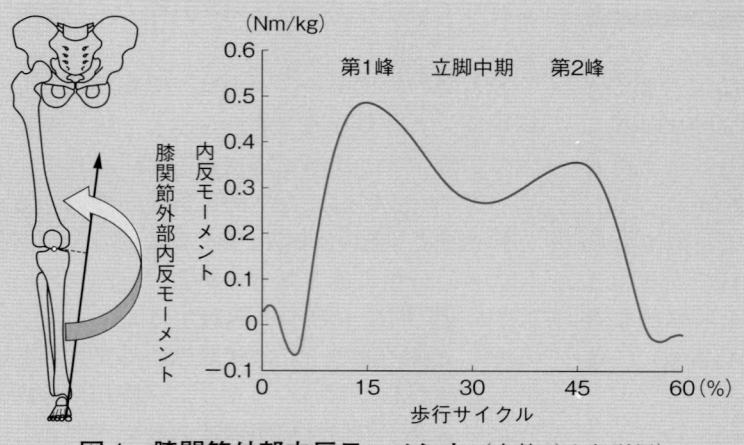

図1　膝関節外部内反モーメント（文献1）より引用）
歩行時の外部膝関節外部内反モーメントの典型的な波形は立脚初期と立脚中期後半に出現する二峰性である。膝OA患者では健常者と比べてこの膝関節内反モーメントが増加する

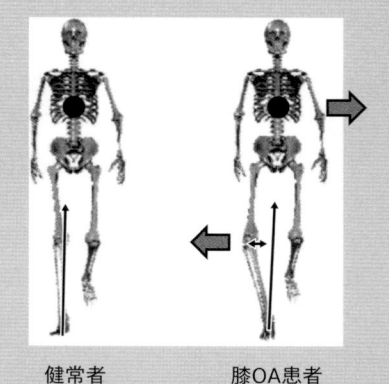

図2　膝関節内反モーメントが増加する身体的条件
膝関節内反モーメントが増加する条件は，単に膝の内反角度が増加した場合と，該当膝関節（右膝）と上位の質量（黒丸）が前額面上で離れた時である(左右矢印)。合成床反力の作用線から該当膝関節までの距離が長いほど(両矢印)，膝関節内反モーメントの増加を意味する

めのパッドを処方すると有効である．膝OA患者では同部の横アーチが低下していることが多い．

骨盤（仙腸関節）可動性の改善（図5）

膝OA患者の多くに骨盤後傾位が観察される．また，仙腸関節は動的な場面で後屈することが多く，荷重位での安定性が確保できていない．これらは大腿骨内旋を阻害し，相対的な膝関節外旋位を確保できなくするため，屈曲方向の不安定性を助長しLTを惹起する因子となる．

脊椎可動性の改善（図6）

膝OA患者の多くは，下位胸椎から上位腰椎の可動性低下を呈している．その要因としては内臓由来や頸胸椎の可動性低下を部分的に補正していることが考えられる．矢状面上の運動を得意とする腰椎に制限がみられると膝関節屈曲・伸展の不安定性が増す．近位部の偏位は遠位ほど偏位量を大きくするため，隣接関係にはない脊椎の運動制限においてもLTを助長する因子になりうる．

胸郭運動性の改善（図7）

胸郭は回旋可動域を多く要すため，この部位になんらかの制限がみられると本来生理的な動きとしては少ない回旋の動きが膝関節に強要されてしまう．膝OA患者で多く観察されるのは対側へのring（両側の肋骨を対とする輪）の偏位である．特に中位レベルのring

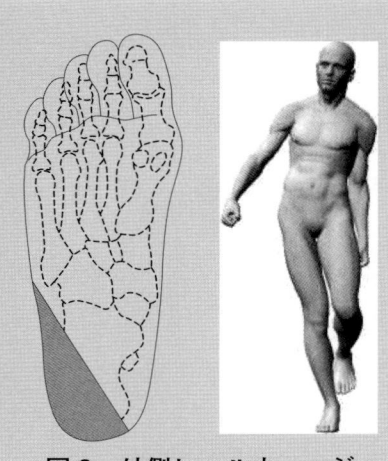

図3 外側ヒールウェッジ
立脚初期に骨盤や体幹部が外方移動しながらLTが出現するようなタイプには外側ヒールウェッジが有効となる．客観的所見としては，中殿筋の緊張が反対側と比べて高い場合に処方すると有効な場合が多い．ただし，その高さは調節が必要であるため，荷重位での膝関節のscrew home movementや立ち上がり動作，歩行などにて確認していくとよい

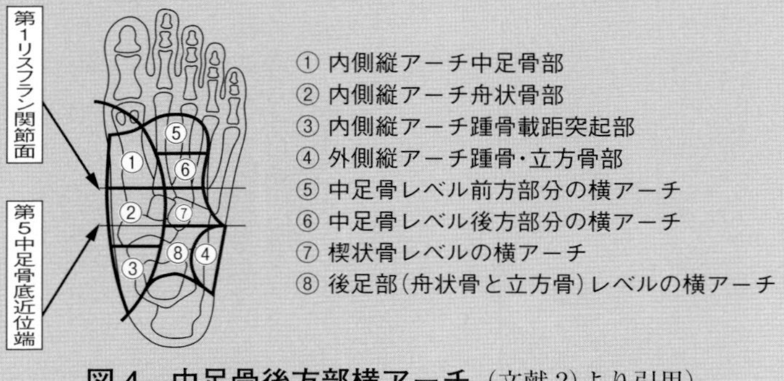

図4 中足骨後方部横アーチ（文献2）より引用）
立脚中期後半にLTが出現するタイプでは，中足骨レベル後方部分の横アーチ部分が低下していることが多い．同部の低下は立脚中期以降の下腿前方移動を早め，膝関節屈曲方向の不安定性をつくり，LTを助長する因子となる．同部を高くすることで，立脚中期後半での踵離地が遅延され，膝関節伸展位での安定性によりLTを減弱することができる

① 内側縦アーチ中足骨部
② 内側縦アーチ舟状骨部
③ 内側縦アーチ踵骨載距突起部
④ 外側縦アーチ踵骨・立方骨部
⑤ 中足骨レベル前方部分の横アーチ
⑥ 中足骨レベル後方部分の横アーチ
⑦ 楔状骨レベルの横アーチ
⑧ 後足部（舟状骨と立方骨）レベルの横アーチ

の偏位が内反モーメントを助長したり，特定の筋の筋緊張を高める要因になっていることは少なくない。

　　　　　　　文　献
1) 井原秀俊（編）老いを内包する膝—早期診断と早期治療．全日本病院出版会，2010，pp91-100
2) 入谷　誠：足底板セミナー中級編—入谷式足底板療法．身体運動学的アプローチ研究会，2011，p16

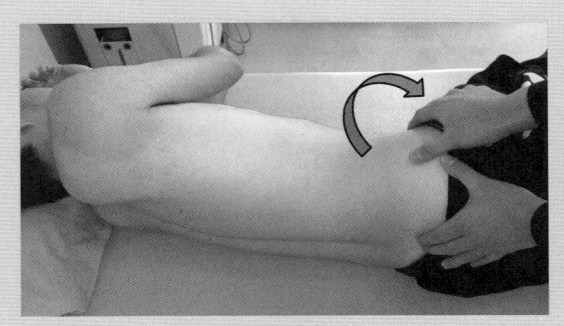

図5　骨盤（仙腸関節）の可動性の改善
　治療側の仙腸関節を前屈位に保持しつつ，骨盤を前傾方向へ誘導する．側臥位・座位・立位とその運動様式を荷重形態へとつなげていくことが大切である．図は一例であり，その症例に合った目的であればどのような方法でもかまわない

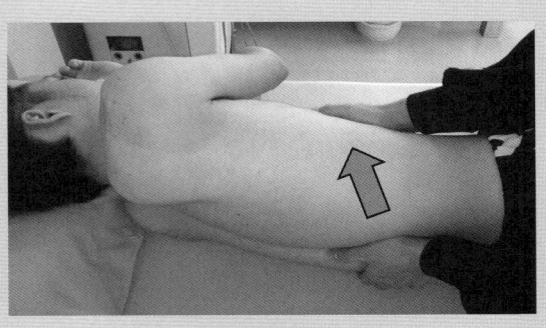

図6　脊椎の可動性の改善
　下位胸椎から上位腰椎を徒手的に伸展方向へ誘導する．頸胸椎のフラット化があれば，その部位の前後弯を誘導し，脊柱起立筋などの緊張が高ければそれらを事前に改善しておくことも大切である．最終的には能動運動の中での動きを促していく

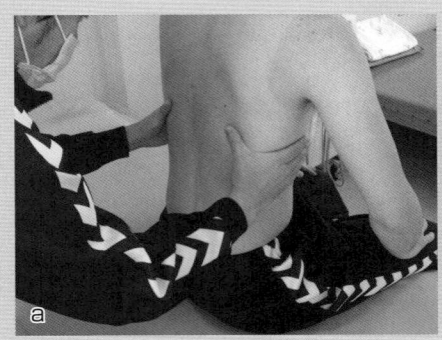

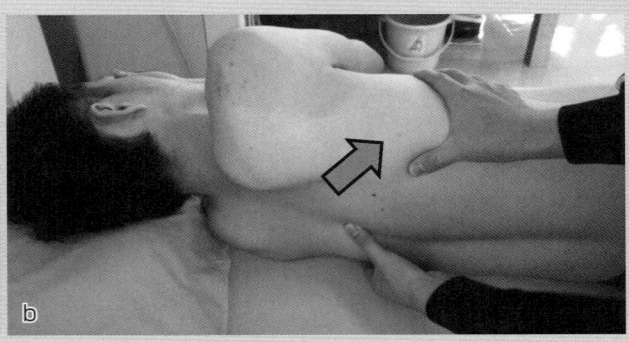

図7　胸郭の運動性の改善
　左右の肋骨を側方から注意深く触診していくと大きく偏位しているところがみつかる（a）．右肋骨の右側への偏位は肋骨の前方回旋を表し，右肋骨の左側への偏位は肋骨の後方回旋を表す．肋椎関節の運動学に沿ってその偏位を徒手的に矯正しながら運動を促す（b）

58

膝関節疾患の stiff-knee gait を改善させる

山田英司／徳島文理大学 保健福祉学部

◆治療のポイント

1. stiff-knee gait の運動学，運動力学的特徴とその相互関係を理解する
2. 立脚終期に床反力ベクトルを前方に傾斜させる
3. 立脚終期から前遊脚期の膝関節屈曲速度を高める

stiff-knee gait の特徴

stiff-knee gait は脳血管障害による片麻痺や脳性麻痺に認められる歩行様式であるが[1]，疼痛を伴う膝関節疾患や膝関節術後急性期にも膝関節を伸展位で保持した歩行様式（以下，本稿における stiff-knee gait）を認める。図1に健常若年者における通常歩行と膝関節屈曲をしないように指示した歩行の下肢の関節角度，床反力鉛直成分，前後成分を示す。運動学的な特徴として，①立脚終期から前立脚期において股関節伸展が少ない，②立脚期をとおして膝関節屈曲がほとんど認められない，③遊脚期の膝関節屈曲が少ない，④立脚終期の足関節背屈が大きいが前遊脚期の底屈が少なく，前遊脚期に入ると背屈が早期に起こることがあげられる。運動力学的な特徴は，①床反力鉛直成分が一峰化する，②前後成分が小さくなることがあげられる。

これらの特徴の相互関係を考えてみる。立脚中期は単脚支持期であり，歩行周期において最も重心が高くなるため，正常では荷重応答期に膝関節を屈曲することにより重心の下方移動を促している。しかし，stiff-knee gait では膝関節の屈曲が少ないため，重心の下方移動が少なくなり，重心は高い位置で維持される。床反力鉛直成分は身体重心の上下方向の加速度と一致する。よって，床反力鉛直成分の一峰化は立脚中期の重心の上方向への加速度が大きいことを示しており，この点も立脚期の重心の上方化を支持する。

立脚終期から前遊脚期の股関節伸展の減少と前遊脚期の足関節底屈の減少は，前方への推進力を低下させる。stiff-knee gait における足関節底屈の減少は前遊脚期の時間を短くし，前方への床反力を減少させる。そして，短時間で遊脚終期に移行することと膝関節屈曲が少ないことにより，足関節は床とのクリアランスを確保するため早期に足関節を背屈させ，同側の骨盤の挙上を必要とする。正常歩行では，立脚終期から前遊脚期の足関節底屈を持続することにより，前足部支持の時間を十分に確保し，床反力を利用して前方への推進力を得るのに対し，stiff-knee gait では足関節の底屈が不十分であり，早期に足関節が背屈するため，床反力を十分に得ることができない，すなわち，stiff-knee gait では前遊脚期に足関節の作用が正常歩行の作用と逆

転することが最も特徴的な点である．さらに，stiff-knee gait では前足部荷重の時間が短いことから，反対側の遊脚時間が短くなり，反対側のステップ長を伸ばすことができない．

このように，stiff-knee gait では立脚中期と立脚終期から前遊脚期の問題が考えられ，効率的な歩行様式を獲得するうえで早期の改善が必要である．

stiff-knee gait を改善させるポイント

stiff-knee gait を改善させるために考慮しなくてはならないことは，立脚終期で足関節底屈運動により，前方への推進力を得ること，すなわち床反力ベクトルを前方に傾斜させることができる環境をつくることである．筋活動から考えると，立脚終期における股関節，膝関節および足関節で顕著に活動するのは腓腹筋のみである．もし，stiff-knee gait のように股関節伸展が不十分な状態で足関節の

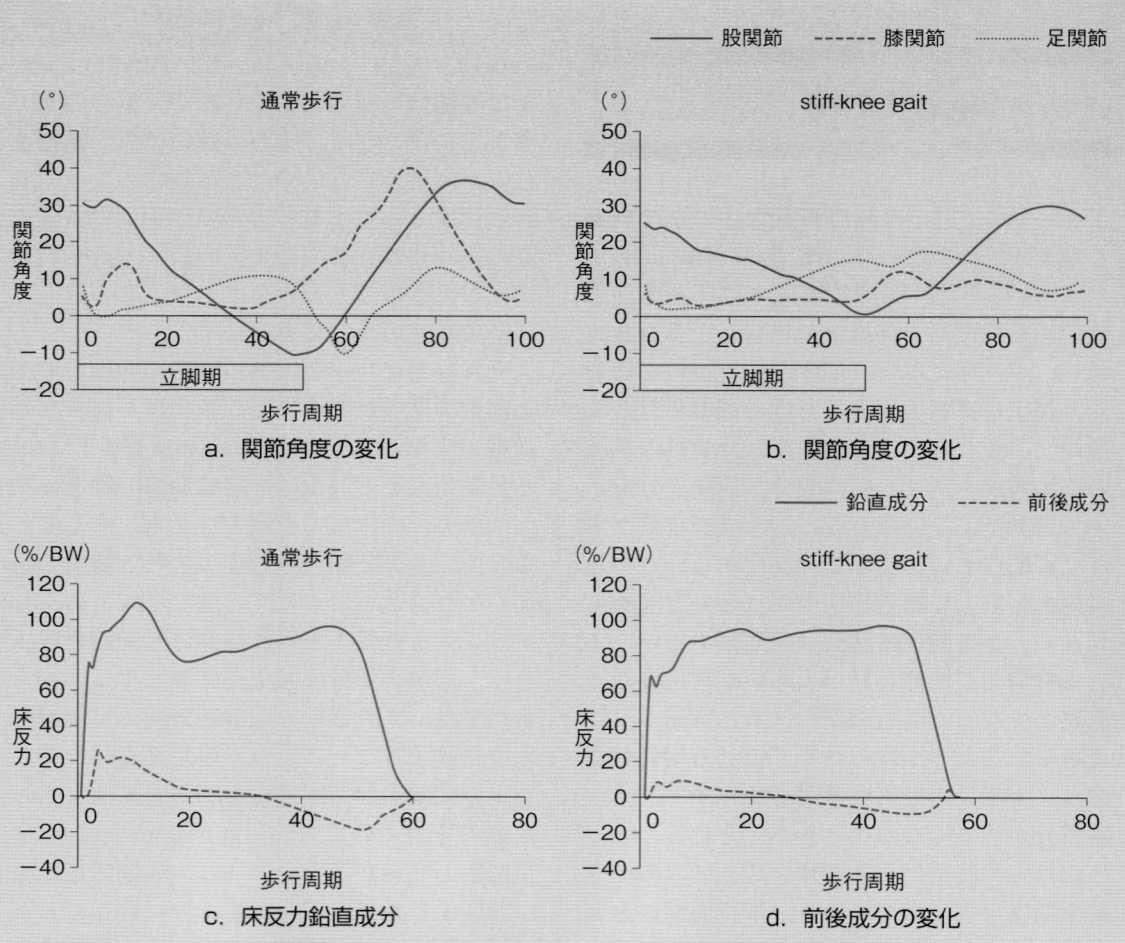

図1 健常者における通常歩行と膝関節屈曲をしないように指示した歩行 (stiff-knee gait) の下肢の関節角度，床反力鉛直成分，前後成分

底屈運動を強く行えば床反力ベクトルはどのような方向を向くであろうか．図2aに示すように床反力ベクトルの前方への傾きは少なく，垂直方向を向いてしまう．これは，身体重心を上方へ加速させることは可能であるが，前方へ加速する成分は小さくなるため，前方への推進力を十分に得ることはできない．床反力ベクトルを大きくし，かつ前方へ傾斜させるためには股関節・膝関節が伸展した状態で十分な足関節底屈運動を行う必要がある（図2b）．

次に立脚期から遊脚期における膝関節の屈曲がうまく連動して起こらない原因を改善させる．前遊脚期の膝関節伸展位から遊脚期の膝関節屈曲を引き起こす因子について，立脚終期から前遊脚期の膝関節屈曲速度が重要であることが報告されている[2]．すなわち，遊脚期の膝関節屈曲を引き起こすためには立脚終期から前遊脚期の膝関節屈曲速度を高める必要がある．stiff-knee gaitでは遊脚期の膝関節屈曲角度の減少が股関節の屈曲や体幹の回旋により代償されることが多いため，体幹と分離した膝関節屈曲運動を引き出す必要がある．

stiff-knee gaitを改善させる方法

基本的な考え方として，まず健側で目的とする運動を行い，その感覚を感じてもらう．そして，次に患側で同じ運動を行い，健側との感覚の違いを感じる誤差学習から始める．また，平行棒内で上肢を支持した状態で単関節運動から開始し，最終的に歩行で効果を確認する．

方法1―足関節底屈運動を正確に行うことを感じる

前述したように腓腹筋による足関節底屈運動は前遊脚期において最も重要な運動であ

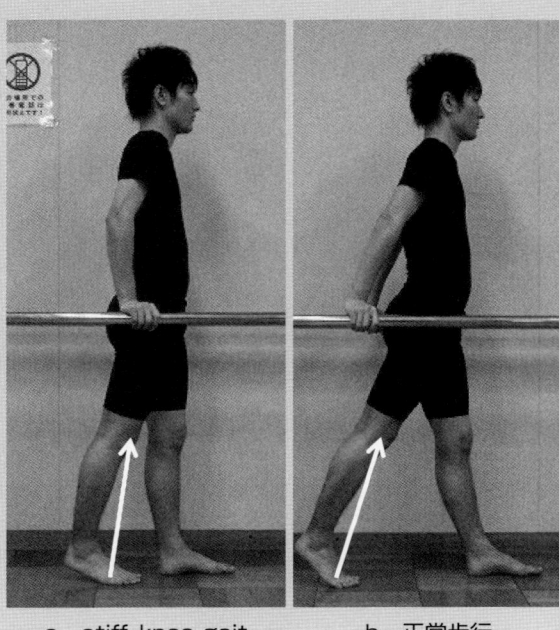

a. stiff-knee gait　　　b. 正常歩行

図2　立脚終期における床反力ベクトルの方向

る。stiff-knee gait を呈する膝関節疾患や術後急性期では，疼痛，関節変形などにより腓腹筋を十分に収縮させることができない患者が多い。よって，まず腓腹筋を正確に収縮させる感覚を獲得させる（図3a，b）。

平行棒内にて可能な限り膝関節伸展位で踵上げ運動を行う。代償運動として膝関節屈曲，骨盤後傾，体幹の後方移動があり注意する必要がある（図3c）。また，外反母趾など足部のアライメント異常を認める場合は，母趾球や小趾球での荷重が困難であり，足趾の可動域訓練や伸展・外転の自動運動でアーチの機能を高めてから行う。また，口答指示で母趾球荷重を意識させると，足関節が外反し，小趾球での荷重が不十分となることが多いため，第2あるいは第3中足骨頭に荷重するよう指示するほうがよい。

片脚で実施することが困難な場合には，両側での踵上げ運動から開始し，片脚で保持可能となること，感覚が健側と同様になることを目標とする。

方法2―歩行時の母趾球，小趾球に荷重を感じる（図4）

静的な状態での踵上げ運動が可能となれば，次に踵を上げた状態を保ったまま，平行棒を支持しながら踵上げ歩行を行う。その際，股関節が屈曲し体幹が前方移動したり，足関節底屈位を崩しやすいので注意する。この時にも荷重感覚の健患差を感じてもらい，感覚が健側と同様になることを目標とする。

方法3―1歩踏み出した肢位での足関節底屈運動の感覚を感じる（図5）

荷重の受け継ぎ期の肢位で足関節底屈運動を行い，荷重感覚を感じる。健側を1歩踏み出した肢位で患側の股関節・膝関節を伸展させ，足関節の底屈により体重を前方に移動させる。可能であれば前後運動をゆっくり繰り返し，股関節・膝関節伸展位を保持したまま，前方に蹴り出す感覚を獲得する。その際，前

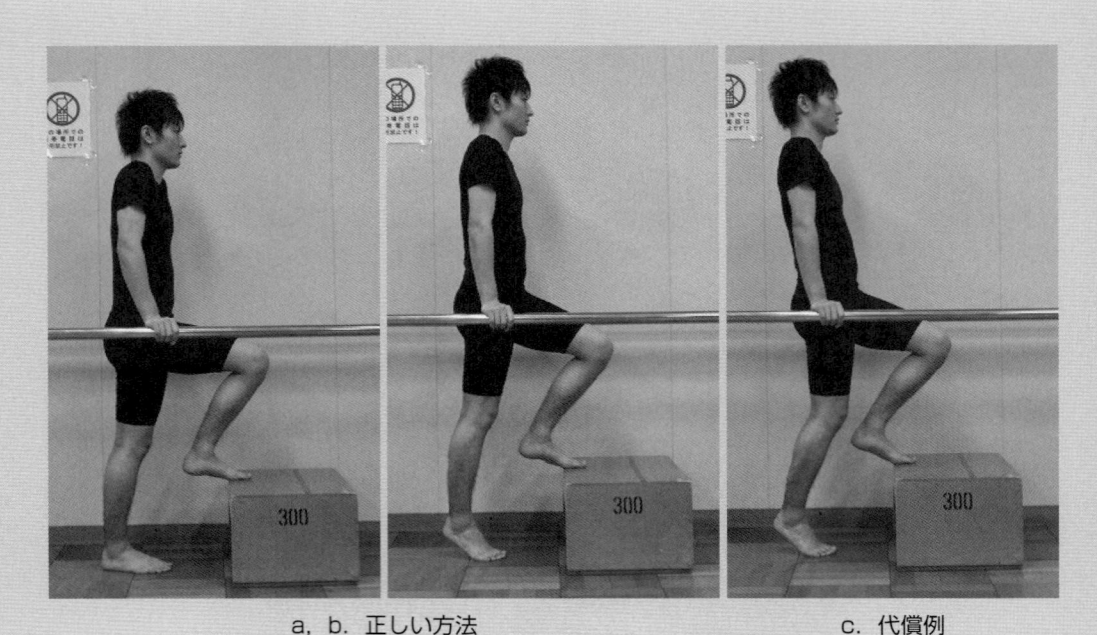

a，b．正しい方法　　　　　　　　c．代償例
図3　足関節底屈運動を正確に行うことを感じる方法

方に移動するように指示すると体幹を屈曲して前方移動する代償が出現しやすいので臍を前に水平に移動するよう指示するとよい。

方法 4—立脚終期から前遊脚期の膝関節屈曲速度を増加させる

健側を 30 cm 程度踏み出した肢位で踵接地した状態から体幹を固定したままで股関節，膝関節をつま先立ちになるまで屈曲する（図

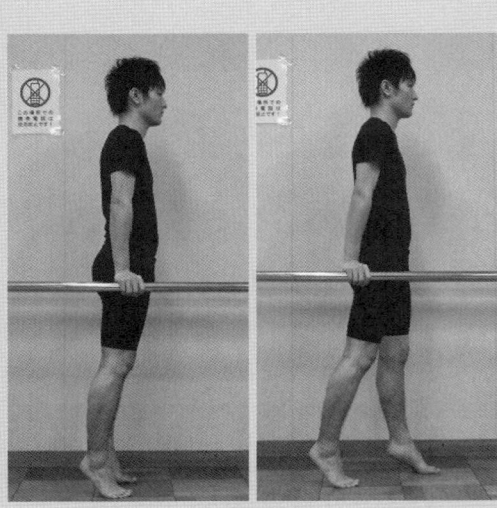

図 4 歩行時の母趾球・小趾球荷重を感じる方法

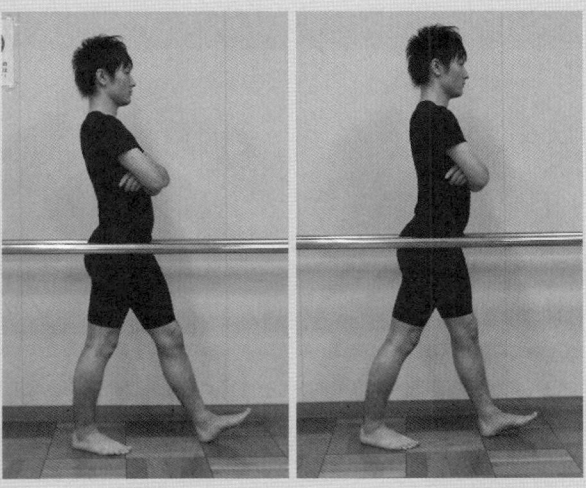

図 5 1 歩踏み出した肢位での足関節底屈運動の感覚を感じる方法

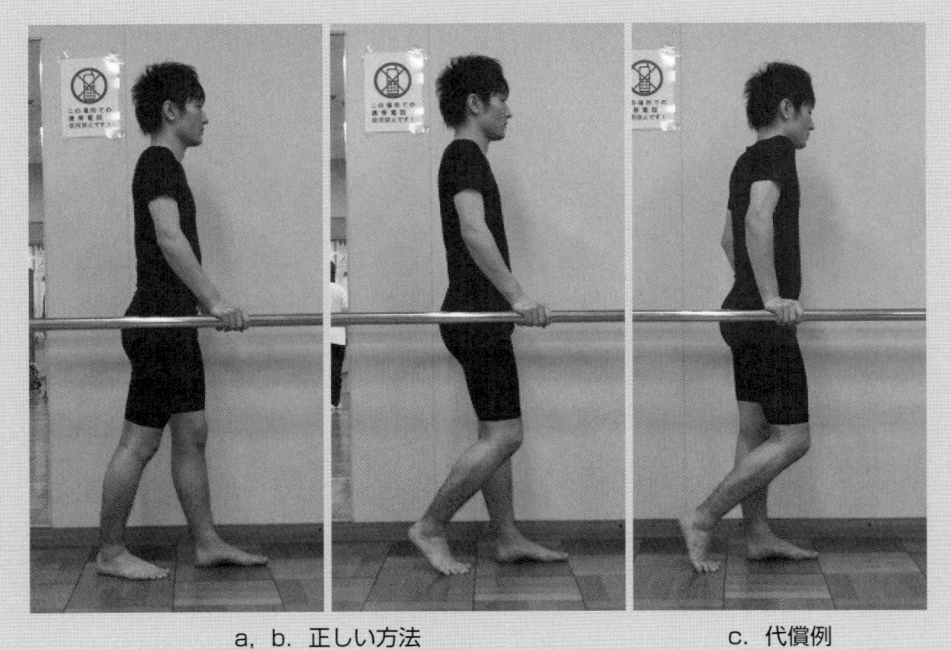

a, b. 正しい方法　　　　c. 代償例
図 6 立脚終期から前遊脚期の膝関節屈曲速度を増加させる方法

6a, b)。ほとんどの症例で体幹の回旋を伴いやすいので，正確な運動を行わせることが重要である（図6c）。この運動をゆっくり正確に繰り返し，可能となれば実際の歩行を行わせ，stiff-knee gait が改善しているかどうかを確認する。

文 献

1) Perry J, et al：Gait Analysis：Example of Pathologic Gait. SLACK Incorporated, California, 2010, pp281-340
2) Goldberg SR, et al：Muscles that influence knee flexion velocity in double support：implications for stiff-knee gait. *J Biomech* 37：1189-1196, 2004

59 knee-in 現象を改善する

森口晃一／済生会八幡総合病院 リハビリテーション部

◆治療のポイント

1. 肩甲帯の機能改善
2. 内腹斜筋の機能改善
3. 中殿筋の機能改善

はじめに

　筆者は，膝関節に疼痛や不安定感などの症状を有した症例に機能障害評価の一助としてフロントランジ（front lunge）動作を用いることがある。これらの症例では，フロントランジ動作でいわゆる「knee-in」現象をみることが多い。「knee-in 現象＝問題」という方程式が成り立つわけではなく，症状の原因か結果かを判定することも困難である。しかし，臨床場面においてこの knee-in 現象の改善によって愁訴の改善に至ることを多く経験する。筆者がフロントランジ動作を評価として用いる場合に着目している点ならびに knee-in 現象改善のために実施している運動療法を紹介する。

身体運動機能的特徴と評価

　臨床上，フロントランジ動作で knee-in 現象が出現する症例の運動機能的特徴として，症状を有する側の股関節伸展制限，中殿筋の機能不全，肩甲帯の機能不全を有する印象がある。

　立位で両上前腸骨棘を触診し，そのまま下肢を一歩前に位置させる。この際の留意事項として，荷重は極力，支持側下肢に残したままとする（図1）。この時の両上前腸骨棘の位置変化を確認する。具体的には，下肢踏み出し側の上前腸骨棘が明らかに前方に移動したり，下制したりしないか（骨盤の明らかな前方回旋や下制）を評価する。このような現象が生じる場合は，膝関節を屈曲させていく際に knee-in 現象が生じやすい。下肢を一歩前方に位置させる際，通常ならば踏み出し側に明らかな骨盤の前方回旋は生じないが，knee-in 現象が出現する症例では明らかな骨盤の前方回旋が生じ，膝関節屈曲以前から knee-in 現象が出現することが多い（図2）。この際の肩甲帯機能，股関節伸展可動域ならびに中殿筋機能を評価する。

　肩甲帯については，肩甲骨のアライメント，肩甲骨周囲筋機能の左右差を評価する。患側については，肩甲骨前傾・外転位を呈し，肩甲骨周囲筋に筋出力の左右差を認め，徒手抵抗に対して十分に肢位を保持することが困

難なことが多い（図3）。
　続いて股関節伸展可動域と中殿筋機能として、側臥位で股関節伸展・外転位、膝関節軽度屈曲位での下肢保持能力を評価する。この評価は重要であり、特に各体節の配列に注意を払う。側臥位において肩から殿部を一直線上に配列させ、そのポジションが崩れないまま股関節伸展・外転位、膝関節軽度屈曲位での下肢保持が可能かを評価する（図4）。knee-in現象が出現する症例では、この肢位を保持できない場合が多い。

knee-in現象改善のための運動療法

　まず肩甲帯機能改善を図る。肩甲帯アライメントに影響を与えている小胸筋、鎖骨下筋などのリリースを図り、アライメントならびに可動性の改善を図る。この評価は背臥位で肩関節90°屈曲位からの肩甲骨外転時に頸部伸展が生じないことを判断基準とする（図5）。
　続いて、腸腰筋、大腿直筋、大腿筋膜張筋などの柔軟性を獲得し股関節伸展制限の改善を図る。可動性の改善が得られたら、腰椎前弯が出現しないように骨盤固定下で大殿筋収縮運動を行う。骨盤の動的安定性を獲得するためには、下部体幹に対する上部体幹回旋運動（特に患側方向への回旋）を行い内腹斜筋の機能向上を図る（図6）。
　ここまでの機能改善により、股関節伸展・外転位での下肢肢位保持が可能となることが多い。この肢位保持が可能となれば、フロントランジ動作でのknee-in現象は解消されやすい。最後に中殿筋の機能向上のために2～3秒間この肢位を保持させる。これを10回程度繰り返すと効果的である。

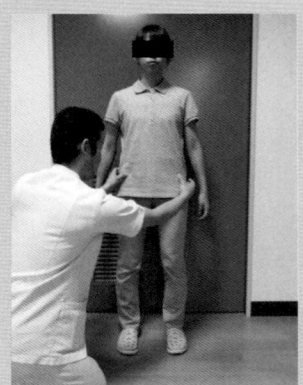

a. 立位での両上前腸骨棘の位置の確認　b. 下肢を一歩前方に位置させた際の両上前腸骨棘の位置の確認

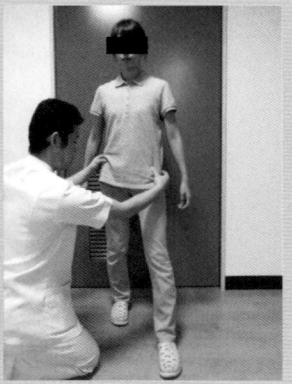

図1　フロントランジ動作の評価
　立位で両上前腸骨棘を触診し、そのまま下肢を一歩前に位置させる。この時の両上前腸骨棘の位置変化を確認する

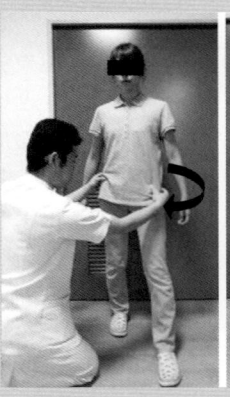

a. knee-in現象出現　b. knee-in現象時に生じる骨盤の明らかな前方回旋

図2　knee-in現象の特徴
　knee-in現象が出現する症例では、下肢を一歩前方に位置させる際、明らかな骨盤の前方回旋が生じ、膝関節を屈曲する前からすでにknee-in現象が出現する状態にあることが多い

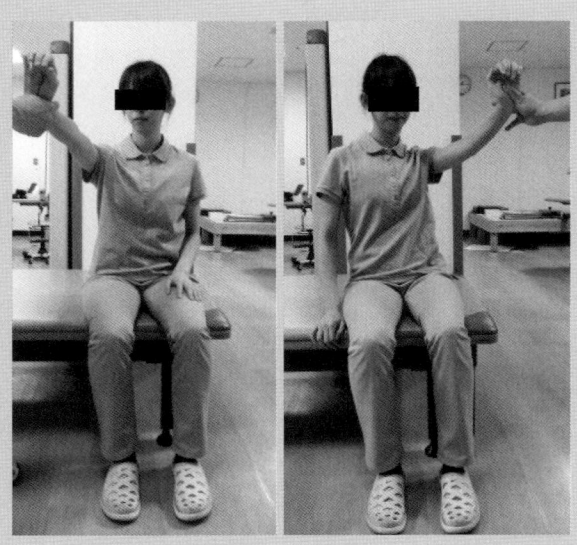

a. 健側の肩甲帯に対する　b. 患側（knee-in 現象出現
　　徒手抵抗　　　　　　　　側）の肩甲帯に対する徒
　　　　　　　　　　　　　　手抵抗

図3　肩甲帯機能評価

knee-in 現象が出現する側では肩甲帯機能不全を有し，b のように徒手抵抗に十分に抗することが困難な場合が多い

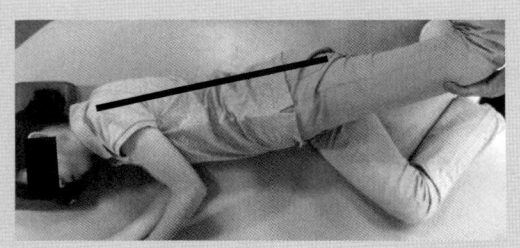

a. 体幹・骨盤帯の配列

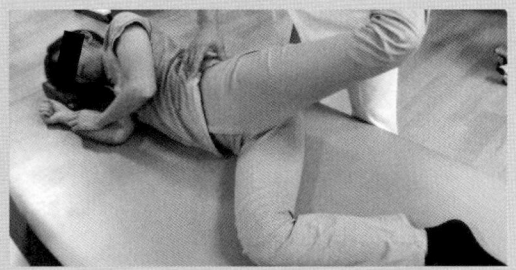

b. 股関節伸展・外転位保持能力の評価

図4　中殿筋の機能評価

a のように肩から殿部を一直線上に配列させ，そのポジションが崩れないで股関節伸展・外転位，膝関節軽度屈曲位での下肢保持が可能かを評価する (b)

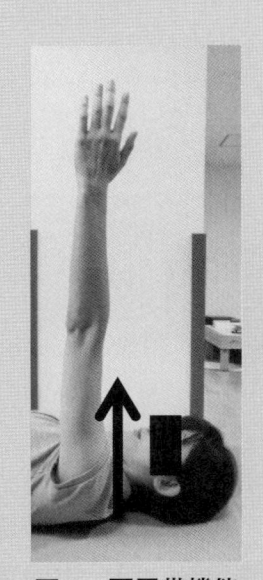

図5　肩甲帯機能

背臥位で肩関節 90°屈曲位からの肩甲骨外転運動にて頸部伸展が伴うことなく運動可能となることを目指す

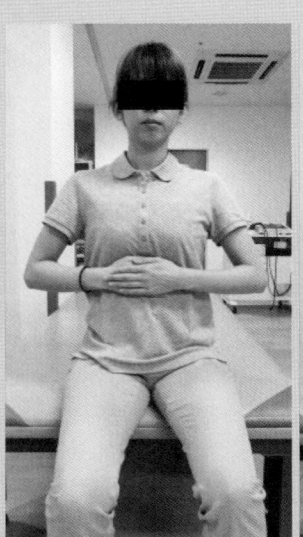

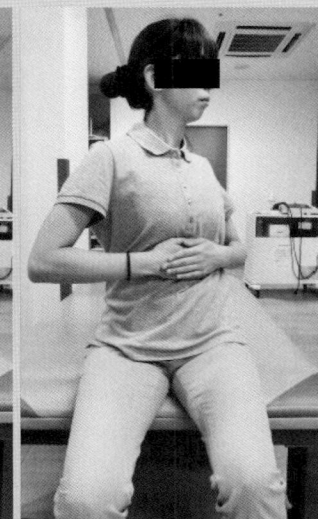

a. 開始肢位　　　　b. knee-in 現象出現側への
　　　　　　　　　　　上部体幹回旋

図6　上部体幹回旋運動

下部体幹に対して上部体幹の回旋運動（特に knee-in 現象の出現側への回旋）を行い内腹斜筋の機能向上を図る

症例提示

前述の効果を示す例として症例を提示する。症例は，右分裂膝蓋骨の診断を受けた10代の女性である。競技種目はバドミントン。初回理学療法評価にて，フロントランジ動作時に患側は knee-in 現象を生じ，疼痛が出現した。前述の流れで評価・運動療法を行い，即座に knee-in 現象の改善と症状の軽減が得られた（図7）。

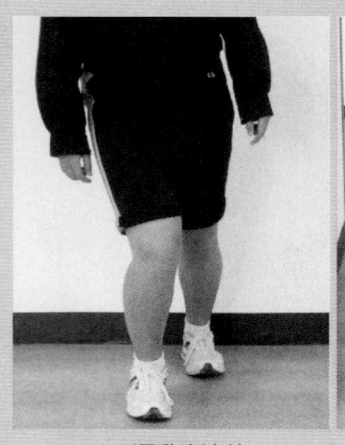

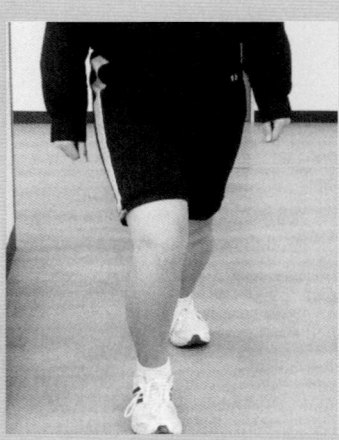

a. 運動療法前　　　　b. 運動療法後

図7　症例提示

60

膝関節自動伸展不全を消失させる

大関直也／東京医科大学茨城医療センター リハビリテーション療法部

◆治療のポイント

1. 股関節内圧の操作
2. 骨盤・股関節周囲筋の代償抑制
3. 中間広筋の筋力トレーニング

はじめに

　下肢伸展挙上（SLR：straight leg raising）動作中にみられる膝関節自動伸展不全（extention lag）は，大腿四頭筋筋力低下や膝関節軸の問題として捉えられている。下肢の開放運動連鎖（OKC：open kinetic chain）運動においては，安定した股関節制動が必要である。なお，自由度は膝関節よりも股関節で高い。背臥位でのSLR動作はOKCであり，股関節や骨盤の安定した運動制御が前提にある。これが不安定であればSLR動作は不安定となり，膝関節自動伸展不全も起こりやすい。そこで膝関節自動伸展不全の理学療法評価には，股関節や骨盤への考慮が必要である。
　SLR動作は一般に第3のテコに分類される。そのため動作時に必要な筋力は下肢長に比例し，股関節や骨盤角度に大きく影響を受ける。膝関節伸展時には膝蓋骨の位置の変化から，モーメントアームにも注意が必要である。しかし，股関節と骨盤角度を変化させながら膝関節自動伸展不全を代償している場合も多い。

　以上の理由から，本稿では膝関節軸のほかに股関節や骨盤へ着目し，下肢筋機能トレーニングを検討する。特に中間広筋に関して着目する。

評　価

　背臥位前額面において股関節中心からの垂線上に膝関節軸をそろえる。大腿骨長軸と，大転子から腸骨陵頂点を結んだ線を一致させ，膝関節軸は解剖学的な肢位としておく。
　前述の肢位にてSLR動作を行う。この肢位にて股関節屈曲60°以上で運動方向が変わるかを評価する。この際，骨盤の回旋，肩峰の浮き上がり，頸部回旋に注意し運動方向を評価する。その運動方向が代償によるものか，開始肢位の姿勢設定によるものかを推測する。個別の筋力評価も必要である。運動時に矢状面・前額面・水平面のそれぞれの面で膝蓋骨の運動方向を評価する。特に筆者は二関節筋の影響を考えたうえで「膝蓋骨の向き」に着目している。第3のテコであるSLR動作において，膝蓋骨の向きおよび骨盤傾斜と，

その距離は非常に重要であり，相対的位置関係で評価する。加えて，股関節運動軸と筋走行の変化点である股関節屈曲60°を超えたところでの協同筋の活動の変化を評価する。膝蓋骨の向きに変化が生じた場合は，協同筋の活動の変化や拮抗筋の短縮を考慮する。そのうえで骨盤の回旋や股関節運動の方向によって，トレーニングの肢位や抵抗方向を決定する。また反対側SLR動作の評価を行い，その相違も評価する。

腹臥位で膝関節90°屈曲位からの膝関節伸展の抵抗運動を行う（図1a）。次に骨盤を前傾させた座位にて膝関節90°屈曲位からの膝関節伸展の自動運動と抵抗運動をする（図1b）。

前述の評価により大腿直筋と中間広筋の収縮性，ハムストリングスの伸張性を確認する。腹臥位での膝関節90°屈曲位からの伸展運動にて，大腿直筋と中間広筋の収縮が十分であるか評価を行う。骨盤前傾位での端座位からの膝関節伸展運動では，大腿直筋の筋長を短くし張力を抑制してハムストリングスを伸長させた状態である。ハムストリングスの伸長性が低下した場合でも，中間広筋の収縮により膝関節伸展動作が可能か評価する。

膝関節軽度屈曲位からの伸展不全において内側広筋の膝蓋骨外方の牽引力に対する拮抗作用も重要であるが，上方牽引力に関しては説明不足に思う。

内側広筋および外側広筋の起始部はいずれも大腿骨後面であり，停止部は大腿直筋とともに膝蓋骨の上方である。それに対し中間広筋は大腿骨前外側部が起始部であり，停止部は大腿四頭筋の中でも唯一膝蓋骨底までである。膝関節屈曲20°からの伸展では，膝蓋骨底の下方が大腿骨上を滑走する。中間広筋の停止部は，この膝関節軽度屈曲位での膝蓋骨の滑走に適している。さらに中間広筋の一部は膝関節筋となり，関節包に付着して膝関節の安定性に寄与し，適切な伸展位を保持する。この角度周辺より，中間広筋の筋活動は大腿四頭筋の他3筋に比べ上昇するとされる。以上より，膝関節最終伸展では特に中間広筋の重要性が考えられる。

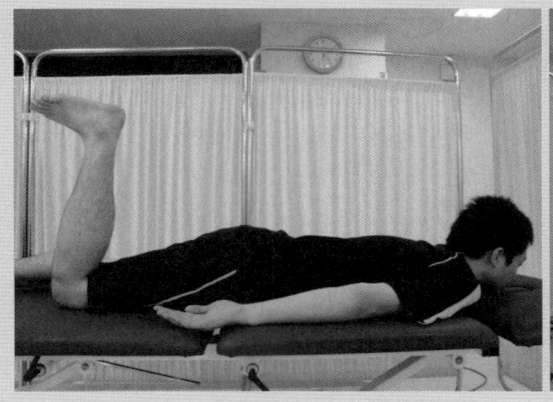

a. 腹臥位膝90°屈曲位からの膝関節伸展 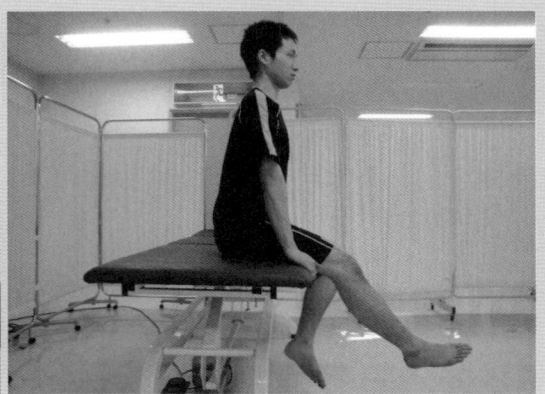　　　b. 座位で骨盤前傾による膝関節伸展

図1　評　価

治療

股関節伸展位での内旋可動域の獲得と股関節内圧の操作（図3）

　股関節のほぼ全可動域で，股関節の安定はわずかな陰圧で与えられるが，周囲組織の瘢痕化がみられる場合は，この陰圧も機能していない．SLR動作自体で股関節内圧は上昇し，関節面を不安定にさせる要因となる．この陰圧が有効的でない場合，前方にある腸骨大腿靱帯や重力の影響から，SLR動作での骨頭および回転軸は偏位しやすいのではないだろうか．このことはSLR動作時のテコの支点を変えるとともに，力点の距離をわずかながら頭側にずらし，内的モーメントの低下を引き起こす．

　そこで，これに対し筋や靱帯の緊張を考えながら股関節運動軸を整える．股関節の伸展・外転・内旋運動から，頸体角（約125°）に平行な牽引力を加えて調節する．

骨盤前傾・後傾，骨盤側方傾斜，骨盤回旋，大腿骨内旋・外旋と拮抗する方向への誘導（図4）

　パターンは骨盤2×2×2方向×大腿2方向の計16個になるが，原則として各動作方向と反対方向へ誘導する．手順は，①等尺性収縮を利用し，拮抗筋の弛緩と運動感覚（位置覚）を学習する，②小さい可動範囲で等張性収縮

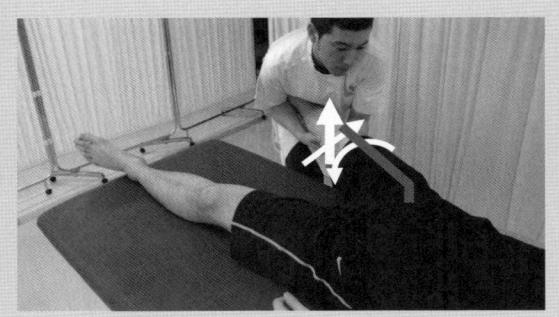

図3　股関節の伸展・外転・内旋運動および頸体角に平行な牽引

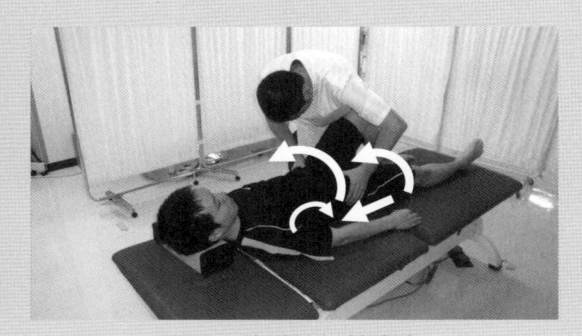

図4　徒手的抵抗方向
右下肢SLRにて大腿内旋，非動作側骨盤回旋，骨盤挙上，骨盤前傾させる

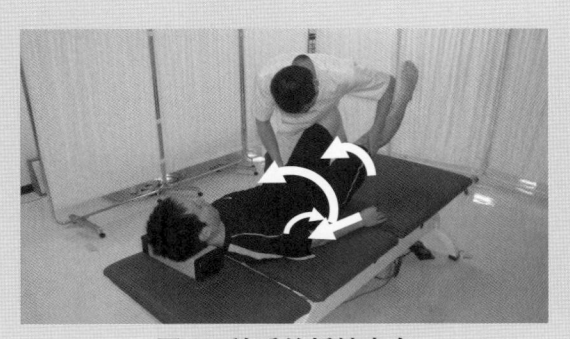

図5　徒手的抵抗方向
股関節屈曲60°以降で運動方向が変化する場合

と等尺性収縮により筋活動の賦活を行う．例えば，右下肢 SLR にて大腿外旋，右側骨盤回旋・骨盤下制，骨盤後傾する場合，図4の矢印方向へ抵抗を加える．

股関節屈曲 60°以降で運動方向が変わる場合（図5）

前述までの治療に股関節屈曲を 60°以上で自動的（他動的）に保持して同じことを行う．

中間広筋の筋力トレーニング

前述までの治療で膝関節自動伸展不全がみられる場合には，中間広筋の筋力トレーニングを行う．大腿直筋は股関節角度に左右されるが，中間広筋は左右されない．よって可能であれば図1bの骨盤前傾による座位で筋力トレーニングを行う．トレーニング開始当初は，中間広筋が適度に伸張され，かつ内側ハムストリングと外側ハムストリングの自由度が低下した，膝関節屈曲 90°〜45°の間で行うのが好ましい．最終的にはひし形様の筋の形状を考え，膝関節全可動域をとおした筋力強化を行ったほうがよいのではないかと考える．

61

疲労骨折・疲労性骨膜炎の病態を明らかにする

大堀洋平／くろだ整形クリニック

◆治療のポイント

1. 病態把握には，骨に加わるストレスを捉える
2. 三次元方向と骨ストレステスト
3. ストレステストと動作との関係の分析

疲労骨折・疲労性骨膜炎とは

　疲労骨折・疲労性骨膜炎は，スポーツ選手によく起こる障害の一つである。骨・骨膜にメカニカルストレスが繰り返し加わり，発症すると考えられている。そのメカニカルストレスは，特異的な動作と関連していることが多いが，動作分析だけでは詳細なストレスの解明は困難である。治療方針の決定においても，詳細なメカニカルストレスの把握が必要である。

評　価

　疲労骨折・疲労性骨膜炎の理学療法評価において，病態の詳細を明らかにする評価は少ない。疼痛部位へのストレスを詳細に分析することで，治療の方向性が決まり，治療を円滑に進めることができる。疲労骨折・疲労性骨膜炎は，脛骨・中足骨によく起こる。本稿では脛骨を中心に説明する。

　脛骨疲労骨折・疲労性骨膜炎の評価の前に，脛骨は前額面では内反，矢状面では前弯しており，脛骨自体の形状を把握しておく必要がある。ただし，疼痛の発生と骨の形態的特徴が必ずしも一致するというわけではない。

　例えば，脛骨内側縁中央に疼痛がある場合について考える。まず，圧痛部位を確認し，骨（膜）に疼痛があることを確認する。次に下腿近位・遠位端を固定し，疼痛部位に伸張・圧縮・回旋ストレスを徒手的および三次元的に加える。疼痛出現をもって，陽性と判断する。ストレス方向として前額面上では，下腿近位・遠位を固定し，下腿中央外側より内側に向かい圧を加える（図1）。このように圧を加えることによって，脛骨に外反ストレス（脛骨内側への伸張ストレス）が加わる。また，脛骨内側より圧（圧痛部位は外す）を加えることで，脛骨に内反ストレス（脛骨内側に圧縮）が加わる（図2）。ストレステストによる骨への圧縮・伸張の与え方については，疼痛部位により異なるので注意する。矢状面では，下腿近位・遠位端を固定し，下腿後方より前方に圧を加えることによって，脛骨に前弯ストレスが加わる（図3）。脛骨前方部の疼痛であれば伸張，脛骨後方部の疼痛で

あれば圧縮ストレスを加えたと判断する。下腿前方より後方に圧を加えることによって脛骨に後弯ストレスが加わる（図4）。脛骨前方部の疼痛であれば圧縮，脛骨後方部の疼痛であれば伸張ストレスを加えたと判断する。水平面上では，下腿近位を固定し，遠位を把持して内旋（内に回す）・外旋（外に回す）を加える（図5, 6）。三次元的に脛骨へ直接的評価を行うことで，原因となるストレスの方向を確実に把握することができる。また，これらの一次元方向のストレスによって疼痛を訴える場合が多いので，その疼痛方向を確実に把握することが治療において重要となる。ストレス方向と動作との解釈として，陽性反応が脛骨外反ストレスの場合は下腿内方移動傾向，内反ストレスの場合は下腿外方移動傾向，脛骨前弯ストレスの場合は下腿早期前方移動・体幹後方化傾向，脛骨後弯ストレスの場合は下腿後方移動・体幹前方化傾向，脛骨内旋ストレスの場合は下腿外旋傾向，脛骨外旋ストレスの場合は下腿内旋傾向，といった動作がメカニカルストレスとなっていると推測できる。前述の確認のため，荷重テスト，動作分析を加えて行う。

中足骨疲労骨折・疲労性骨膜炎においても同様に徒手操作を行う。例えば，中足骨背側中央に疼痛がある場合，中足骨近位端を固定し，遠位端を上下，内外，内旋・外旋してストレステストを行う（図7）。

以上，ストレステストを用いることにより，疲労骨折・疲労性骨膜炎のメカニカルストレスの確認，要因となった動作の解明，治療の展開へとつながる。

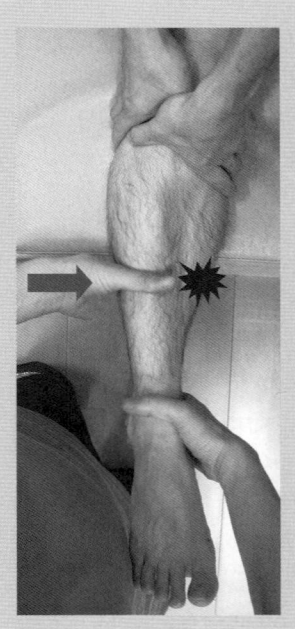

図1　脛骨ストレステスト（外反ストレス）

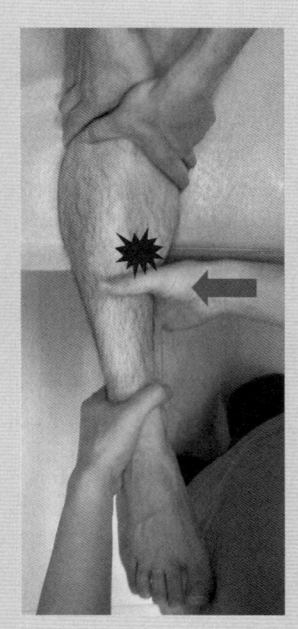

図2　脛骨ストレステスト（内反ストレス）

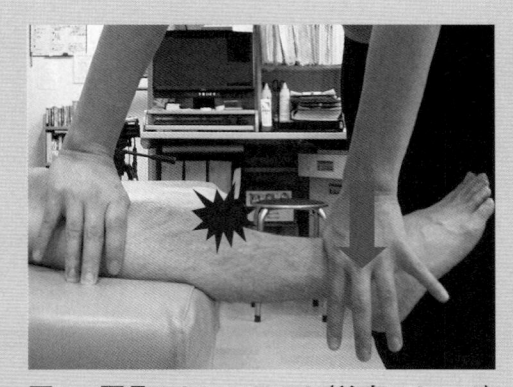

図3　脛骨ストレステスト（前弯ストレス）

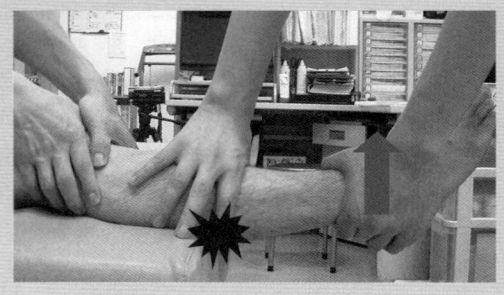

図4　脛骨ストレステスト（後弯ストレス）

治療

ストレスの方向が確認できれば，治療はその疼痛パターンと逆方向への運動制御が重要となる。特に，足底板療法が有効である。

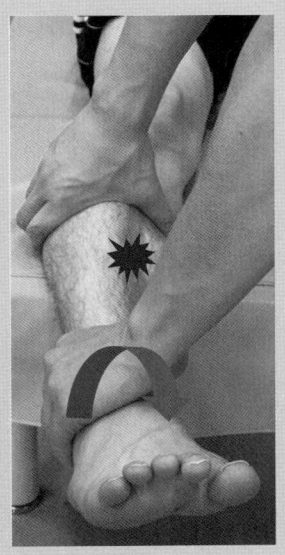

図5　脛骨ストレステスト（内旋ストレス）

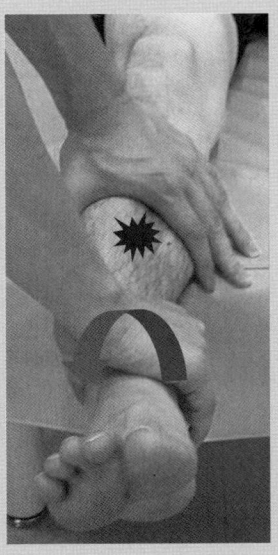

図6　脛骨ストレステスト（外旋ストレス）

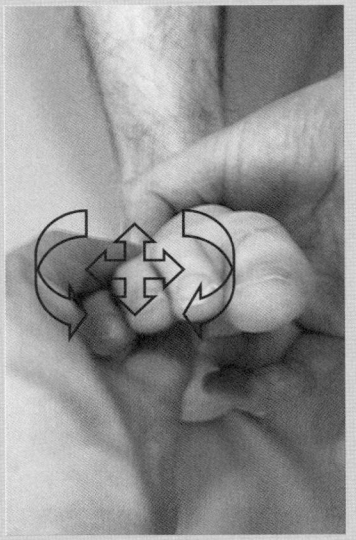

図7　中足骨ストレステスト

62 深後側コンパートメントの解放

竹島治生／トランキリテ（Tranquillité）

◆治療のポイント

1. 組織間の滑走状態の改善
2. 局所的な身体内圧の正常化
3. 血流循環の改善

はじめに

　慢性期病院では，足部の背屈制限を伴う症例は非常に多い。脳血管疾患によって出現する内反尖足はその代表例といえるが，他の要素によって同様の現象を生じている例も多い。
　その際，可動域改善を目的に行う介入の一手段として，関節可動域訓練があげられるが，多くの場合，先輩の治療風景を観察して見よう見まねから始めることとなる。臨床経験が長くなるにつれ，骨・関節包・靱帯・筋組織の状態を評価し，さらに関節の運動生理学などを加味しながら，その技術を昇華させることとなる。しかし，足部背屈の関節可動域訓練によって明らかな改善が認められる症例は非常に少ないのではないだろうか。患者の動作に効果的な変化を生じさせ，痛みの訴えが緩和される例はまれである。

筋間中隔への着目

　下腿コンパートメントは，筋間中隔によって前側・外側・浅後側・深後側と大きく4つに分けられ，前側以外は底屈に働く筋群が占める（図1）。内反尖足を引き起こす主要な筋として後脛骨筋があげられるが，その筋は深後側コンパートメントに属し，徒手で介入するには非常に困難な場所に存在する。注目すべきは，この深後側コンパートメント内に主要な脈管2つと神経が存在していることである。
　いうまでもなく筋組織は収縮によって膨隆し，断面積を大きくする。脳血管疾患による筋の不随意収縮は，さまざまな環境因子によって容易に発生し，限られた筋間中隔内部の空間を埋め尽くすこととなる。不随意の筋収縮が長時間継続すれば，主要な脈管や神経にとどまらず，筋間中隔内の壁面に存在する毛細血管系をも筋の膨隆が圧迫し，滑膜への血流供給を滞らせることになる。滑膜への血流障害が発生すれば，滑液産生は低下し，局所における筋滑走状態は悪化してしまう。

仮に，不随意収縮によって深後側コンパートメントの筋群が膨隆し，筋間中隔内で癒着してしまったような状態にあるとするならば，関節可動域訓練では筋の一部と腱だけを伸張することになってしまうはずである。つまり，筋ポンプを働かせて血流循環の改善を促す目的を達成させるどころか，逆に必要以上の伸張ストレスを腱や筋膜に与え，痛みを引き起こさせる結果となってしまう。

そこで足部背屈可動域を拡大する際に，深後側コンパートメントに属する筋群へ十分な滑走状態を与え，痛みを緩和し，患者の動作に有効な変化を実現する方法を考案したので紹介する。

治療前に頭に描くべきイメージ

図2のように，脛骨の内背側および腓骨の外背側から圧を与え，青線の筋間中隔に撓みをつくるようにし，星印でその両側からの圧がぶつかるようにする。星印でぶつかったその一点をわずかに背側へ引き剝がす。

これは図3，4にあるように，雑誌の両端から圧を与えすき間をつくり，そのすき間に滑液を流すようなイメージである。実際にエコーなどで視覚化されたものではないので，残念ながら身体内で起きていることを明確に記述することはできない。

実際の治療方法（図5〜7）

方法1

弛緩した状態を患者の下腿につくるため，背臥位で股関節・膝関節を屈曲させて足底をしっかりと接地させる。股関節コントロール不良の際には，セラピストの両膝で足首の辺りを挟み込むと有効である。また，座位で行う場合にはハムストリングスの筋収縮を抑制するために，背中を壁にもたれさせるか，両

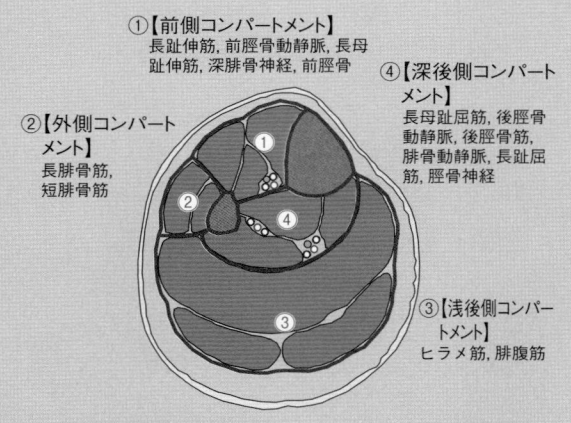

図1 下腿の横断面によるコンパートメントの確認
底屈に関わる3つのコンパートメントのうち，④深後側コンパートメントには，主要な脈管2つと神経が交通する

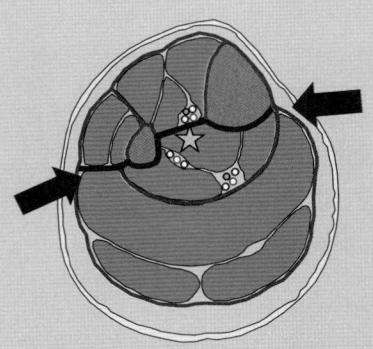

図2 治療の際の圧をかける場所と方向
星印に向かって左右の手指で圧迫し，互いの圧が到達したことを確認する

手を後ろにつかせると効果的である。

方法2

下腿の近位から遠位に向かって，図2の青線をイメージしながら軽く圧迫をしていき，特に組織が硬直している箇所をみつける。その際，セラピストの爪が伸びていないように注意する。

方法3

セラピストは左右の指3本を使って両側から圧を与える。圧の強さについては，微弱なもので十分に効果を発揮できる。ただし，腓骨側は外側コンパートメントの背側の筋間中隔に圧を与えなければならないため，組織の硬さをより分ける感覚が要求される。

方法4

図2，7をみてわかるように，圧を与える方向はセラピストからみてちょうど「逆ハの字」となることに注意してほしい。

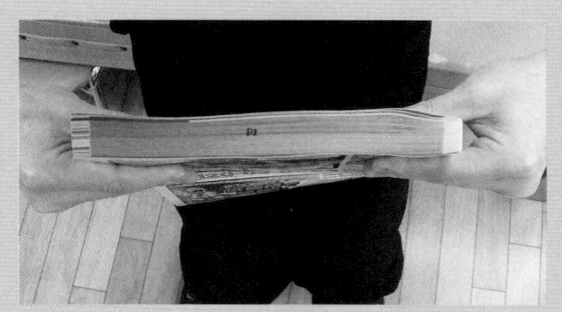

図3 筋間中隔のイメージ①
筋間中隔を1枚のシートとして捉えずに，何層も重なったものとしてイメージする

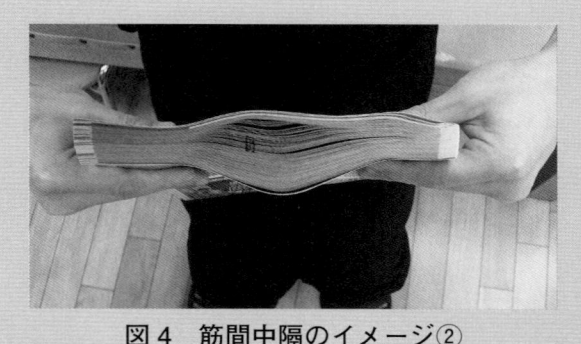

図4 筋間中隔のイメージ②
左右からの圧迫によって，筋間中隔そのものと周辺組織に隙間をつくり，そこに滑液を流すようにイメージする

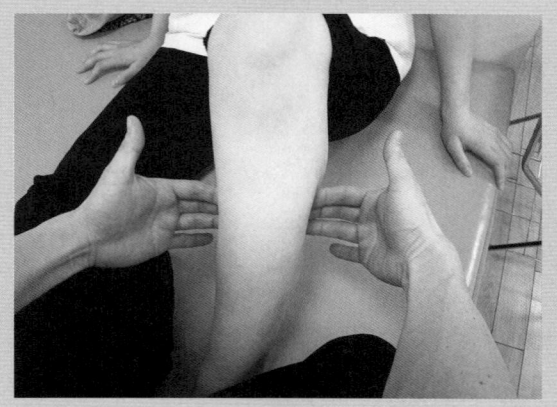

図5 治療風景（セラピストの目線）
左右ともに指3本を使用するが指先は柔らかくして介入すること

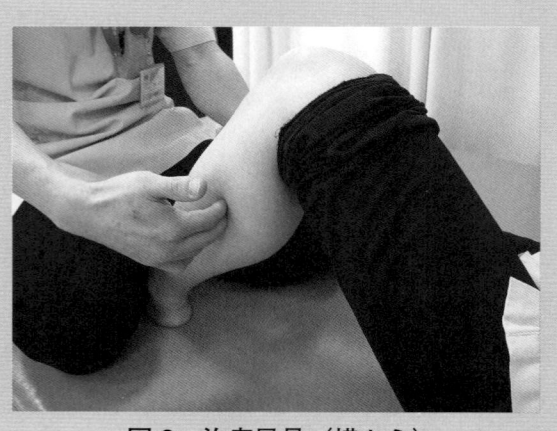

図6 治療風景（横から）
腓骨側は筋に覆われているため，筋間中隔を選り分ける感覚が要求される

方法5

両側からの圧が身体内でぶつかったと実感できたら，その一点をわずかに背側へ引きはがして待つ。

方法6

治療が有効に行われた場合，まず指先にゴニョゴニョとした動きが感じられ，次に下腿長軸に液体の流れを感じ，最後に組織の硬直が解けて両側の指先が身体内に沈み込んでいく。治療を止めるタイミングについては，おのおのに任せるが，筆者は指先が3回くらい沈み込んだところで止めることにしている。

おわりに

この技術は，脳血管疾患患者のみにとどまらず，夜間に下腿をよくつる訴えのある患者，激しい運動の後で下腿をつってしまう競技者，ハイヒールを習慣的に履いて疲労を訴える女性患者などに対しても劇的な効果を発揮する。

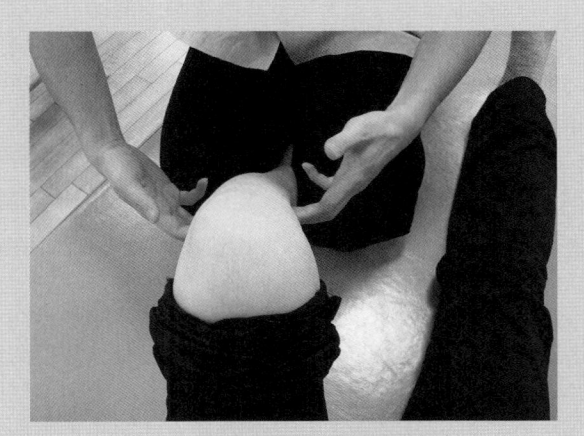

図7 治療風景（患者の目線）
患者からみれば「ハの字」，セラピストからみれば「逆ハの字」の方向に圧迫する

63

しゃがみ込み動作によって足関節背屈制限を改善させる

高野英祐／マツタ病院 リハビリテーション科

◆ 治療のポイント

1. 荷重位での足関節背屈運動を理解する
2. 運動時のモーメントをコントロールする
3. 足圧中心の前方化

足関節背屈可動域制限の捉え方

　足関節背屈可動域は，歩行，しゃがみ込み動作，階段昇降など荷重位での運動に不可欠であり，その可動域制限は整形外科疾患を中心に理学療法において多く経験する症状の一つである。足関節とは主に距腿関節のことを指し，脛骨，腓骨，距骨で構成されている。距腿関節は，距骨滑車が脛骨と腓骨からなる足関節天蓋（ankle mortise）にはまり込むことから，「ほぞ継ぎ」に例えられることがある[1]。そのため，距腿関節は，可動性の高い関節構造であると同時に，安定性にも富んだ関節構造を有している。

　足関節背屈可動域の制限因子としては，足関節底屈筋群や足関節後方関節包の短縮，足関節前方インピンジメントなどがあげられ，関節可動域の再獲得のためにモビライゼーション，ストレッチングなどの他動的アプローチを行うことが多い。しかし，これらの制限因子に着目してアプローチを行い，関節可動域が向上したにもかかわらず，歩行，しゃがみ込み動作，階段昇降などの動作改善に直接結びつかないことがある。図1は下腿三頭筋ストレッチング前後の歩行の比較である。ストレッチング後に踵離地が遅れ，前足部での蹴り出しが弱化し，歩行の連続性が欠如している。これは下腿三頭筋に対して行った静的ストレッチングによる筋出力の低下が影響したと考えられる[2]。そのため，理学療法において関節可動域の再獲得は目標の一つであるが，関節可動域制限は動作を障害する因子の一つであり，関節可動域を動作という観点で考えることが重要である。

足関節背屈可動域制限と動作の関係

　足関節可動域と動作を結びつけるために，非荷重時と荷重時の関節運動の相違を考える必要がある。足関節に限らず，ストレッチングの多くは非荷重である開放運動連鎖（open kinetic chain）で行われる。足関節底屈筋である下腿三頭筋ストレッチングの一般的な方法として，セラピストの一方の手で対象者の下腿を固定し，他方の手で踵骨を引き出しながら背屈方向に足底を押し，下腿三頭筋の起

始部と停止部を延長させる方法がある。この際，距腿関節で生じる背屈運動は下腿に対して距骨が前方に転がりながら後方へ滑り，遠位脛腓関節を広げることによって行われる。

一方，歩行の踵離地前後やしゃがみ込み動作などで生じる足関節背屈運動は，荷重時に生じる閉鎖運動連鎖（closed kinetic chain）である。この際の足関節背屈運動は，能動的に底屈を行う下腿三頭筋や長腓骨筋，受動的に関節を安定させる組織である踵腓靱帯の安定性を漸進的に高めつつ，脛骨と腓骨からなる凹の「ほぞ継ぎ」を後方から徐々に広くなる距骨滑車の前方に接触させ，距腿関節内での楔留め効果を引き起こしながら生じる[1]。つまり，荷重時の動作につながる足関節背屈可動域を獲得するためには，非荷重時のストレッチングによる足関節底屈筋の伸張性向上のみではなく，筋や靱帯の緊張による適度な関節構造の安定性向上も必要である。そこで，本稿では荷重位であるしゃがみ込み動作を利用して足関節背屈可動域を改善する方法を紹介する。

しゃがみ込み動作を利用した足関節背屈可動域運動

動作を利用して関節可動域を改善する際に重要と考えるのが，動作におけるハイスティッフネスエリア（high stiffness area）を見極め，モーメントをコントロールすることである。ハイスティッフネスエリアとは，身体の中で動きの小さい部位とされている[3]。荷重時に行われる多くの運動は，単一ではなく複数の筋が連動することによって構成される。この連動が崩れるとモーメントやスティフネスに偏りが生じて，関節可動域の低下につながる。

足関節背屈可動域の制限因子の一つとして下腿三頭筋をあげることができる。ハイスティッフネスエリアである下腿三頭筋の動きを改善するためには，動作時のモーメントをコントロールして，同筋を積極的に使う状態を作り出す必要がある。そこで足圧中心の位置が限定でき，運動を繰り返すことができる底

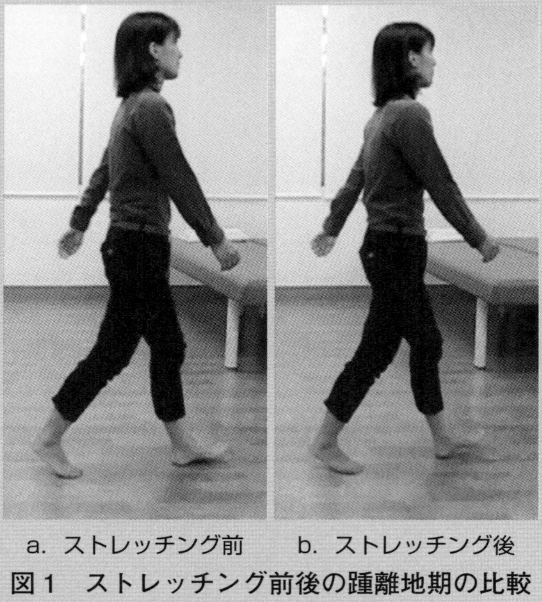

a. ストレッチング前　　b. ストレッチング後
図1　ストレッチング前後の踵離地期の比較

屈位の斜面台を利用して足関節可動域を改善することにした。

　底屈位の斜面台上でしゃがみ込み動作を行うことによって，足圧中心前方化を図ることができる。また，骨盤が前傾しやすくなると同時に，骨盤を前方化させるという平面上では立位保持困難な特殊な状況を作り出すことによって，足関節底屈モーメントを向上させることができる（図2）。この状況でしゃがみ込み動作を行うことにより，ダイナミックストレッチのように下腿三頭筋に遠心性と求心性の収縮を繰り返えし行うことができるため筋力，そして関節安定性を低下させることなく伸張性の向上を図ることが可能ではないかと考えた。

　そこで，靱帯断裂の合併症のない足関節果部骨折に対して観血療法を施行した症例を対象にし，斜面台上でしゃがみ込み動作を行った。対象者を背屈位に設定した斜面台上で下腿三頭筋ストレッチングを行った群（コントロール群）と，底屈位に設定した斜面台上でしゃがみ込み動作を行った群（スクワット群）に分けて比較を行った。その結果，手術後6週では両群間の足関節背屈可動域に有意差を認めなかったが，手術後8週，10週ではコントロール群に比べ，スクワット群の自動運動の足関節背屈可動域が有意に増大した（図3）。

足関節背屈可動域の評価

足関節背屈可動域の測定

　足関節背屈可動域は，非荷重時と荷重時の両方を評価し，関節の可動性と安定性の評価を行う必要がある。

　非荷重時は日本整形外科学会，日本リハビリテーション医学会による関節可動域表示ならびに測定法に従って測定を行う。その際，関節可動域測定とは別に自動運動を行わせ，前額面・矢状面から関節運動・筋収縮を観察することも重要である。

　荷重時はランジテスト（lunge test）を使用

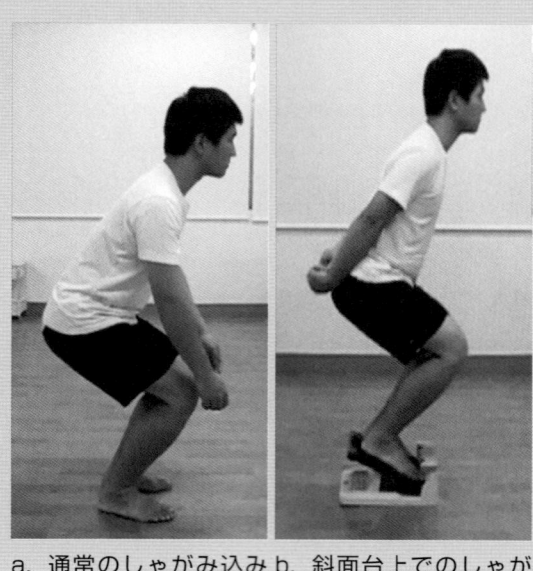

a. 通常のしゃがみ込み動作　b. 斜面台上でのしゃがみ込み動作

図2　しゃがみ込み動作の比較

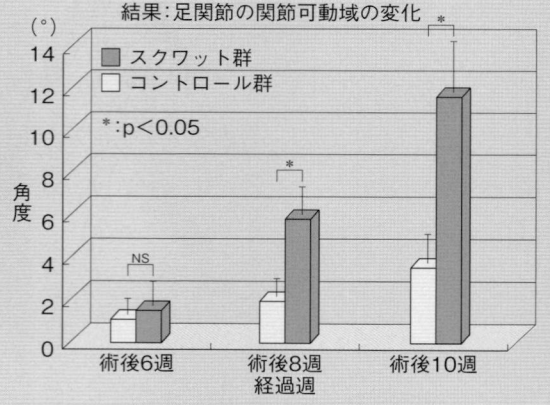

図3　足関節背屈可動域の推移

する[4]。まず，壁の前に立ち，測定側の下肢を一歩前に出し，踏み込みながら脛骨を前傾させる。膝が壁に接する時点での母趾と壁までの距離を計測する。これにより荷重時の足関節背屈動作を数値化することが可能である（図4）。

足関節背屈副運動の評価（距腿関節後方への副運動の確認）

足関節背屈運動時の転がり運動は，前述の足関節背屈可動域測定によって踵骨を引き出すことでイメージがつくが，滑り運動の可動性は分けて評価すべきである。正常の副運動には個人差があるため，健常側を検査した後に測定側の検査を行い，両側の比較を行う。測定肢位は距腿関節の緩みの肢位である10°底屈，内反・外反中間位とし，その状態で距骨を背側に押し込む。

しゃがみ込み動作の評価

しゃがみ込み動作は，上半身質量中心，下半身質量中心の位置が重要となるため矢状面から観察する。足関節背屈可動域制限を有している症例の場合，脛骨前傾が制限されることにより膝関節の前方移動が制限されたり，股関節屈曲運動を大きくしたりするので注意して観察すべきである。

足関節背屈可動域制限の治療

方法1

斜面台を足関節底屈20°に設定する。一般にしゃがみ込み動作に必要な足関節背屈可動域は20°前後とされている。そのため，過度な足関節背屈制限を有している人が前方への重心移動を妨げられることなく，しゃがみ込み動作を行うために有効である。

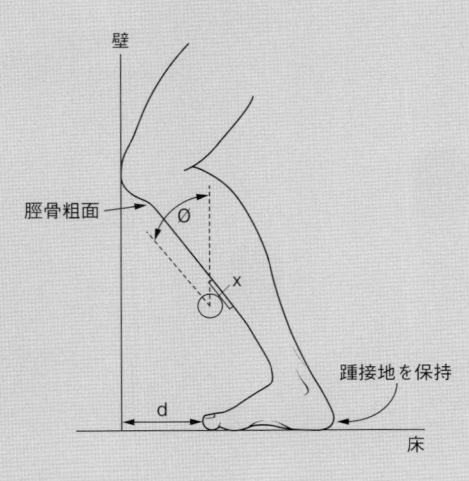

【場所】：
x：脛骨前面に沿って脛骨粗面から15cmの位置
Ø：脛骨前面と鉛直線の角度（°）
d：壁から母趾までの距離（cm）

図4　ランジテスト（文献4）より引用）

方法2

　斜面台上に足底全体で体重支持するよう意識して立つ．足関節は内転・外転中間位～軽度外転位とする．距腿関節の運動軸は，前額面上で約10°，水平面上で約6°の傾きがある．そのため背屈運動を行うとわずかに外転と外返しを伴う．しゃがみ込み動作時の距腿関節の運動を妨げないために足関節は内転・外転中間位～軽度外転位とする．

方法3

　斜面台上でしゃがみ込み動作を行う（図5）．しゃがみ込み動作は，矢状面では膝関節がつま先より前に出るように，そして前額面では膝蓋骨とつま先が中間位となるように行う．膝関節をつま先より前方に出す理由は，しゃがみ込み運動時に足圧中心の前方化を行いやすくするためである．

方法4

　ふらつきや筋力低下により，斜面台上でのしゃがみ込み動作が困難な場合には，平行棒内での実施も有効である（図6）．その際は，平行棒のできるだけ前方を把持し，骨盤前傾運動を行いやすくすると効果的である．本運動の目的は，荷重位で下腿三頭筋を使用することによる足関節背屈可動域の改善である．そのため，運動時のふらつきによる足関節周囲筋の過剰収縮による足部の固定は防ぐべきである．

方法5

　本運動は重錘などの特別な運動負荷の設定を必要としないため自主的に行うことが可能であり，それにより運動による疲労や動機づけが行える．

文　献
1) Donald AN（著），嶋田智明，他（監訳）：筋骨格系の

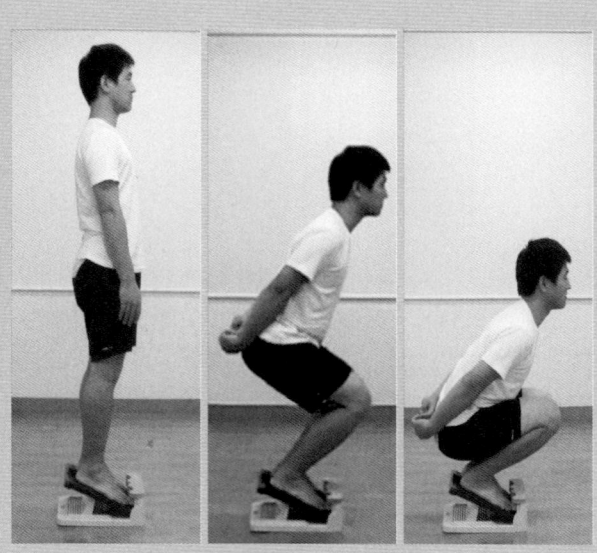

図5　斜面台上でのしゃがみ込み動作

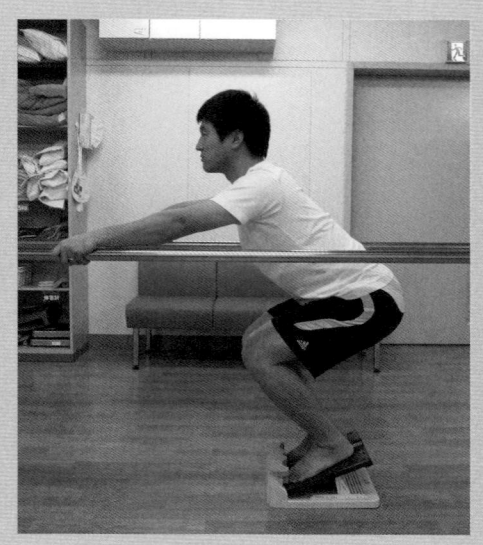

図6　平行棒を把持した状態でのしゃがみ込み動作

キネシオロジー．医歯薬出版，2005，pp508-512
2) Fowles JR, et al：Reduced strength after passive stretch of the human plantarflexors. *J Appl Physiol* **89**：1179-1188, 2000.
3) 山口光國，他：結果の出せる整形外科理学療法—運動連鎖から全身をみる．メジカルビュー社，2009，p110，118
4) Bennell KL, et al：Intra-rater and inter-rater reliability of a weightbearing lunge measure of ankle dorsiflexion. *Aust J Physiother* **44**：175-180, 1998

64

脳卒中片麻痺に対する麻痺側背屈促通法

吉田大地／大今里リハビリテーションセンター

◆治療のポイント

1. 麻痺側荷重による筋緊張のコントロール
2. 麻痺側足部への圧刺激
3. 歩行への般化

病態解釈と臨床推論

　脳卒中を発症し片麻痺という後遺症を患い，運動機能障害，筋緊張異常，感覚障害から動作・歩行能力の低下を招いている患者を多く見受ける。特に麻痺側の随意性低下は，脳の解放現象によってもたらされる筋緊張異常と合わせて努力性の動作を引き起こし，動作・歩行時に上肢は屈曲パターン，下肢は伸展パターンが出現しやすい。そして，下肢の伸展パターンや下腿三頭筋過緊張により足部は内反・尖足位となり，分回しや足部の引っ掛かりなどが出現し歩行に影響を及ぼす（図1）。また，全身への情報源となる足底からの感覚入力は，内反・尖足位で歩行が行われることにより限局されてしまう。さらに支持基底面の減少から身体バランスが不安定になり，症状を悪化させる。安定した歩行では，足底が全面接地し感覚入力が適切に行われ，運動がタイミングよく足関節-膝関節-股関節-体幹と連鎖していく。また適度な荷重により，下腿三頭筋を主とした抗重力筋が伸長されて，遊脚期での分回しや足部の引っ掛かりの減少に結びつくと考えられる。

　内反・尖足を軽減し歩行中のクリアランスを得るには，過剰な筋収縮や筋緊張を抑制し，合わせて皮膚からの感覚が適切に入力されることが重要であると考える。すなわち，過剰な筋収縮や筋緊張の亢進などによりⅠa線維の感覚入力が先行していたり，皮膚の肥厚が存在したりすることで，骨格筋や皮膚からの感覚刺激であるⅡ群線維の情報は伝達されにくくなる。それに対しては，立ち上がりや立位にて足底をできるだけ床面へ接地させ，麻痺側への荷重を行うことで筋や皮膚を伸長し，痙性を抑制する。それにより努力性の動作による筋緊張異常が抑制され，歩行時にリズミカルな運動や姿勢制御が自動的に行われ，エネルギー効率が向上し選択的注意の減少につながり，歩行の安定性が獲得されていく。これらに必要な歩行リズムの生成系は，延髄から下行する網様体脊髄路と脊髄のリズム発生器（CPG：central pattern generator）から構成される[1]。また，網様体脊髄路を修飾する因子として，皮膚や関節，骨格筋からのⅡ群線維，Ⅲ群線維の興奮が屈曲反射を誘発する[2]。

　筆者の私見ではあるが，屈曲反射を誘発す

るためには，自動運動や自動介助運動によるIa線維の筋感覚より他動的な皮膚・筋の触刺激・圧刺激の入力のほうが反応を得やすい。また，下肢全体の屈曲に伴う足部の背屈を促すためには，背屈の主動作筋である前脛骨筋，背屈の出力を高める後脛骨筋，外かえしの主動作筋である腓骨筋へ直接圧刺激を入力することが，最も有効であると考えている。

前提条件と評価

アプローチの前提条件として，①端座位保持が自立レベル，②歩行が軽介助から見守り，③著明な高次脳機能障害や整形疾患がない，の3点を満たす者を対象とする。本アプローチは，歩行時のクリアランスを得て，歩行自立を促すものであり，重度の歩行・日常生活動作障害を呈している場合は適応外である。患者が前述の条件を満たせない場合は，まず起居・移乗動作などからの介入を行うべきである。

主な評価項目としては，①Brunnstrom stage（以下，Br-stage），②modified Ashworth scale（以下，MAS），③足関節背屈可動域，④歩行分析の4点を随時確認する（表1）。Br-stageⅢやMAS grade 3～4で，可動域制限を認めるほどの筋緊張亢進を有する場合は，適応外となる。また，アプローチを継続していく中で足関節の自動的背屈の出現や，歩行時の足部の問題が解決した時点で本アプローチは終了となる。

麻痺側足部へのアプローチ方法

方法1（図2の下方点）

前脛骨筋・後脛骨筋の停止腱周囲に圧刺激を加える。アプローチのポイントは，内側楔

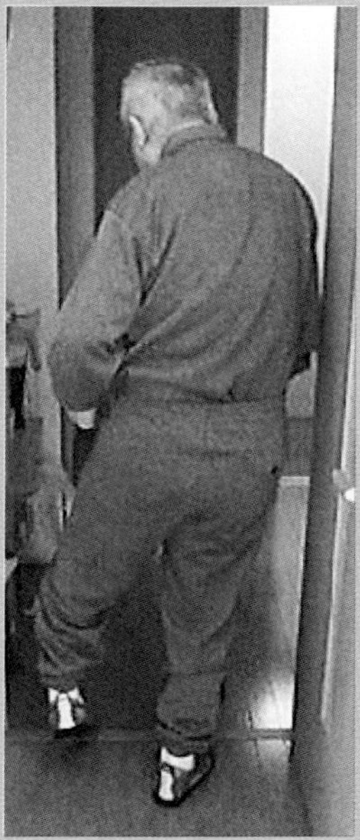

図1 歩行時の足部内反の一例

表1 アプローチ前後の評価項目

Brunnstrom stage	・stageⅡ～Ⅳで自動的背屈不可が範囲内 ・自動的背屈が出現した時点で終了
modified Ashworth scale	・grade 0～2が範囲内 ・著明な筋緊張亢進がみられるgrade 3～4は適応の範囲外
足関節背屈可動域	・足関節の背屈可動域が0°以上 ・腓腹筋・アキレス腱などを中心とした，下腿の筋や皮膚の柔軟性が確保されている
歩行分析	・歩行中の分回しや足部の引っ掛かり，内反・尖足の有無，増減を確認

状骨の内側面・下面周囲を指標とすることである。足底腱膜や脂肪組織の肥厚などがなく、前脛骨筋・後脛骨筋の停止腱周囲に触れる感触があることが重要である。

方法2（図2の上方点）

後脛骨筋腱に圧刺激を加える。アプローチのポイントは、三角靱帯を介して後脛骨筋へ圧刺激を加えることである。比較的浅層に位置するため、触知しやすい。

方法3（図3）

腓骨筋腱に圧刺激を加える。アプローチのポイントは、第5中足骨底周囲を指標とすることである。指で軽くこする刺激も有効である。前脛骨筋・後脛骨筋が機能し、内反位が残存している場合に後足部回内の補助として効果的である。

おわりに

実際には、圧刺激を加えた後に遅れて背屈

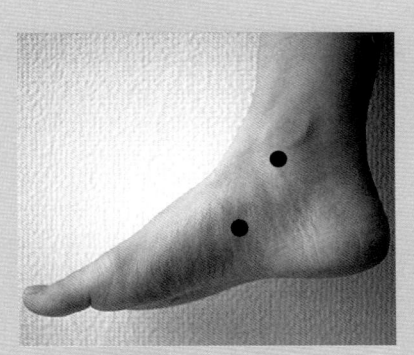

図2　足部内側の圧刺激ポイント

図3　足部外側の圧入力ポイント

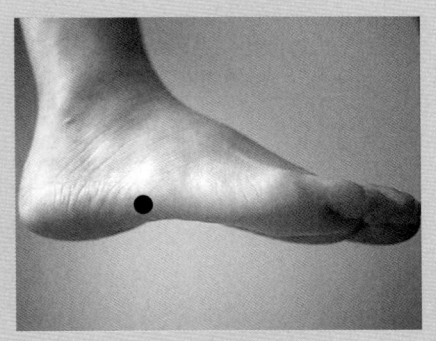

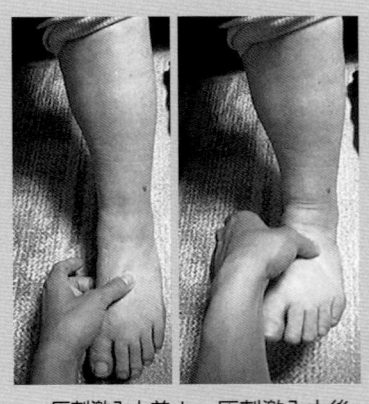

a. 圧刺激入力前　b. 圧刺激入力後

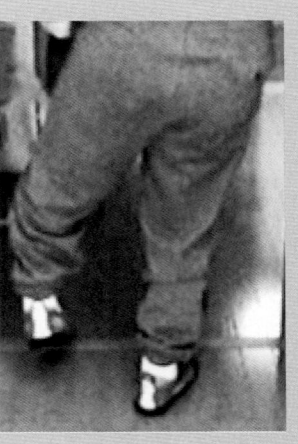

図4　足部圧刺激による背屈誘導

図5　背屈誘導後の歩行（初期）

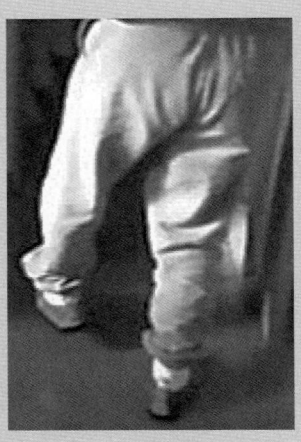

図6　背屈誘導後の歩行（半年後）

が出現する（図4）。屈曲反射を誘発しているため他動運動に近いが，患者自身に筋収縮感覚が上行するため知覚しやすい。効果の持続は患者によるが，週2回の介入で半年間継続し，内反が軽減したケースも見受けられる（図5, 6）。本アプローチにより残存能力を引き出し，より早期に歩行や安定した日常生活動作の獲得につながれば幸いである。

文　献

1) 高草木薫：歩行の神経機構Review. *Brain Med* 19：307-315, 2007
2) 高草木薫，他：網様体脊髄路. *Clin Neurosci* 27：752-756, 2009

65 足関節周囲筋の筋力トレーニングの再考

入谷　誠／足と歩きの研究所

◆治療のポイント
1. カウンター理論を応用した筋力トレーニング
2. カウンター理論を応用した筋を補助する簡易な足底板処方

カウンター理論

　カウンター理論は，歩行立脚相での床からの剪断力から発想した理論である．歩行立脚相では，踵接地の時に下腿前方への運動に対して踵部に後方剪断力が生じ，蹴り出し時には前足部に前方剪断力が生じる（**図1**）．身体の各分節も隣接する分節には必ず反作用が生じ，歩行などの全身運動や他の動きが効率よく行われる．長管骨の場合は，近位では近位の分節と関節が構成され，遠位では遠位の分節と関節が構成されることから，近位と遠位

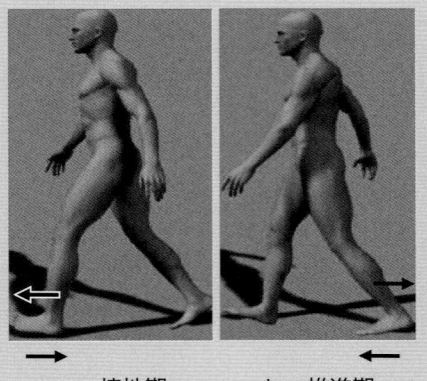

a．接地期　　b．推進期
図1　立脚相での剪断力

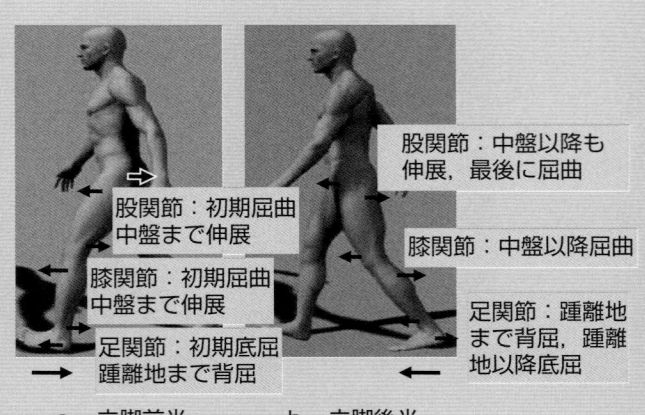

股関節：初期屈曲　中盤まで伸展
膝関節：初期屈曲　中盤まで伸展
足関節：初期底屈　踵離地まで背屈

股関節：中盤以降も伸展，最後に屈曲
膝関節：中盤以降屈曲
足関節：踵離地まで背屈，踵離地以降底屈

a．立脚前半　　b．立脚後半
図2　下肢への運動連鎖

を分けて考える必要がある（図2）。このような観点から捉える筋力トレーニングは，より機能と直結したものになる。

カウンター理論を応用した足関節周囲の筋力トレーニング

下腿三頭筋の筋力トレーニング

下腿三頭筋は足関節を底屈させる筋である。足関節底屈は下腿骨に対して距骨を前方に移動させることで可能になる（図3）。下腿三頭筋の収縮は，距骨を前方へ移動させると同時に下腿骨遠位も前方へ移動させるため，分節間でのカウンター作用が弱い。従来行われているカーフレイズ（calf raise）訓練は，距骨と下腿骨遠位を前方に移動させるので，足関節自体の機能的な力強い底屈はできない（図4a）。しかし，下腿骨遠位を後方に移動させるカーフレイズ訓練は，足関節内で距骨を確実に前方に移動させることが可能になるので，機能的にも力強い底屈が可能になる（図4b）。

下腿前面筋の筋力トレーニング

下腿前面筋は足関節を背屈させる筋である。足関節背屈は下腿骨に対して距骨を後方に移動させることで可能になる（図3）。下腿前面筋の収縮は距骨を後方へ移動させると同時に下腿骨遠位も後方へ移動させるため，分節間でのカウンター作用が弱い。従来行われている足関節背屈訓練は距骨と下腿骨遠位を後方へ移動させるので，足関節自体の機能的に力強い背屈ができない（図5a）。しかし，下腿骨遠位を前方へ移動させる背屈訓練では確実にカウンター作用が働くため，力強い背屈が可能になる（図5b）。

足部回内筋の筋力トレーニング

腓骨筋群は足関節と足部の回内筋である。足関節の回内は，下腿骨に対する距骨の内側傾斜によってなされる（図6）。腓骨筋の収縮

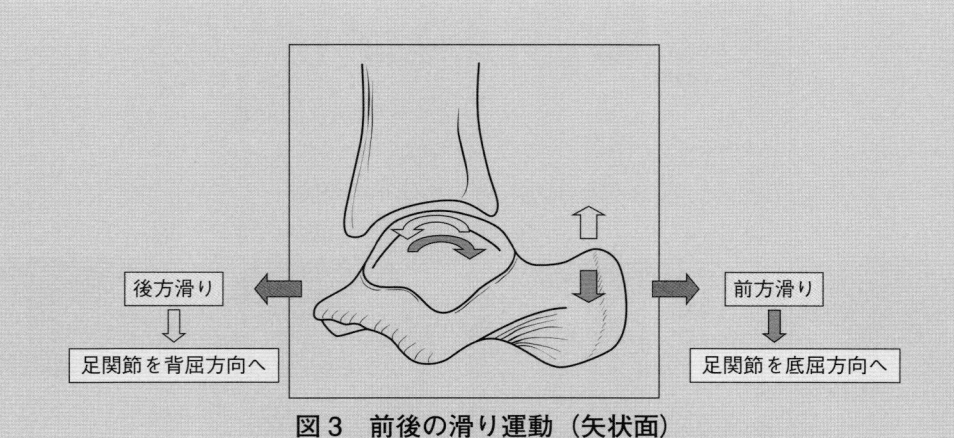

図3　前後の滑り運動（矢状面）

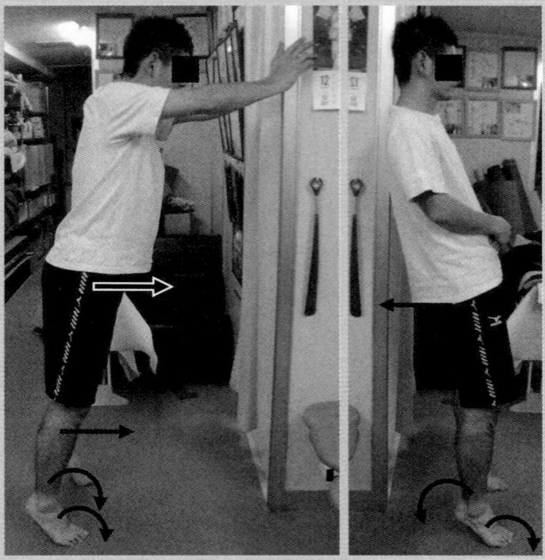

a．カウンター作用なし　b．カウンター作用あり
図4　下腿三頭筋の筋力トレーニング

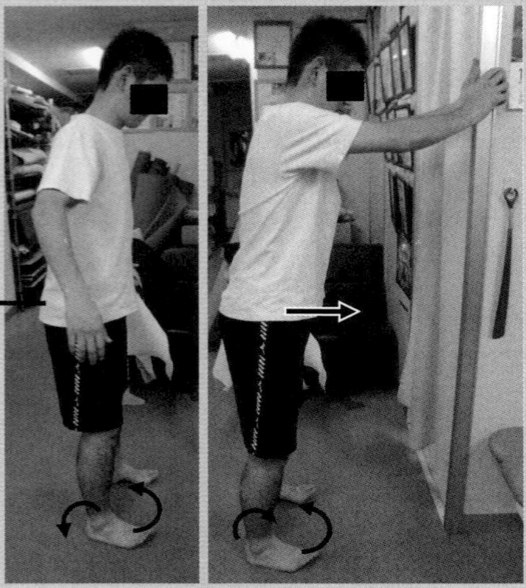

a．カウンター作用なし　b．カウンター作用あり
図5　下腿前面筋の筋力トレーニング

外側　距骨の内側傾斜　後足部を外反させる

内側　距骨の外側傾斜　後足部を内反させる

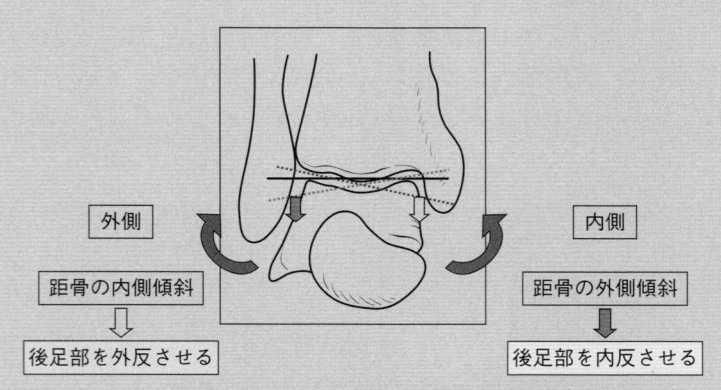

図6　距骨の内側・外側への傾斜

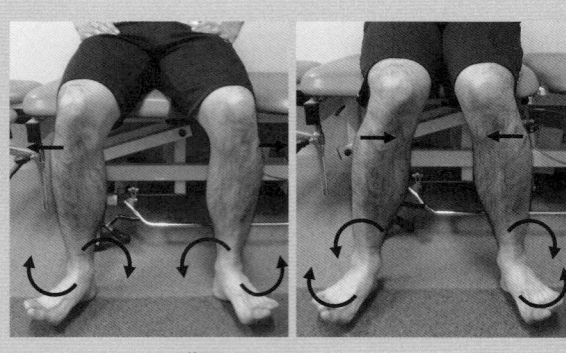

a．カウンター作用なし　b．カウンター作用あり
図7　足部回内筋の筋力トレーニング

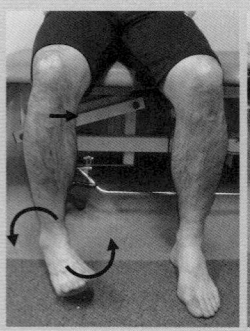

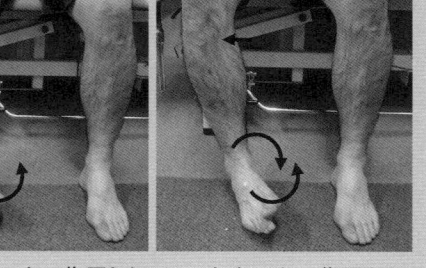

a．カウンター作用なし　b．カウンター作用あり
図8　足部回外筋の筋力トレーニング

は，距骨の内側傾斜と同時に下腿骨近位の外方移動を伴う。そのため，距骨を内側傾斜させても下腿骨遠位のカウンター作用が弱いために回内方向への動きも弱いものになる（**図7a**）。しかし，下腿骨近位を内側に維持させた筋収縮による距骨の内側傾斜では，機能的に力強い回内が可能になる（**図7b**）。

足部回外筋の筋力トレーニング

足部回外筋は足関節と足部回外筋である。足関節の回外は下腿骨に対する距骨の外側傾斜によってなされる（**図6**）。回外筋の収縮は距骨の外側傾斜と同時に下腿骨近位の内方移動を伴う。そのため，距骨を外側傾斜させても下腿骨遠位のカウンター作用が弱いために回外方向への動きも弱いものになる（**図8a**）。しかし，下腿骨近位を外側に維持させた筋収縮による距骨の外側傾斜では，機能的に力強い回外が可能になる（**図8b**）。

カウンター理論を応用した簡易な足底板処方

下腿三頭筋の補助

ヒールパッド（**図9①**）によって足関節を底屈位におき距骨を前方へ移動させる。しかし下腿骨遠位も前方へ移動するために機能的な底屈は得られない。そこで，中足骨レベル後方部分の後方横アーチ（**図9②**）への処方を加えることで，下腿骨遠位を後方に維持させてカウンター作用を機能させる。それにより荷重位で機能的な底屈が可能になる。

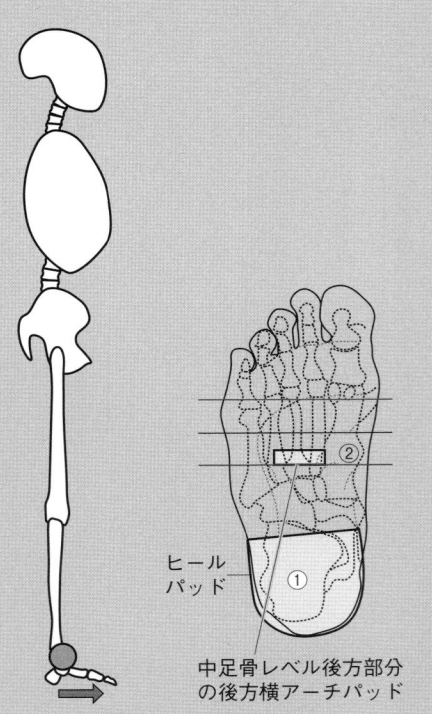

図9　足関節底屈筋を補助する簡易な足底板処方

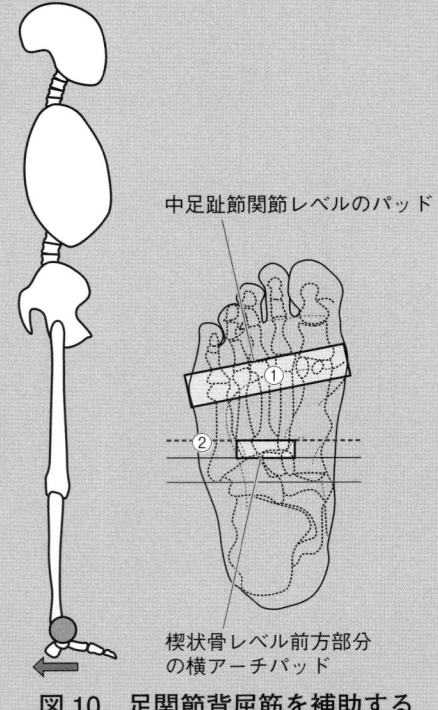

図10　足関節背屈筋を補助する簡易な足底板処方

下腿前面筋の補助

中足趾節関節部へのパッド（**図10①**）により踵離地を遅らせ，足関節の背屈を長く維持させる。しかし，下腿骨遠位も後方へ移動するため機能的な背屈は得られない。そこで，楔状骨レベル前方部分の横アーチ（**図10②**）への処方を加えることで下腿骨遠位を前方へ維持させ，カウンター作用を機能させる。それにより荷重位で機能的な背屈が可能になる。

66 高齢者の足関節制御を改善する

近藤崇史／文京学院大学 スポーツマネジメント研究所

◆治療のポイント

1. 足趾外在筋を抑制して足趾内在筋を使わせること
2. 足趾屈曲モーメントと足関節底屈モーメントがバランスよく発揮されること

足関節制御が発揮しづらくなる原因

　高齢者における姿勢の特徴として、加齢変化とともに脊柱後弯を呈する割合が高く[1,2]、脊柱後弯姿勢では骨盤後傾、膝関節屈曲・内反変形を伴うことが多いとされる[3,4]。臨床場面では、高齢者のみならず上半身質量中心が後方化し、胸椎後弯姿勢を呈した症例をたびたびみる。脊柱（胸椎）後弯姿勢では足圧中心（COP：center of foot pressure）、身体重心（COG：center of gravity）が後方化し、COP・COGともに前方移動がしづらくなる[5]。このような症例に対して、COPやCOGの前方化が治療のキーポイントとなることを多く経験する。

　高齢者では、若年者に比べ外乱に対する立位姿勢保持能力が劣り、若年者の姿勢調節では足関節の役割が大きいのに対し、高齢者の姿勢調節は股関節の役割が相対的に大きくなっている[6]。すなわち高齢者では足関節制御（ankle strategy）に対して、股関節制御（hip strategy）が優位な静的な姿勢調節を行っていることになる。さらに、高齢者の歩行の特徴として前足部の足底圧の低下、歩幅・股関節伸展角度の減少および股関節屈曲角度の増加などがあげられる[7]。このようなことから、高齢者では静的、動的な姿勢調節ともに前方に対しての足関節制御（COPの前方移動）を発揮しづらく、股関節制御に依存した動作を行う身体状況であることがいえる。

　では、なぜ高齢者では足関節制御を使いづらくなるのか。姿勢制御には、視覚、前庭迷路、体性感覚などの感覚入力系や筋骨格系の効果器などの出力系のさまざまな要因が影響する。なかでも高齢者では、加齢に伴う足底の体性感覚低下や筋出力低下などのために足関節制御を発揮しづらくなるとされる[8]。そこで今回、高齢者が前方への足関節制御をスムーズに発揮できるように、足部周辺の力学的側面からアプローチを考えたので紹介したい。

足関節制御の評価

　図1のように立位姿勢にてCOP前方化を伴うように骨盤前方移動を促すと足趾が

claw toe もしくは hammer toe 様の対応をすることをしばしば観察する（図2）。これは歩行時の足趾の動きでも立脚後期に同様の現象を認めることが多い。立位姿勢で骨盤前方移動を促す際に足趾に claw toe，hammer toe 様の対応が出現すると，症例が自ら COP 前方化を妨げるような抵抗感を感じる。さらに本来，立位姿勢にて COP 前方移動で作用する下腿三頭筋を触診してみると，筋活動が十分に発揮されていない印象を受ける。この足趾の対応・抵抗感・下腿三頭筋の不十分な筋活動が足関節制御の発揮しづらい症例の特徴といえる。

足関節制御の改善に向けた解釈

この claw toe，hammer toe 様の対応をしている症例は，なぜ COP 前方移動を行うことが困難になるのか。claw toe とは，中足趾節（MP：metatarsophalangeal）関節伸展，近位趾節間（PIP：proximal interphalangeal）関節屈曲，遠位趾節間（DIP：distal interphalangeal）関節屈曲，hammer toe とは MP 関節伸展，PIP 関節屈曲，DIP 関節伸展位の状況を呈しているものを指す。ここで考えるポイントは claw toe，hammer toe ともに MP 関節が伸展位にあることである。MP 関節伸展位となることで，①内在筋（短母趾屈筋，短趾屈筋，虫様筋など）の活動が不十分になる。内在筋は基節骨・中節骨に停止をもち，MP 関節の固定・安定作用があり，さらには基節骨・中節骨のみを底屈させるという単関節に対する作用を有する[9]。内在筋活動が不十分な状況下で，外在筋（長母趾屈筋，長趾屈筋など）が過活動となると，外在筋による足関節底屈作用のため，COP 前方化に対して足関節背屈運動を妨げると考えられる。さらに MP 関節伸展位となることで，②足底筋膜の張力が増す。足底腱膜による受動的な足趾屈曲モーメントの発揮が，相対的に足関節底屈モーメントを発揮しづらい状況にさせる。いわば足関節底屈モーメントを足趾屈曲モー

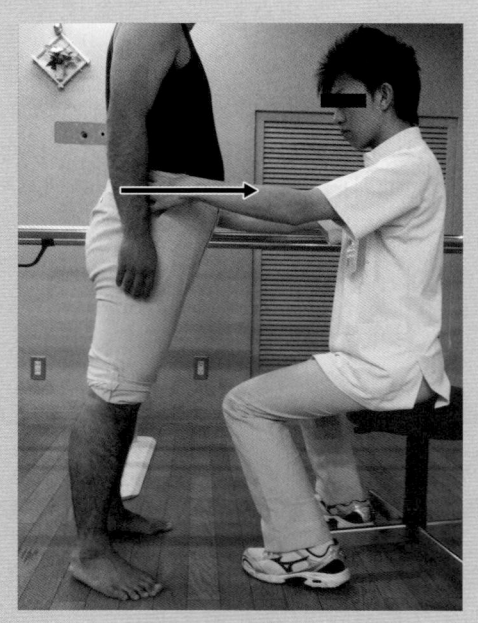

図1　骨盤前方移動（評価）

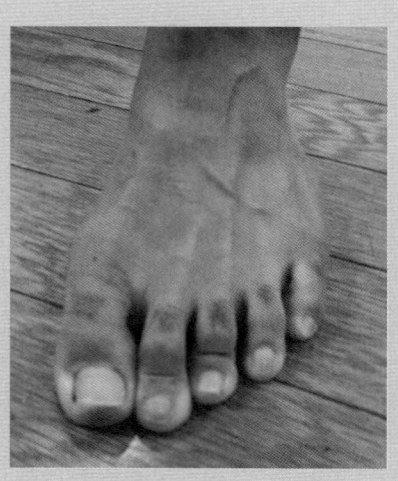

図2　足趾の変化（claw toe, hammer toe 様の対応）

メントが代償しているともいえる。主にこの2つの要因のために足趾変形を伴った姿勢制御対応をさせ，そのため前方への足関節制御が発揮しづらい状況（COP前方移動を妨げる）に陥ると考える。

足関節制御改善の実際（治療）

これらを踏まえた足関節制御改善の治療アプローチのポイントは，①足趾伸筋群，外在筋（長母趾屈筋，長趾屈筋など）および足底腱膜を抑制させた状況で内在筋（短母趾屈筋，短趾屈筋，虫様筋など）を使うこと，②足底筋膜の張力（足趾屈曲モーメント）を抑制させた状況で足関節底屈筋（下腿三頭筋など）を使うことである。以下に治療法を示す。

方法1—足趾屈曲トレーニング

足関節の理学療法介入としてタオルギャザーはたびたび行われるが，末節骨からの足趾屈曲運動後にCOP前方移動を行いづらくなる症例を経験した。そこで，図3に示すようにMP関節が伸展しないように（中足骨頭が下方に落ちないように），足底のMP関節部に支え（丸めたタオルなど）を入れ，足趾屈曲運動を行う。その際，足趾屈曲を末節骨からではなく，基節骨から行うように指導することが重要である。

方法2—足趾内在筋（短母趾屈筋，短趾屈筋など）トレーニング

特に高齢者では，内在筋を働かせることを意識しても困難なことが多いため，症例には足趾屈曲位を保持させ，直接徒手にて基節骨に伸展方向へ弱い抵抗を加える。この際，末節骨の足趾屈曲運動による代償を行わせないことに注意することが重要である（図4）。

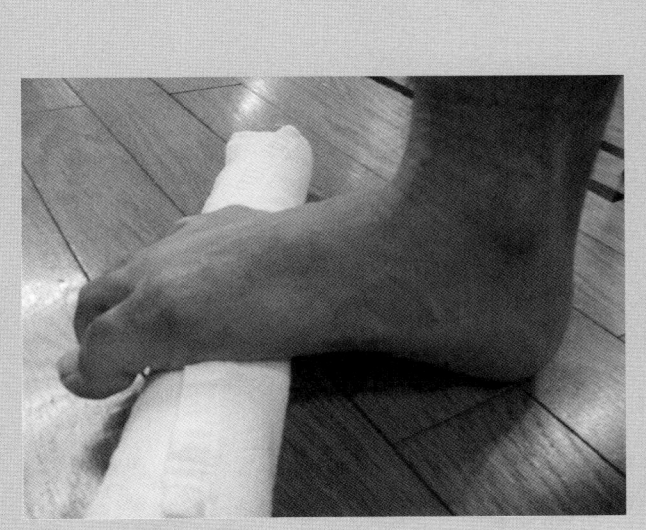

図3　足趾屈曲トレーニング（方法1）

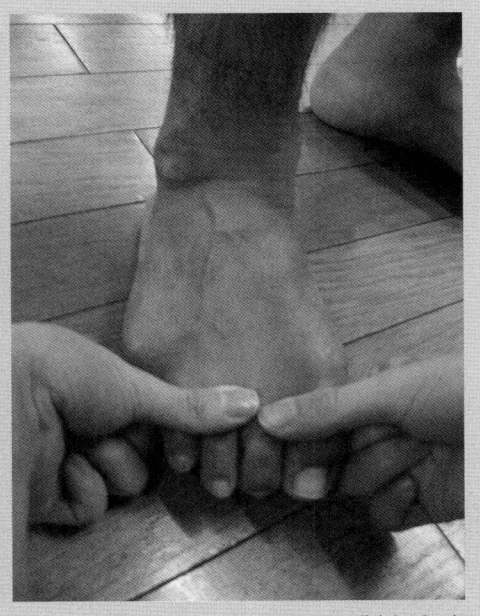

図4　足趾内在筋トレーニング（方法2）

方法3—カーフレイズ（踵挙上）

図5に示すようにMP関節の伸展を抑制するために（足底腱膜の作用を抑制），足底のMP関節部に支え（丸めたタオルなど）を入れ，踵挙上（heel raise）を行わせる。この際，PIP関節，DIP関節には過剰な運動を伴わせないことが重要である。さらに足底腱膜の張力が抑制され，下腿三頭筋に筋活動が起こっているかを触診にて確認するとよい。

治療後の効果判定は，①立位姿勢で骨盤前方移動を促す際の抵抗感が減少し，スムーズにCOP前方化が図れていること，さらに②歩行時に歩幅の増加，立脚後期の股関節伸展可動域の増加や踵離地が早期に出現するなど，歩行の前方への推進性が得られているかを確認することが重要である。

文　献

1) 有田親史，他：老人の脊柱変形の分析．臨整外　15：115-122，1980
2) 安藤正明：農村部における高齢者の腰痛と姿勢．別冊整形外科　12：pp14-17，1987
3) 原田　孝，他：高齢者の姿勢—脊柱後彎変形と重心線位置．総合リハ　22：133-136，1994
4) 大高洋平，他：高齢者の姿勢と歩行．老年精医誌　16：922-928，2005
5) 藤澤宏幸：バランス障害に対する運動療法の基礎．PTジャーナル　38：733-740，2004
6) 岡田修一：加速度外乱に対する高齢者の立位姿勢保持能力．学文社，2010，pp38-54
7) Mueller MJ, et al：Hip and ankle walking strategies：effect on peak plantar pressres and implications for neuropathic ulceration. Arch Phys Med Rehabil　75：1196-1200, 1994
8) 岸本美地彦，他：高齢者の視覚依存度の評価方法と足関節位置覚との関係及び影響要因について．理学療法学　28：79-84，2008
9) Mishaud TC（著），加倉井周一（訳）：臨床足装具学—生体工学的アプローチ．医歯薬出版，2005，pp1-24

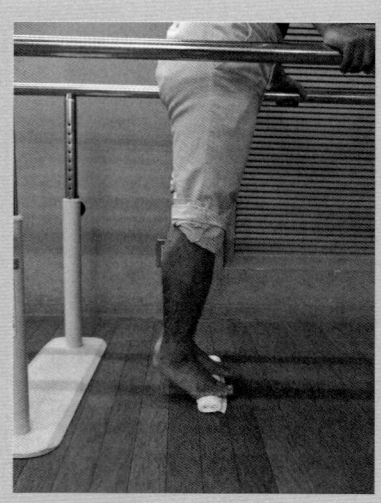

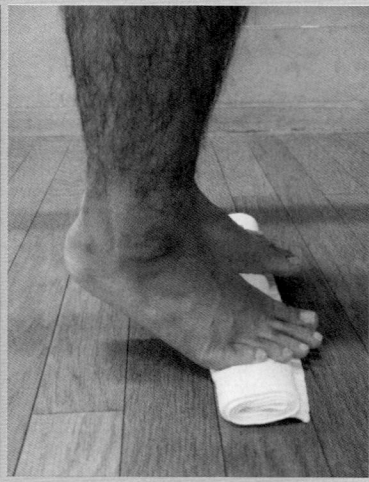

a．MP関節伸展を抑制させたカーフレイズ

b．MP関節を支点として，PIP・DIP関節に過剰な運動を伴わせないことがポイントである．

図5　heel raise（方法3）

67 足関節内反捻挫の新しい治療の考え方

神谷秀明／いちゃりば鍼灸治療院

◆ 治療のポイント
1. 局所の処置
2. 姿勢の矯正
3. 排液を促す

はじめに

　足関節内反捻挫（以後，内反捻挫）は，臨床で経験することの多い外傷である。この疾患に対する処置として従来から行われているものは RICE 処置（R：rest，I：icing，C：compression，E：elevation）である。しかし，内反捻挫は「繰り返してしまう」ことが多く，慢性化しているものも少なくない。繰り返してしまう原因として，①靱帯が緩み関節不安定性を呈する，②足関節の位置異常，③メカノレセプターのダメージによる関節位置情報異常，④筋力低下，⑤浮腫の慢性化などがあげられるが，全身的にみるとそのほかに⑥足関節の筋膜を介した骨盤位置異常も要因だと考えられる。①〜④に関しての問題の処置はされるが，骨盤矯正と浮腫に関して，局所の処置ではなく内臓・脈管系の治療は，まだ一般的ではない。そこで，内反捻挫を「局所」の問題として捉えるのではなく，「全身」の問題として捉えることで治療成績が向上する経験があるため，その展開を紹介する。

局所・内部環境の変化に対する考え方

　局所管理から内臓治療への展開について以下に述べる。
　①足関節内反時に距骨は底屈・内転・回外して，前距腓靱帯・踵腓靱帯が損傷することにより距骨が前方偏位する。足関節の位置が正常でない場合には，距骨の位置を徒手やテーピングなどによって正常位置に戻す必要がある。その後，RICE 処置を行う。②足関節内反により，下肢外側の筋膜・軟部組織が下方（程度により前方も加わる）に引き下げられる。それにより腸骨は健側に比べて，下方偏位する。骨盤が偏位することで，捻挫再発のリスクが高くなる可能性や，骨盤偏位により姿勢が崩れる可能性も出てくる。そのため，捻挫をした時には局所だけではなく骨盤偏位に対してもアプローチをする必要が出てくる。腹部深筋膜は，骨盤周囲で下肢浅筋膜と連続性がある。そのため，内反捻挫により外側筋膜が伸張されることで，骨盤だけではなく内臓へのストレスを加える可能性が示唆される。これらのことから，③内臓・脈管系

の治療をする必要性もでてくる。その中でも全身に栄養を送るために必要な肝臓治療，組織の治癒過程に必要な血小板とマクロファージの代謝と活性化をするための脾臓・胸腺の治療が必要であると考えられる。もう一つは，毛細血管を支配している交感神経に対する治療，リンパ還流改善の治療として腹腔神経叢・腹腔神経節の調整も必要である。局所のRICE処置によって腫脹・浮腫は軽減されるが，多くの症例は浮腫が慢性化する。足関節の正常な運動を行わせるうえで浮腫を改善する必要がある。内臓・脈管系の治療により早期から腫脹・浮腫をコントロールし，治癒の促進だけでなく，関節位置の正常化により再発率を下げることができると考えられる。そのため，RICE処置をしている最中に肝臓・脾臓・胸腺・腹腔神経叢・腹腔神経節に対してアプローチを行う。それ以外にも静脈還流を増やすために，呼吸機能も改善させる必要があるため，しっかりとした腹式呼吸をさせる必要がある。肝臓は門脈からの血液を取り込んで全身に栄養素を送ったり，アルブミン（albumen）を合成することにより，膠質浸透圧をコントロールするため治療対象と考える。脾臓の機能としては免疫機能や血球の破壊などがあり，Tリンパ球を成熟させ，サイトカインがマクロファージの貪食作用を活性化させるため，治療対象と考える。胸腺の機能は免疫系（T細胞の分化・成熟）に関与する臓器で，思春期以降では急速に萎縮していくが，Tリンパ球の産生は持続するため，やはり治療対象と考える。腹腔神経叢・腹腔神経節はいわゆる「みぞおち」の奥にあり，迷走神経の一部でもあるため，腹部臓器の循環・リンパの流れにとても重要な働きをする。

①の治療法（距骨矯正）

内反捻挫により下がってしまった外果を上方に押した後，下腿を把持して腓骨を母指で引っ掛ける。逆の手で距骨を背屈・外転・回内する方向に誘導し，距骨を正中化させる。その際，極力痛みが出ないように配慮をする（図1）。

②の治療法（骨盤矯正）

骨盤がアウトフレアおよびインフレアすることなく，外方に回転して偏位している場合は腹臥位にして上後腸骨棘を正常な方向に誘導しながら逆の手で股関節を外転していく。その際に本人にも股関節外転筋を収縮させるが，骨盤偏位がこの状態にあてはまることばかりではない。ポイントとしては患側の上後腸骨棘を健側と同方向に誘導して，股関節を使って腸骨をコントロールし，股関節周囲筋を収縮させる。これは骨盤の状態をしっかり評価することができればセルフケアとしても可能である（図2）。

③の治療法（肝臓）

背臥位にして両膝を立てる。左手で下部胸郭を左上前腸骨棘の方向に誘導することにより腹部の筋膜を緩める。腹式呼吸をすることにより横隔膜が肝臓を下方に移動させる。右手で肝臓の下面から圧迫することにより上下から刺激を与える（図3a）。

③の治療法（脾臓）

脾臓は基本的には触診不可能な臓器である。そのため，「肋骨を介して」触診と治療を行わなければならない。右側臥位にして，体幹左側屈位にする。脾臓は左第10肋骨に沿うようにあるため，その走行上に右手を添えて右上後腸骨棘の方向に誘導する。背部筋膜を緩めた状態で，左手を第10・11肋骨の下面から触れ，脾臓を下から刺激をして腹式呼吸をさせる。それにより，上下方向から圧刺激を加える。ただし，肋骨は骨折しやすいため，左手の添える位置を肋骨のやや下方に置い

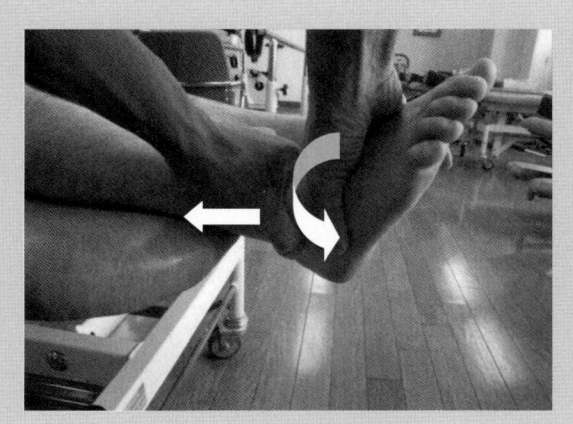

図1 腓骨・距骨誘導
腓骨を挙上し,距骨を背屈・外転・回内する

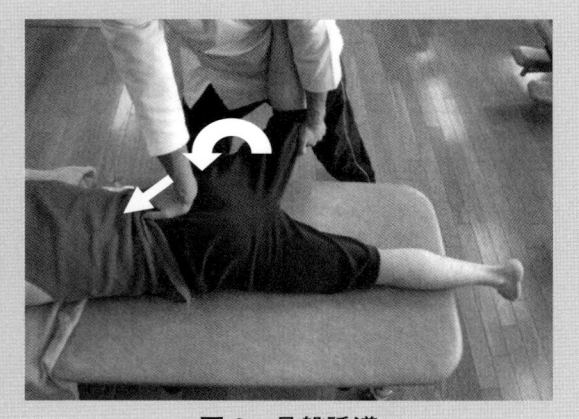

図2 骨盤誘導
患側上後腸骨棘を頭側方向(健側と同じ位置になる方向)に圧迫し,股関節を外転させる。その後,対象者自身で股関節を外転させる

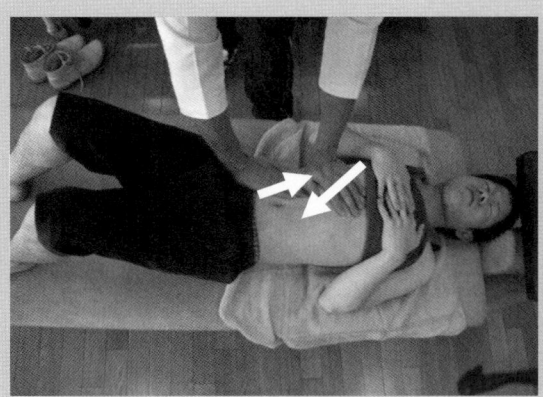

a. 肝臓

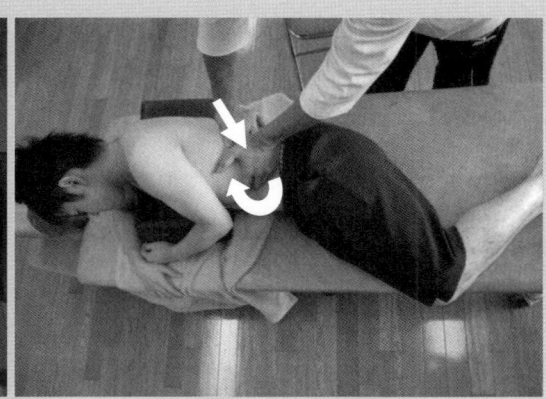

b. 脾臓

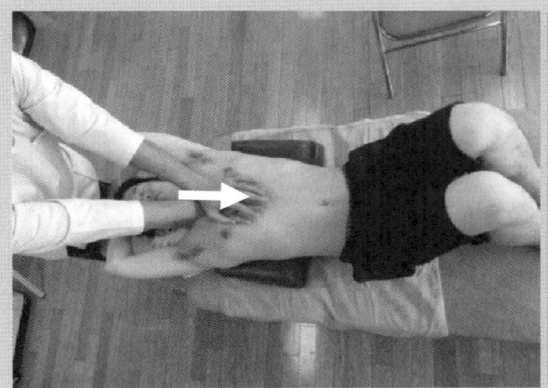

c. 胸腺

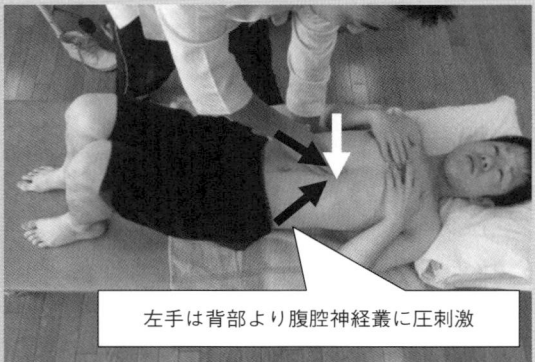

d. 腹腔神経叢・腹腔神経節

左手は背部より腹腔神経叢に圧刺激

図3 内臓治療

て，指が肋骨に引っ掛かりすぎないように注意する（図3b）。

③の治療法（胸腺）

胸腺も基本的に触診が不可能な臓器である。そのため，「胸骨柄を介して」触診と治療を行わなければならない。背臥位で肩甲骨の下に枕を置いて胸郭を伸展位にし，腹式呼吸をして胸骨が前上方に上がってきたところを斜め上方から下方に向けて手掌で圧迫を加えて刺激する（図3c）。

③の治療法（腹腔神経叢・腹腔神経節）

腹腔神経叢は胃の後方で腹腔動脈周辺にある。背臥位で膝関節を屈曲し，腹部の筋膜を緩めた状態で剣状突起のやや下を指で圧迫をする。逆の手で胸腰椎移行部を母指球と指で左右から挟み込む。そして前後方向から圧刺激を加え，その状態で腹式呼吸を続ける。圧迫を加えて痛みが出る手前で止め，指をひねり「深部まで伝える」意識で圧刺激を伝える。ただし，動脈瘤などがある危険性のある時は禁忌である（図3d）。

③の治療法すべてにおいて共通していえることは，力の加え方・方向・頻度などに関して反応が個体差よって大きいため，それぞれの生体反応に合わせて治療を行っていくことである。

これらのアプローチをしていくことで，患部以外にも治療すべきところがあり，すなわちRICE処置だけではなく，骨盤の矯正・内臓治療のアプローチをすることで全身的に捉えることが重要である。

68 ロッカーファンクションの再獲得
―下駄を用いたアプローチ

佐藤敦史／災害医療センター リハビリテーション科

◆治療のポイント

1. 感覚入力
2. 重心移動改善
3. 歩行能力向上

ロッカーファンクション消失の原因

歩行における支持する足部を越える身体の前進は，ヒールロッカー（heel rocker；図1），アンクルロッカー（ankle rocker；図2），フォアフットロッカー（forefoot rocker；図3）の3つの機能的な揺りテコの動作によって促進される[1]。

この機構が障害されると，歩行中に重心前方移動が遅れ，歩行速度の低下や反対側の歩

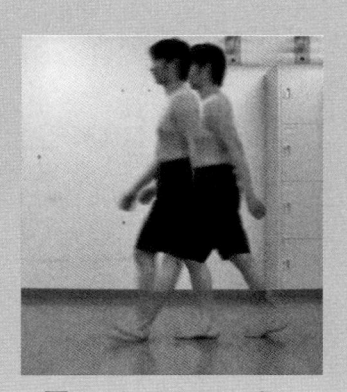

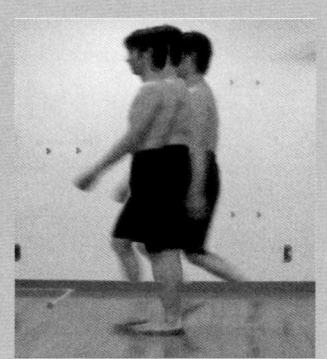

図1 ヒールロッカー　　図2 アンクルロッカー　　図3 フォアフットロッカー

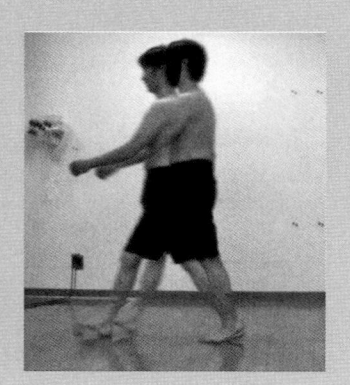

幅の減少が生じ，立脚期におけるdouble knee action（二重膝作用）が起こらず，膝関節や股関節による代償が引き起こされる（図4）。

ロッカーファンクションが低下している症例はさまざまな疾患でみられ，特に足関節骨折や脱臼において，その発現率が高い。免荷期間，ギプスやブレースの装着により引き起こされた関節可動域制限，筋力低下，感覚障害などが，その原因と考えられる。そして，可動域や筋力を再獲得した後も，アンクルロッカーやフォアフットロッカーが機能せずに歩行することがある。本稿では感覚障害に重点をおいたアプローチを示す。

下駄を用いたロッカーファンクションの評価

下駄は台に鼻緒を挿げてできた履物である。台にはさまざまな形があるが，筆者は「角」という形を使用している。これは，下駄の基本的な形で手に入りやすい[2]ことと，歯の位置が足底からの感覚入力に適していると考えるからである（図5）。

歩行立脚相において，立脚初期では踵骨が接地し，そして足底面が接地した後に足関節が背屈し，脛骨が前進することで膝関節が軽度屈曲する。立脚中期〜後期では膝関節が伸展し，足圧中心が中足骨頭に達した後に，足趾が背屈して踵が挙上する。立脚初期にヒールロッカーが機能しないと，踵接地がみられず足底全面接地となる。アンクルロッカーが機能しないと足関節の背屈角度が乏しく，下腿の前進が遅れ，膝関節屈曲が起こらない。フォアフットロッカーが機能しないと，足圧中心が前方に移動せず，足関節の底屈角度や中足趾節関節の背屈角度が少なくなる。

下駄を履くことにより，異常がある場合には，ヒールロッカーからアンクルロッカーにかけて足底接地時の音の左右差が観察される。アンクルロッカーでは身体重心の前方移動において歯の位置が指標となり，フォアフットロッカーでは前方の歯と台の前縁が接地する音が，蹴りだしの左右差の判断の一助

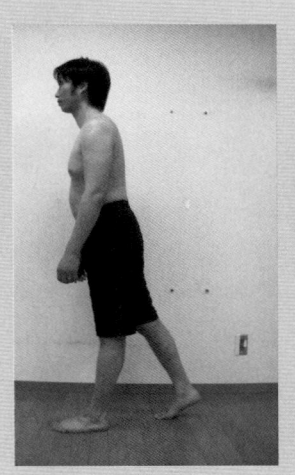

図4　股関節屈曲・back kneeによる代償

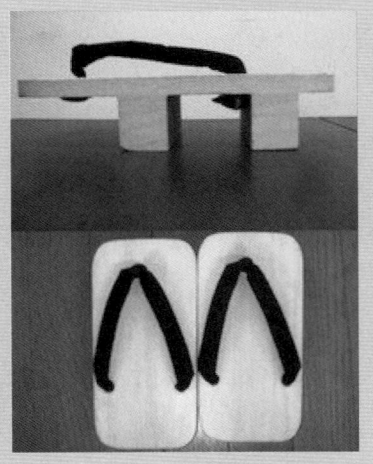

図5　一般的な下駄の形
鼻緒，足をのせる台，接地する歯からなる

となる。

下駄を用いたロッカーファンクションの治療

ヒールロッカーでは後方の歯のみを接地させ，そこに重心をかけられることが必要である。その際，膝関節は伸展位で，後方の歯の延長線が脛骨に沿うようにする（図6）。次いで足関節を底屈させ，前方の歯を接地させる訓練を行う。

アンクルロッカーでは全足底接地，半歩前の状態で後方の歯にかけた重心を前方の歯に移していく。その際，中足骨頭で前方の歯を押し付け，膝関節が過度に屈曲しないこと，また踵が浮かないように注意する（図7）。

フォアフットロッカーでは，半歩後ろの状態から後方の歯を浮かせ，後方の台が浮いた肢位をとる。次いで，足関節を底屈させて重心が前方に移行し，台の前縁を接地させる。この際，母趾球へ重心が移り，しっかりと中足趾節関節が背屈するように誘導する（図8）。

通常の靴に比べ，下駄では支持基底面が狭い。しかし，後方の歯が脛骨直下，前方の歯が母趾球の部位に相当する。このことが，重心移動において重要な部位に感覚が入りやすく，下駄を脱いだ後も感覚が残るといった，大きな効果をもたらすと考える。

文　献

1) Perry J（著），武田　功，他（監）：ペリー歩行分析—正常歩行と異常歩行．医歯薬出版，2007，pp17-28
2) 榎本準一：下駄本—下駄の買い方・履き方．平安工房，2009，pp4-10

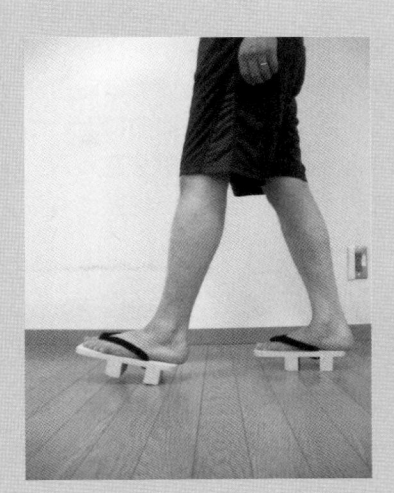

図6　後方の歯での接地，膝関節は伸展位

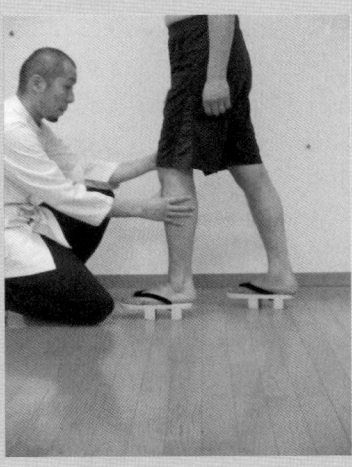

図7　後方の歯から前方の歯への重心移動

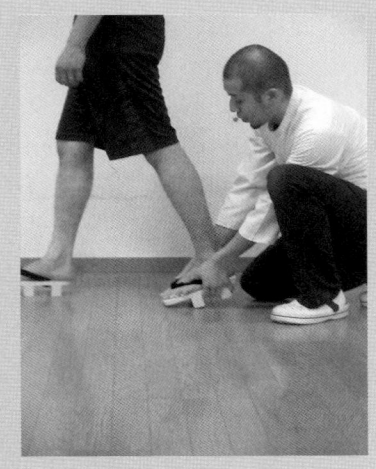

図8　足関節底屈と足趾背屈を誘導

69

立脚側への荷重が不十分な歩行に対する理学療法

具志堅　敏／文京学院大学 保健医療技術学部

◆治療のポイント

1. 力の伝わり方から腓骨の動きを評価し，制限を解除する
2. 足根骨間の動きを評価し，制限を解除する
3. 身体環境を整えた後，動作練習へと移行する

歩行中に立脚側への荷重が不十分な原因

　歩行中に立脚側への荷重が不十分となる原因としては，股関節伸展筋群の筋力低下や，股関節および足関節の可動域の制限など，さまざまなことが考えられる。その中でも下肢関節に外傷などの既往がない症例においては，足関節背屈可動域に制限がある症例が多い。

　足関節（距腿関節）は，腓骨の外果関節面と脛骨の内果関節面および下関節面で構成される果間関節窩と，それに対応する距骨滑車より構成される。足関節の底屈・背屈時の運動軸は，水平面で足長軸に対して約84°回旋し，内果が外果よりも前方に位置している（図1）。このように運動軸が外旋位にあるため，足関節背屈に伴って足部は回内し，底屈に伴って回外する。

　このため，足関節背屈が制限されている症例では，立脚中期から後期にかけての立脚側への重心移動が少なく，立脚時間が反対側に比べ短くなっていることが多いと考える。

足関節背屈制限の原因

　下肢関節に外傷などの既往がない症例においては，足関節背屈に伴って生じる腓骨挙上の動きが制限されていることが多い。腓骨の動きを制限している要因としては長腓骨筋，短腓骨筋，脛腓関節，脛腓靱帯結合，下腿骨間膜などの影響が考えられる。

　このような症例は，足部においては回内位で荷重することが多く，楔立方関節において立方骨の頭側方向への動きに制限を認める。このため，足部は柔軟性を失った状態にあると考えられる。

評　価

　図2のように，外果および腓骨小頭を把持し，わずかに挙上方向に力を加える。腓骨挙上の動きが制限されている場合は，腓骨の動きを感じることができず，加えた力は腓骨を越えて上方に伝わっていかない。この時の抵

抗感から制限因子を考える。

　足部においては足根骨間の動きを評価する。特に楔立方関節の動きが制限されることが多い。そのため，外側楔状骨と立方骨をしっかりと把持し，立方骨の頭側方向への動きを評価する。

治　療

　図3のように，足関節は軽度底屈位とし，足底面より外果-腓骨小頭-股関節を結ぶように腓骨のわずかな動きを感じながら圧をかけていく。動きに制限がない場合には，足底から加えた圧は，抵抗を感じることなく上方に伝わっていく。抵抗感を感じた場合には，最も抵抗感が強くなった位置で保持し，抵抗感が減弱するのを感じとる。抵抗感が小さくなるに従い足関節を背屈させていき，さらに抵抗感が小さくなるまで保持する。腓骨の動きに抵抗感を感じなくなり，上方まで力が伝わるようになったら終わる。

　楔立方関節においては，一方の手で外側楔状骨をしっかりと固定し，他方の手で立方骨をしっかりと把持したうえで立方骨を頭側方向へ動かす（図4）。

　ここまでは，荷重をかけるための身体環境を整えたにすぎない。次に立位で治療側への荷重練習を行う（図5）。この時は，荷重を誘導した際の足底からの抵抗感に十分注意しながら行う必要がある。最終的には歩行を想定し，治療側の股関節屈曲位から伸展しながら荷重を誘導し，スムーズな重心移動ができていることを確認する（図6）。

おわりに

　本稿では，足関節背屈可動域に制限があり，歩行中に荷重を十分にかけることができない症例の理学療法の一例を紹介した。足関節背屈時にみられる腓骨の動きはわずかであ

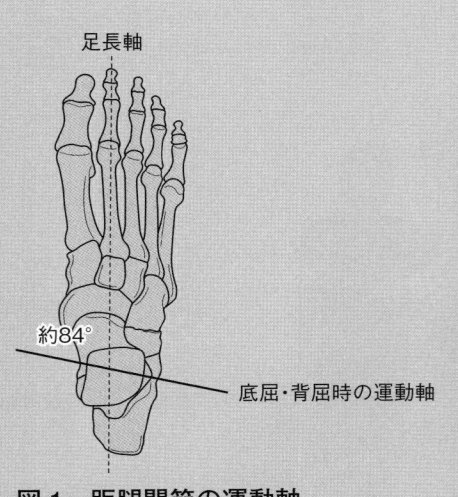

図1　距腿関節の運動軸

足長軸
約84°
底屈・背屈時の運動軸

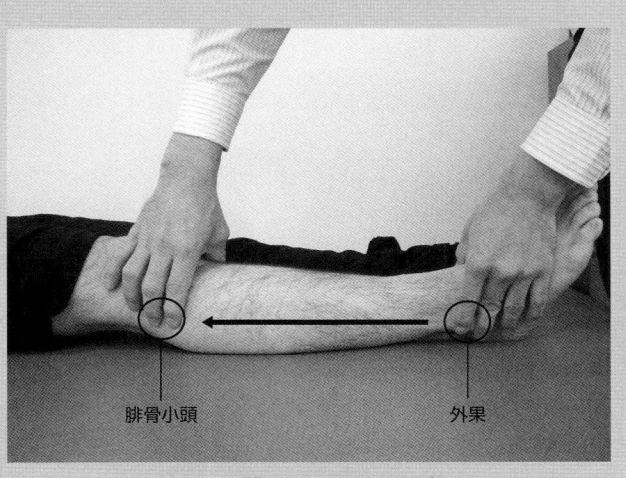

図2　腓骨の動きの評価
腓骨小頭と外果を把持し，わずかに挙上方向に力を加え腓骨の動きを確認する

腓骨小頭　　外果

304　下肢

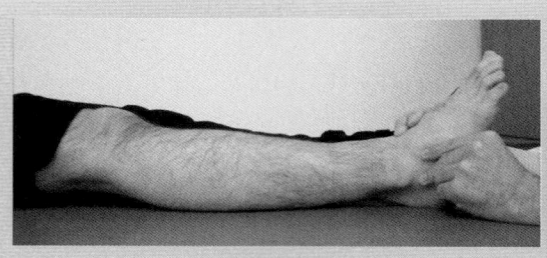

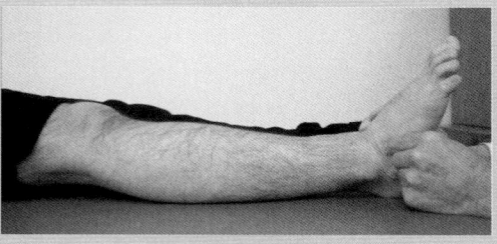

a．治療（開始）　　　　　　　　　b．治療（終了）
図3　動きの制限に対する治療
足底面から外果-腓骨小頭-股関節を結ぶように圧をかけ，抵抗感を感じる．抵抗感が緩んできたら少しずつ足関節を背屈させていく

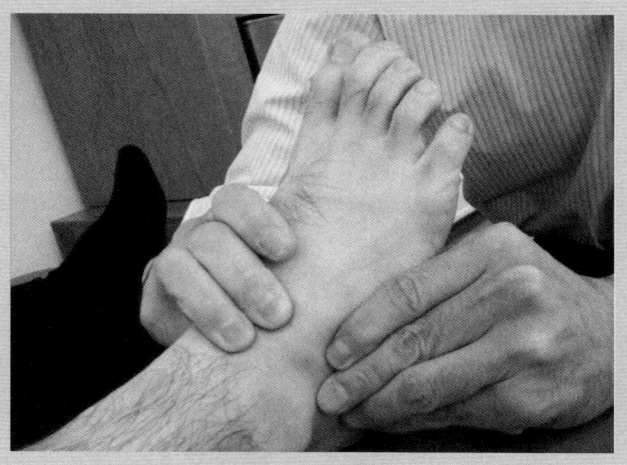

図4　楔立方関節の評価
外側楔状骨と立方骨をしっかりと把持し，楔立方関節の動きを評価する．制限がある場合，立方骨を頭側方向へ動かす

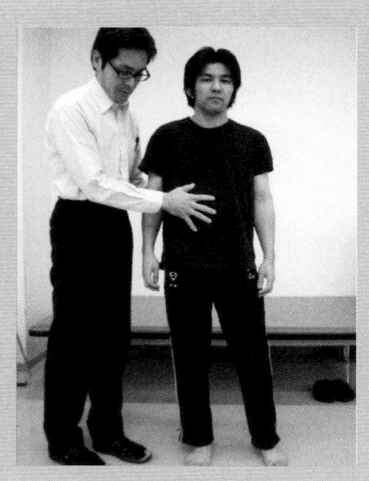

図5　荷重練習
手で動きの抵抗感を確認しながら，治療側への荷重練習を行う

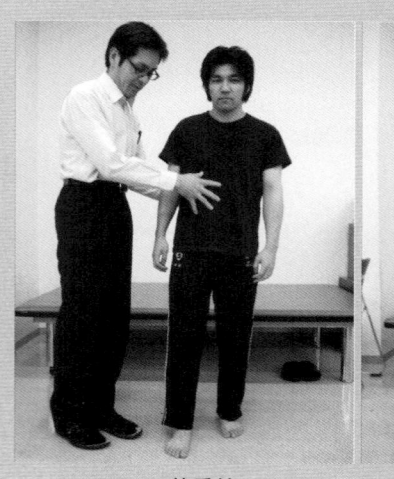

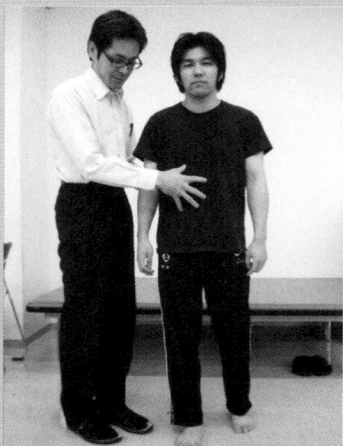

a．荷重前　　　　　　　　　b．荷重誘導後
図6　歩行をイメージした荷重練習
股関節屈曲位から伸展しながら荷重を誘導する

り，体表から確認することは困難である。しかし，われわれは自分の手をセンサーとして力の伝わり方を感じることが可能である。このような感覚を磨くためにはトレーニングが必要であり，多くの時間と経験を必要とする。

文　献

1) Neumann DA（著），嶋田智明，他（監訳）：筋骨格系のキネシオロジー．医歯薬出版，2005，pp502-546
2) 入谷　誠：入谷式足底板－基礎編．運動と医学の出版社，2011，pp14-51
3) 福井　勉，他（編）：消っして忘れない運動学要点整理ノート．羊土社，2009，pp69-77

70 足底からの姿勢制御の補償

清水暁彦／板橋中央総合病院 リハビリテーション科

◆治療のポイント
1. 足底の接地の重要性
2. 姿勢分類とテーピングの貼付方向と貼付順序
3. 足底へのテーピングによる姿勢の補償

足底と姿勢の関係

　足底は立位時に唯一床面と接する身体部位であり身体の基盤となる。支持基底面を構成する足底は第1中足骨骨頭，第5中足骨骨頭，踵骨隆起内側・外側部の3点で，足底弓蓋を形成し足底軟部組織を介して床面と接している。立位を保持する場合，その3点の中で1点でもわずかに離地するような状態，つまり3点それぞれが床面から反力を十分に受けることができない状態になると，足部より上位に位置する体節の配列は力学的に不安定になり，支持基底面内に体節の質量を位置させようと全身的な筋活動が生じる。つまり，足底の床面接地様式は身体全体の筋活動に影響を与える。

　理学療法の目的は身体機能障害を改善するものであり，身体運動を対象とする。すべての身体運動は姿勢に始まり，姿勢に終わる[1]。姿勢は重力と支持基底面に対する身体の位置を示すと同時に，身体各部位の相対的な位置関係を意味する[1]。姿勢の違いによって重力に抗して身体を支えるために必要な筋活動が決定することは周知である。姿勢保持には，鉛直方向の支持性と身体各部位の相対的な位置関係を変化させる運動性が必要となる。つまり，姿勢と運動は筋活動を介して強い関係性があるといえる。

　以上のように，動作の獲得や改善を行う場合，支持基底面を構成する足部と姿勢を観察することは重要である。多くの症例では足底の一部が十分に床反力を受けることができていないことが観察できる。また，荷重時に足底軟部組織の変形からも確認できる。足部形態と同様に姿勢は個体差があり，疾患を有する場合，さらに多様となる。Kendallら[2]は，きわめて不良姿勢とみえても柔軟性があり姿勢を容易に変えられることもあるが，姿勢がよいようにみえても柔軟性がなく筋緊張のために運動性が制限され，姿勢変化が容易でないこともあると述べている。すなわち，対象症例の動作に望ましい姿勢が一般的理想姿勢ではないということである。一般的な理想姿勢に近づけることで主訴の改善を図った経験があるが，現状の姿勢を補償して主訴の改善ができることも経験する。つまり，姿勢やそれに伴う姿勢制御を変化させるのではなく，現状の姿勢を助長する環境設定を付加するこ

とで運動の自由度を高めることができると考えてもらいたい．例えば，足関節の底屈筋の緊張が高いことにより足関節背屈可動域が低下した症例に対し，底屈モーメントを補助するテープを貼付することで背屈可動域が改善するようなことである．

臨床では，症例に対して低負荷で，治療者が簡易に行える介入手段が望ましい．本稿では矢状面上の立位姿勢と足底接地様式を分類した評価から，姿勢制御を補償するテーピングを紹介する．この手段により，足底全面接地が可能となることで過剰な筋活動を減弱させ身体運動自由度が増加できる．さらに立位だけでなく臥位でも効果的である．

立位姿勢は，頭尾方向に長く，腹背方向に狭い支持基底面を有する構造と，関節の運動方向から矢状面方向が力学的に不安定であると考えている．また，身体重量は下腿骨から距骨を介して足底弓蓋に分配・伝達されている．よって，後述する姿勢分類と足底の接地様式に合わせたテーピングが可能である．姿勢制御の違いにより足底圧分布が変化するため，逆に足底圧分布を変化させることで姿勢制御を変えることができると考えている．

姿勢の評価

立位姿勢を矢状面から観察し，身体を上半身と下半身に大別する．上半身を耳介と大転子を結ぶ線分，また下半身を大転子と外果を結ぶ線分と捉える．上半身と下半身がそれぞれ床面に対して前後どちらに傾斜しているかで4群に分類する（図1）．膝関節が屈曲位である場合や，脊柱が屈曲位もしくは伸展位である場合も，上半身・下半身の線分が前後どちらに傾斜しているかで判断する．臥位の場合，姿勢，関節アライメント，筋緊張から姿勢を予測し，分類する．さらに，4群を腓骨

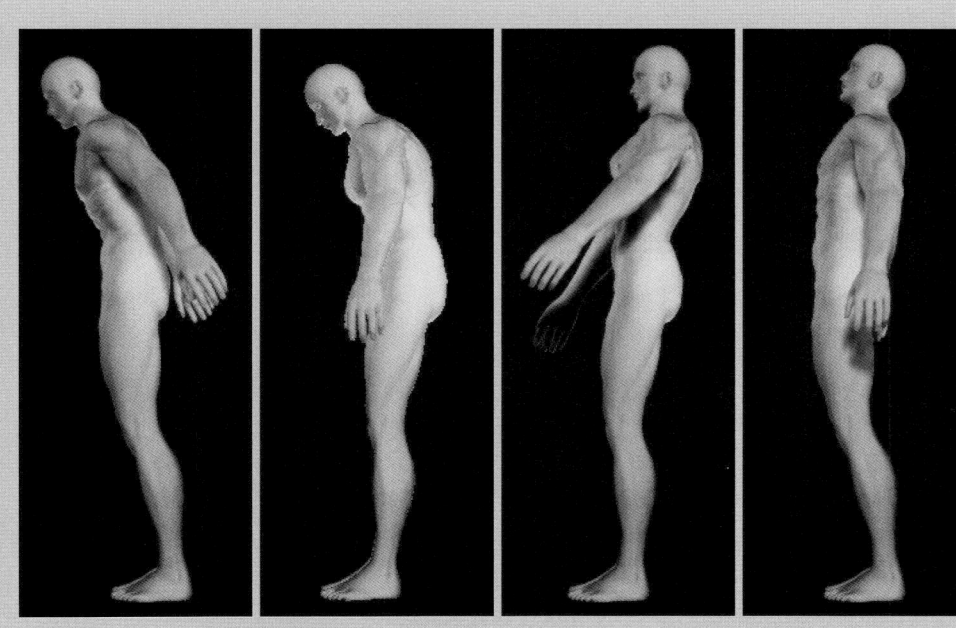

a. 上半身・下半身前方傾斜
b. 上半身前方傾斜，下半身後方傾斜
c. 上半身・下半身後方傾斜
d. 上半身後方傾斜，下半身前方傾斜

図1　姿勢の4分類

後方傾斜と腓骨前方傾斜の2群に分類する。図2のように腓骨後方傾斜は床面に対し腓骨が後方傾斜するものとし，腓骨前方傾斜は腓骨が前方傾斜するものとする。臥位の場合，足関節を徒手的に底背屈0°に近づけていく時に，足底面に対して外果が背側もしくは尾側に移動する場合は腓骨前方傾斜，外果が腹側もしくは頭側に移動してくる場合は腓骨後方傾斜と判断する。

足底接地のためのテーピング介入

図3に示すように伸縮性テープを用いる。貼付する際，テープの長さを一定にし，以下に示す方向に順次テーピングを行う。テーピングはおおよそ中足骨骨頭部，中足部，踵骨隆起内側・外側部を，それぞれ起始もしくは停止とする。著者はテープの長さが貼付時に変化してしまうことを避けるためにテープの長さを7.5 cmと決めて行っている。なお，本稿で中足部とする部分は足長に対し第5中足骨骨底を通る垂直線の周囲としている。

上半身前方傾斜，下半身前方傾斜，腓骨後方傾斜

中足部から踵骨隆起内側・外側部にテープを貼付し（図4a），次に中足骨骨頭部から中足部にテープを貼付する（図4b）。

上半身前方傾斜，下半身前方傾斜，腓骨前方傾斜

中足骨骨頭部から中足部にテープを貼付し（図4b），次に中足部から踵骨隆起内側・外側部にテープを貼付する（図4a）。

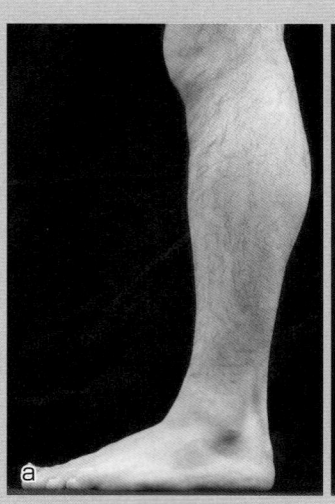

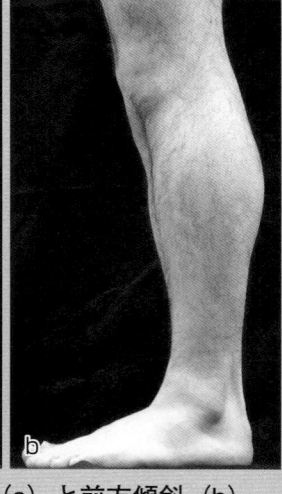

図2 腓骨の後方傾斜（a）と前方傾斜（b）
腓骨頭と外果を結ぶ線分で傾斜を判断する

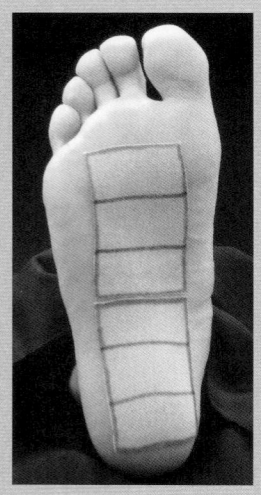

図3 テーピング貼付例
テープ貼付の際の張力と方向と順序により影響が異なる

上半身前方傾斜，下半身後方傾斜，腓骨後方傾斜

中足部から踵骨隆起内側・外側部にテープを貼付し（図4a），次に中足部から中足骨骨頭部にテープを貼付する（図4c）。

上半身前方傾斜，下半身後方傾斜，腓骨前方傾斜

中足部から中足骨骨頭部にテープを貼付し（図4c），次に中足部から踵骨隆起内側・外側部にテープを貼付する（図4a）。

上半身後方傾斜，下半身後方傾斜，腓骨後方傾斜

踵骨隆起内側・外側部から中足部にテープを貼付し（図4d），次に中足部から中足骨骨頭部にテープを貼付する（図4c）。

上半身後方傾斜，下半身後方傾斜，腓骨前方傾斜

中足部から中足骨骨頭部にテープを貼付し（図4c），次に踵骨隆起内側・外側部から中足部にテープを貼付する（図4d）。

上半身後方傾斜，下半身前方傾斜，腓骨後方傾斜

踵骨隆起内側・外側部から中足部にテープを貼付し（図4d），次に中足骨骨頭部から中足部にテープを貼付する（図4b）。

上半身後方傾斜，下半身前方傾斜，腓骨前方傾斜

中足骨骨頭部から中足部にテープを貼付し（図4b），次に踵骨隆起内側・外側部から中足部にテープを貼付する（図4d）。

文献

1) 中村隆一，他：基礎運動学 第5版．医歯薬出版，2000，pp315-324
2) Kendall FP，他（著），栢森良二（監訳）：筋―機能とテスト．西村書店，2006

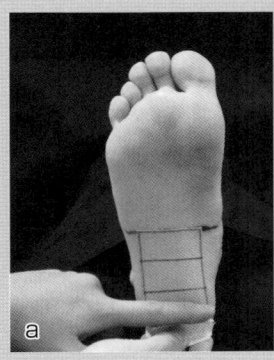

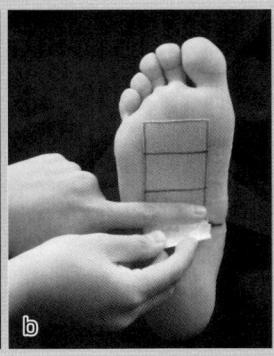

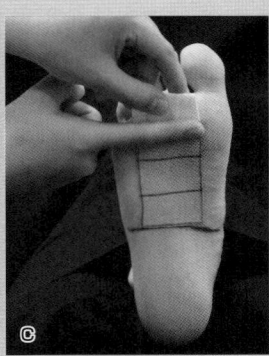

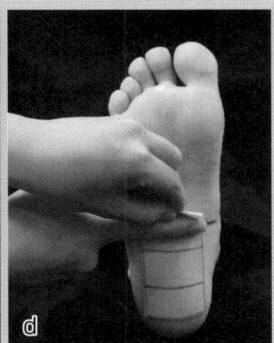

図4 テーピング貼付方法
a．中足部から踵骨隆起内側・外側部に向けてテープを貼付する
b．中足骨骨頭部から中足部に向けてテープを貼付する
c．中足部から中足骨骨頭部に向けてテープを貼付する
d．踵骨隆起内側・外側部から中足部に向けてテープを貼付する

動作のコントロール

71 二関節筋の特性を生かした トレーニング

金原賢児／静清リハビリテーション病院

◆治療のポイント

1. 二関節筋のもつ特性を生かす
2. 協調制御理論の臨床応用
3. 下肢先端の出力方向制御

二関節筋と協調制御理論

　二関節筋のもつ機能特性について熊本[1]は，二関節筋はただ隣接する2つの関節にまたがって付き，両端の関節を同時に駆動するだけでなく，両端の関節における一関節筋との協調活動によって，四肢先端の出力制御・剛性制御・軌道制御に貢献するとしている。そして，拮抗二関節筋と両端の拮抗一関節筋群，合計3対6筋の拮抗筋群による協調制御モデルを用いた四肢先端の運動制御理論（以下，協調制御理論）を提唱している。理論の詳細は成書[1〜4]を参照していただき，本稿では二関節筋の機能特性を生かした臨床的アプローチの方法について説明する。

下肢の協調制御理論と臨床応用

　下肢3対6筋の筋出力によって得られる下肢先端出力分布は，図1のように六角形ABCDEFとなる。表1に下肢骨格と下肢先端出力分布（六角形）の線分との関係を示した。表2, 3では六角形ABCDEFへの下肢先端（足関節部）の運動方向と筋活動の関係を示している。荷重環境下においてはA・B・F方向は地面を介して床反力の方向を制御していると考えられる。なお，図1のように下肢の出力分布はA方向への突出した分布が大きな特徴であり，日常立位姿勢を保ち，最も普遍的な歩行のための重力対応をしていることがわかる[2]。側臥位での下肢のキッキング（kicking）を考えた場合，図2aのようにB〜C方向へ蹴ることで，表2にあるように大殿筋とハムストリングス（大腿二頭筋短頭を除く．以下，ハムストリングスは大腿二頭筋短頭を除いた場合をいう）が最大収縮し，大腿広筋群と大腿二頭筋短頭および膝窩筋（以下，膝関節屈曲単関節筋）の収縮比率を変えることで出力方向をコントロールする。B方向に蹴れば大腿広筋群が，C方向に蹴れば膝関節屈曲単関節筋が働く。さらに図2bのようにA方向へ蹴る場合は，大殿筋・大腿直筋・大腿広筋群が最大収縮する。また，表3にあるようにA〜B間で蹴る方向を微妙に変化させることで，大腿直筋とハムストリングスの収縮比率を変えることができる。大腿直

筋を働かせたい場合はA方向へ、ハムストリングスを働かせたい場合はB方向へ蹴る。注意すべき点は、図2bのように膝が伸びた状態では六角形の出力分布が縦に伸び、負荷方向のわずかな違いで拮抗筋の収縮比率が大きく変化することである。このように蹴る方向を工夫することで、目的とする筋群の選択的エクササイズが可能と考える。

なお、このエクササイズを若年健常者で実施したところ、軽度の負荷でもかなりの抵抗感を感じるとの訴えがみられた。筋力低下のみられる人は自動介助運動から始めるとよい。また、図3のように壁に足底を押しつけながら、股関節の肢位を変えずに膝関節を伸展させていくことで、B→A→Fへと出力方向が変化し、これに伴い下肢筋群の筋活動も変化していく。特に拮抗二関節筋であるハムストリングスと大腿直筋は収縮が交代するため、拮抗二関節筋の出力をコントロールするエクササイズになると考える。畠[3]は、協調制御モデルを用いたシミュレーションを実施し、立ち上がりや歩行片脚支持期において下肢は、常にA〜B間の方向に出力していることを示した。したがって、A〜B方向へのキッキングやA〜B間で出力方向をコントロールするエクササイズは、立ち上がりおよび歩行のパフォーマンス向上につながると考えられる。

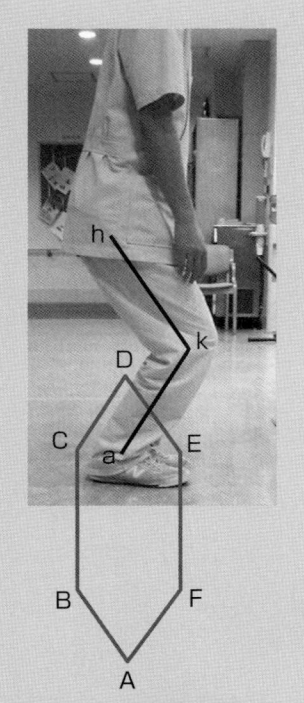

図1 下肢先端の出力分布
h：股関節、k：膝関節、a：足関節、六角形ABCDEF：下肢先端出力分布

表1 下肢骨格と下肢先端出力分布（六角形）の関係（図1参照）

下肢骨格線分 h〜k は、六角形線分 D〜E, B〜A と平行
下肢骨格線分 k〜a は、六角形線分 D〜C, F〜A と平行
下肢骨格線分 h〜a は、六角形線分 C〜B, E〜F と平行

表2 下肢先端の運動方向と筋活動の関係（図1参照）

A：大腿広筋群、大殿筋、大腿直筋
B：大腿広筋群、大殿筋、ハムストリングス（大腿二頭筋短頭を除く）
C：大腿二頭筋短頭および膝窩筋、大殿筋、ハムストリングス（大腿二頭筋短頭を除く）
D：腸骨筋、大腿二頭筋短頭および膝窩筋、ハムストリングス（大腿二頭筋短頭を除く）
E：腸骨筋、大腿二頭筋短頭および膝窩筋、大腿直筋
F：腸骨筋、大腿広筋群、大腿直筋

表3 拮抗筋の収縮比率と運動方向の関係（図1参照）

A⇔B：大腿直筋⇔ハムストリングス（大腿二頭筋短頭を除く）
B⇔C：大腿広筋群⇔大腿二頭筋短頭および膝窩筋
C⇔D：大殿筋⇔腸骨筋
D⇔E：ハムストリングス（大腿二頭筋短頭を除く）⇔大腿直筋
E⇔F：大腿二頭筋短頭および膝窩筋⇔大腿広筋群
F⇔A：腸骨筋⇔大殿筋

下肢出力分布の加齢変化とアプローチ

阿部ら[2]は下肢出力分布の加齢変化について調べ，加齢に伴いA方向への出力低下が著しく，これは大腿広筋群の出力低下を意味するとしている。また，藤川[4]は接触負荷時における3対6筋の機能的役割について，第2関節（下肢の場合，膝関節）の一関節筋が関与する要素は先端（下肢の場合，足関節部）に発生する力の大きさに関与していると述べている。これらのことから，加齢による下肢出力低下は大腿広筋群の筋出力低下に起因していると判断され，大腿広筋群の選択的トレーニングが高齢者に必要であることがわかる。大腿広筋群は図1のA・B・F方向への出力に関わるため，同筋を選択的にトレーニングするためには，A・B・F方向への抵抗運動が有効と考えられる。図4のような自転車エルゴメータの踏み込み動作は，常にA・B・F方向への負荷がかかるため有効なトレーニングとなる。これは背臥位でセラピストの抵抗に対して足こぎ運動を実施しても代用可能と考える。また，図5のようなスロースクワットも常に大腿広筋群に負荷がかかるため有効なトレーニングとなる。体幹の姿勢が変わることで負荷の方向が微妙に変化し，協調

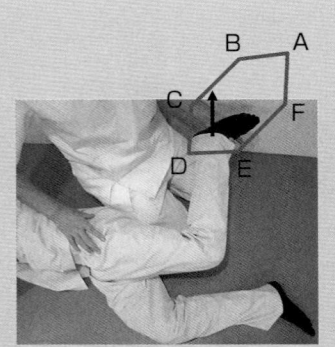

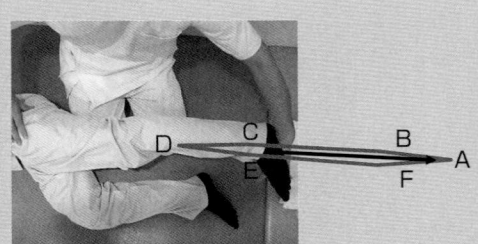

a. B～C方向へのキッキング　　b. A方向へのキッキング

図2　側臥位のキッキングエクササイズ

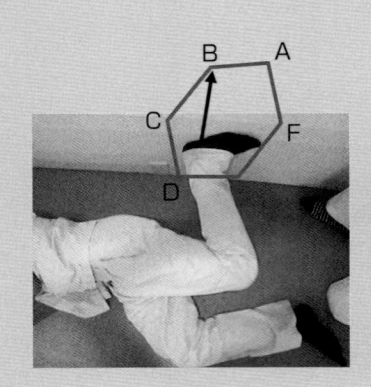

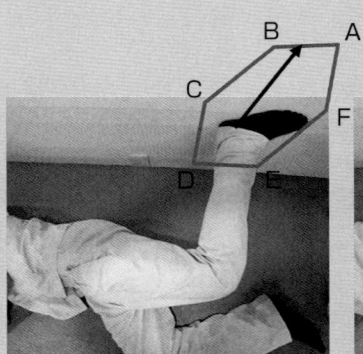

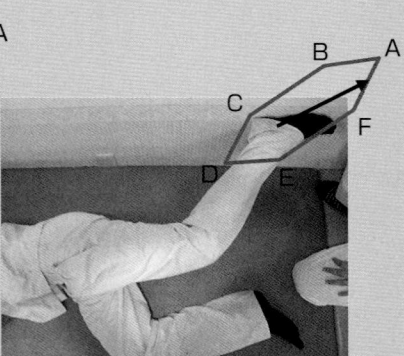

a. 開始肢位　　b. 中間肢位　　c. 最終肢位

図3　拮抗二関節筋コントロールエクササイズ
足底を壁に押しつけながら，股関節の肢位を変えずに膝関節を伸展させる

活動のパターンが変わることに注意する。図5aのように体幹を直立させた状態では，下肢の出力はA方向となり，大殿筋・大腿広筋群・大腿直筋の筋出力で下肢を支える。図5bのように体幹を前傾させると，出力の方向はA～B間となり，拮抗二関節筋である大腿直筋とハムストリングスで出力方向を制御する。図5cのように体幹を後傾すると，出力方向はA～F間となり，股関節周囲筋である腸骨筋と大殿筋で出力方向の制御を行う。ど

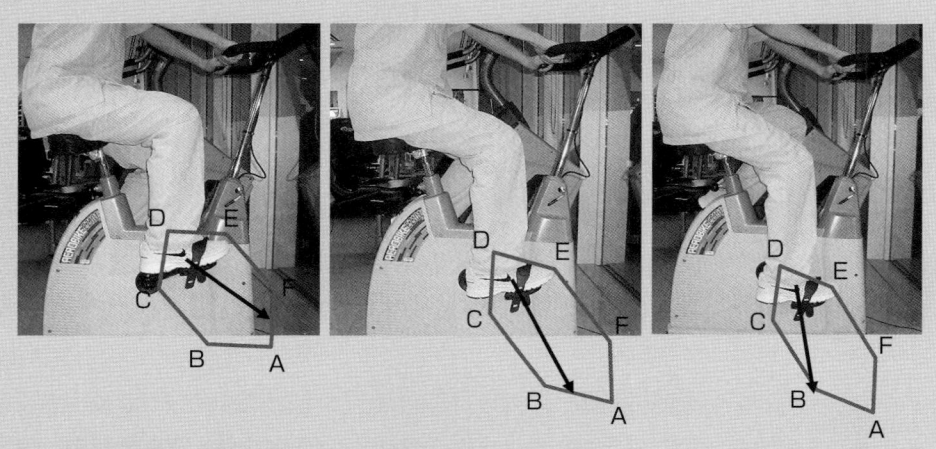

a. A～F方向への踏み込み　b. A～B方向への踏み込み　c. B方向への踏み込み

図4　自転車エルゴメータの踏み込み動作

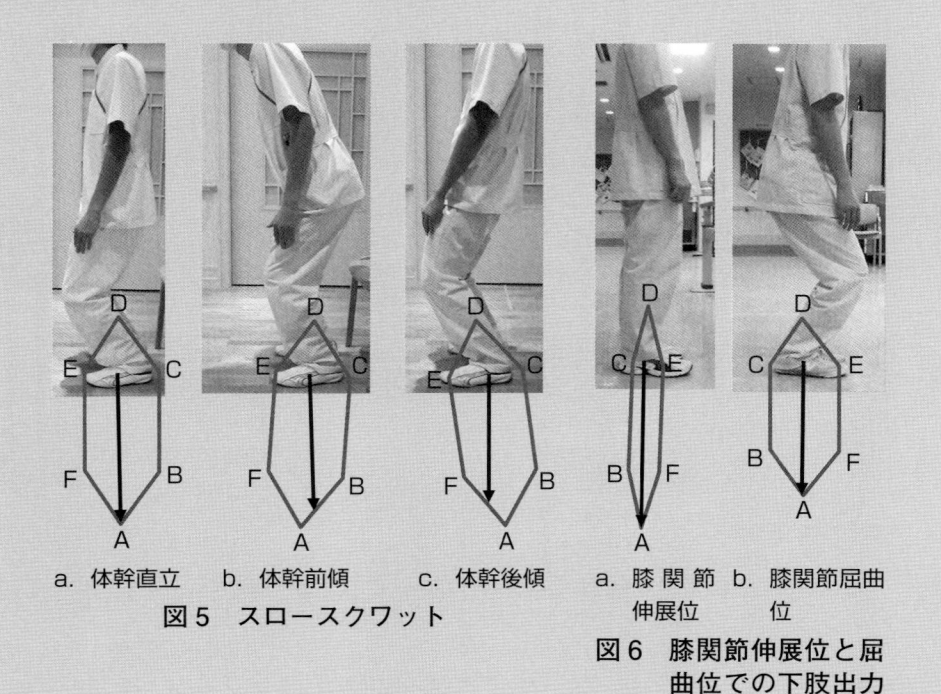

a. 体幹直立　b. 体幹前傾　c. 体幹後傾

図5　スロースクワット

a. 膝関節伸展位　b. 膝関節屈曲位

図6　膝関節伸展位と屈曲位での下肢出力の変化

の姿勢でも床反力はA・B・F内に収まるため常に大腿広筋群が働くと考えられる。図6は下肢出力の違いを示しているが，立位のほうが下肢先端で発揮される出力が大きいと考えられる。前述で述べたように膝関節伸展時に六角形ABCDEFの出力分布は縦に伸びる。そのため，同じ筋出力を発揮しても，膝関節屈曲位よりも伸展位のほうが下肢先端の出力が大きくなる。

協調制御理論からみた高齢者の立ち上がり

高齢者によくみられる現象として，立ち上がりが困難だが，立ってしまえば立位を保持できることがよくある。前述したように膝関節が伸展することで下肢出力を増すことができる。下肢筋力の衰えた高齢者の立ち上がりでは，離殿後いかに膝関節を伸展して立位となるかが重要である。図7は高齢者によくみられる立ち上がり方法である。この立ち上がりは膝関節伸展を上肢で代償している。前述したように，加齢によって衰えるのは膝関節伸展に必要な大腿広筋群であり，図7のように立ち上がる人は大腿広筋群の筋出力低下を上肢で支持することで補っていると考えられる。自転車エルゴメータやスロースクワットを実施し，大腿広筋群の選択的トレーニングを実施していく必要がある。離殿後の下肢出力はB方向を向いており，大腿広筋群とともに大殿筋・ハムストリングスが最大収縮する

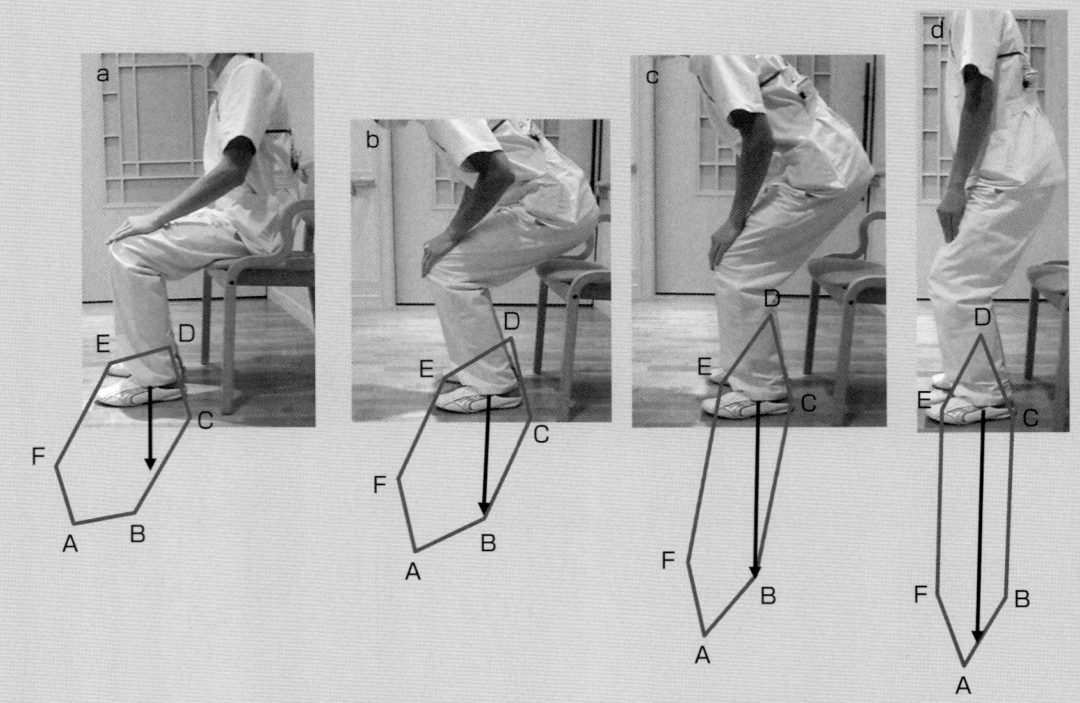

図7 高齢者によくみられる立ち上がり動作
a. 椅子座位。下肢出力方向はB～C間となり，大腿広筋群は働きにくい
b. 体幹を大きく前傾し離殿。上肢は膝の上で支持。B方向に出力し大腿広筋群は最大収縮する
c. 体幹前傾位のまま上肢で支持しながら膝関節伸展。六角形が縦に伸び下肢出力が増大する
d. 膝関節が伸展した後，体幹を直立。六角形ABCDEFも直立化し，下肢出力がさらに増大する

（図7）。離殿がうまくできない人は大殿筋・ハムストリングスの選択的トレーニングも有効と考えられる。高齢者には歩行はできても立ち上がりに難を要する人が多いが，下肢骨格が伸びた状態で立位や歩行エクササイズをいくら繰り返しても，立ち上がり動作の改善にはつながらない。

おわりに

今回，図に示した六角形の出力分布はあくまで模式的に描いたものである。今後臨床データを蓄積し，治療の有効性を示すことが著者自身の課題と考える。

京都大学名誉教授熊本水頼先生には助言をいただいた。記して深謝の意を表する。

文　献

1) 熊本水頼：協調制御モデル．熊本水頼（編）：ヒューマノイド工学生物進化から学ぶ2関節筋ロボット機構．東京電機大学出版局，2006，pp81-100
2) 阿部友和，他：実行筋力計測結果．熊本水頼（編）：二関節筋運動制御とリハビリテーション．医学書院，2008，pp88-93
3) 畠　直輝：実行筋駆動ヒューマンシュミレーション．熊本水頼（編）：二関節筋運動制御とリハビリテーション．医学書院，2008，pp139-143
4) 藤川智彦：コンタクトタスク解消簡易モデルの提示．熊本水頼（編）：ヒューマノイド工学生物進化から学ぶ2関節筋ロボット機構．東京電機大学出版局，2008，pp119-132

72 立ち上がり時の重心前方移動を可能にする

近藤　淳／横須賀市立市民病院 リハビリテーション療法科

◆治療のポイント
1. 骨盤・体幹前傾の誘導
2. 下腿前傾誘導
3. 慣性力の利用

立ち上がり時における重心前方移動不足の原因

　臨床上，立ち上がり時に重心前方移動が困難で，立ち上がりを獲得できない症例を多く経験する。立ち上がり時の重心前方移動において，股関節と足関節の動かし方の戦略が重要と考える。言い換えると股関節屈曲（骨盤・体幹の前傾）と足関節背屈（下腿の前傾）である（図1）。スクワット動作時の股関節と足関節は補完しあうとされており[1]，立ち上がり時の重心前方移動に関しても同様のことがいえる。両関節のストラテジーが適度に補完しあい量的に十分な状態であれば，立ち上がり時の重心前方移動は十分となる。一方，両関節の運動が量的に不足した状態になると，重心の前方移動が不十分となる。

　また，立ち上がりには力ストラテジーと運動量ストラテジーがある[2]とされている。運動量ストラテジーは，骨盤・体幹前傾の勢いを股関節伸展筋でブレーキをかけることで，膝関節伸展のモーメントに変換するという慣性力を利用する。これが利用できず，力ストラテジー（重心を支持基底面に投影させ続けながら立ち上がる。主に筋力を利用する）で立ち上がる場合は，重心の前方移動量をいっそう要求されることとなる。

立ち上がり時の重心前方移動の評価

　矢状面上にて，立ち上がりの際の動作観察を行う。まずはTh9を目安にして座位時の上半身質量重心を捉えつつ[1]，体幹が頭尾方向に真っすぐの状態で骨盤・体幹の前傾が起きているか（骨盤が前傾せず，体幹が屈曲していないか）を評価する。その後，離殿のタイミングで下腿の前傾が適度に起きているかを評価する。

　立ち上がりのスピードの程度や，骨盤・体幹前傾の停止するタイミングで殿部離床・膝関節伸展が起きているかを観察し，運動量ストラテジーでの立ち上がりが行われているかを評価する。

立ち上がり時における重心前方移動不足の治療

　高齢者などで関節可動域や筋力はある程度保たれているにもかかわらず，立ち上がり時に重心の前方移動が困難な患者は多い。その際，股関節屈曲より骨盤・体幹の前傾を，足関節背屈より下腿の前傾を学習させることが必要である。

方法1—骨盤・体幹の前傾が不足している場合①

　図2は骨盤前傾の誘導である。股関節（鼠径部を目安）にセラピストや患者自身の指などを置き，それを潰すように身体を前方に倒すよう指示する。体幹ではなく股関節を屈曲させて骨盤前傾を誘導する[3]。図3のように大腿前面の皮膚を同時に遠位方向へ移動させると，骨盤前傾を誘導する[1]ことができる。

方法2—骨盤・体幹の前傾が不足している場合②

　図4は骨盤・体幹前傾の誘導である。方法1で体幹が頭尾方向に真っすぐの状態を保持できない場合に行うアプローチである。端座位の状態で棒などを背面より仙骨部・胸椎部・後頭部に接触させ，接触させている部分を離さないように意識しながら骨盤・体幹を一体として前傾させる[3]よう誘導する。高齢者ほど胸椎部が屈曲位にある場合が多いが，立ち上がりには胸椎伸展が重要と考える。胸椎部を伸展させるために，フェイスタオルを丸めたものなどを胸椎部背面に当て背臥位をとる，または両手を頭の後ろに組み，両上肢を後方へ開くことを付加的に行っていく。

方法3—下腿の前傾が不足している場合

　図5は下腿前傾の誘導である。車輪付き椅子（例えばPTチェアーや車いす）を利用し

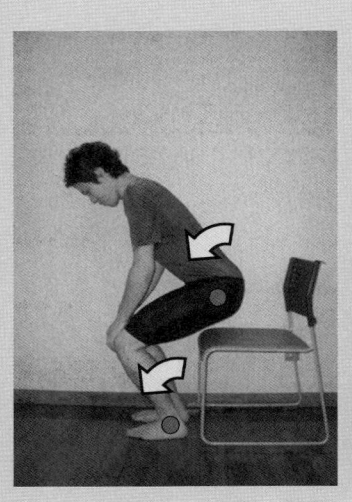

図1　立ち上がり時の股関節屈曲（骨盤・体幹の前傾）と足関節背屈（下腿の前傾）

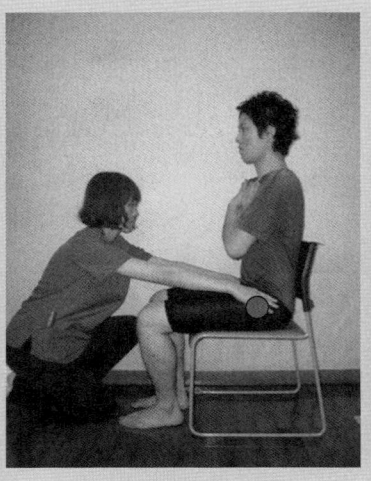

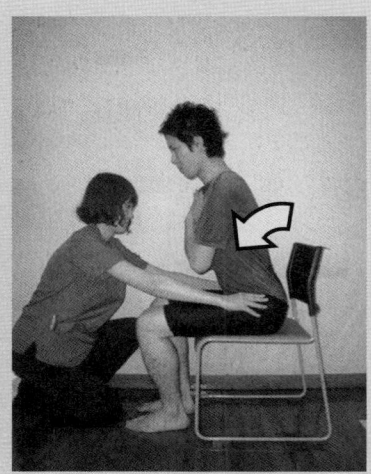

a. 開始肢位　　　　b. 骨盤前傾

図2　骨盤前傾誘導①

下腿前傾を誘導する．車輪付き椅子に座り，足底を接地した状態で，下腿の前傾により椅子を前方へ移動させる．場合によっては図6のようにバランスボールを下腿前方と床の間にはめ込みバランスボールを潰す要領で下腿を前傾させる．その際，踵部が床から離れると，足関節底屈を誘導してしまうため注意が必要である．また，上半身の慣性力を利用することで車輪付き椅子を移動させ，下腿の前傾を行わないようにしなければならない．

方法4―立ち上がりのスピードが遅く，骨盤・体幹前傾の停止するタイミングで殿部離床・膝関節伸展が起きない場合

図7は慣性力を利用した立ち上がりの学習である．端座位にて上肢は伸展位で大腿上に置き，上肢伸展したまま勢いよく骨盤・体幹を前傾することで，大腿上の手掌を前方に滑らせていく．両手掌が膝蓋骨にかぶさったところで，膝から上の身体を一体として勢いを

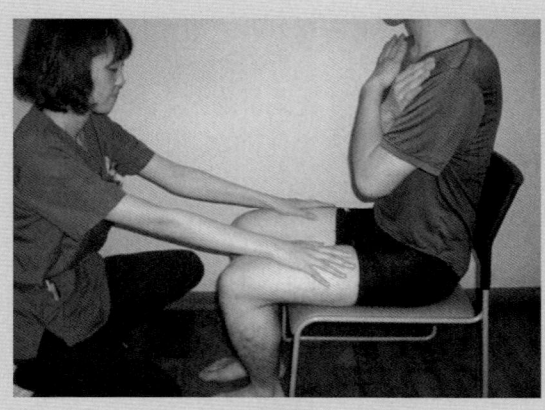

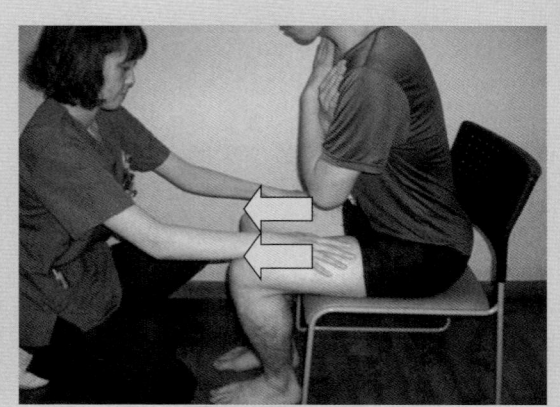

a．開始肢位　　　　b．骨盤前傾

図3　骨盤前傾誘導②

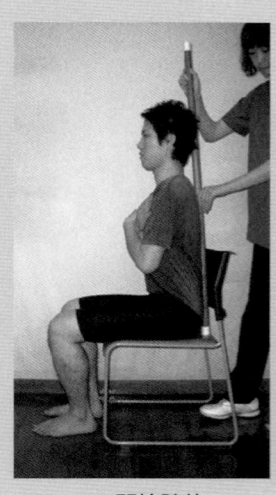

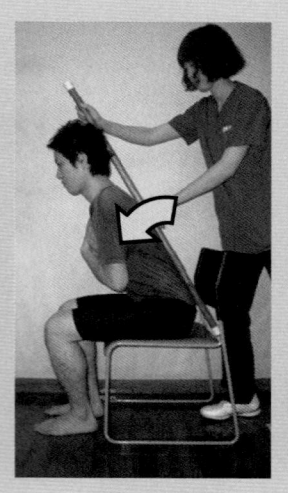

a．開始肢位　　　b．骨盤・体幹前傾　　　a．開始肢位　　　b．下肢前傾

図4　骨盤・体幹前傾誘導　　　　　　図5　下腿前傾誘導①

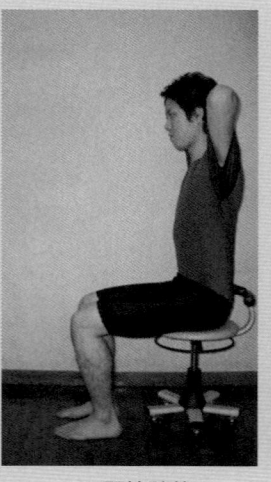

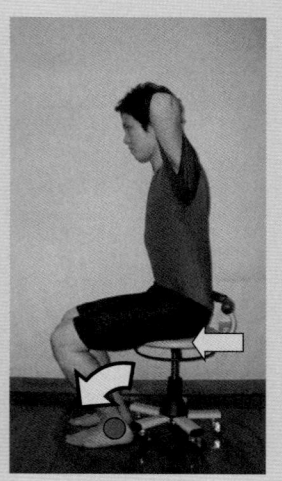

保ったまま殿部離床を行うよう誘導する．その際，膝蓋骨で手掌を前方に軽く押すように意識させ，下腿の前傾も同時に誘導する．離殿後は立ち上がらず，すぐに着座する．これを繰り返し行い，慣性力を利用した殿部離床のタイミングを学習する．膝蓋骨のところまで手掌を移動することで，上肢の力を利用せず，股関節伸展筋での骨盤前傾のブレーキを習得することができる．

文献

1) 山口光圀，他：結果の出せる整形外科理学療法．メジカルビュー社，2009, pp135-149
2) 田中 繁，他：いすからの立ち上がり－動作分析の現状と今後の研究方向．高橋正明，他（編）：理学療法MOOK6 運動分析．三輪書店，2000, pp81-82
3) 石井慎一郎：運動器疾患の理学療法における運動制御・学習理論応用の考え方．理学療法 26：808-809, 2009

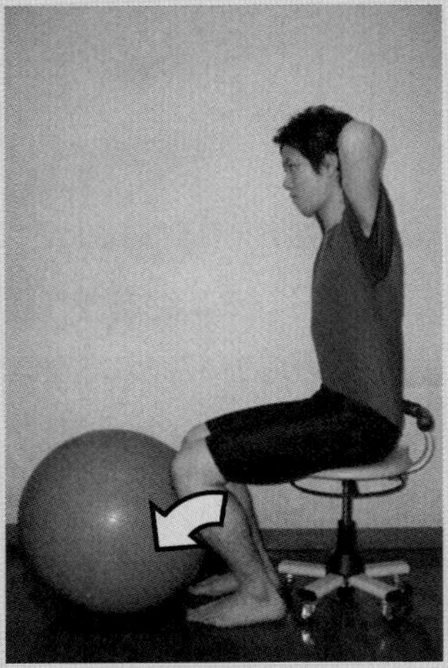

図6 下腿前傾誘導②

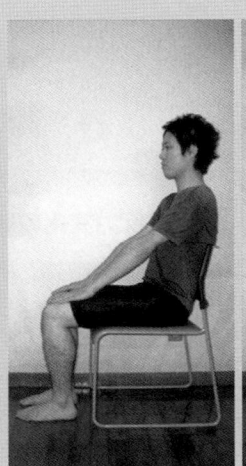

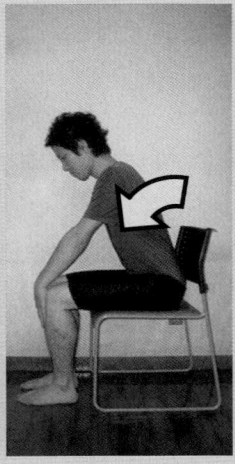

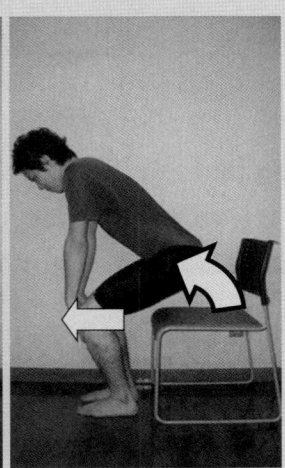

a. 開始肢位　b. 骨盤・体幹前傾　c. 殿部離床

図7 慣性力を利用した立ち上がりの学習

73 床反力変化の順序性に着目したエクササイズ

佐々木和敏／新葛飾ロイヤルクリニック

◆治療のポイント

1. 床反力変化の順序性
2. 疑似床反力操作
3. バイオメカニクス

床反力に着目したエクササイズ

　ニュートンの第3法則（作用・反作用の法則）に基づいて，身体が床への作用力を発生させた時に，身体は同じ大きさで向きが反対の力を床から受ける。これが床反力である（図1)[1]。

　床反力に着目したエクササイズはいくつか紹介されている。徒手で反力を疑似的に作り出し，反力作用点を変化させることで，選択的な筋収縮を促すことができる[2]とされていたり，感覚情報（床反力）が筋活動のトリガーとなっているという，運動制御的視点からのプログラム[3]として捉えられていたりする。しかし，それらのエクササイズは動作の中での単一な状態に着目したものが多く，動きに伴う「順序性」に着目したエクササイズは散見する限りみあたらない。エクササイズを行う際に，「順序性」というのは重要な要素の一つであると考えられる。

　そこで，本稿においては床反力変化の順序性に着目したエクササイズをいくつか紹介する。

床反力変化の順序性に着目したエクササイズ

　通常，人が移動する際，つまり身体重心を移動させる際には，床反力の大きさや向きをコントロールしたり，合成床反力作用点（COP：center of pressure）を重心の移動方向と逆方向に移動したりすることによって，動きはじめの動作を作り出すことが多い。その点に着目し，今回のエクササイズを考案した。後述する各操作を行うことで，各動作の円滑さやスピードが向上することを体験していただきたい。

しゃがみ込み

　しゃがみ込み動作では，合成床反力鉛直方向成分に着目すると，はじめに反力を小さくし，重心を下方に移動する。その後，反力を大きくし，重心の下方への動きを止める（図2）。エクササイズは，その動きを模して骨盤部を把持し，はじめに体を持ち上げるように操作する。その後，床方向への圧迫を加えるよう操作する（図3）。その操作を数回繰り返

し行う。

しゃがみ肢位からの立ち上がり

合成床反力鉛直方向成分に着目する。はじめに反力を大きくし，重心を上方に移動する。その後，反力を小さくし，重心の上方への動きを止める。エクササイズ方法は，その動きを模して骨盤部を把持し，はじめに床方向への圧迫を加えるよう操作する。その後，体を持ち上げるように操作する（図4）。その操作を数回繰り返し行う。

端座位からの立ち上がり

合成床反力前後方向成分に着目する。はじめにCOPは後方に移動し，合成床反力は前方に傾く。その後，COPは前方に移動し，合成床反力は後方に傾く動きがみられる（図5）。エクササイズ方法は，まず体幹下部に後方から前方への外力を加える。その後，前方から後方への外力を加える（図6）。その操作を数回繰り返し行う。

歩き始め

合成床反力左右方向成分に着目する。一歩目を右脚とした場合，はじめにCOPは右に移動し，合成床反力は左へ傾く。次にCOPは左へと移動し，合成床反力は右に傾き一歩目を出す。エクササイズ方法は，骨盤部を把持し，はじめに右側の骨盤部に床方向への圧迫を加え，次に左側の骨盤部に床方向への圧迫を加える（図7）。その操作を数回繰り返し行う。

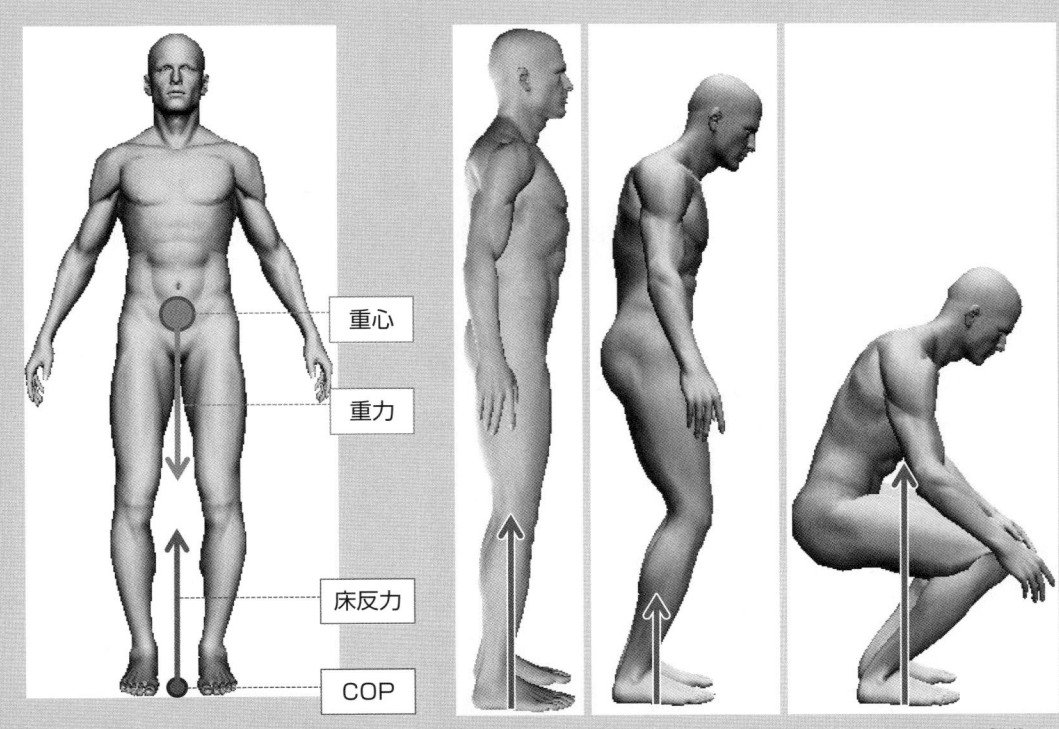

図1 床反力と床反力作用点（COP）

図2 しゃがみ込み時にみられる床反力の変化

起き上がり（背臥位から長座位へと真っ直ぐに起き上がる場合）

合成床反力前後（頭尾）方向成分に着目する。背臥位から長座位へと真っ直ぐに起き上がる場合，はじめにCOPは頭側に移動し，合成床反力は尾側方向に傾く。その後，COPは尾側に移動し，合成床反力は頭側方向に傾く動きがみられる。エクササイズ方法は，骨

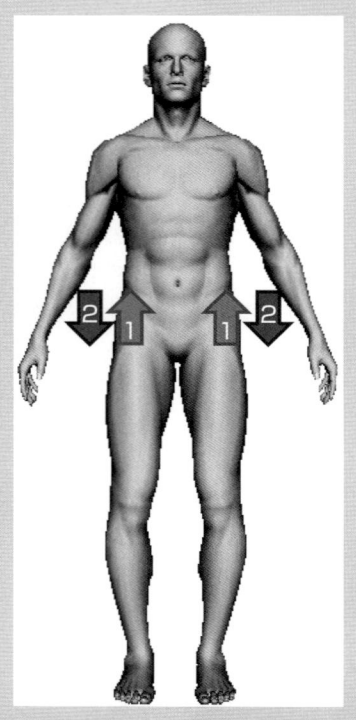

図3　しゃがみ込み操作

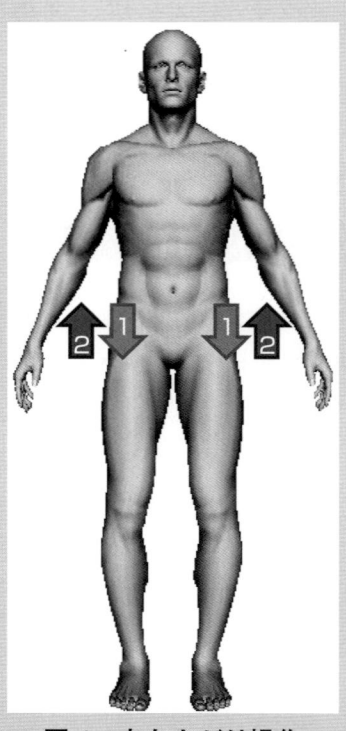

図4　立ち上がり操作

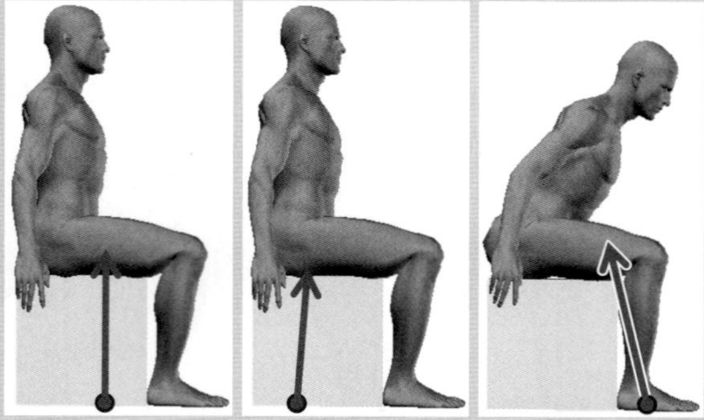

a. 端座位での　COP床反力

b. COPの後方移動と床反力の前傾

c. COPの前方移動と床反力の後傾

図5　端座位からの立ち上がり時にみられるCOPと床反力の変化

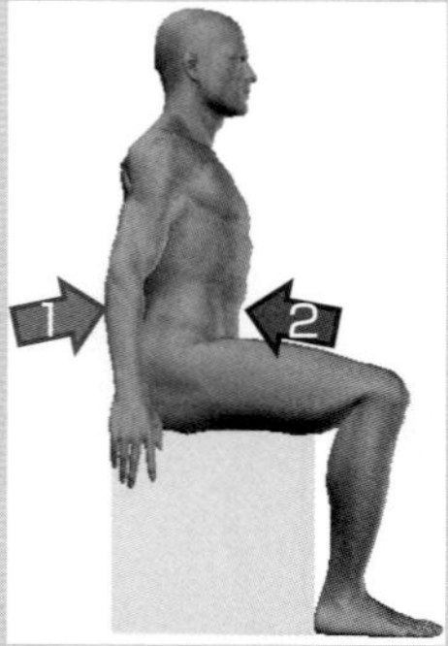

図6　端座位からの立ち上がり操作

盤部を把持し，まず後傾方向へ，その後，前傾方向へ操作する（図8）。その操作を数回繰り返し行う。

順序性の重要性

　床反力変化の順序性に着目したエクササイズをいくつか紹介した。前述した「しゃがみ込み」「しゃがみ肢位からの立ち上がり」のように，一見同じ操作の繰り返しであっても，そのはじめと終わりの順序を入れ替えることで，結果は逆のものになってしまう。このことは，動作の順序性を意識してエクササイズを行うことの重要性を示している。

　順序性を見極めるためには，動きの本質を見極める必要があり，理学療法を行ううえでは，バイオメカニクス的視点は欠かせないものではないかと考えている。

文　献

1) 中村隆一，他：基礎運動学 第5版．医歯薬出版，2000，pp333-384
2) 小関博久（編著）：外来整形外科のための退行変性疾患の理学療法．医歯薬出版，2011，pp5-19
3) 加藤　浩：多関節運動連鎖からみた骨関節疾患の筋機能．井原秀俊，他（編）：多関節運動連鎖からみた変形性関節症の保存療法．全日本病院出版会，2008，pp26-47

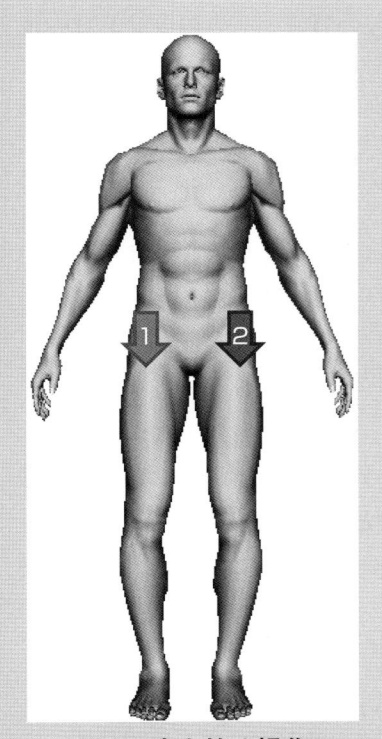

図7　歩き始め操作

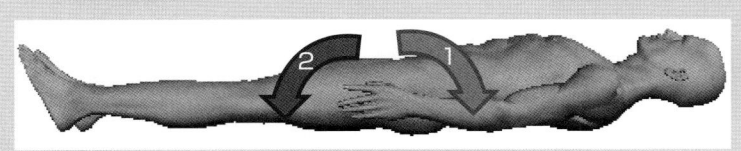

図8　起き上がり操作

74

ヒトの動き方―個性に合わせた動作戦略の提案

安里和也／桑野協立病院 リハビリテーション科

◆治療のポイント

1. 効率的な「動き方」―質量中心近くからのコントロール
2. 2つの動き方と2つの先導方法
3. 相互運動で全身へと波及する「動き方」

はじめに

　メカニカルストレスを臨床応用する際には関節トルクや荷重線といった物理的な外力（外的トルク）から関節に対する負担を考慮することが多い。しかし，形態異常が大きい場合，治療戦略を変えて考える必要がある。つまり，おのおのの形態（内的環境）に得意な動き（利点）や不得意な動き（欠点）はあったとしても，個体特有（個性）に合わせた適切な対応をするためには形態異常に捉われない方法があると考えている。それが「ヒト」という多様性をもった生物に対応するために必要なことであり，多様な社会へもつながっていると考えられる。今回，身体各部位から全身への相互波及運動を示し，「動き方」という新しい視点を用いて，臨床に応用したいと考える。

効率的な「動き方」とは

　地球上で物体を移動させる際に注意すべき点は，移動対象の質量中心点のコントロールである。また対象物の形態も重要であり，大きく複雑な形態であるほど，分節を分けておのおのの質量中心点を探し出し，その中心点から動き出すようにするとスムーズに動き出しやすいと考えられている。また，質量中心点から近ければ操作コントロールはしやすくなると考えられる（図1，2）。

　そこで身体各分節の質量中心点コントロール法により，相互作用を用いて身体をスムーズに扱う方法を提唱したい。

2つの動き方と2つの先導方法

　前述のように地球上での「動き」は，物体の質量中心点の「動かし方」で大部分が決まるため，重要な身体の質量中心点を3つ捉え，そのコントロール法を考えてみたい。その3

つの質量中心点とは，福井が提唱する上半身質量中心点[1]，運動学の教科書に記述されている全身の身体質量中心点[2]，またKapandjiが提唱する頭部質量中心点[3]の3つである。

質量中心点コントロール法の基本は，質量中心点の周りを囲む仮想の4つの身体分節を考え，おのおのの分節の動かす方向を対象者とともに探し出すことから始める。つまり，おのおのの質量中心点の後方から前方に向かって動かすことによる中心点からの「動き方（図3）」と，逆に前方から後方の質量中心点に向かって動かすことによる中心点からの「動き方（図4）」の2通りのパターンがあり，それぞれ上部の分節が先導するパターンと下部の分節が先導するパターンがある。以上より2つの「動き方」とおのおの2つの「先導パターン」で2×2の4つの「動き方」を考案した。

上半身質量中心点の場合

上半身質量中心点では質量中心点より上部の胸郭と質量中心点より下部である腰腹部を左右に分け，仮想の4つの分節を想定し，各分節を球体状にイメージする。4つの球体が後方から上半身質量中心点の前方，すなわちみぞおちあたりに向かって動くパターンと前方のみぞおちあたりから上半身質量中心点の

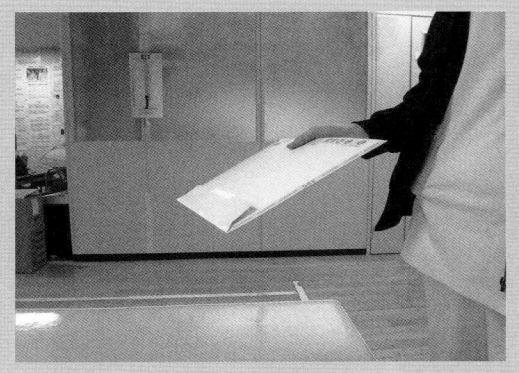

図1 重心から近い位置でのコントロールでは力点と作用点の距離によって物体にかかる負荷が少ない

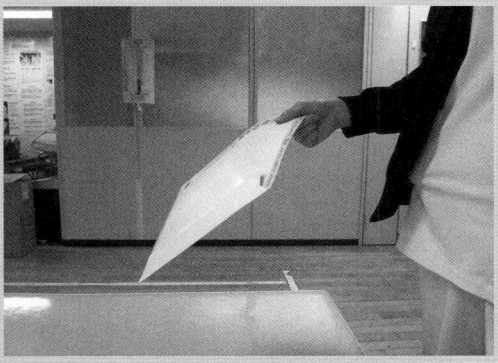

図2 重心から遠い位置でのコントロールでは力点と作用点の距離によって物体にかかる負荷が大きくなる

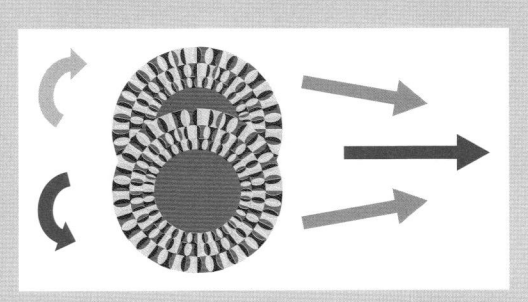

図3 矢状面より観察（後方から前方へと向かう動き方）

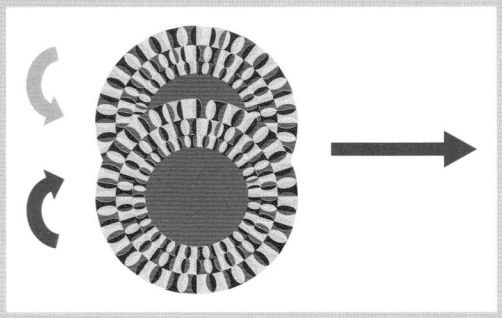

図4 矢状面より観察（前方から後方へと向かう動き方）

後方第7～9胸椎あたりに向かって動くパターンに分ける。おのおのの胸郭先導パターンと腰腹部先導パターンの2通りの方法をもち，合計4パターンでの「動き方」を想定することになる（図5）。また，このパターンは立位時の身体質量中心点でも同様であり，身体質量中心点の周りの仮想の4つの分節を上部が左右の骨盤（腸骨），そして下部が左右の大腿として考える。それら4つの分節を球体状にイメージしながら，前方から後方へ向かう「動き方」と後方から前方へ向かう「動き方」を考えるのである。頭部の質量中心点でも同様に，左右の頭部と左右の頸部にて仮想の4つの分節を想定する。

「動き方」の選択方法

前述のイメージの「動き方」を臨床に用いる際，対象者の適切な「動き方」を判断する方法を提示する。まず腰腹部についてであるが，背部から手をあてがい上半身質量中心点から左右の腸骨稜に向かって誘導する場合と，逆に左右の腸骨稜から上半身質量中心点に向かう場合とで，セラピストの手に感じる抵抗感と対象者が感じる心地よさを手がかりに最適な誘導方向を求める（図6）。次に，胸郭については胸骨と両肩甲骨に手が当たらないよう考慮し，左右前方の肋骨と後方の肩甲間の肋骨に手をあてがい誘導する。腰腹部と同様に後方の第7～9胸椎から頭頂方向を通

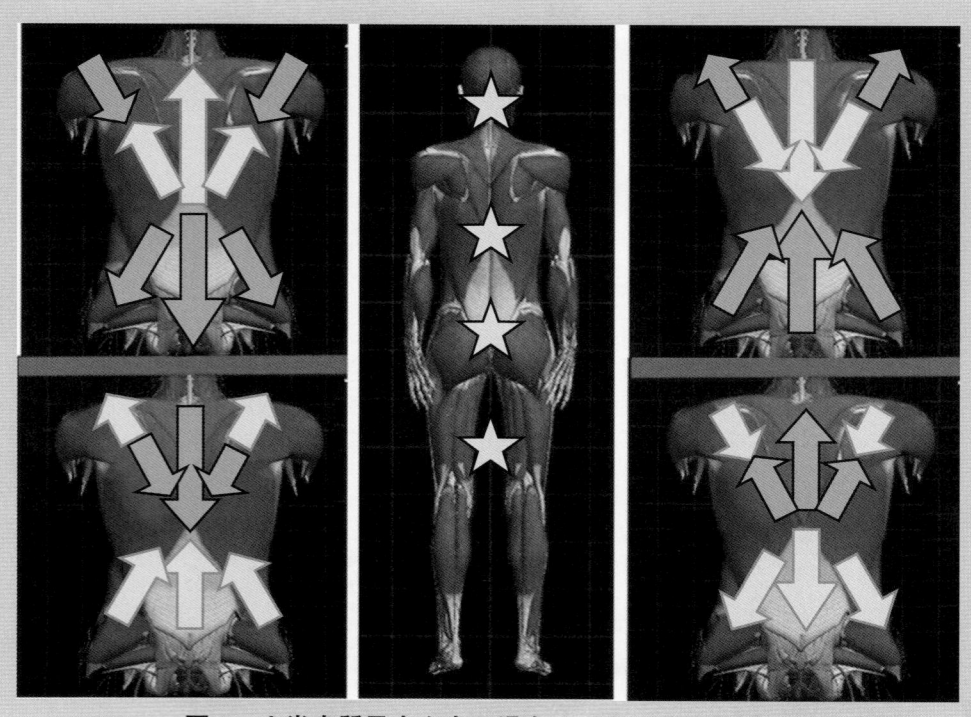

図5　上半身質量中心点の場合（文献4）より改変引用）
身体の動かし方：上半身質量中心点を中心に胸と腹で4つの象限を作成し，おのおのの運動方向を決める

りみぞおちへと向かって誘導する場合と，みぞおちから第7～9胸椎へと向かって誘導する場合で比較する（図7）。

前述の方法により，導き出された胸郭の最適な誘導方向と腰腹部の最適な誘導方向の2つを比較し，メインとなる誘導方向をセラピストの手に感じる抵抗感と対象者が感じる心地よさを手がかりに決める。

メインとなる誘導方向に回旋を加え，左右のねじれの確認を行う。メインとなる誘導方向が胸郭の場合，右胸郭を後方から前方へと向かう動きに誘導し，左胸郭を前方から後方へ向かう動きに誘導するパターンとその逆のパターンを比較し，左右どちらのねじれが最適かを決定する。また，そのねじれの方向とねじれがないパターンとで比較し，最適な誘導方向を確認する。同様に他方（腰腹部）の分節でのねじれも確認する。

最終的にメインとなる誘導方向を手がかりに，上下左右で比較し，4つの分節の最適な誘導方向を決定する。

相互運動で全身へと波及するタイプ別「動き方」

前述の方法で導き出された最適な誘導方向を全身につなげていく際に重要なのが，相互運動である。上半身質量中心点を中心とした4つの分節も基本的には上部と下部が逆方向

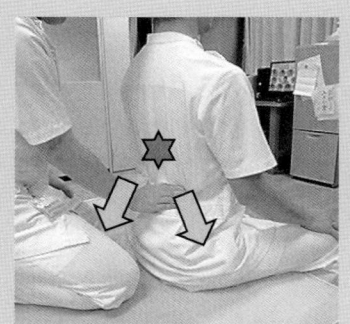

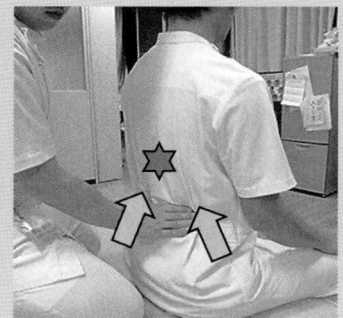

図6　腰腹部の判断方法
第7～9胸椎から両腸骨稜へ向かう誘導と両腸骨稜から第7～9胸椎へ向かう誘導を比較する

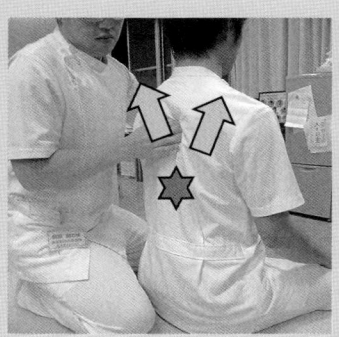

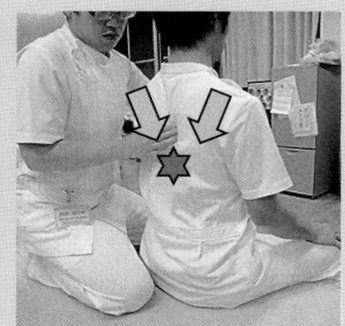

図7　胸部の判断方法
第7～9胸椎から外上方へ向かう誘導と外上方から第7～9胸椎へ向かう誘導を比較する

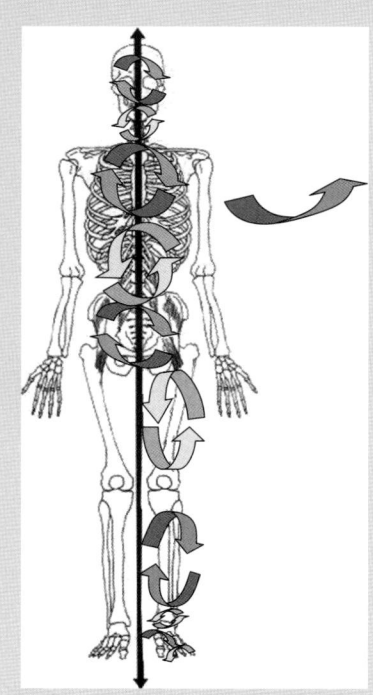

図8　全身へと波及する相互運動の一例

へ動くように，隣接する部位は逆の動きでつながっていることが多い．つまり相互運動になっているのだが，その相互運動を利用した上半身質量中心点からの「動き出し」は，全身へと波及し，隣り合う分節の質量中心点もつながりをもって動き，身体に1本の軸ができ上がるように，動くようになっていると考えている（図8）．

心と身体

質量中心点の扱い方が理解でき，コントロールがうまく行える状態になると心理的にも「落ち着き」が生じる．逆に質量中心点のコントロールが不良の際には，地に足がつかないフワフワとした状態となり，安定しにくくなる．また，心理的に落ち着きがない状態から身体反応が誘発され，不安定な影響を及ぼすことがある[5,6]．つまり，自分自身の質量をコントロールすることが自己コントロールにつながり，目の前のイベントに対し，どう行動すればよいかという疑問にも解決の糸口をみつけやすくなるのである．したがって，心と身体の扱い方を学ぶことが重要であり，そのためにも自身の現状を把握することが最も重要である．

文 献

1) 山嵜　勉（編）：整形外科学療法の理論と技術．メジカルビュー社，1997
2) 中村隆一，他：基礎運動学 第4版．医歯薬出版，1992
3) Kapandji AI（著），塩田悦仁，他（訳）カパンディ関節の生理学．医歯薬出版，2008
4) TEAMLAB BODY：http://www.teamlabbody.com/3dnote-jp/
5) 春木　豊（編）：身体心理学．川島書店，2002
6) 白石　豊，他：スポーツ選手のための心身調律プログラム．大修館書店，2000

75

筋収縮の応力特性を利用した局所アライメントのコントロール

江戸優裕／新葛飾ロイヤルクリニック

◆治療のポイント

1. 筋の作用の力学的解釈
2. 起始分節と停止分節への外力の付加
3. 起始分節と停止分節の肢位設定

筋収縮によって生じる関節運動のモデル化

筋の収縮によって生じる関節運動は，分節が受けている外力の状態によって多様に変化する。例えば，図1aのようなモデルにより関節の構造を単純化した場合，筋の収縮は関節にモーメントを与え，無重力環境下では分節Aと分節Bに同程度の回転運動を生じさせる（図1b）。しかし，分節Aに回転と逆向きの外力を加えた場合（図1c）は，当然のこと

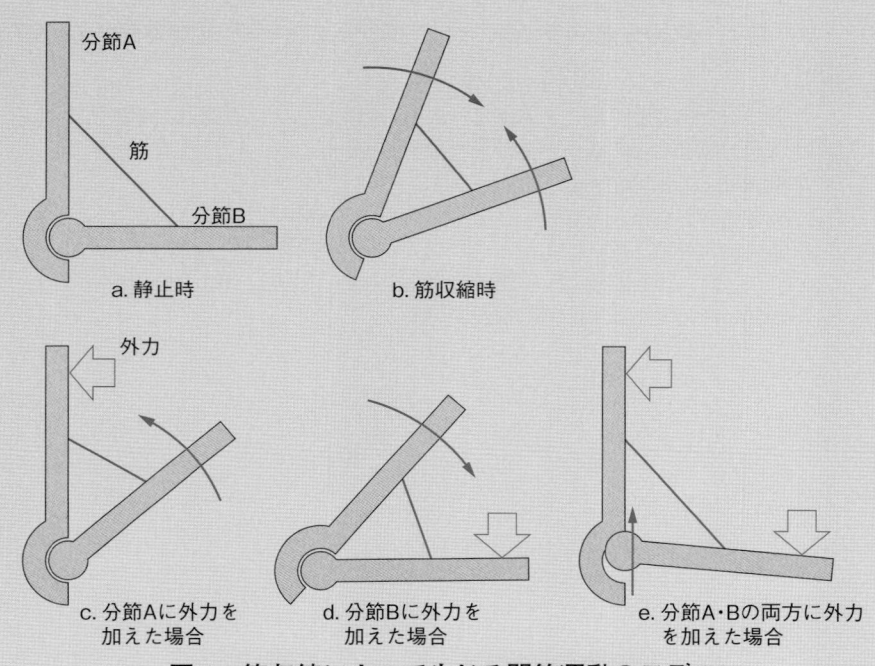

図1 筋収縮によって生じる関節運動のモデル

ながら分節Bが分節Aに近づくような運動となり，分節Bに外力を加えた場合（**図1d**）はその逆となる。そして，分節Aと分節Bの両方に外力を加えた場合（**図1e**）は，分節の回転運動が制限されることにより，筋張力が関節への剪断力となる。

これらのことから，筋の収縮によって生じる関節運動は，関節軸回りに筋の起始分節が動く要素と停止分節が動く要素，そしてどちらの分節も動かずに関節面への剪断となる要素といった3種類の要素の複合運動ともいえ，外力によって変化する。言い換えると，筋収縮に際して外力などのいくつかの条件を付加することで，関節に生じる運動の特性をコントロールすることが可能である。本稿では，このような理論的背景に基づく運動療法を提案する。

起始分節アライメントのコントロール

この運動療法の理論は，筋の収縮に際してその停止部の分節を他動的に固定しておくことにより，筋張力を利用して起始部の分節に矯正力を加えるというものである。すなわち，**図1d**の状況に相当する運動と捉えることができる。その成立条件を**表1**に示し，この理論を利用した運動療法の例を以下に提案する。

骨盤アライメント（腸骨インフレア，腸骨アウトフレア；図2）

図2aの肢位において，大腿骨の外方への動きを他動的に制限した状況で，等尺性に股関節水平外転運動を行う。これにより中殿筋の収縮力が，その起始分節である腸骨に対して内旋方向への応力となり，腸骨はインフレ

表1　起始分節アライメントのコントロールの成立条件

条件
・起始分節の運動方向と一致する対象筋の張力ベクトルが得られる肢位
・起始分節のさらに近位分節が動かない肢位
・対象筋の収縮効率のよい肢位
・対象筋以外の筋の弛緩
・他動的な停止分節の固定
・40% MVC 程度で約5秒間の対象筋の収縮（MVC：maximum voluntary contraction＝最大随意収縮）

ア（in flare）へと矯正される。逆に，図2bの肢位において恥骨筋，長内転筋，短内転筋による股関節水平内転運動時の大腿骨の内方への動きを制限すれば，腸骨はアウトフレア（out flare）へと矯正されることとなる。

胸郭アライメント（胸郭の挙上；図3）

図3aの肢位において，上腕骨の内方への動きを他動的に制限した状況で，等尺性に肩関節水平内転運動を行う。これにより大胸筋の収縮力が，その起始分節である上位・中位肋骨に対して挙上方向へのpump-handle motionを引き起こす応力となる。また，図3bの肢位で大胸筋下部線維による肩関節内転運動時の上腕骨の動きを制限すれば，中位肋骨の挙上方向へのbucket-handle motionを引き起こすことができる。第1～10肋骨の前面は，肋軟骨を介して胸骨で左右が連結されるため，これらの運動を片側に行えば，胸骨は同側へと偏位し，両側同時に実施した場合は，胸郭が挙上し胸椎の伸展が促される。

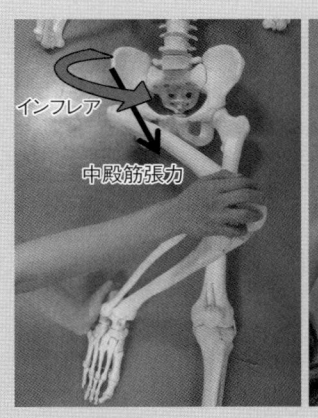

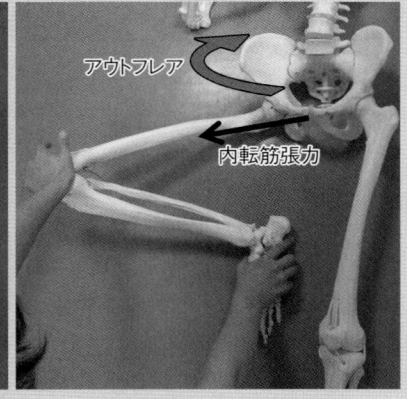

a．腸骨インフレア誘導　　b．腸骨アウトフレア誘導
図2　骨盤アライメントのコントロール方法

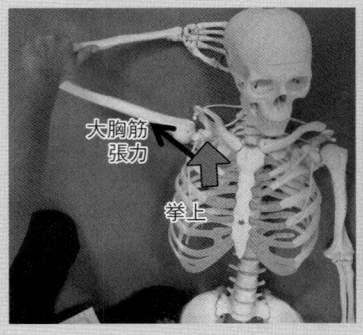

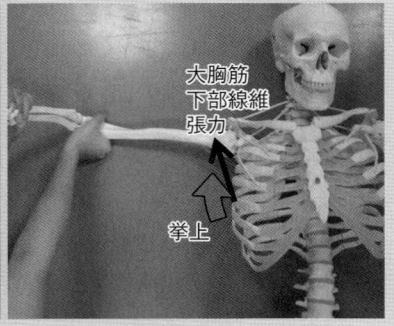

a．上位・中位肋骨の挙上方向へ　b．中位肋骨の挙上方向への
　のpump-handle motion誘導　　bucket-handle motion誘導
図3　胸郭アライメントのコントロール方法

関節アライメントのコントロール

　この運動療法の理論は，筋の収縮に際してその起始部と停止部の両方の分節運動を制限することにより，関節面に剪断力を加えるというものである．すなわち，図1eの状況に相当する運動と捉えることができる．その成立条件を表2に示し，この理論を利用した運動療法の例を以下に提案する．

股関節アライメント（大腿骨頭の内方化；図4）

　図4の肢位において，大腿骨の内方への動きを他動的に制限した状況で，等尺性に股関節内転運動を行う．これにより，股関節内転筋群の張力ベクトルが股関節への剪断力となり，寛骨臼に対して大腿骨頭を内方化させることができる．股関節外転時に大腿骨頭の内方への滑りが減少している場合に有効である．

肩関節アライメント（上腕骨頭の後方化；図5）

　図5の肢位において，上腕骨の後方への動きを他動的に制限した状況で，等尺性に肩関節伸展運動を行う．これにより，三角筋後部線維の張力ベクトルが肩関節への剪断力となり，肩甲骨関節窩に対して上腕骨頭を後方化させることができる．肩関節屈曲時に上腕骨

表2　関節アライメントのコントロールの成立条件

条　件
・関節の剪断方向と一致する対象筋の張力ベクトルが得られる肢位
・起始分節と停止分節の両方が動かない肢位，もしくは他動的な固定
・対象筋の収縮効率のよい肢位
・対象筋以外の筋の弛緩
・40% MVC 程度で約5秒間の対象筋の収縮

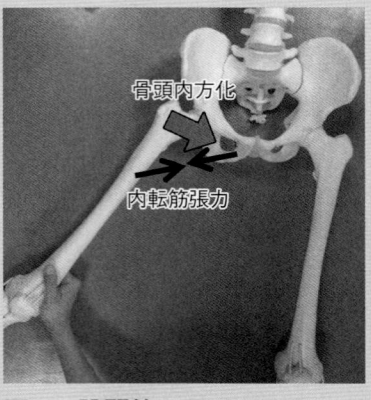

図4　股関節アライメントのコントロール方法（骨頭内方化）

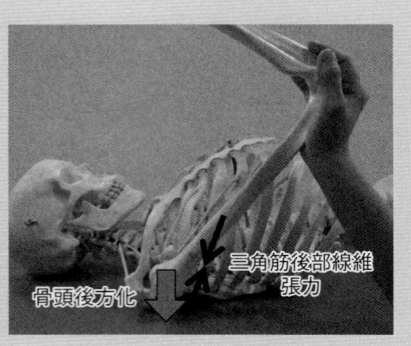

図5　肩関節アライメントのコントロール方法（骨頭後方化）

頭の後方への滑りが減少している場合に有効である。

おわりに

筋収縮が関節に与える作用を力学的観点で捉えると，筋は起始と停止の両方の分節に牽引力を与え，それにより生じる関節運動は外力の影響で特性が変化する。本稿では，このような観点で局所的なアライメントをコントロールするための運動療法を提案した。今回の内容はアライメントを変化させるための方法論にとどまっているが，実際の臨床場面ではどのような動きの変化をねらってアライメントを変化させるかという思考過程が必要となる。例にあげたアライメントの変化によって期待される身体運動の変化や，他の運動療法との組み合わせについては，運動学に基づき読者ご自身で解釈したうえで，展開していただきたい。

76

中間評価を介した立位から動作への治療展開

本島直之／中伊豆リハビリテーションセンター リハビリテーション部

◆ 治療のポイント

1. 中間評価として，回旋動作，前方へのステップ動作，上肢挙上動作などを行う
2. 足部−骨盤−胸部の配列と動きに着目する
3. 支持基底面の分割や制限を行い治療する

はじめに

　理学療法において，立位姿勢の評価や治療は重要であるとされている。姿勢の不良が腰痛や肩関節周囲炎をはじめとする整形外科的疾患の原因となることがあるからであろう。また，立位姿勢は動作の開始位置として重要であるともされているが，立位姿勢と動作の関連性については，報告が少なく明確でない。筆者自身は，立位姿勢への治療が直接歩行のような動作の改善につながった経験が多くある。ただし，立位姿勢の修正イコール動作の改善とならないのは当然である。そこで重要となるのが，両者を結びつける評価（以下，中間評価）であると考える。この中間評価では，単関節に関わる筋力や可動域のみでなく，身体全体の動き（制御方法）の評価に重点をおくことで，立位姿勢の改善とともに，中間評価項目の改善が動作の改善につながる。本稿では，立位姿勢の評価から中間評価を介した動作への展開として，立位姿勢の評価ポイント，中間評価として行う動作の提示とその分析ポイント，治療方法を提示したい。

立位姿勢評価のポイント

　立位姿勢の評価は，前額面と矢状面を中心に行う。分析部位は，関節運動（屈曲・伸展，内転・外転など）や骨盤や体幹の傾斜に加えて，足部に対する骨盤と胸郭の前後左右の位置関係に着目することが重要である。骨盤の位置の基準は，前額面では両上腸骨棘の中点，矢状面では両上前・後腸骨棘の中点とし，胸郭の位置の基準は上半身の質量中心点である第7〜8胸椎とする。基準となる足部においては，前額面では左右内果の中点，矢状面では外果とする（図1）。また，立位では身体重心位置の投影点である足圧中心（COP：center of pressure）の推測が重要である。これは足部のどの位置から床反力が出現しているかが，特に下肢関節に関わる筋緊張に強く関係しているからである。もし，身体位置からCOPの推測が困難な場合は，足部にかかる圧力が可視化しやすい柔らかい床面上で確認する（図2）。

中間評価として行う動作

中間評価としては，立ち上がり動作，立位での体幹前屈動作，体幹前屈位から体を起こす動作，上肢挙上動作，立位での回旋動作（振り向き動作），前方へのステッピング動作，さらに2歩目の前方へのステッピング動作などがあげられる．立ち上がり動作の分析は骨盤前傾・後傾や腰椎伸展が起きるか，身体重心の前方推進を制御できているかという評価であり，立位での前屈動作の分析は，矢状面における股関節戦略の評価に有用である．また，上肢挙上動作の分析は，上肢挙上に伴う体幹の動きや挙上側への身体重心移動の評価に有用である．回旋動作では回旋側への適切な体重移動や過剰回旋部位の評価を行う．前方へのステッピング動作では，ステッピングに伴い支持脚に適切に体重移動ができているか，体重移動がスムーズに行えるかを評価できる．今回は，歩行動作につながりやすい回旋動作と2つの前方へのステッピング動作の評価方法と分析ポイントを提示する．

中間評価の分析ポイント

基本的に立位姿勢の評価と同様に，前額面・矢状面上の骨盤と胸郭の位置関係の変化に着目する．回旋動作では，足部と骨盤・胸郭が一直線上に配列されたまま，回旋側に移動することが望ましく（図3），それに加えて足部から頭側へ順に回旋していることが望ましい．なお，関節（または骨）の動きは右回旋時の右半身の部位を例にとると，距骨下関節回外（足部の内反），腓骨挙上，下腿外旋，大腿外旋，腸骨後傾，肋骨後傾，肩甲胸郭関節内転，肩関節外旋が必要となる．前方への

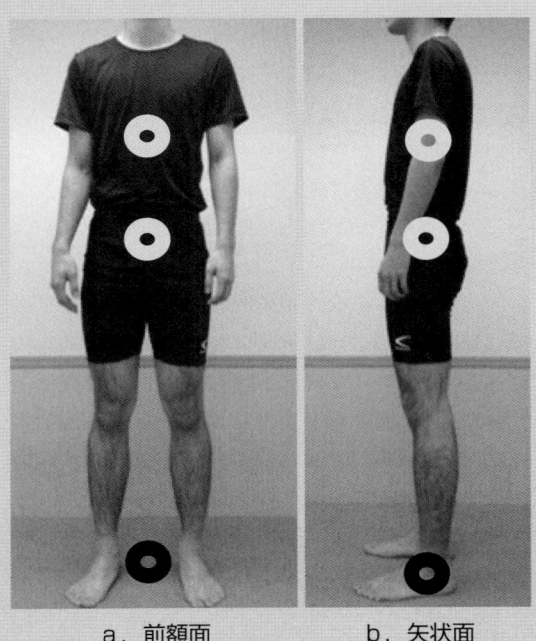

a．前額面　　b．矢状面
図1　立位姿勢の分析ポイント

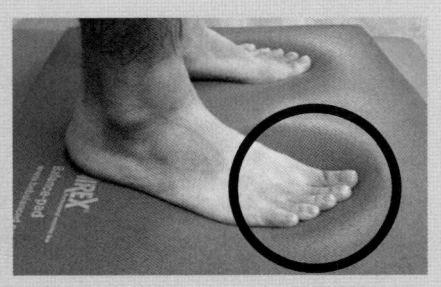

図2　バランスパッド上で前足部荷重での立位の様子

ステッピング動作では，遊脚側の足部が地面から離れるまでの時期（以下，離地準備期）とその足部が接地し，いわゆる単脚支持となる時期に着目する。2つの期はともに，回旋動作と同様に足部と骨盤，胸郭が一直線上に配列されたまま，離地準備期では支持側に，立脚期では立脚側に移動していることが望ましい。歩行の改善が目的であれば，一歩のステップ動作のみでなく，さらに一歩前方にステップする動作（2歩踏み出す動作）を行い，その際の前方への重心移動に対して，骨盤と胸郭が直線上に配列したままで行われているかを評価する。

中間評価の項目動作を改善する方法

中間評価での問題点に対する立位での治療方法を提示する前に，前述した関節可動域（または骨）の評価と，臥位や座位での中間評価類似動作（座位での体幹回旋動作など）が適切に可能か評価することが重要である。

具体的な治療方法の一部を提示する。まず，患者が自らのCOPを前後で意識しやすいように，ストレッチポールなどで支持基底面を前後で分離する（図4）。この環境で骨盤と胸郭の位置を徒手で調整しながらスクワット動作などを行うことで，骨盤と胸郭の位置の修正が可能となる。その際，壁を背にして行うことで感覚入力が増し，位置の修正が容易となる場合もある。この動作が可能であり，中間評価で骨盤前方偏位が著明（一番最初に骨盤前方偏位が起きる）な場合は，COP前方偏位が疑われるため，ストレッチポールを前方に倒す動作と足関節背屈運動を行わせる（図5）。このことにより，COPを後方に移動した状態で，骨盤後方偏位が可能となる。この動作と逆の動作（ストレッチポールと骨盤を近づける動作と足関節底屈運動）を

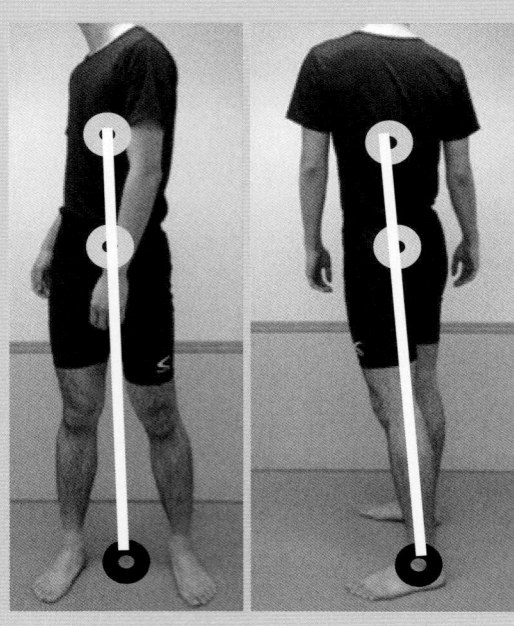

a．前額面　　b．矢状面

図3　回旋動作を例にした正常な足部と骨盤・胸郭の位置

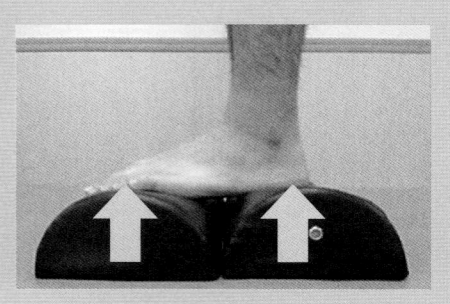

図4　支持基底面の分割方法

行えば，骨盤前方偏位を誘導できる．一方で，胸郭後方偏位が著明（一番最初に胸郭後方偏位が起きる）な場合は，COPの後方偏位が疑われるため，足関節を軸に骨盤と胸郭が一直線上に位置したまま前に倒れるような動きを行う（図6）．このことにより，COPを前方に移動した状態で，胸郭前方偏位が可能となる．これらの運動が可能となれば，ストレッチポールにのった状態，つまり支持基底面を制限した状態で図6のような訓練を行うなど，運動の難易度を上げ，歩行などの応用動作でも足部・骨盤・胸郭の配列や動きが適切となるように定着を図ることが重要である．

おわりに

今回提示した中間評価項目とその分析ポイントは，動作の改善を目的とした治療において姿勢評価が重要な評価の一つであることを示している．加えて，この評価が関節可動域や徒手筋力検査といった局所的な評価から動作を捉えることのみならず，運動連鎖を考慮し全身を捉えた治療展開が理学療法に定着することの一助になることを願いたい．

文　献

1) 久保裕子，他：姿勢・動作分析における身体重心点の視覚的評価の検討．理学療法学　33：112-117，2006
2) Kendall FP, et al：Muscle 5th ed—Testing and function with posture and pain. Lippincott Williams & Wilkins, Philadelphia, 2005, pp60-64

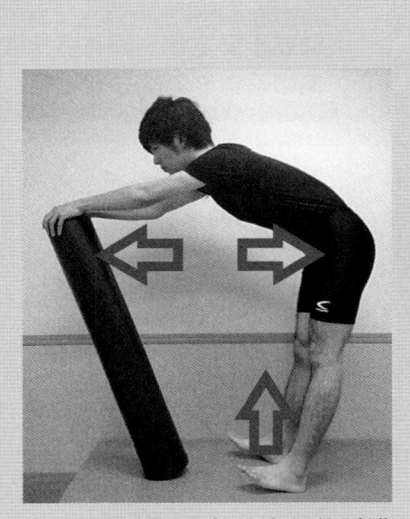

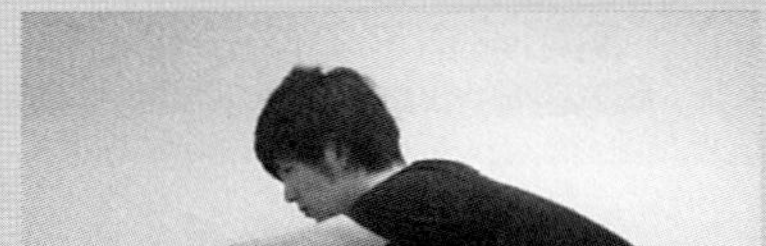

図5　COP・骨盤後方偏位誘導 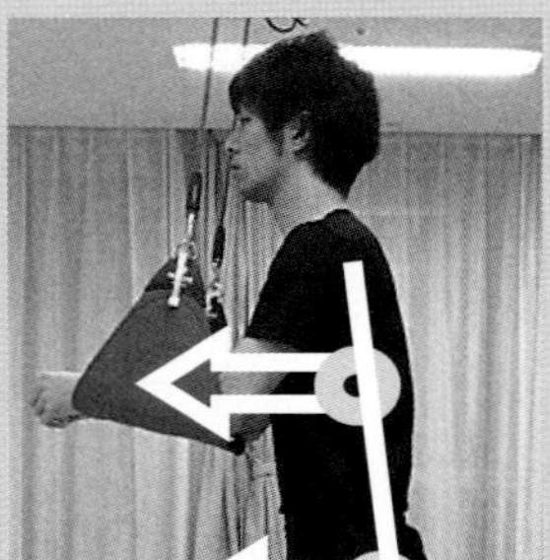　　図6　COP・胸郭前方偏位誘導

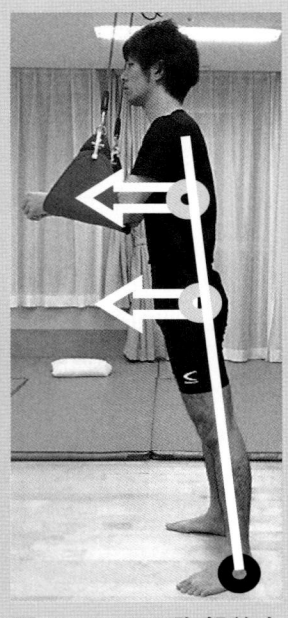

77

固有感覚機能の低下に対する関節運動アプローチ

吉田隆紀／関西医療大学 保健医療学部

◆治療のポイント

1. 関節の運動中心を整える
2. 関節受容器を介して関節運動をフィードバックする
3. セラピストと患者が関節運動を共有する

関節不安定性の要因

人工骨頭置換術後の患者や前十字靱帯再建術後，足関節捻挫後などの患者において，関節安定性の低下が認められることが多い。関節安定性に寄与する因子は，骨や靱帯，関節包などによる静的安定性と，筋の協調性や固有感覚，姿勢制御機能による動的安定性に分けられる。構造的不安定性は静的安定性の要素である靱帯損傷や関節包の弛緩などによって関節運動が増大する。また，機能的不安定性は動的安定性の欠損により発生する。前述の疾患による障害は，動的安定性の要素である固有感覚（関節位置覚，関節運動覚），筋機能（筋反応時間，筋力），姿勢制御機能の低下を有していることが多く，運動療法の重要性について数多く報告されている。

通常，関節の固有感覚機能の理学療法アプローチは，不安定板やエクササイズボールなどを用いたトレーニングを施行することが多い。しかし，不安定板やエクササイズボールを用いたトレーニングのみでは，関節の機能的な不安定性を有する患者においては，正しい関節運動は困難である。そして，固有感覚は関節周囲の情報を脳へ伝達し，関節運動を学習していく要素があるにもかかわらず，従来のトレーニングでは患者自身が関節運動を知覚して固有感覚に働きかけているとは言い難い。固有感覚受容器は，関節包や靱帯，滑液包に多く存在を確認されている。筆者はこの固有感覚受容器に働きかけるために，以下のようなアプローチを実践している。

関節不安定性・固有感覚機能低下に対する関節運動アプローチ（図1）

関節不安定性を有する場合，まず静的安定性要素の問題を解決することが必須である。捻挫や脱臼などの急性期における関節不安定性は，静的安定性要素である靱帯や関節包の支持組織の弛緩が要因として大きいが，慢性的な関節不安定性になると支持組織の弛緩と関節周囲の筋群や支持組織の拘縮要素が混在するため，適切に関節運動の中心を整えていくという理学療法の配慮が欠かせない。臨床上，慢性的に関節運動の中心が偏位している時には，過可動性を有している側と反対側の

関節可動域は低下していることが多い。これは，関節周囲の軟部組織の緊張バランスが変化することによって，関節運動の情報を誤認する可能性があるため，関節運動の中心が正常に近づくように軟部組織の拘縮要素を取り除く必要がある。その後，関節周囲の筋力増強を実施するが，非荷重時の筋力には問題がなく，荷重時にのみ関節の安定性低下が認められる症例が存在する。このような症例の動作の問題点として，筋収縮遅延や姿勢制御機能の低下という動的安定性要素があげられる。

本稿で紹介する固有感覚に対するアプローチは，固有感覚受容器が関節周囲の靱帯や関節包，滑液包に分布することを考慮し，荷重位での関節運動を促通することが目的である。従来の関節受容器に対するアプローチと異なるところは，関節受容器に圧刺激を加えることにより，関節運動をセラピストと患者自身が共有することを重要視し，運動学習として重要な知覚的痕跡をフィードバックすることを治療コンセプトとしていることである。

股関節周囲筋群の収縮遅延化を改善させる（図2）

股関節の人工骨頭置換術後患者において，歩行時に股関節周囲筋群の収縮遅延が生じるデュシャンヌ兆候（Dunchenne sign）やトレンデレンブルク兆候（Trendelenburg's sign）が散見される。これは，股関節術後において股関節周囲筋の筋力低下に加え，関節包や靱帯が切除または損傷しているため，股関節の固有感覚が低下しているからだと考えられる。股関節の固有感覚を得る一つの方法として，股関節の運動を認識できるように転子下滑液包の滑り運動に着目した，以下の方法を提示する。

方法1

非荷重位で股関節の可動域が十分に改善されているかを確認し，大転子にセラピストの手掌を置いて，手掌の直下で大転子が股関節

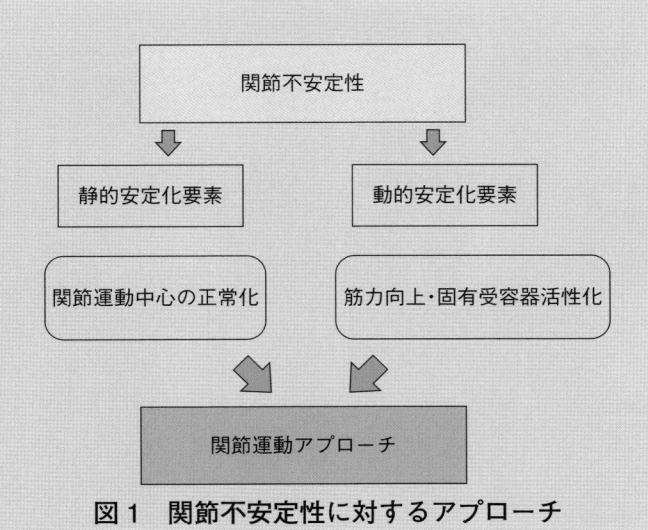

図1 関節不安定性に対するアプローチ

の回旋運動とともに前後移動させることで大転子下滑液包の滑り運動を誘導する。そして，ステップ訓練時に支持側の大転子を皮膚上から触擦し股関節の動きを患者と共有する（関節運動の自覚が難しい場合には，閉眼で実施するとよい）。

方法2

股関節運動がステップ運動で安定性が増してくれば，ゆっくりとした歩行の中でセラピストは後方から大転子に手掌で圧刺激を加えて，股関節の運動をフィードバックし，股関節の動きを患者と共有する。

足関節前足部への荷重を促す

足関節周囲の外傷後やギプス固定の患者は固有感覚受容器に機能不全が生じ，足関節周囲筋群への適切なフィードバックが障害される可能性がある。そのため慢性の足関節障害を有する患者は，関節位置覚・運動覚の誤認があり，片脚立位バランス能力の低下や歩行時に前足部へ荷重が移行しないなどの問題を抱える場合がある。この固有感覚受容器は，距腿関節の前方・後方の関節包付着部や足根洞周囲に存在を確認されている[2]。今回，足関節（距腿関節）の固有感覚受容器に着目し，歩行時の前足部に荷重を促す手技を，以下に提示する。

方法1

足関節底屈・背屈の自動運動の運動軸が整っていることを確認する。そして患者にステッピングを実施させる際は，足関節の外果前下方（足根洞部に固有感覚受容器が豊富である）と内果後下方（関節包が薄く骨運動の感覚を得やすい）にセラピストは圧刺激を加える（図3，4）。セラピストは圧刺激を加えながらステッピング運動時の足関節底屈・背屈における距骨の運動を感じ，患者とその動

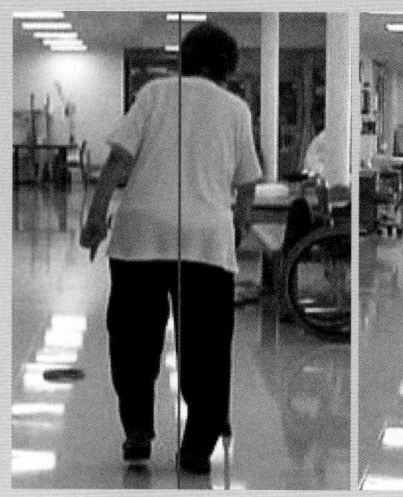

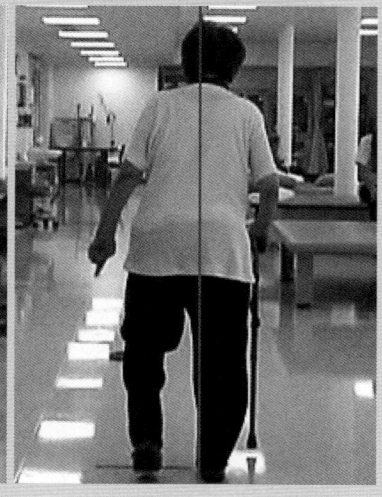

a. アプローチ前　　　　b. アプローチ後
図2　アプローチ前後（デュシャンヌ歩行）

きを共有する。距腿関節の関節運動の把握困難な患者の場合には，片手で平行棒などを支持してもらい，閉眼で行うとよい。

文　献
1) 福林　徹，他（監）：足関節捻挫予防プログラムの科学的基礎．ナップ，2010，pp82-88
2) 中山彰一，他：足関節・足部障害の病態生理と理学療法．PTジャーナル　24：747-753，1990

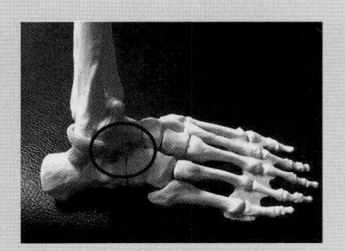

図3　足関節の圧刺激ポイント
a. 外果前下方の足根洞部
b. 内果後下方の母趾屈筋腱溝部 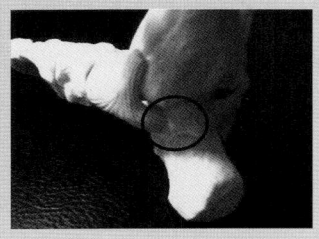

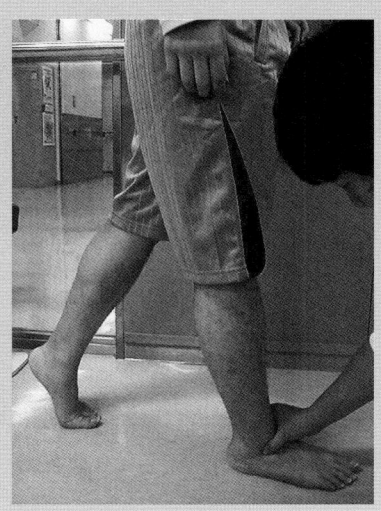

図4　足関節（距腿関節）の固有感覚を促通する手技
足関節に圧刺激を加えながらステッピング運動時の足関節底屈・背屈の距骨の骨運動を感じ，患者自身と動きを共有する

78 寝たきり患者離床のための臨床推論

阿部友和／星城大学 リハビリテーション学部

◆治療のポイント

1. 重力環境に適応できる適切なアライメントの獲得
2. 頸部・胸郭・骨盤帯の適切なアライメントの獲得
3. 重力環境で適切に反応する胸腔・腹腔内臓器の機能再建

はじめに

廃用症候群は，Hirschberg[1]により「不活動状態により生じる二次的障害」と定義され，さまざまな症状が報告されている。臨床場面では症状に合わせた理学療法が行われるが，特に耐久性訓練は重要視されている。しかし，症例の多くは重度な易疲労性を示すため，姿勢条件や持続時間など，運動強度の設定に難渋することが多い。その理由として症例の多くが重度な疾患を重複合併していること，重度な廃用症候群を合わせもつことが原因と考えられる。そのため，耐久性訓練時の運動強度の設定はバイタルサインや血液データなどの生化学的データが判断指標となっている。しかし，それらのデータのみでは理学療法の介入方法に限界があることから，より有効な運動方法の設定や効果判定のために更なる指標が必要である。

近年，廃用症候群患者の多くはたんぱく質・エネルギー低栄養状態（PEM：protein energy malnutrition）と呼ばれる状態であるとされ[2,3]，重度な代謝系障害を合併し，その原因は胸腔・腹腔内臓器の機能不全であることが報告されている。もちろん，基礎疾患が主たる原因で胸腔・腹腔内臓器の機能不全に陥っていることは理解できるが，廃用症候群の関与，特に関節可動域制限が原因となっている可能性はないだろうか。

廃用症候群患者，特に寝たきり患者の臥位姿勢は特徴的である。この特徴的な臥位姿勢が胸腔・腹腔内臓器の機能不全の間接的要因であれば，理学療法介入が，早期離床に効果をもたらす可能性がある。本稿では廃用症候群，特に寝たきり患者の早期離床に対する姿勢評価および運動療法に着眼点をおき，筆者の臨床推論を提示したい。

寝たきり患者の特徴的な臥位姿勢

一般的に寝たきり患者の臥位姿勢は，頭頸部後屈位，脊柱後弯・回旋位，上肢・下肢屈曲位を呈し，全身のあらゆる部分に関節可動域制限を呈している（図1）。第一に関節可動域制限部位と近隣体節とのアライメントの関係に着眼した。例えば，頭頸部の近隣体節で

ある下顎部では，頭頸部後屈に伴い，下顎部は後方へ落ち込みを呈する例が多い（図2）。脊柱近隣体節である胸郭では，その構成要素である肋骨，特に肋骨下部の間が拡大し，間延びしたような樽状の変形や肋骨角の狭小化が生じる例が多い（図3）。また，骨盤帯では上前腸骨棘間の過度な開大と上後腸骨棘間の過度な狭小，過度な前傾によって骨盤径および傾斜の過度な偏位を呈することが多い。そして，上肢では近隣体節である肩甲帯が過度に後退し，肩甲骨側に上腕骨遠位が引かれたような偏位を呈することが多い。このように，それぞれの関節可動域制限の存在部位と近隣体節とのアライメントには特徴的な偏位パターンが存在するものと思われる。すなわち，関節可動域制限の発生には，その近位部体節の位置偏位が関与する可能性があり，近位・遠位体節の質量バランス，すなわち「釣り合い」の破綻によって，あたかも「近位体節に遠位体節が引っ張られたような偏位」を呈すると仮説立てることはできないだろうか。また，胸郭や骨盤帯の変形や偏位は単に関節可動域制限のみならず，形態異常，すなわち「外骨格の崩れ」によって胸郭・骨盤内臓器に対して不適切なメカニカルストレスをもたらすと考えている。さらに，それが基礎疾患による臓器機能不全に追い打ちをかけ，体液循環にも悪影響をもたらすと考えている。すなわち，臥位姿勢の不適切なアライメントは座位保持時に胸腔・腹腔内臓器へ不適切なメカニカルストレスを与える可能性があり，頭頸部や胸郭・骨盤帯の適切なアライメント獲得は必要になると，筆者は考えている。頭頸部の近隣体節である下顎部の落ち込みは開口状態を余儀なくし，口腔・気道内を乾燥状態に強制し，口腔機能低下を惹起する可能性がある（図2）。さらに下顎部の落ち込みは気道や食道を閉塞状態に近い状態とするため，リカバリーに必要な呼吸の制限因子になる可能性がある。さらに，口腔機能低下は重度な栄養摂取の問題となり，PEMを惹起し胸腔・腹腔内臓器の機能制限になる可能性がある。また，胸郭・骨盤帯の偏位および形状変化に伴い，肋間筋や横隔膜の機能低下，

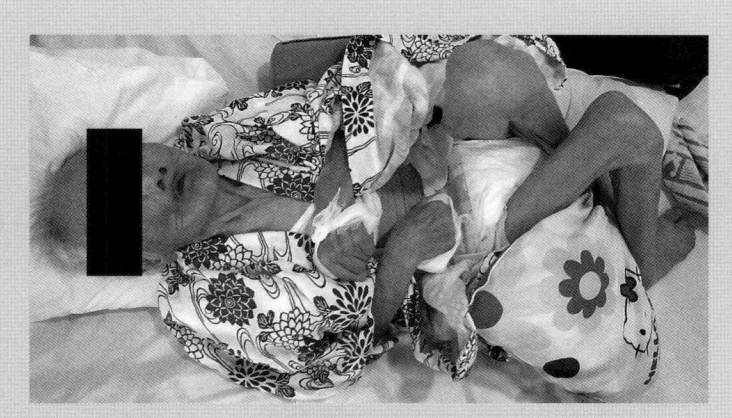

図1 一般的な寝たきり患者の臥位姿勢

一般的な寝たきり患者の臥位姿勢では，頭頸部後屈位，脊柱後弯・回旋位，上肢・下肢屈曲位を呈し，全身のあらゆる部分に関節可動域制限を確認することができる

胸腔・腹腔内臓器の血流障害を惹起し，PEMを引き起こす重要な間接的制限因子になる可能性がある。

寝たきり患者の特徴的な座位姿勢

前述した胸郭・骨盤帯の偏位および形状的変化と座位耐久性低下との関係を述べる（図4）。前述の胸郭・骨盤帯の偏位および形状的変化は座位耐久能に関わる呼吸・心拍数調整に大きく関与すると考えられる。胸郭偏位および形状変化が横隔膜と腹腔内臓器に与える影響を想像すると，横隔膜の収縮範囲が制限されることは容易に想像できる。さらに骨盤帯の偏位および形状変化によって，腹腔内臓器が骨盤内に適切に位置しない状態で座位をとれば，胸郭が腹腔に乗り上げる形となり，肺や横隔膜を圧迫し，座位姿勢そのものが呼吸制限因子となる可能性がある。実際に寝たきり患者の座位耐久性訓練時では，リカバリーの一次要因である呼吸数や心拍変動より，先行して血圧低下が生じてしまう（もちろん，心臓や下肢末梢血管の循環機能低下が背景にある）。このように，寝たきり患者の臥位，座位の特徴的な姿勢に着眼することで，座位耐久性低下に対する新たな理学療法介入が立案できると考えている。

寝たきり患者に対するアライメント獲得

下顎骨偏位に対する治療的介入

下顎部のアライメント評価に際し，発話，経口摂取の可否について事前に情報収集する。発話や食事といった日常生活場面で口腔は常用するため回復に大きく影響するからである。問題となるのは，発話や経口摂取がままならない重症例である。多くの患者は前述したように，口腔は開口・乾燥状態にあり，可及的速やかに閉口・湿潤状態に移行しなけ

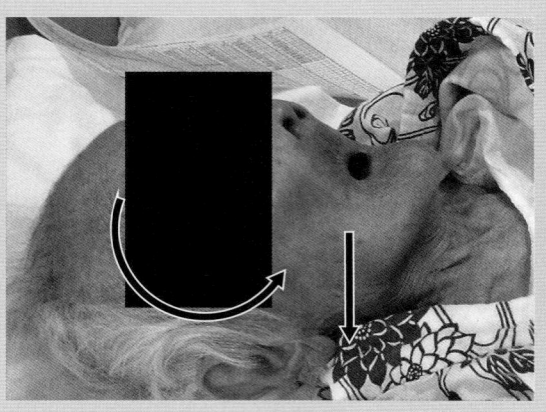

図2 寝たきり患者の下顎部と頭頸部のアライメント
頭頸部後屈に伴い，下顎部は後方へ落ち込みを呈する例が多い。頭頸部の近隣体節である下顎部の落ち込みにより直接的に開口状態となり，口腔・気道内を乾燥状態に強制し，口腔の機能低下を惹起する可能性がある。さらに，下顎部の落ち込みは気道や食道を閉塞に近い状態とする

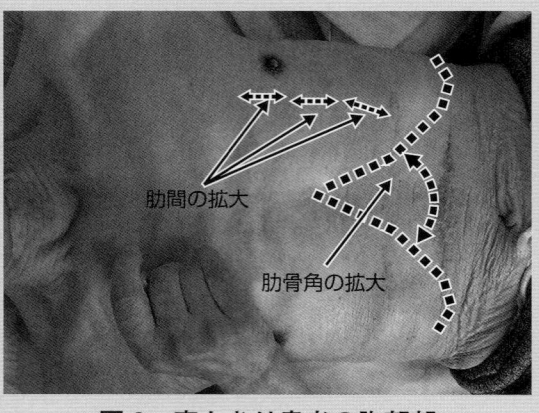

図3 寝たきり患者の胸郭部
下部肋骨の間が開大し，間延びしたような樽状の変形や肋骨角の狭小化が生じる例が多い。胸郭・骨盤帯の偏位および形状変化に伴い，肋間筋や横隔膜の機能低下，胸腔・腹腔内臓器の血流障害を惹起し，たんぱく質・エネルギー低栄養状態を引き起こす重要な間接的制限因子になる可能性がある

ればならない。

　ベッド上臥位では，頸部後面および下顎骨に対するセラピストによる愛護的用手接触を行う（図5）。まずは触れ，セラピストの手が患者の身体になじむ感覚が重要である。この操作によって筋緊張は容易に変化し，患者の頭頸部と下顎部の可動時のエンドフィールが改善される。座位姿勢においても基本的に同様の操作を行う。下顎部の操作の際，下顎骨底面を愛護的に触れ，支持することで，自発的な保持が可能となる場合もある。筆者の臨床経験では，重度寝たきりの構音障害を呈する症例において，比較的早期に発話が可能となり，食欲不振が改善された症例もいる。治療効果の持続のためには，治療介入後，下顎骨の位置変化が判断できる枕位置を設定しておくとよい。座位訓練時，心拍数上昇が顕著で，呼吸数が変わりにくく，上部胸郭での呼吸運動が著明で易疲労性を強く訴える場合，下顎骨を前方に引き出すことで症状が緩和される例も多い。

胸郭偏位に対する治療的介入

　胸郭変形に対する治療的介入は，生命維持に関わる最重要項目である。一般的には呼吸機能低下は自発呼吸や排痰困難につながる。

　臥位での呼吸介助方法を例に示す。呼吸介助方法は胸郭部位や吸気・呼気によって変える。しかし，一般的方法では熟練度が要求され，即座に効果を出すことは困難である。そこで着眼したいのが肋骨間拡大，および狭小化である。肋骨間拡大は肋骨間を引き止める肋間筋群の静止張力低下，筋力低下によって呼吸困難感を惹起していると考えると「肋間を遠ざける」，もしくは「肋間を近づける」ような胸郭に対するセラピストの用手接触・把持によって，呼吸困難感が減弱すると予測される（図6）。患者の呼吸困難感は即座に減弱することもある。これはセラピストの用手接触・把持によって胸郭自体の重力の影響が取り除かれ，肋間筋が作用しやすくなった状態である。

　座位では，さらに肩甲帯の質量が胸郭に荷

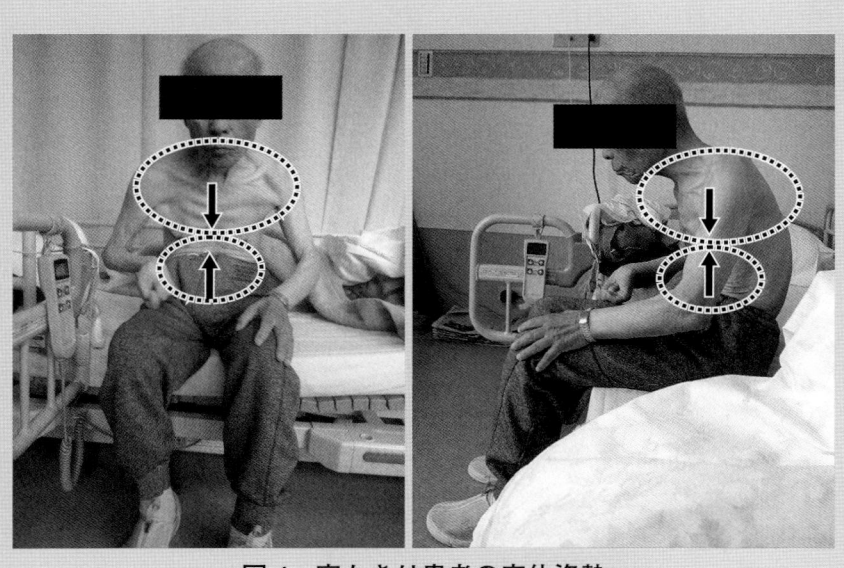

図4　寝たきり患者の座位姿勢
胸郭の偏位および形状的変化によって，横隔膜の収縮範囲が制限されることは容易に想像できる。さらに，骨盤帯の偏位および形状的変化によって腹腔内臓器が骨盤内に適切に位置しない状態で座位姿勢をとれば，胸郭が腹腔に乗り上げるような形となり，肺や横隔膜を圧迫することによって座位姿勢そのものが呼吸の制限因子となる可能性がある

重されるため，車いすテーブルなどを利用し，上肢のポジショニングによって，免荷を行うことが望ましい。また，適切なバックレストの使用は下顎骨を含めた頭頸部の質量分散や胸郭運動の補助につながるため，細心の注意を払う。

おわりに

筆者が考える廃用症候群患者の身体は，自身の体節さえもが「重り」になってしまうほどの重度な重力環境適応障害である。その結果，胸郭・骨盤内臓器への不適切なメカニカルストレスによって，全身状態の回復を遅延させていると仮説している。一般的に座位耐久性訓練では，廃用症候群の進行防止や改善，日常生活動作の早期向上を目的とすることが多いが，能力面のみを重要視する傾向がある。「能力」「機能」はいずれも重要であり，双方向の関係にある。「能力と機能」「指導と接触」の双方向性の取り組みによって，患者の最大能力は大きく変わると考えている。

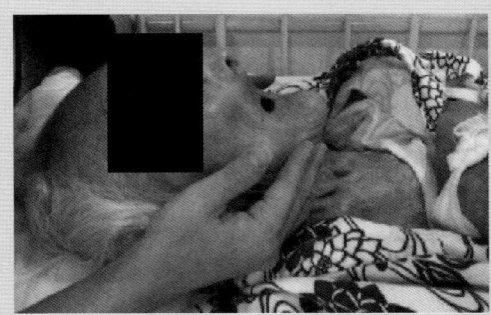

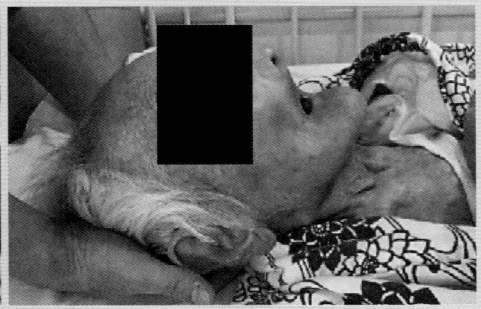

a．下顎骨への介入　　　　b．頭頸部への介入

図5　下顎骨・頭頸部の変位に対する治療的介入
下顎部・頭頸部を愛護的に触れ，セラピストの手が患者の身体になじむ感覚が重要である。その後，筋緊張の変化が確認された後に可動域を広げたい方向に誘導する感覚が重要となる

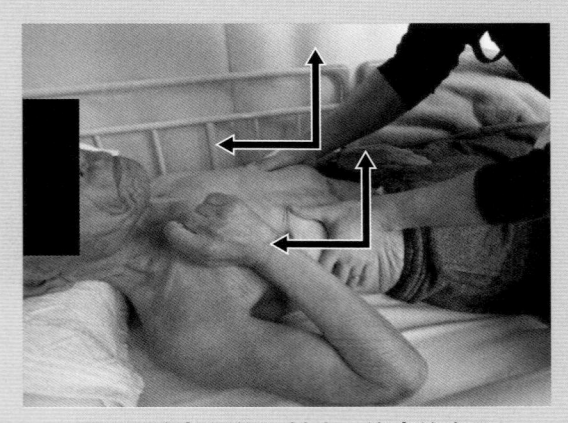

図6　胸郭偏位に対する治療的介入
「肋間を遠ざける」，もしくは「肋間を近づける」ような胸郭に対するセラピストの用手接触・把持・誘導を行う

文　献

1) Hirschberg GC：Rehabilitation：a manual for the care of disabled and elderly 2nd ed. L. B. Lippincott, Philadelphia, 1972, pp219-256
2) Chen CC, et al：A concept analysis of malnutrition in the elderly. *Adv Pract Nurs* **36**：131-142, 2001
3) 井上啓子：在宅高齢者の栄養状態の実態と栄養ケア. 保健の科学 **47**：747-751, 2005

79 スポーツ障害をチームで予防する

山﨑祐輔／YMCA米子医療福祉専門学校 理学療法士科

◆治療のポイント

1. 若年者スポーツ障害予防
2. メディカルチェック
3. 指導方法

スポーツ障害予防

スポーツ障害は突発的に生じる外傷とは異なり，動的アライメント不良によるメカニカルストレスによって生じるオーバーユースであり，予防が非常に重要な課題である。しかし，自分自身の身体についてあまり関心がない選手が多く，特に成長途中で身体的に不安定な若年者に関しては皆無である。そのためチーム全体で選手のスポーツ障害予防を行うためには，現場での簡易的スクリーニングを実施し，動的アライメント，柔軟性，筋力不均衡などを選手自身と指導者などにフィードバックし，予防を啓発することが重要である。

メディカルチェックの方法

下肢・体幹・肩関節を中心に可能な限り簡易的なものを用いる（表1）。特に下肢アライメントと，関節不安定性評価に関しては，選手の基礎データとして初回のメディカルチェック時に行い，その後は特別なアクシデントがなければ積極的には実施しない。

下肢アライメント評価

下肢の運動連鎖を考慮して，膝関節・足関節，足部の評価を行う。特に足関節のダイナミックアライメント（足関節不安定性）に関しては，つま先歩行，踵歩行，足外側荷重歩行，足内側荷重歩行がそれぞれ10歩以上可能かどうかにて判断する。

足部評価に関しては，足部の状態により，靴の選択方法のアドバイスやインソールの作製を紹介・実施する。

関節不安定性評価

先天的・後天的要因で靱帯や関節包など構造上の問題により，関節不安定性があるとその他の関節障害の危険性が高まるため関節弛緩性テスト（東大式）評価を行う（図1）。関

表1 メディカルチェック

評価日　　年　月　日

ポジション：＿＿＿＿＿＿＿＿＿＿　　選手氏名　　　　　　年齢

No	項目	右			左			参考値
		下肢アライメント評価						
1	外反膝・内反膝	外反膝・内反膝			外反膝・内反膝			
2	dynamic alignment (ankle)	つま先歩行，踵歩行，足外側荷重歩行，足内側荷重歩行，しゃがみ込み						全可能
3	足部の変形	扁平足	回内足	踵外反	扁平足	回内足	踵外反	
		凸足	回外足	踵内反	凸足	回外足	踵内反	
		外反母趾	内反小趾	開張足	外反母趾	内反小趾	開張足	
		関節不安定性評価						
1	手関節	(+ ・ -)			(+ ・ -)			
2	肘関節	(+ ・ -)			(+ ・ -)			
3	肩関節	(+ ・ -)			(+ ・ -)			
4	膝関節	(+ ・ -)			(+ ・ -)			
5	足関節	(+ ・ -)			(+ ・ -)			
6	脊柱	(+ ・ -)						
7	股関節	(+ ・ -)						
	計（4点以上で陽性）	/7（陽性の場合は1点　左右の場合は0.5点）						
		機能評価						
1	触診（圧痛部位）特記事項：							
2	体幹安定性検査	（肘-つま先バランス：片手挙上）　安定・不安定・不可能						
3	SLR angle	可 ・ 不可			可 ・ 不可			70°以下は不可
4	FFD（代償があれば膝関節伸展角度で計測）	可 ・ 不可			可 ・ 不可			0°または0 cm
5	HBD (heel buttock distance)	可 ・ 不可			可 ・ 不可			10 cm以下
6	HIP rotation	可 ・ 不可			可 ・ 不可			内旋30°以上
7	SSD (spine-scapula distance)	可 ・ 不可			可 ・ 不可			左右差1 cm以内
8	CAT (combined abduction test)							上腕部が側頭に接する
9	HFT (horizontal flexion test)	横指			横指			手指の反対側への床接触
10	EPT (elbow push test)							左右差なし
11	ET (elbow extension test) 100°							左右差なし
12	Impingement test	陽性 ・ 陰性			陽性 ・ 陰性			
13	HERT (hyper external rotation test)	陽性 ・ 陰性			陽性 ・ 陰性			
その他（特記事項・指導項目など）								

節不安定性の強い場合は，関節を安定化させるトレーニング指導を行い，状況に応じてテーピング指導を実施する．

身体機能評価

競技特性によってチェック項目を省略する場合もあるが，原ら[1,2)]が提唱するメディカルチェック方法を参考にして以下の触診，体幹安定性検査を含めた13項目を実施する．

触診

問診をもとに，筋腱移行部や骨への付着部を中心に触診する．特に肩関節に関しては，腱板疎部，烏口突起部，肩鎖関節部，胸鎖関節部，肩峰下部，棘下筋部，僧帽筋部，結節間溝部などを触診し，動作と圧痛の関連性を探る．

体幹安定性検査

体幹の安定性に関しては，フロントブリッジを行い，体幹の動揺の有無にて，安定（図2a），不安定（図2b），不可と分類する．注意点としては，腰痛を呈する選手に関しては肢位保持が可能でも，腰背部の緊張が強く，腹部の収縮が弱い場合があるため，この場合は不安定あるいは不可と分類する．また，腰痛を生じる選手はネガティブな精神面も抱えることが多いため，重篤なレッドフラッグ[3)]以外の腰痛は適切な運動指導と心理的なフォローも重要である．

SLR angle

70°以下の場合は股関節の回旋制限を招くため，80°以上を目標にする．

FFD（代償があれば膝関節の伸展角度で計測）

従来のFFDではなく，胸椎・腰椎の代償

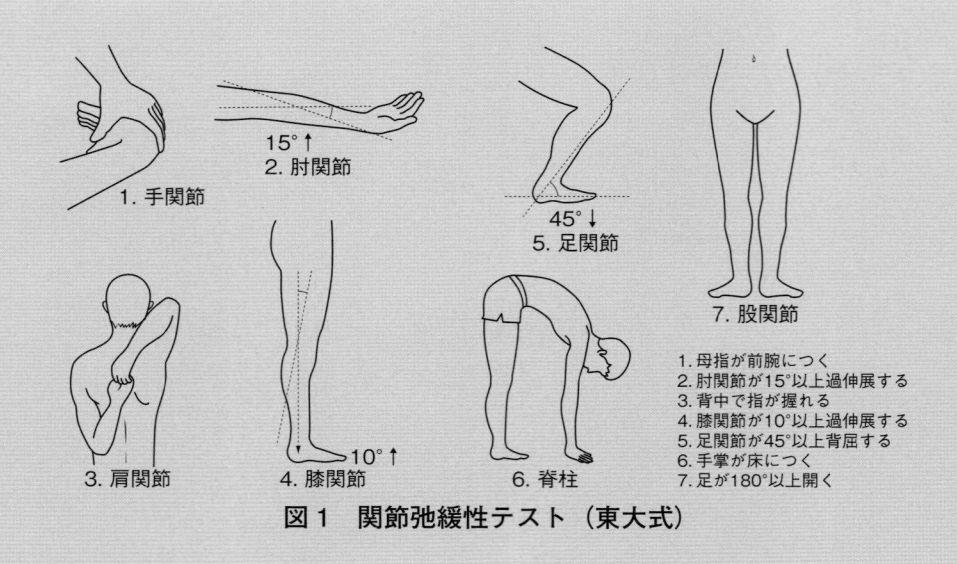

図1 関節弛緩性テスト（東大式）

1. 手関節
2. 肘関節 15°↑
3. 肩関節
4. 膝関節 10°↑
5. 足関節 45°↓
6. 脊柱
7. 股関節

1. 母指が前腕につく
2. 肘関節が15°以上過伸展する
3. 背中で指が握れる
4. 膝関節が10°以上過伸展する
5. 足関節が45°以上背屈する
6. 手掌が床につく
7. 足が180°以上開く

動作を防ぐため，最初に指先を床につけた状態からの膝関節伸展を行い，膝関節屈曲角度を計測する（図2c）。

HBD (heel buttock distance)

腹臥位にて膝関節を屈曲させ，踵と殿部の距離を計測する（目標は5 cm以内）。HBDが10 cm以上の場合，股関節に回旋異常が生じる場合がある。

HIP rotation

左右股関節の内外旋の左右差を計測する。

SSD (spine-scapula distance)

肩甲骨の内側縁と脊椎棘突起の間を計測し，肩甲骨の偏位を確認する（1 cm以上の差で陽性）。陽性の場合，肩関節ならびに下肢・体幹を含めて重点的に評価を行う。

CAT (combined abduction test)

肩甲上腕関節の外転角度として，肩甲骨外側縁を徒手にて制動し上肢を外転する（図2d）。左右差を認めるものを陽性とする。

HFT (horizontal flexion test)

肩甲上腕関節の水平屈曲角度として肩甲骨外側縁を徒手にて制動し，上肢を水平屈曲する（図2e）。手指が床についたものを陰性，つかなかったものを陽性とする。

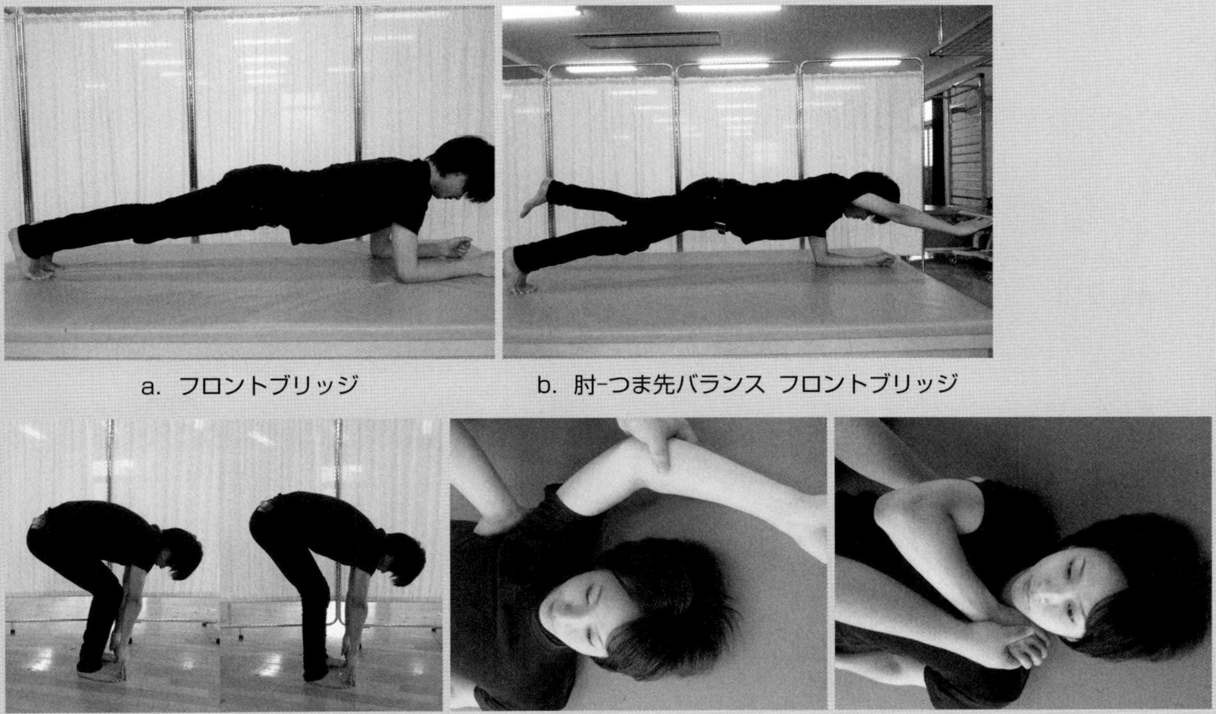

a. フロントブリッジ　　b. 肘-つま先バランス フロントブリッジ

c. FFD変法　　d. CAT　　e. HFT

図2　身体機能評価

EPT（elbow push test）

前鋸筋の筋力テストを肘関節屈曲90°にして肘頭に対し徒手抵抗を与え，脱力現象が生じる場合を陽性とする（インナーとアウターとの筋バランスの測定）。

ET（elbow extension test）

肘関節屈曲100°以上からの伸展により脱力現象が生じる場合を陽性とする（インナーとアウターの筋機能バランスとの筋バランスの調整）。

impingement sign

neer（肩関節内旋強制位での前方挙上）ならびに，hawkins（肩関節外転・水平屈曲から強制内旋），ellman（水平外転位から内転強制）を実施する。

HERT（hyper external rotation test）

外転角度を変化させながら過外旋・過水平伸展を行う。野球やバレーなど，over head sportsにて陽性となる場合がある。

指導方法

トレーニング指導の確認

メディカルチェック後は個々に合わせたトレーニング指導を行うが，その個別性から，画一的に決まった方法を指導するのは困難だと考える。特に個別対応するセルフトレーニングの資料作成などはかなりの労力を生じるため，トレーニング方法などを，保護者などの携帯カメラで撮影し実施するのも有効である（図3）。またトレーニング方法を提示しても，選手の思い違いもあるため，選手自身にアウトプットさせ，トレーニングに対しての

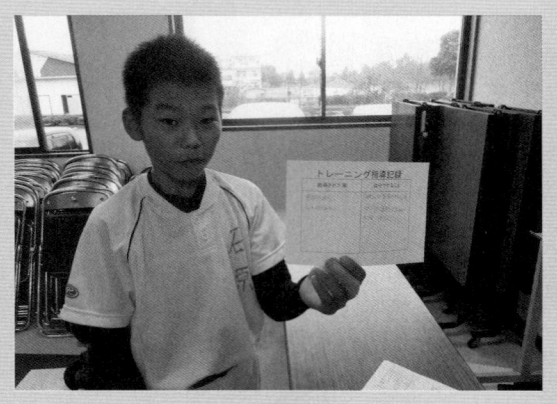

図3　指導内容の確認

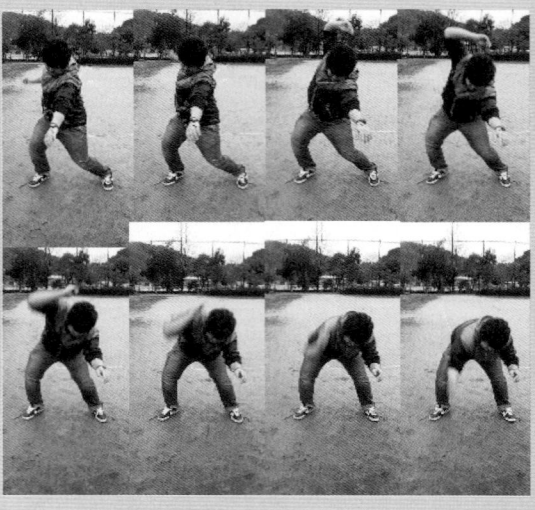

図4　釘さし

自覚を促すためにも，指導内容を選手自身に記入させて確認する．

継続性の重要性

over head sports での動作を身につけさせるトレーニングとして，野球での「真下投げ」があるが，ゲーム性を取り入れた「釘さし（図4）」遊びを取り入れることも有効である．この釘刺しに関しては手・肘・肩・肩甲帯・体幹の動きの協調性が必要となり，かつ肩甲骨面（scapula plane）での運動が必然となる．最初は下肢の影響を除くため座位で行い，釘が立つようになれば立位で実施させる．遊び方として使用物品は5寸釘（約15 cm）を使用しての陣取りゲームとなる．

短縮位でのストレッチ

筋を伸張位にするストレッチの場合，目的とした部位に伸張感を得ることができない場合もある．特に若年者はスポーツ障害に関しては無関心な場合があるため，筋の硬さを意識させるためにも筋を短縮位に保持させ，伸張をかけたい部位に対して，手指で筋線維をほぐすイメージで直接圧迫を加える方法も有効である．なお，圧迫時間としては経験的に90秒前後が最も有効であると考える（図5）．

まとめ

臨床業務において動作分析に優れている理学療法士は経験を積めば，スポーツ障害を予見することも可能であると考える．しかし，個人でチーム全体のメディカルチェックを行う場合は非常に労力を要するため，都道府県理学療法士会との協力体制は重要である．そして，実際にスポーツ現場での理学療法士の介入方法としては，患者としてきた選手を現場でチェックするボランティアとして介入させてもらうことにより，現場指導者の受け入れもよいことが多い．これを機会としてチー

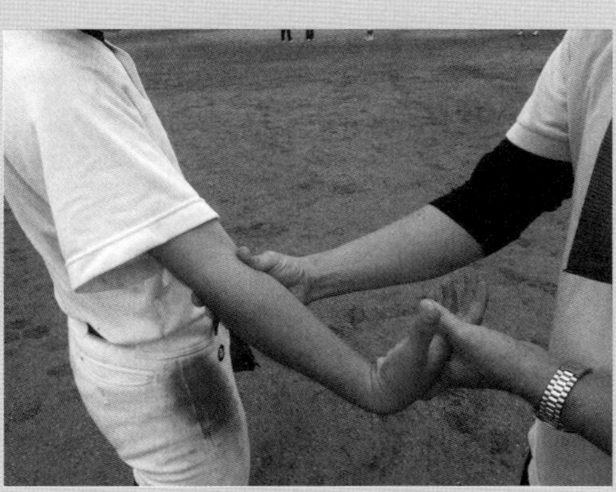

図5　短縮位でのストレッチ

ムに参加するのも一つの方法である。

文 献

1) 原　正文：投球肩障害の診察法（メディカルチェックを中心として）．骨・関節・靱帯　20：301-308, 2007
2) 橋口　宏, 他：リトルリーグショルダーに対するメディカルチェック．骨・関節・靱帯　20：309-314, 2007
3) 長谷川淳史：腰痛ガイドブック—根拠に基づく治療戦略．秋春社, 2009, pp39-62

アテトーゼ型脳性まひ児における日常生活姿勢の環境設定

正木光裕／京都大学大学院 医学研究科

◆治療のポイント

1. 環境設定
2. 身体の前面に支持面

アテトーゼ型脳性まひ児の日常生活姿勢

　アテトーゼ型脳性まひ児は全身筋力低下，不随意運動，間欠的な筋緊張亢進などの症状を有している。この間欠的筋緊張の亢進は，児が意思表出する場合，感情の影響を受けた場合，姿勢が不安定あるいは不適切な場合などに生じることが多く，姿勢の関与には理学療法士の環境設定が必要である。

　アテトーゼ型脳性まひ児は，日常生活において背臥位で過ごしている時に間欠的な筋緊張の亢進が生じ，頸部の過伸展や一側回旋，脊柱過伸展や側弯などの非対称的姿勢につながることがある（図1）。今川[1]は児の身体と周囲の環境による支持面（身体を支持する面）の関係が重要であるとし，側臥位や腹臥位，座位で身体前面に十分に広い支持面を設定するように工夫することで，身体がリラックスし，より対称的姿勢になりやすいと述べている。これは支持面が児の身体前面に位置するため，支持面のある方向（前方）に身体をあずけることができ，間欠的な筋緊張の亢進による過剰な伸展運動が軽減したことによるものと考えられる。以下に具体的な日常生活姿勢の環境設定を示す。

側臥位姿勢における環境設定

　U字型のクッションを作成する。児の身体の前面と後面にクッションを設定し，児は前傾した半側臥位となり前面のクッションにもたれかかる（図2，3）。これは，腹臥位に近い半側臥位となること，前面と後面のクッションが身体から離れないようにベルトを使用して身体をしっかりと挟み込むことが重要である。

腹臥位姿勢における環境設定

　ウレタンフォームを加工して腹臥位用のクッションを作成する。床の上にクッションを設定し，児はクッションの上で腹臥位となり，肩関節・股関節・膝関節は90°程度の屈曲位とする（図4，5）。頭部をクッションの上にのせ，また膝を床につけることによって，支持面を十分に広く設定することが重要

である。また，頭部をクッションの上にのせることによって呼吸が妨げられないように，頸部を一側に回旋して呼吸を確保する。

座位姿勢における環境設定

上肢を使用した活動を行う際にヘッドコントロールが難しい児の場合，モールド型座位保持装置を使用し，チルト機構でやや後傾位に設定する（図6, 7）。また座位練習を行う際には，ウレタンフォームを加工して体幹を前方・側方から支持するクッションと，骨盤を側方から支持する座面のクッションを作成する。テーブルの上に体幹を支持するクッション，椅子の上に骨盤を支持する座面のクッションを設定し，児は座位で前傾位となり体幹を支持するクッションにもたれかかる（図8, 9）。この設定にて間欠的筋緊張亢進に

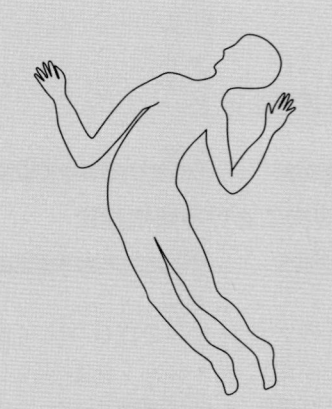

図1　背臥位での非対称的姿勢

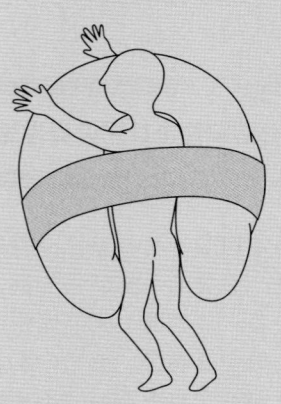

図2　U字型クッションを使用した側臥位姿勢

図3　U字型クッションを使用した側臥位姿勢

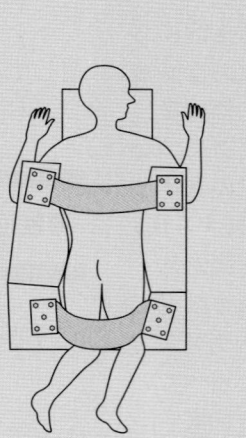

図4　腹臥位用クッションを使用した腹臥位姿勢①

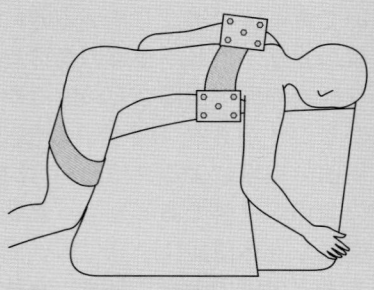

図5　腹臥位用クッションを使用した腹臥位姿勢②

よる頸部・体幹の過剰な伸展運動ではなく，適度な頸部・体幹の伸展運動を促していく。その際，股関節を十分に屈曲して前傾位となることが重要である。

文　献

1) 今川忠男：発達障害児の新しい療育．三輪書店，2000，pp118-135

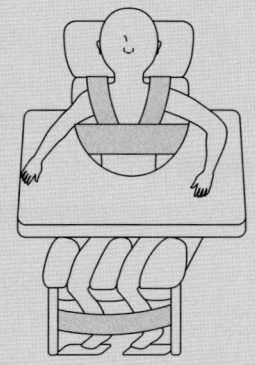

図6　モールド型座位保持装置を使用した後傾座位姿勢

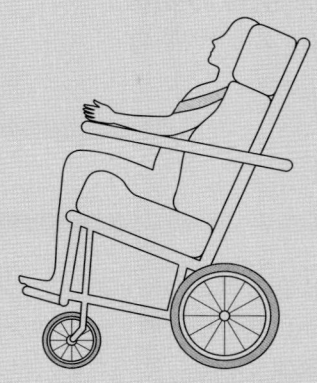

図7　モールド型座位保持装置を使用した後傾座位姿勢

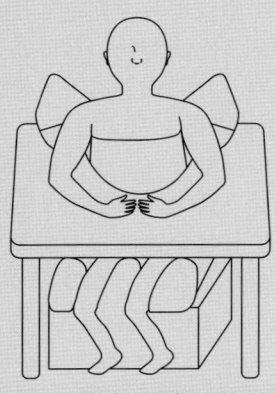

図8　体幹・骨盤を支持するクッションを使用した前傾座位姿勢

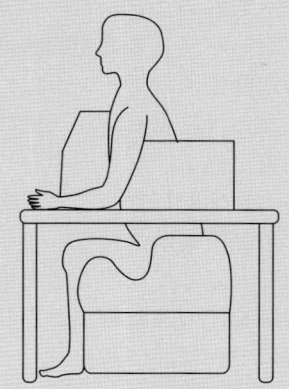

図9　体幹・骨盤を支持するクッションを使用した前傾座位姿勢

81 脳卒中片麻痺患者に対する治療戦略

田仲勝一／香川大学医学部附属病院 リハビリテーション部

◆ 治療のポイント
1. 脳卒中片麻痺
2. 抗重力姿勢
3. フリー歩行

はじめに

　脳卒中片麻痺患者に対する急性期理学療法では，いかに廃用症候群を起こさないようにするかが重要である．そのため，早期からの立位・歩行練習に加えてプラットホーム上での基礎的な筋力強化運動を積極的に取り入れている．また，多くの片麻痺患者では歩行は獲得可能であるが，片麻痺患者特有の歩容では転倒リスクも高いことから，歩容改善と転倒を起こさないバランス能力の獲得も重要となる．その運動療法のポイントは，早期から平行棒や杖などは使用せず，上肢の支持なしでの歩行練習（以下，フリー歩行）を重症度にかかわらず積極的に行うことである．

　本稿では意識障害が改善し，バイタルサインがある程度安定していることを前提に，フリー歩行開始までの運動療法とフリー歩行練習の進め方について述べる．

よい座位姿勢の獲得へ

　重度の麻痺では，座位保持が困難な症例や座位が保持できても骨盤が後傾して麻痺側体幹がつぶれたように側屈している症例が多い．また，麻痺側骨盤が後傾していることも多い．これは麻痺による腸腰筋や腹筋群の筋緊張低下のため抗重力位を保てないことが原因である．このような症例では起き上がり動作より，まず座位姿勢を安定させることを目標としている．座面が低いと前述のような姿勢となるため，昇降式のベッドを使用して高い位置での座位をとるようにしている．また，両足底は接地しておき，殿部はベットの縁に置き坐骨支持での座位をとる（図1）．こうすることで骨盤が前傾しやすくなり抗重力姿勢をとりやすくなる．この時の座位姿勢としては，胸を張るのではなく頭尾方向に体幹を伸張させるようにする，いわゆる2 way stretchを意識した座位姿勢を確保することが重要と考えている．

プラットホームでの運動

　腹筋群の強化は，臥位でのカールアップ（curl up）から行っている。重度の麻痺症例では，肩甲骨を持ち上げることは困難であるので頭部を持ち上げ臍をみるように指示をする。この運動も困難な場合は自動介助運動で行う。ある程度，頭部が持ち上がる症例でも麻痺側筋力が発揮できず，体幹の回旋がみられることがある（図2aのように左片麻痺があれば体幹は左回旋する）。このような運動になっても患者は体幹回旋に気づいていないこともあるので，左肩を右膝に近づけるように指示する（図2b）。うまくできない時は介

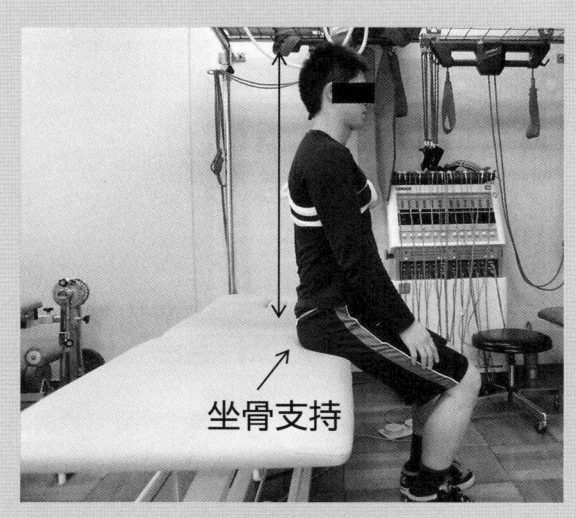

図1　座位のとり方
頭尾方向への体幹の伸張を意識させる。抗重力姿勢が重要である

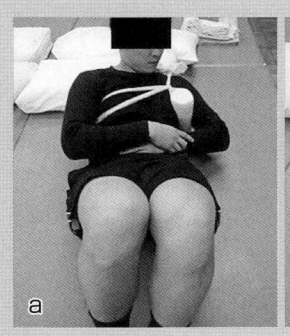

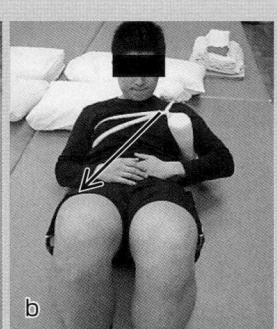

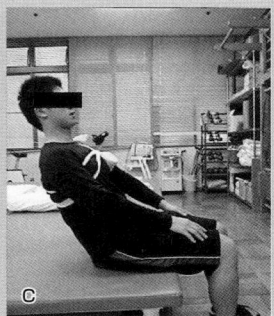

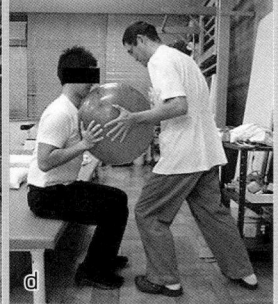

図2　腹筋群の強化運動
a．麻痺側の筋出力が発揮されず体幹が回旋する（麻痺側左）
b．体幹が回旋しないように左肩を右膝に近づけるように意識させる
c．後方へ体を傾けることで腹筋群の遠心性収縮運動となる。自力で行うことが重要である
d．ボールを押し合うことで患者の力を引き出すことが大事である。そのためにはセラピストの声のかけ方も重要なポイントとなる

助してもよいので，正しい運動を行わせることが大事である。そのためには筋収縮を触診で確認することも重要である。触診は必ず左右同部位の筋緊張や収縮の強さ，筋収縮のタイミングを確認する。

座位保持が可能な症例では，図2cのように端座位から後方へ倒れていき自力で元の姿勢に戻る運動を繰り返す。その際，足部は床面に接地しておく。この運動は体幹筋の遠心性収縮運動を伴う運動で，負荷量を患者自身で調節できることから有効な腹筋群の強化運動である。後方への転倒のリスクは考慮することが重要であるが，基本的にセラピストは介助せず，患者が元の位置に戻ろうと努力することでいっそう効果が得られる。

ある程度，筋力が回復してきた症例には座位でボールの押し合いをすることもある（図2d）。この運動でも，いかに患者の力を引き出すかがポイントである。ただし，過負荷にならないように5〜10秒程度にして休憩を入れながら行う。

筆者がもう一つプラットホーム上で重視しているのが膝立ち運動である。高齢者や変形性膝関節症など膝関節痛を有する症例には行えないが，抗重力筋，特に大殿筋や中殿筋などの股関節周囲筋の強化には重要な運動である。この膝立ち運動では，重心が非麻痺側に偏り股関節屈曲位で麻痺側骨盤が後方回旋することが多い（図3a）。この姿勢では抗重力筋の活動が弱いことから，骨盤の後方回旋を修正し，できるだけ股関節を中間位に戻して大殿筋が収縮した姿勢をとらせることが重要である（図3b）。ここでも触診により大殿筋や中殿筋の収縮を確認しておく。この姿勢がとれるようになれば，次に前方へ姿勢を崩してから元の姿勢に戻る練習を行う（図3c）。また，麻痺側支持で非麻痺側を踏み出す運動なども有効である（図3d）。

立ち上がりから立位へ

筆者は立位で足関節を安定させるために金

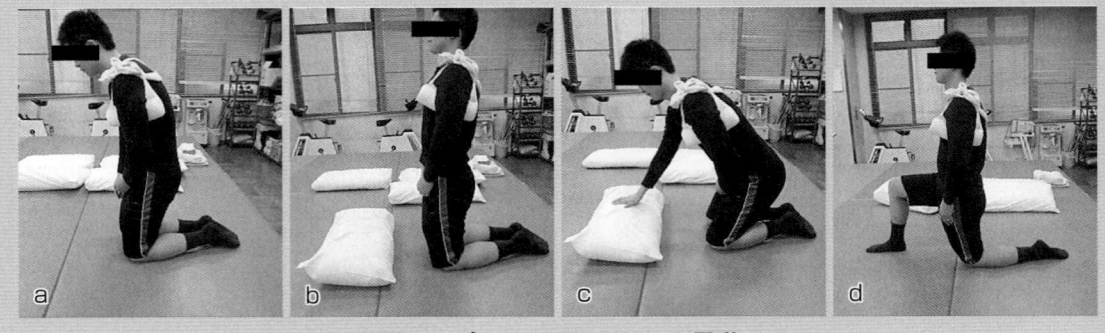

図3　プラットホームでの運動
a．股関節が屈曲し麻痺側骨盤が後方回旋している（左側）
b．できるだけ股関節を中間位にして大殿筋を収縮させる（触診にて確認）
c．前方にバランスを崩して元に戻る運動を繰り返す（筋収縮の確認が必要）
d．麻痺側支持で非麻痺側を踏み出す。麻痺側股関節は中間位を保つ

属支柱付き短下肢装具（SLB：short leg brace）を使用している．SLB で足関節の不安定性をなくすことにより股関節を中心とした運動を行うことが可能となるのが，その理由である．足関節の初期屈曲角度は0°に設定することが多い．これは，まず立位時に股関節・膝関節が屈曲しないようにするためである．

　立ち上がりは，端座位から麻痺側殿部を前方に出して非麻痺側よりも麻痺側を前方に置く（図4a）．非麻痺側上肢でベッドを支えてもよいが，ポイントは体幹を屈曲させるだけでなく麻痺側の肩を非麻痺側の膝の直上にもっていき，非麻痺側下肢に十分荷重した状態で立ち上がることである（図4b）．立位姿勢は麻痺側の肩がやや持ち上がるようにすることで抗重力姿勢を保つことができるようになってくる（図4c）．着座時は逆の動作を行わせることで安全に着座でき，非麻痺側下肢の筋力向上にもつながる．

立位からフリー歩行へ

　前述の立ち上がりから立位では非麻痺側支持としているため，立位保持が可能であれば徐々に麻痺側の荷重練習を行っていく．その一つの方法として，麻痺側支持での台への足上げ運動を行っている．図5は20 cm台であるが，はじめは低い台から始め，徐々に高くしていく．この時も抗重力姿勢として麻痺側股関節が屈曲しないようにすることが大事である．

　立位がある程度安定（これは麻痺側への荷重が十分可能であるということではなく，非麻痺側支持性がある程度安定しているという意味である）すれば歩行へと進めていく．フ

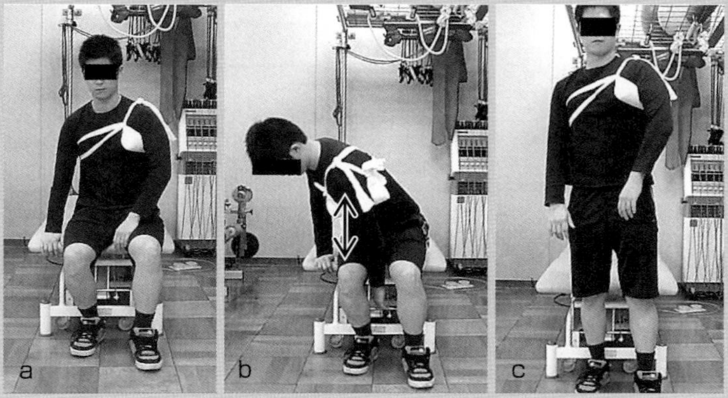

図4　立ち上がり運動のポイント
a．麻痺側殿部を前方に出して非麻痺側よりも前方におく
b．麻痺側の肩を非麻痺側の膝の直上にもっていく
c．立位姿勢は非麻痺側の肩をやや持ち上げるようにすることで抗重力位を保持できる

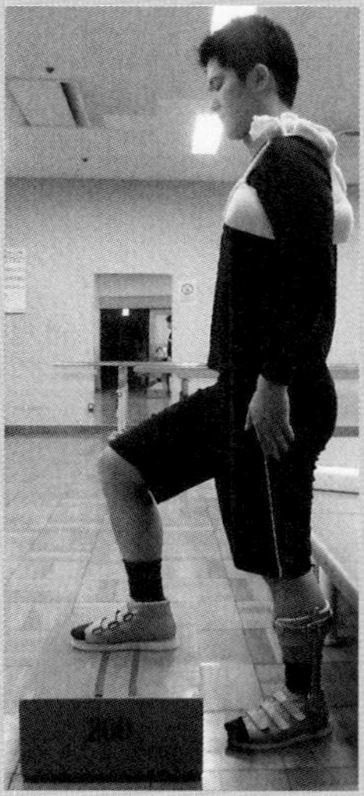

図5　麻痺側支持での足上げ運動
はじめは低い台から始めていく．麻痺側股関節は屈曲しないようにする

リー歩行は，1 m 程度の短距離から始め，直進ではなくやや非麻痺側方向へ向かうようにさせる。フリー歩行は患者の恐怖心が強いことから短距離で開始し，徐々に距離を延長すればよい。この段階では麻痺側支持性に乏しいため，麻痺側に荷重がかかりすぎると転倒するので注意が必要である。まず，短い距離でも自分の力で歩けるということを体験させることが重要である。この体験が患者の意欲を引き出し歩行能力向上につながる。

82 スクワット動作の改善

島袋　豪／与那原中央病院 リハビリテーション科

◆治療のポイント

1. 身体重心の上下移動能力を改善する
2. スクワット動作時の大腿骨の動きを促える
3. 関節モーメントを考える

スクワット動作各相における特徴

　スクワット動作は立位からしゃがみ込む動き，またはその逆という身体重心の上下移動を主とした動きである．筆者はスクワット動作のポイントとなるのは大腿骨であると考えており，空間上の大腿骨の動きを前傾・後傾と捉え（図1），スクワット動作を大腿骨の傾きに応じて初期・中期・後期の3期に分類している（図2）．初期は大腿骨が直立位から水

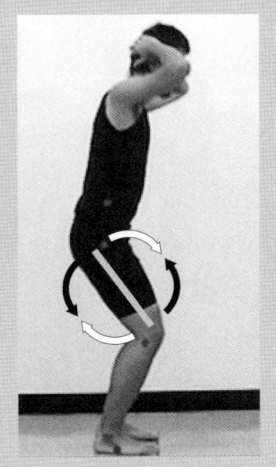

図1　大腿骨の前傾・後傾
白矢印：前傾　　黒矢印：後傾

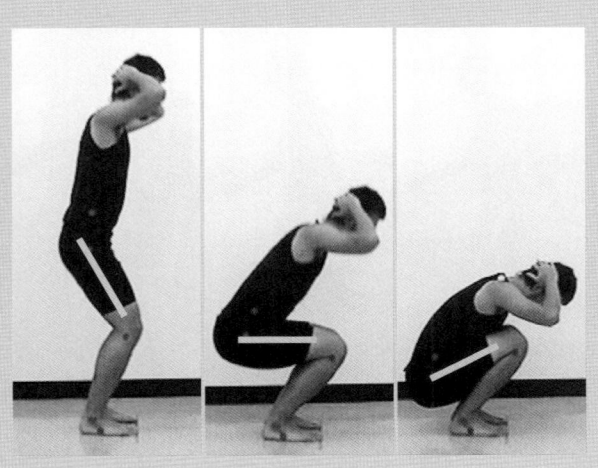

a. 初期　　b. 中期　　c. 後期
図2　スクワット動作の相分類

平位になる前までであり，中期に向けて体幹と下腿に前傾が生じ，大腿骨が後傾し始めてくる。次いで起こる中期がスクワット動作の山場であり，この時期には大腿骨が水平に位置し，大腿骨のモーメントアームが最長となるため，股関節・膝関節伸展モーメントが全相中で最大となる。そのため，体幹・下腿ともに最も大きく前傾し，水平位になった大腿骨に対し，股関節・膝関節伸展モーメントを最小にするよう働く。後期では大腿骨がより後傾してくるために，モーメントアームは短縮するが，股関節屈曲可動域が限界まで求められるため，股関節屈曲から腰部の屈曲へと動きが移行してくる。また，モーメントアームの短縮に伴い，下腿は最大前傾位からやや後傾してくる。

り・歩行・階段昇降といった他の基本動作も改善されることを臨床上で経験する。これらの動作には，スクワット動作と同様に，大腿骨の前傾・後傾による身体重心の上下移動の要素が含まれるためと考えている。

歩行を例にあげると，歩行時には踵接地から足底接地にかけて大腿骨は一度後傾し，その後，踵離地直前まで前傾した後に踵離地から足先離地にかけてもう一度後傾する。これは double knee action（二重膝作用）によるものであり，身体重心の下方・上方・下方移動といった上下の動きが含まれる（**図3**）。

スクワット動作は大腿骨の前傾・後傾を最も強調した動作であるために，その改善が身体重心の上下移動を含む他の動作改善にも波及すると考えている。

スクワット動作と各基本動作の関係

スクワット動作が改善すると，立ち上が

スクワット動作の評価（図4）

理想的なスクワット動作は，動作中に大腿

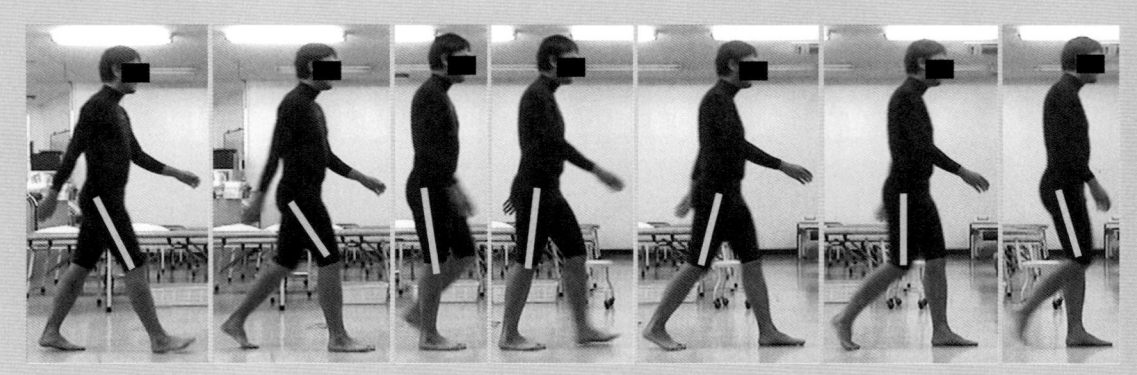

図3　歩行時の大腿骨の動き

骨の中央がほぼ足関節直上に位置する（図4b）。

体幹前傾能力が低下した場合は，代償として下腿の前傾が大きく起こるため，スクワット動作時に大腿骨は足関節よりも前方並進位となる（図4a）。この動きでは膝関節伸展モーメントが大きくなるため，膝関節伸展筋により大腿骨の後傾が制限される。また，股関節伸展モーメントは小さくなるため，股関節伸展筋による大腿骨の前傾は制限される。

下腿前傾能力が低下した場合は，代償として体幹の前傾が大きく起こるため，スクワット動作時に大腿骨は足関節よりも後方並進位となる（図4c）。この動きでは股関節伸展モーメントが大きくなるため，股関節伸展筋により大腿骨の後傾が制限される。また，膝関節伸展モーメントは小さくなるため，股関節伸展筋による大腿骨の前傾が制限される。

治　療

スクワット動作において，大腿骨の動きを直接的に制御しているのは，大腿骨の近位端に位置する股関節と，遠位端に位置する膝関節である。また，大腿骨は骨盤以上の体節と下腿以下の体節に挟まれているため，間接的に制御しているのは骨盤以上の体節（以下，上半身）と下腿以下の体節であると考えている。すなわち，上半身の動きを大腿骨に伝える部位が股関節であり，下腿を大腿骨に伝える部位が膝関節で，大腿骨はこれらによって受動的に動かされていると筆者は考えている。具体的には上半身が後傾すると大腿骨は前傾し，上半身が前傾すると大腿骨は後傾する。また，下腿が後傾すると大腿骨は前傾し，下腿が前傾すると大腿骨は後傾する（図5）。例えば，立位からしゃがみ込む際には，上半身・下半身ともに前傾し大腿骨を間接的に後傾させ，反対にしゃがみ込んだ姿勢から立ち

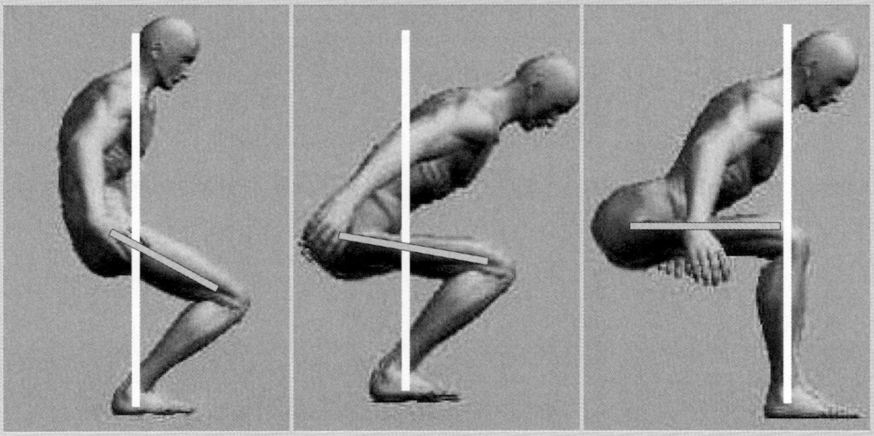

　　　a. 前方並進位　　　　　b. 大腿中央位　　　　　c. 後方並進位

図4　スクワット動作の種類

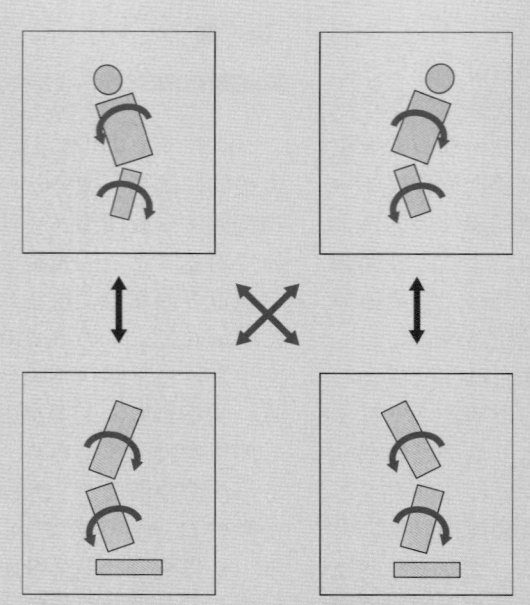

図5　上半身・下半身と大腿骨の動きの関係

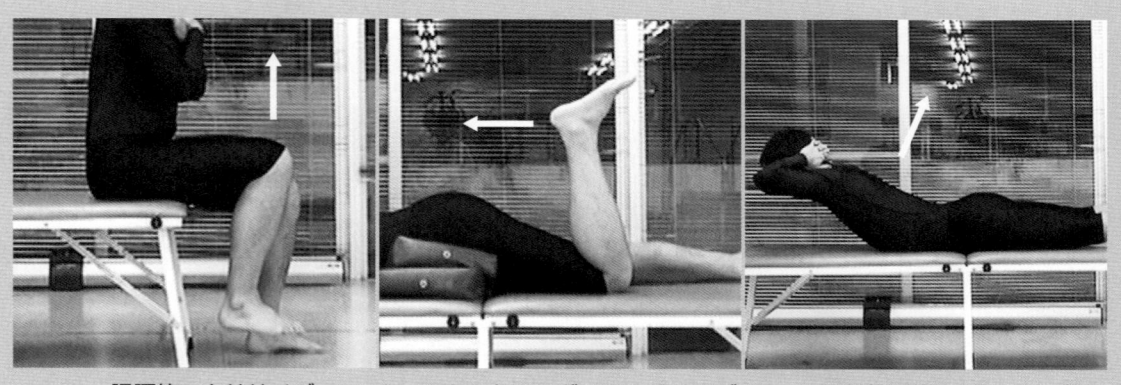

a. 腸腰筋エクササイズ　　b. ハムストリングスエクササイズ　　c. 腰部伸展筋エクササイズ
図6　大腿骨前方並進位に対する治療

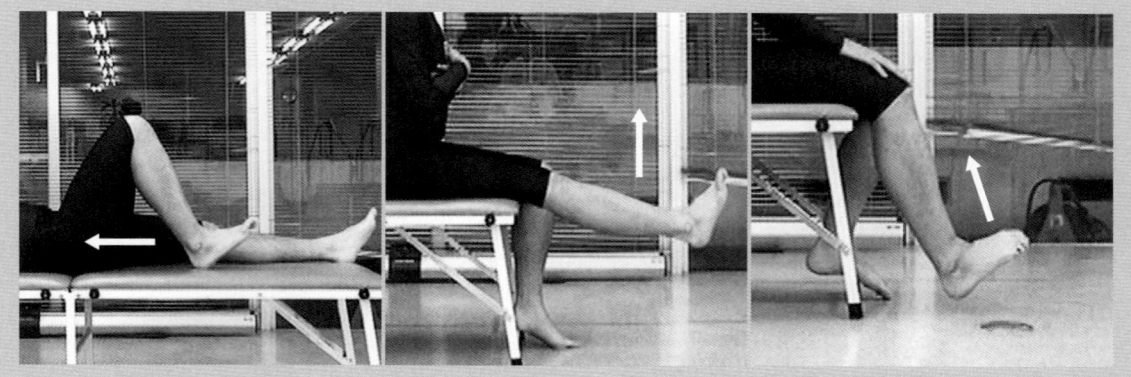

a. 膝窩筋エクササイズ　　b. 大腿四頭筋エクササイズ　　c. 前脛骨筋エクササイズ
図7　大腿骨後方並進位に対する治療

上がる際にはその逆となる。すなわち，良好なスクワット動作を達成するためには，大腿骨を直接的に制御する股関節・膝関節のみならず，間接的に影響を与える上半身・下半身の制御能力も高める必要があると考えている。

このことから，治療の際には大腿骨を直接的・間接的に制御するものに分けて考えている。

例をあげると，大腿骨前方並進位に対しては，直接的には股関節屈曲可動域拡大のために腸腰筋エクササイズを，股関節伸展モーメント拡大のためにハムストリングスエクササイズを実施する。間接的には腰椎伸展可動域拡大のために腰部伸展筋エクササイズを実施することで，股関節伸展筋による大腿骨の前傾を促し，膝関節伸展筋による前傾を緩める（図6）。

大腿骨後方並進位に対しては，直接的には膝屈曲可動域拡大のために膝窩筋エクササイズを，膝関節伸展モーメントを増大させるために大腿四頭筋エクササイズなどを実施し，間接的には下腿を前傾させるために前脛骨筋エクササイズを実施することで，膝関節伸展筋による大腿骨の前傾を促す（図7）。

83

左片麻痺患者の方向転換動作が稚拙なケースの治療法

岡山博信／横須賀市立うわまち病院 リハビリテーション科

◆治療のポイント

1. 反時計回りに注目
2. OKC時の麻痺側股関節外旋に注目
3. CKC時の非麻痺側股関節内転・外旋に注目

方向転換動作について

　脳卒中片麻痺患者のADL向上を目指す際，方向転換が困難なために自立に至らないケースを多く経験する。

　基本動作や歩行に関する報告は多いが，方向転換動作と治療に関する記述は少ない。

　筆者は，歩行距離の拡大，歩行スピードの向上を目指すより方向転換の動作獲得の必要性を以前から感じていた。なぜなら対象患者は高齢患者が多いため，遠く速く歩くことより，狭い室内で方向転換をする機会が多いからである。今回，方向転換に関する治療について考案したので報告する。

方向転換動作の評価

評価（項目）

①動作観察。
・麻痺側の股関節外旋（OKC：open kinetic chain）。
・非麻痺側の股関節内転・外旋（CKC：closed kinetic chain）。
・方向転換時（時計回りと反時計回り）の動く範囲（円か楕円か）。

②方向転換時間（時計回りと反時計回り）。

対象患者および評価方法

　杖，装具の有無は関係なく，口頭指示により，監視で方向転換可能な患者に静止立位より開始し，「その場で回ってください」と指示する。360°時計回りおよび反時計回りに方向転換し，時間を測定する。また，その際の動作観察を行う。

左片麻痺患者の方向転換の特徴

　15例を調査した結果，方向転換が稚拙な患者は2例であり，共通する特徴があった。

　時計回りは，その場で方向転換できるが（図1），反時計回りではその場では回れず，歩いて大きな楕円を描き方向転換をしてしま

う特徴がみられた（図2）。

　反時計回りが稚拙な患者にアプローチする理由は，日常生活の中で，どうしてもその場で反時計回りに回らなくてはならない場面もあるからである。

　反時計回りの方向転換が稚拙な原因としては，大きく分けて2つあると考える。一つは非麻痺側下肢の問題（CKC時），もう一つは麻痺側下肢の問題（OKC時）である。前者は支持脚となり，下肢の支持性と重心を支持脚へ移動し，回旋させるため，股関節内転および外旋が重要である。しかし，2例とも股関節内転・外旋運動が可能であったため方向転換の動作評価のチェックポイントとしたい。

　そのため，実際には麻痺側下肢の要因が大きいと考える。つまり，麻痺側の股関節外旋が困難なため，麻痺側股関節を屈曲してしまい，歩きながら大きな楕円を描き方向転換をしてしまうと考えられる。

方向転換動作の治療

　図3, 4のように，杖を四方に置き囲む。口頭指示は「杖に当たらないように回ってください」「左足を反時計回りに回してください」の2つである。

　治療結果として，当初は2症例とも，杖を蹴ってしまい，その場で回ることができなかったが，1〜2週間後には可能となり方向転換時間の短縮がみられた。これは，股関節の

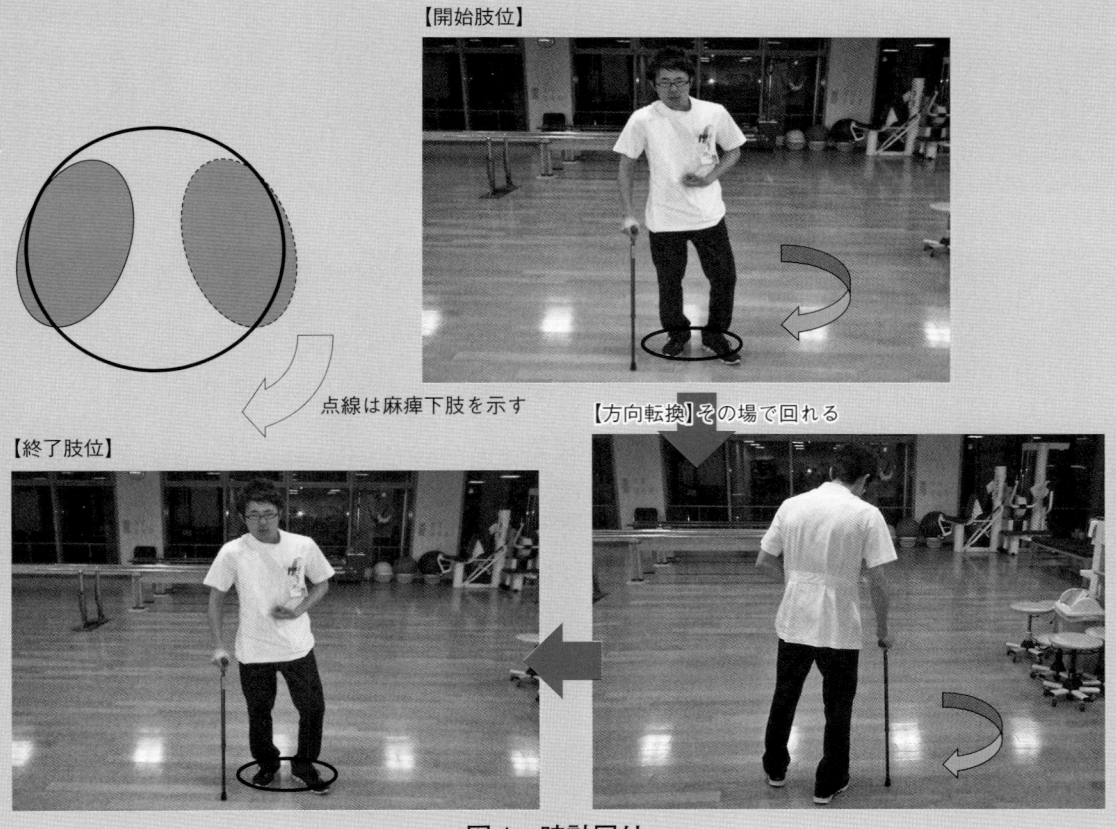

図1　時計回り

点線は麻痺側下肢を示す

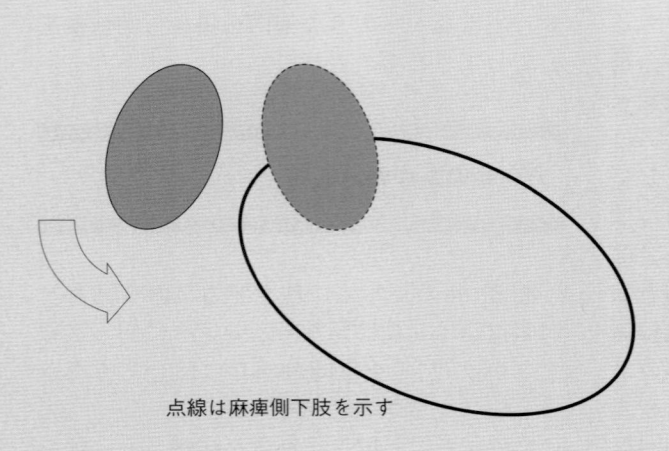

【開始肢位】

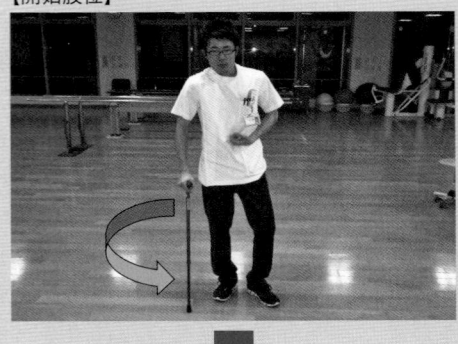

【方向転換】その場で回れず，歩いて大きな楕円を描いて回る

【終了肢位】

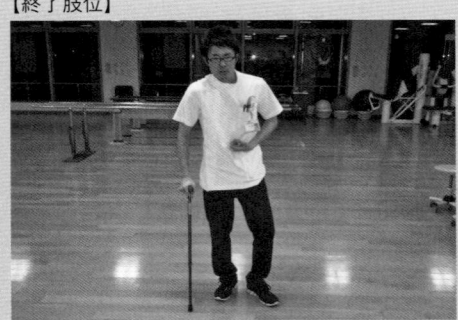

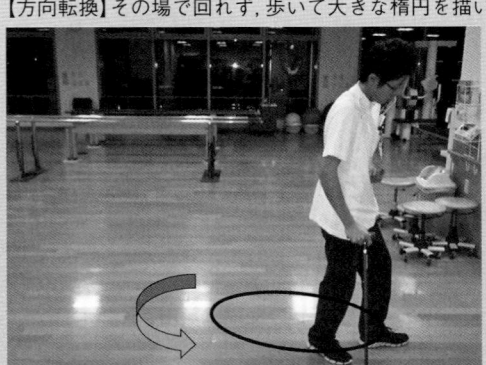

図2　反時計回り

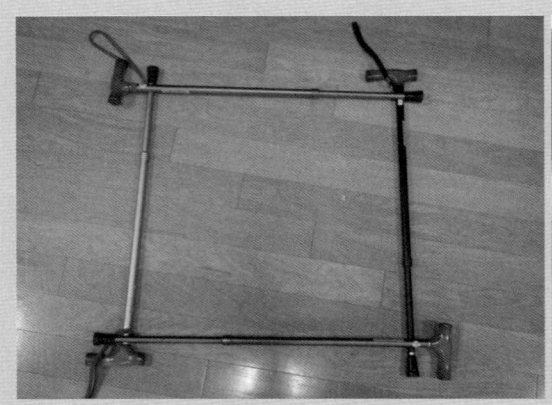

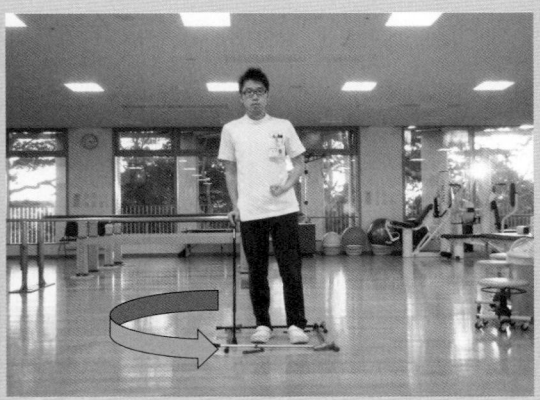

図3　杖を使用し四角をつくる
最初は1辺60〜70 cm程。徐々に小さくしていく

図4　四角の中で方向転換
杖でつくった四角を崩さないよう方向転換動作を行う

回旋運動を意識させることによって動作の改善が生じたと考えられる。基本動作の中では，股関節回旋可動域が小さくても施行できる動作が多いため，運動学習する機会が少ないことが理由であると考えられる。股関節の回旋運動は口頭指示だけでなく，杖で四角に囲い，視覚的に指示ができたことも導入方法として有効であった。また，感覚障害を呈する患者にも視覚的代償ができ，有効であった。

84

慢性期片麻痺患者への歩行アプローチ

白岩知之／ウィズケアリハビリセンター

●治療のポイント
1. 股関節アライメント
2. ダイナミックタッチ

片麻痺の歩行

多くの片麻痺患者にみられる姿勢の偏位については，重力に対する適応状態が低下したものと考えることもできる。痙性や感覚障害などにより，運動系，感覚系の協調性が崩れ，脊柱弯曲の減少をはじめ，抗重力姿勢の保持が困難となっている。姿勢適応で，特に注目したいのは股関節である。股関節は，骨盤と大腿骨をつなぐ臼状関節で屈曲・伸展，内転・外転，内旋・外旋が可能な自由度の高い関節であり，上半身と下半身の中間に位置している。また，体幹は上部体幹，下部体幹に区別でき，下部体幹の骨盤（仙骨前方）には身体重心が位置し，股関節が安定的に機能していることで，重心コントロールが効率的に遂行できる。股関節の安定筋には，腸腰筋，外旋筋群，中殿筋がある。腸腰筋は横隔膜腰椎部の内側弓状靱帯と連結，外旋筋は胸腰筋膜と連結し，腰椎の安定化に関与すると考えられる。また，腰椎安定化により頭部・体幹の位置を直立に保持できる。中殿筋は，ヒト特有の二足歩行により発達したもので，前額面での骨盤傾斜に関与し，片脚立位の安定に必要不可欠である。

立位バランスでは，股関節戦略（視線下方）を活用していることが多く，足関節戦略を活用できていない傾向が強いように思う。また，上半身では胸郭・肩甲骨の動きが乏しく，頸部・視線（下方），体幹の固定を強め，姿勢を立ち直らせることを困難にしている。

片麻痺の歩行では，立脚期および遊脚期の双方に問題が生じる。立脚期でみられる傾向として，踵接地時は骨盤後傾，股関節屈曲，膝関節伸展，足関節底屈位に固定しやすい。そのため，立脚初期以降に下腿の前傾が起こらず，重心が後方に位置し，代償的に体幹の前方傾斜がみられる。遊脚期では，初期に膝関節屈曲がみられないために骨盤後方回旋（水平面），後傾（矢状面），挙上（前額面），股関節外旋がみられやすい。また，反対側下肢は内転位をとり，体幹伸展運動とともに麻痺側下肢を前方へ振り出すが，足部の動きが先行して膝関節は常に後方に位置する。立脚期では股関節伸展，足関節背屈が生じにくく，前方への重心移動が困難で，遊脚期では膝関節屈曲が困難となり，反対側股関節や骨盤で動きを補正し，股関節と足関節の可動性

が小さい傾向にある．立位で股関節・足関節の可動性を促すためには，麻痺域の知覚が必要である．ヒトが動く時，局所だけが動くことはない．局所が動けば身体全体が動く．身体全体としての動きとして知覚ができれば，麻痺域の知覚が可能と考えられる．鉛筆を使用している際，われわれは鉛筆のおおよその長さなどがわかってしまう．これはギブソンの知覚理論におけるダイナミックタッチである．清水[1]は棒を振る回転運動において，回転の最中に手にかかる負荷量は，絶えず変化するが，慣性テンソルは回転質量であり，振り手（知覚者）と対象物の変わらない関係性を意味するとしている．このことからダイナミックタッチを活用し麻痺域の知覚を促すことで，股関節戦略だけでなく，足関節戦略を使える可能性があると考えられる．

片麻痺患者の歩行訓練では，麻痺側下肢支持で非麻痺側下肢を振り出す，または麻痺側下肢前方ワンステップ位で麻痺側立脚の促通を行うことが多い．しかしながら，麻痺側遊脚期の非麻痺側の下肢内転位という現象にも注目する必要がある．下肢内転は，力学的に股関節の不安定な肢位であり，腰椎の安定性も低下させ，骨盤，肩甲骨，頸部は固定的な姿勢をとりやすくなる．山本[2]は，平地歩行における力源は立脚初期の股関節と後期の足関節・股関節の働きであり，また片麻痺歩行では麻痺側立脚初期の股関節伸展モーメントと足関節背屈モーメントが重要としている．したがって，歩行場面で股関節のアライメントには十分配慮しなければならない．また，歩行訓練において踵接地を意識づけすることがあるが，場合によっては不用意な外乱やブレーキ作用になる可能性がある．患者は視覚優位（中心視）となりやすく四肢末端の動きが先行しやすいため，踵接地への執着がさらなるブレーキ作用となりやすい．反対側の遊脚を効率的に行うためにも，まず立脚期に足底全体で十分に荷重し，重心移動を行う必要がある．

歩行の評価

歩行中の股関節伸展可動域（図1），非麻痺側股関節の内転角度（図2）を観察する．体幹は神経的に両側性支配であり，また股関節では両側が協調して運動がなされる．したがって，麻痺側だけでなく非麻痺側の股関節の状態も観察する．

歩容改善の治療

方法①―股関節可動域訓練

患者の状態に合わせ，股関節の可動域訓練を行う．

方法②―胸郭の柔軟性向上を図る

胸郭の柔軟性低下がある場合，肩甲骨や股関節の動きが制限され，歩行中の立ち直り反応が生じにくくなる．図3は，腋窩と骨盤付近から介入して胸郭の柔軟性向上を図っている．ポジショニングとして下側の肩甲骨を前方突出，上側の下肢を屈曲位にする．はじめは小さな振動から始め，支持面の知覚を促しながら上側の骨盤前方回旋，肩甲骨前方突出を誘導する．セラピストは，丸太を転がすような意識でリズミカルに動きを繰り返し，慣れてきたら自動運動へ切り替える．

方法③―立位バランス訓練

図4は，ダイナミックタッチによって麻痺域の知覚を促している．まず，セラピストは患者と同じような姿勢をとる．上肢をゆっくりと動かしつつ，体幹の揺れを感じ，下肢の揺れを感じていく．全身の揺れを感じ取り患

者の重心位置を知覚できたら，左右への重心移動を行う．非麻痺側であっても重心位置が偏位している場合があるため，中殿筋の活動を確認しながら行うとよい．その後，輪入れ動作などを通じて重心位置を誘導する．

方法④—非麻痺側下肢の後方ワンステップ

前方への振り出しは，視覚優位性，感覚障害により恐怖反応を生じやすい．また，踵接地の意識が強いと足底全体での接地を難しくしてしまう．その前段階として非麻痺側下肢を後方へワンステップする．これは同時に非麻痺側立脚期の股関節内転の改善，麻痺側大殿筋の促通を目的としている．

方法⑤—歩行立脚期の促通（図5）

立脚初期は骨盤後傾・後方回旋方向，立脚

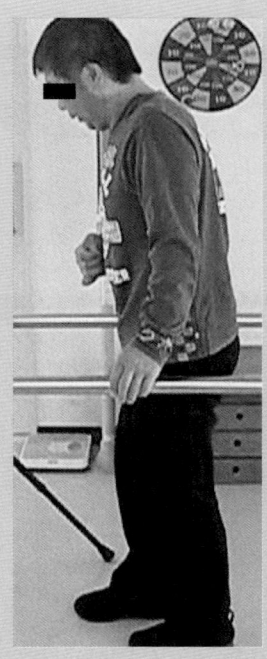

図1　股関節伸展可動域
　図は非麻痺側立脚後期から両脚支持期である．立脚期で股関節伸展がみられない場合，前方への重心移動が小さくなる

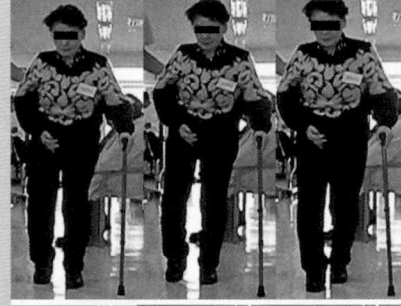

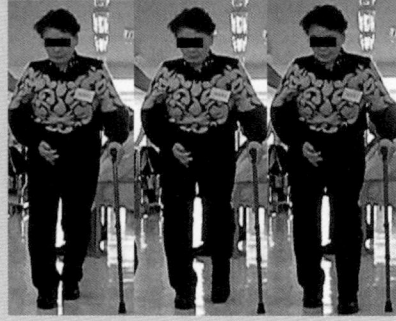

図2　非麻痺側の股関節内転角度
　股関節内転角度が大きい場合は中殿筋などの股関節に関連する安定筋が活動的でないといえる

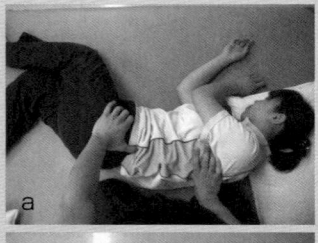

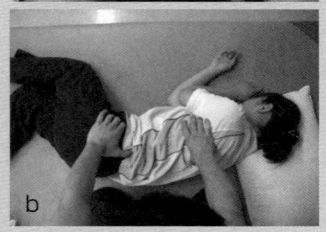

図3　胸郭の柔軟性向上
a. 振動により少しずつ支持面の知覚を促す．その後上側骨盤を前方回旋させる．手掌は上前腸骨棘から上後腸骨棘付近にかけて覆うようにして触れる．動かしている際，セラピストは支持面の安定性を確認し，感覚が途切れないよう気を配る
b. 骨盤の前方回旋に続き，肩甲骨を前方突出させる．手掌は腋窩から肩甲骨付近にかけて覆うようにして触れる．その後は運動方向を逆にし，運動を繰り返し行う．動きに対して追従してくるようになってきたら徐々に自動運動に移行する

中期は前傾・後方回旋方向，立脚後期は前傾・前方回旋方向，また全体をとおして股関節伸展を誘導する。

方法⑥──歩行遊脚期の促通（図6）

非麻痺側の骨盤前方回旋・下制や股関節屈曲に注意を払いつつ麻痺側股関節屈曲を誘導する。股関節近位を前方へ押し出すよう援助することで股関節の外旋を防ぎスムーズなスイングを促す。

文　献

1) 清水　武：ダイナミックタッチ研究の現状と今後の課題. 認知心理学研究　**2**：25-34, 2005
2) 山本澄子：脳血管障害の歩行分析. 理学療法科学　**17**：3-10, 2002

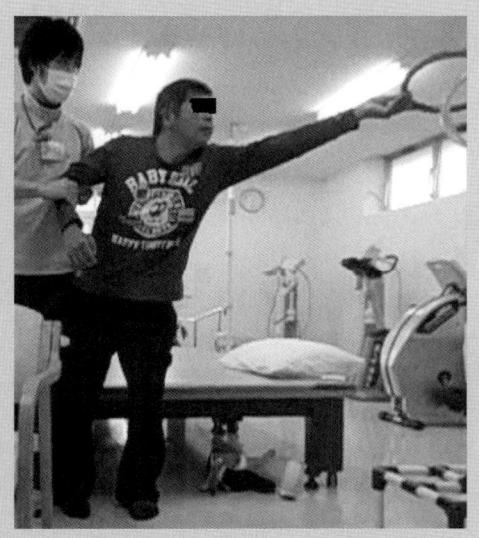

図4　立位バランス訓練
セラピストは患者と重心を同期させ，重心移動をコントロールする。患者自身の動きには逆らわず，あくまで能動的な動きとなるよう援助する

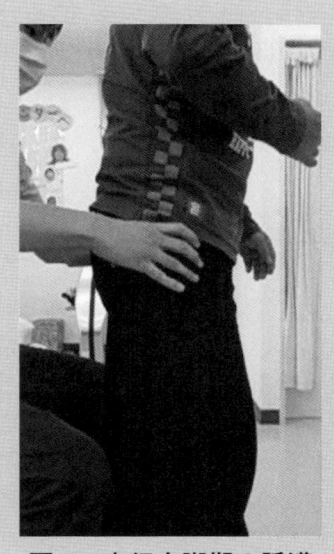

図5　歩行立脚期の誘導
中殿筋の収縮を確認しながら骨盤の動きを誘導する。転倒のリスクがある場合はテーブルなど支持物を用いて行う

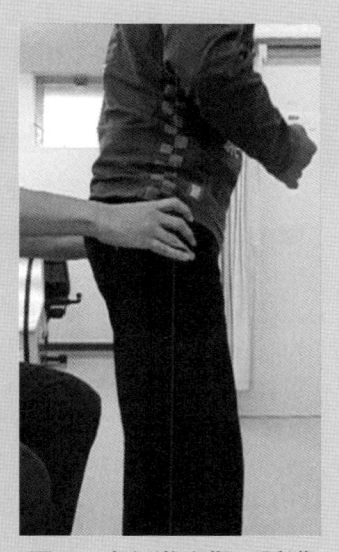

図6　歩行遊脚期の誘導
股関節の外旋が生じないよう注意を払いながら大腿骨の近位を押し出すように誘導する。誘導中は立脚側の支持が低下しないよう中殿筋の収縮を確認しながら行う

85 ブレイン歩行練習法

木村浩三／とよた整形外科クリニック リハビリテーション科

◆治療のポイント

1. 脳機能と歩行を関連づけて創造した新しい歩行練習法である
2. メモリー歩行練習は前頭脳主導の歩行で，大脳基底核の機能に準じた生得的な自動歩行，記憶的な歩行，順序歩行を含む歩行練習をする
3. センサー歩行練習は後頭脳主導の歩行で，小脳の機能に準じた外的刺激による歩行，感覚識別をする歩行，感覚的な順序歩行，選択的注意での歩行，時間的要素・空間的要素を含む歩行練習をする

歩行能力の低下と脳機能

　脳卒中や大腿骨頸部骨折などにより歩行能力が低下した症例に歩行練習を実施することは多い。歩行練習の多くは，口頭指示や症例の意志で繰り返し行われることが多く，ある段階までの改善は経験する。しかし，症例の中には左右非対称な歩行など，歩行能力の低下を残したまま日常に戻り習慣化されていく例も少なくない。

　歩行能力の低下原因として，第一に疑う器官が脳である。脳卒中疾患はもちろん整形外科疾患においても，最終的には脳の機能低下に原因があると考えている。脳科学に関する多くの文献で，特に上肢の研究は進んでいて，単なるリーチ運動と何か目標物に行うリーチ運動では，脳の賦活する領域が異なる。補足運動野は順序的リーチ運動，大脳基底核は記憶的リーチ運動，小脳は視覚的リーチ運動で賦活するなど，外見は同じ上肢リーチ運動でも，その引き金となる刺激や条件によって脳の賦活する領域が異なる。下肢についても同様の理論が成立すれば，異なる脳領域を賦活させる刺激・条件で歩行練習を行うことにより歩行能力の改善ができるのではないかと考えられる。

　そこで，脳科学の研究結果から得られる上肢運動時の大脳・大脳基底核・小脳の機能を参考に，脳機能と歩行を関連づけ新しい練習法であるブレイン歩行を開発した。ブレイン歩行は開発途中であり，本稿では仮説段階の歩行練習法も含めて紹介する。

ブレイン歩行の理論的背景

　ブレイン歩行では，中心後回を基準として脳を大きく前方・後方に分け，前方を前頭脳，後方を後頭脳としている。それぞれの脳の特

徴により2つの歩行練習法がある（図1）。一つは，前頭脳の主導による大脳基底核-大脳系の機能を中心とした歩行練習法である。前頭脳は，意識や内的感覚の刺激で賦活する（図2）。解剖学的には前頭前野と運動野と大脳基底核の間で神経結合が強固に働き，大脳基底核に準じた機能と考える。大脳基底核は，生得的な自動運動，記憶運動，順序運動，表象操作の運動，感情による運動で賦活する。この前頭脳の機能を刺激する歩行練習法をメモリー歩行練習と呼び，その例としては暗闇の中での歩行，口頭指示での歩行などがある。もう一つは，後頭脳の主導による小脳-大脳系の機能を中心とした歩行練習法である。後頭脳は，感覚刺激で賦活する（図3）。解剖学的には感覚野（視覚野，聴覚野，体性感覚野）と小脳の間で神経結合が強固に働き，小脳に準じた機能と考える。小脳は，外的刺激による運動，感覚的な識別運動，感覚的な順序運動，選択的注意での運動，時間的要素を含む運動，空間的要素を含む運動で賦活する。この後頭脳の機能を刺激する歩行練習法をセンサー歩行練習と呼び，その例としては線上歩行，物を踏まないように注意した歩行などがある。

ブレイン歩行の練習法

メモリー歩行練習（図4）

前頭脳主導の歩行で，大脳基底核の機能に準じた生得的な自動歩行，記憶的な歩行，順序歩行，表象操作を含むような歩行練習を施行する。

1. 環境設定

症例の歩幅を測定する。症例の歩幅に準じて等間隔で直線上にスポンジを床に貼付する。スポンジ以外でも足底感覚で踏んだことがわかる物であればよい。

2. 方法

距離は，全長3〜20mの直線で行う。スポンジを踏んで歩行する。開眼で下はみない，

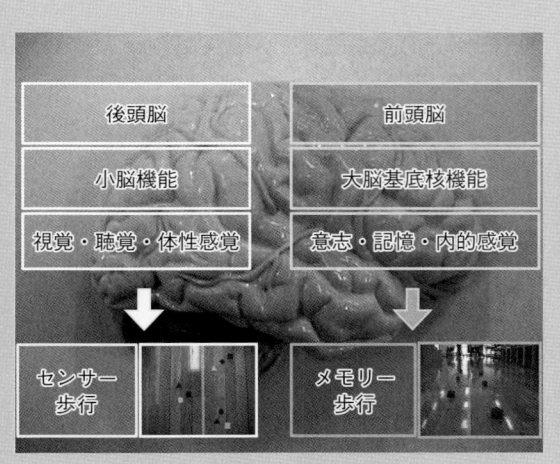

図1　前頭脳機能と後頭脳機能の特徴
前頭脳は大脳基底核に準じた機能で，前頭前野や補足運動野からの意識や運動記憶の刺激に関係する。後頭脳は小脳に準じた機能で，視覚野・聴覚野・体性感覚野からの外的感覚刺激に関係する

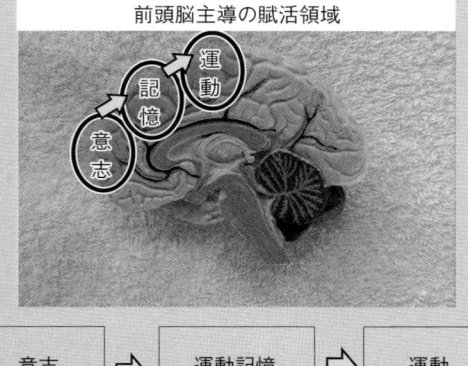

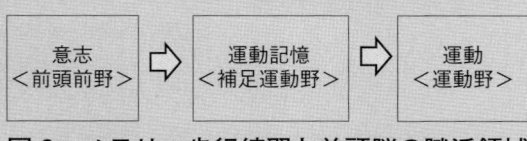

図2　メモリー歩行練習と前頭脳の賦活領域
メモリー歩行練習では，前頭前野（意志），補足運動野（運動記憶），運動野（運動）の順に主に賦活する

後頭脳主導の賦活領域　①色・形　②空間

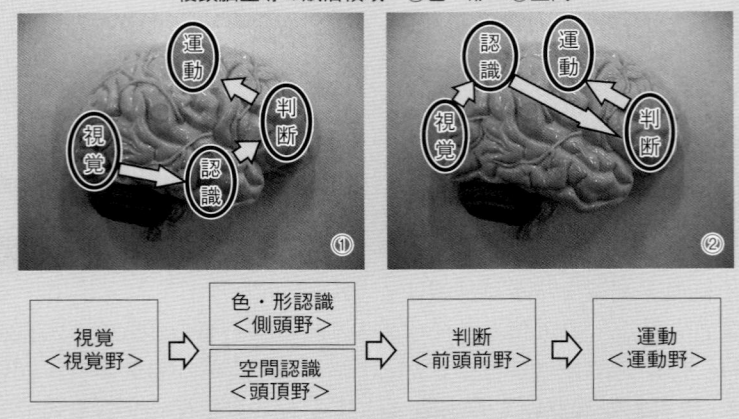

視覚＜視覚野＞ ⇒ 色・形認識＜側頭野＞／空間認識＜頭頂野＞ ⇒ 判断＜前頭前野＞ ⇒ 運動＜運動野＞

図3　センサー歩行練習と後頭脳の賦活領域

センサー歩行練習では，視覚野（視覚），側頭野（色・形認識）または頭頂野（空間認識），運動前野（判断），運動野（運動）の順で主に賦活する

＜方法＞　距離は全長3〜20mの直線で行う
①症例の歩幅に準じて等間隔で直線にスポンジを床に貼る
②スポンジを踏んで歩行する
③開眼で下はみない，もしくは閉眼にてセラピストが上肢を誘導し歩行する
④前述条件で歩行スピードを速くすれば難易度が上がる

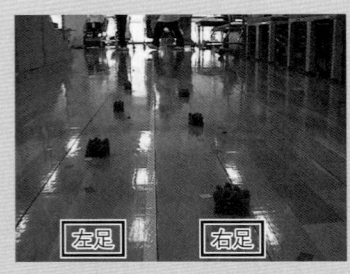

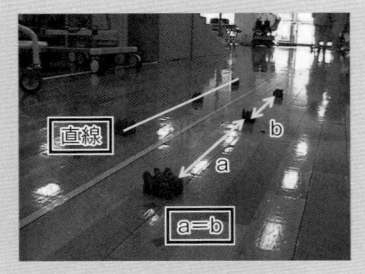

図4　メモリー歩行練習

＜方法＞距離は、全長3〜20mで行う
①患者の歩幅に準じて前後左右に不規則・不定位置にシールを床に貼る
②同色でも同形でも順序よく踏んで歩行できるよう調整する
③選択した同じ色を踏み歩行する（矢印 ┅┅▶ は青色を選択した場合）
④選択した同じ形を踏み歩行する（矢印 ──▶ は三角形を選択した場合）
⑤前述の条件で同じリズムで歩行する
⑥前述の条件で歩行スピードを速くすれば難易度が上がる

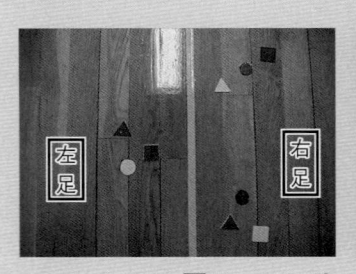

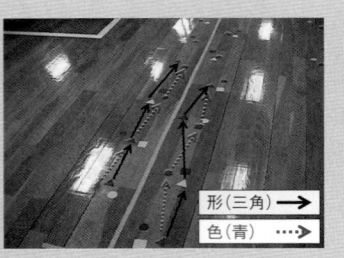

図5　センサー歩行練習

または閉眼にてセラピストが上肢を誘導する。転倒に注意する。前述条件で歩行スピードを速くすれば難易度が上がる。

センサー歩行練習（図5）

後頭脳主導の歩行で，小脳の機能に準じた外的刺激による歩行，感覚識別をする歩行，感覚的な順序歩行，選択的注意での歩行，時間的要素・空間的要素を含むような歩行練習を施行する。

1．環境設定
形（三角，丸，四角など）が異なり，かつ同形でも色（赤，白，緑など）が異なるシールを3種類以上作成する。患者の歩幅に準じて，ある一定の範囲で前後左右に不規則・不定位置にシールを床に貼付する。色と形の組み合わせを調整し，色でも形でも順序よく歩行できるようにシールを床に貼付する。

2．方　法
距離は，全長3～20 mの直線で行う。まずは選択した同じ色を踏み歩行する。次に選択した同じ形を踏み歩行する。前述の条件で同じリズムで歩行する。前述の条件で歩行スピードを速くすれば難易度が上がる。

患者への実施

1．小脳疾患―センサー歩行（図6a）
症例は70歳，女性。2009年7月脊髄小脳変性症と診断された。2009年7月からセンサー歩行を開始し，8月にリハビリテーションを終了した。終了時，エアスタビライザー上での足踏み座位保持は転倒から軽度の体幹動揺に改善し，歩行は歩行器介助から杖監視になった。

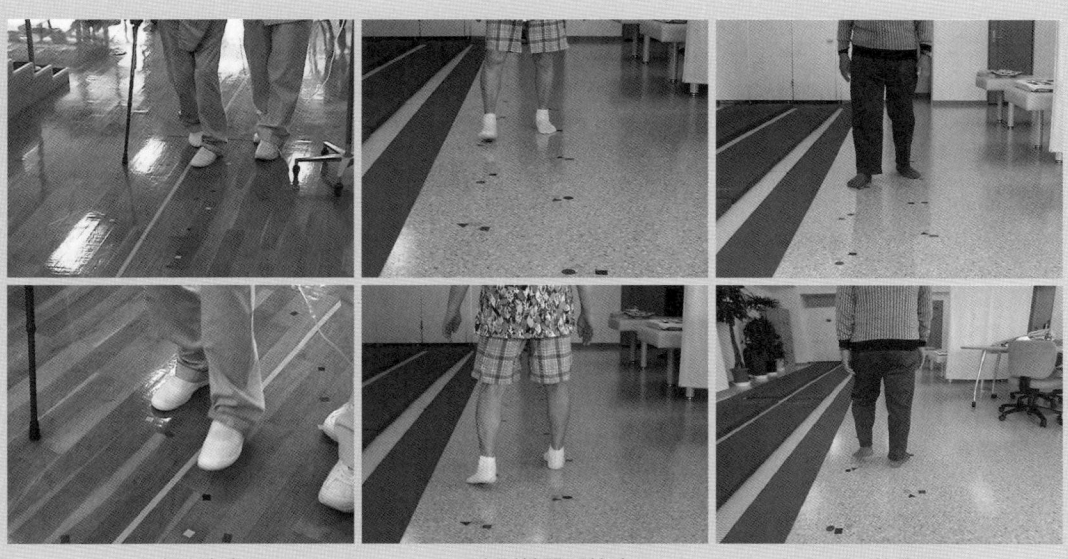

a．小脳疾患　　b．変形性股関節症　　c．片麻痺

図6　各疾患に対するブレイン歩行練習
小脳疾患・変形性股関節症・片麻痺に対するセンサー歩行練習の様子。自分の意志で選択した同じ色や同じ形のシールを踏み歩行している

2．変形性股関節症—センサー歩行(図6b)

症例は68歳，女性。両側変形性股関節症にて2006年に右人工股関節全置換術を施行し，2008年に左人工股関節全置換術を施行した。その後，非対称性な歩行が残存したため2011年10月からセンサー歩行練習を開始し，歩行時の非対称性はほぼ消失した。現在もリハビリテーションを継続中である。

3．片麻痺—センサー歩行（図6c）

症例は70歳，男性。診断名は脳出血（被殻部），左不全片麻痺。発症から1年2カ月経過。ADLは自立。歩行は非麻痺側へ偏位し，歩行速度を速くすると非対称性が強くなり上肢の屈曲反応も出現する。センサー歩行練習後は歩行時の非対称性は消失し，上肢のスイングもスムーズに出現する。患者自身も違和感なく対称的な歩行を実感している。現在もリハビリテーションを継続中である。

86 身心相関による「とらわれ」を軽減する

江原弘之／NTT東日本関東病院 リハビリテーション科

◆治療のポイント

1. 不快情動の軽減・動機づけを促す関わり方
2. 身体への気づき・typeⅠ線維の賦活
3. 症状の客観視

背 景

　患者が症状にとらわれることにより，意思疎通が円滑に行われず，理学療法の進行が停滞する例を経験する。この時，「この患者はメンタルが影響している」と結論づけ，セラピストがその心理や行動を深く考察することなく，漫然と理学療法を続けてしまってはいないだろうか。

　運動器疾患を例にあげれば，病態運動学的な機能障害の見落としが症状を残存させるため，とらわれの遷延原因と考えられる。しかし身体機能のほかに，心理的な悪循環や特徴的な行動によって長期的に回避傾向・無力感を強化学習する場合がある。

　心身医学分野においては，鈴木ら[1]が「器質的疾患に伴う精神症状を除外した身体的疾患に罹患したために生じる心理状態」を身心相関と定義し，身体症状が心理や行動の状態に影響を与えることを指摘している。また，生物心理社会モデル（bio-psycho-social model）によれば，痛みなどの身体的原因や心理（性格，情緒，認知）や環境（家族，仕事，医療者との関係）は，互いに影響しあうことが全人的治療の概念として認知されつつある[2]。本稿では自験から得たとらわれへの介入例を提案するが，患者が理学療法に向き合うための基盤づくりが目的である。本稿で使用する「とらわれ」は，症状にこだわり偏った考えをもちやすい性質と定義する。

評 価

　理学療法上，とらわれが持続し理学療法の効果判定に影響している場合に問題となる。例えば，症状や日常生活活動（ADL：activities of daily living）が改善を示しているのに，一向に改善感を得られていないと訴えたり不安を呈している症例に関与の可能性が高い。

　基本的な身体機能評価，動作能力評価，ADL評価は別途に行い，問題点は整理しておく。心理・行動面ととらわれの評価は，セラピストの情報収集と主観的評価での仮説立案が重要で，参与観察（participant observation）で行う。自験例では，問診，自由会話時の印象，自覚所見と他覚所見の差の有無，睡眠時間と質，固執・回避傾向の有無，既往歴，他職種や家族からの情報などを参考にし身心相関の仮説立案を行う。加えて慢性疼痛の患者には，痛みの破局化傾向を pain catastrophizing scale（日本語版 PCS）にて定量的に評価している。患者とセラピストとのラポールが必須条件である。

とらわれと特徴的な行動

とらわれは身心相関による症状が刺激となり生じる，思考の反すう・ループの結果と考えられている。不安や抑圧の結果として感情に支配され，このような発言が多くなるのではないかと考えられる。問題となるのが理学療法場面と生活場面での活動性の動作能力解離や，自覚的症状と他覚的症状との解離で，理学療法が停滞することである（図1）。患者とセラピストとの目標の不一致がある時は，共に理学療法に向き合う準備状態ではないことも関係すると推察している。患者が行う症状への意味づけの際に正常な判断が行えず，症状から頭が離れなくなる破局化傾向は慢性痛患者にみられ，その下位尺度に反すう，無力感，拡大視がある。無力感を呈する症例が多いといわれているが，症状が強いと感じる時，活動性を下げると楽になるため負の強化学習がなされてしまう。この場合，強制的に理学療法に参加させる傾向があるが，逆に拒否を強める。身心相関を考慮し，理学療法を実施した結果のフィードバックを共有することが適切と考えている。

いずれも症状と思考のループが回避傾向を強め，理学療法の進行や ADL 改善を停滞させるため，繰り返される思考を止める戦略を身心両面で構築する。

理学療法プログラム

心理状態を考慮したセラピストの関わり方

患者に考えを強制することなく，中立の立場で介入し患者の変化を促す。

1．セラピストの心構え・姿勢・提案

患者の訴える身体症状に対して，情動を一致させ理解する。専門知識も時に固定概念となり，共感の妨げとなるため，患者に対してはリハビリテーション専門家よりは，同じ症状に悩む人間の立場で向き合う。患者の話を傾聴する時は90度法を用いることが多い。セラピストは「○○してはだめ」と習慣的に否定語を使用するが，これは不快情動となる。「△△したほうがよい」と代替案を肯定的に伝えたい。たとえ提案を受け入れられない場合でも，強制することは避け理学療法の中で患者が気づくタイミングを見計らい再度提案するなど工夫する。

2．とらわれの思考妨害

ループを止めるには患者自身が内観するような発言が聞かれた時が非常に適している。この時に「どうしてそう思われますか？」と，その意図について端的にオープンな質問をする。とらわれの裏にある不安や破局的思考など心理状態に一度目を向けさせると，症状-思考ループを遮断することになる。自己について考察することは，「やってもらう」から「やる」への転換であり，効果的な理学療法に必要な患者の能動的な行動を生む。この方法は運動療法場面でも有効である。あくまでも誤りや間違いを指摘し修正するのではなく，提案し患者の反応を待つ。

3．状態に合わせた動機づけ

とらわれから抜け出すまではセラピストによる動機づけが必要である。運動療法や動作練習後に改善が得られた時は原則即時フィードバックし，患者の心理状態を前向きに駆動

させる。自ら取り組める段階に達したら，不必要にフィードバックするより達成感を自分で感じるような結果の付与が重要となる。たとえ症状が出現していても変化が認められれば，即時に「症状はあるかもしれませんが，前回よりも変わってますね」などと客観的事実を教示する。状態の変化を認識すれば，患者は「今は理学療法を行うことが優先事項」と理解し，症状を客観化でき，とらわれや学習性の無力感から抜け出すきっかけとなる。

身心相関を身体面から考察

主に運動療法を通じて身体機能改善を行い，身心相関から認知・行動を変化させる。

1．ストレッチング

心理状態と局所の筋緊張や循環障害は関連がある。身体や情動に負荷がかかっている時，身体の状態に気づかせることは筋緊張を軽減させる[3]。自験ではとらわれのある患者の場合，腰背部，腹部，僧帽筋上部線維，大腿筋膜張筋，大腿直筋，腓腹筋外側頭，上腕三頭筋，手指屈筋・伸筋，手内筋のストレッチングは思考のループを停止させる身体への気づきに好影響を与えるようである（図2, 3）。

2．筋の typeⅠ線維を意識した体幹・下肢の協調性改善

低負荷での抵抗運動は，固有感覚入力の増加，筋協調性が向上し，身体への意識が高まる。また，体幹安定性の改善や動的なストレッチング効果も得られる。心理的な影響が大きく，著しい体幹機能低下を呈する場合，ADL は自立していても本方法の徒手抵抗に抗することができない症例を経験する（図4）。

3．行動療法的動作練習

身体機能と動作・行動に解離がある場合

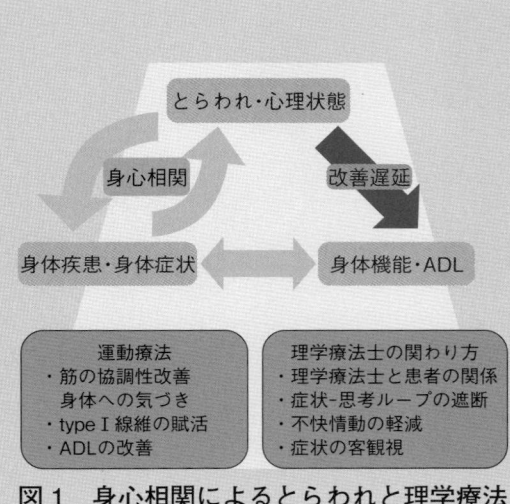

図1　身心相関によるとらわれと理学療法

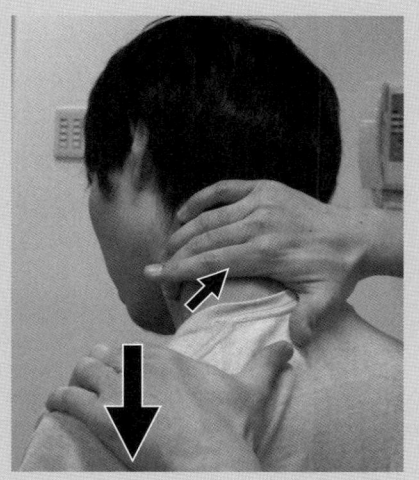

図2　ストレッチングの例（僧帽筋上部線維）
一方の手で中位〜下位頸椎を把持し，もう一方の手指と手根部で肩峰と肩甲棘を固定する。頸部はごくわずかに側屈し，肩甲骨を後傾・下制しストレッチする。他の頸部の筋をストレッチすることで出現する伸張痛や不快感が少ない

は，あえて目標や回数を決めずに，粛々と動作練習を繰り返すことが逆にとらわれに奏功する。例として歩行練習であれば，程度や時間を設定せずに開始し，目標距離を達成した後ではじめて結果をフィードバックする。このほうが症状のとらわれによる拒否や自己中断の影響が少なく，同時に回避傾向を遮断することもできる。刺激に対して不快な反応が起こらず良好な結果を体験すれば症状が身体に影響していないと客観視できる効果も得られる。

注意事項

即時効果の有無にかかわらず，参与観察による評価と介入を続けながら中長期的に効果判定することが望ましい。うつ病などの精神疾患が疑われる場合は，治療が必要なため医師に相談する。

文献

1) 鈴木 智，他：心身相関と身心相関．心身医療 5：815-819，1993
2) 阿部哲也，他：痛みの臨床心理学．理学療法 23：23-27，2006
3) Murphy M：The future of the body：explorations into the further evolution of human nature. Tarcher Putnam, New York, 1992

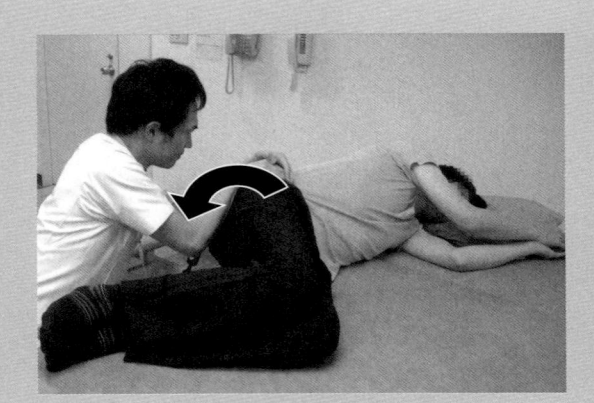

図3 ストレッチングの例（下部体幹）
患者を側臥位にして腸骨稜にセラピストの手掌を置き，骨盤の前額面上回旋を起こすように側腹部の筋を伸張する。骨盤の傾斜に応じて伸張部位が変化するので，伸張感・安楽感を感じる部位を患者と共有する

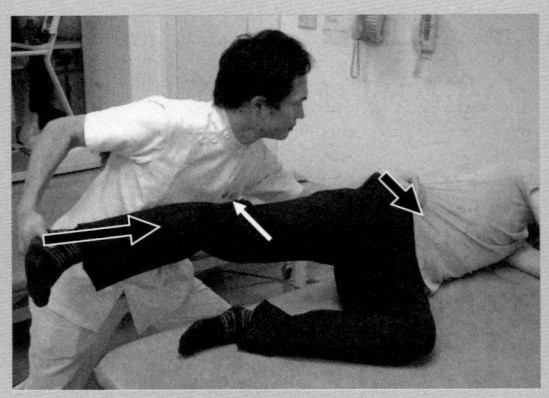

図4 筋のtypeⅠ線維を意識した体幹・下肢のエクササイズ例
患者を側臥位にし，腸骨稜を手掌で，大殿筋上部を前腕内側で保持し，寛骨・仙骨を固定する。一方の手で踵骨を保持しキッキングの要領で抵抗運動を行う。下肢屈曲位から伸展位まではゆっくりとした等張性運動，完全伸展位で最大随意収縮の30〜50％での等尺性運動を10〜15秒行う。口頭では「膝を最後まで伸ばす」「腰がぶれないように」と指示すれば，下部体幹の気づきも得られ体幹安定性も向上する

87

難聴，認知症，円背を考慮した運動療法

坂田晋一／世田谷記念病院 リハビリテーション科

◆治療のポイント
1. 難聴，認知症，円背で運動療法の実施内容は限られる
2. 非言語的な指示入力の工夫で運動理解を促進
3. 姿勢と運動方向ベクトルを工夫する

はじめに

わが国では人口の高齢化が著しく，内科の複合疾患や低栄養を呈する周術期の患者も数多く存在する。そのため，救命・自立を目的としたチーム医療に理学療法士が参加する必要性が出てきており，運動内容や生活状況の伝達と同時に，全身状態や栄養状態の把握も高齢者の運動療法を考えるうえで前提条件と考える。そのうえで高齢者の運動療法の問題として，難聴・認知症などで指示入力や特定の姿勢保持が困難なことがあげられる。

筆者は，施行が簡単な運動の中に非言語的な指示入力を用いて，運動理解に難渋する患者に対しても効果的な運動ができる工夫をしている。まず，難聴な人の場合，kickingやreverse SLR（straight leg raising位からセラピストが踵に天井方向への抵抗を行い，患者が床方向へ下ろす運動）など，伸張反射や抵抗運動を用いた非言語的な入力を工夫する。また認知症の場合は，身体運動そのものより，身体と環境の変化に注意を向けたほうが理解されやすい。股関節伸展運動も，立位で大転子と腸骨を操作し，患者自身の抗重力伸展活動と合わせて，視覚や感覚的なフィードバックから姿勢変化の認識を促したほうが効率的である。

超高齢者で円背の人は，特定の姿勢保持困難・運動機会減少に起因して立位保持が困難となることが多い。本稿では円背の人の立位に関する運動療法について紹介する。円背は姿勢異常による機能的後弯と病的な構築性後弯に分類されるが，治療困難であるとされている。しかし，下肢アライメントや重心位置の修正と大殿筋の出力向上による制動，および支持基底面の拡大と下腿三頭筋の出力向上により下腿骨，大腿骨内旋，骨盤前傾への運動連鎖が生じ，機能的後弯の予防や改善の可能性があると考えている。図1〜4にセラピストの介入で機能的後弯が改善した例を示す。

機能的後弯に関する一般的な問題点を以下にあげる（図1）。超高齢者の運動療法は難聴・認知症・円背などにより施行内容が限られる。その結果，車いす座位で下腿三頭筋を伸張することや，屈筋群の重錘などによる筋力増強運動を選択することが少なくない。しかし，膝関節伸展制限に対する下腿三頭筋の伸張は，立位時の下腿の前傾角度を拡大する

ことにつながる。股関節・足関節屈筋群の運動は，必ずしも立位時の股関節・膝関節の伸展獲得や，機能的後弯の改善に寄与するとは限らないと考えている。

以下に超高齢者でも実施可能で，機能的後弯の改善に寄与し，簡便な運動療法を3例紹介する。

円背の人に座位で行う大殿筋の運動療法

患者の内側・外側ハムストリングス腱の停止部に両第3指中節骨腹側でコンタクトする。この時，相反神経抑制予防のために外側広筋に触れないように注意する。腱の硬さと感覚器機能，伸張反射は，運動方向をコンタクトから理解することに優れていると考える。第1指と第2指で大腿の回旋を調整する。抵抗は股関節伸展に対して行いながら，同側の坐骨結節に重心がのるように誘導して20回程度の股関節伸展運動を促す（図5）。その際は「（大腿を）落としてきて」など端的に声をかける。一動作終了時に足をパタッと踵まで接地させ，音をたてることで運動の切り替えをフィードバックする。また，股関節内転・外転角度を変化させることで大殿筋の多様な線維の参加を促す（図6）。

評 価

施行前に座位姿勢分析を行い，アライメントや接地面などを把握し，特に坐骨への荷重状態，股関節可動域と骨盤の位置関係を評価する。施行時は内転・外転角度による大殿筋上部・下部の出力変化や，内側・外側ハムストリングスの緊張変化，坐骨へ徒手でストレスを加えた時の荷重応答を評価する。

効果判定

坐骨荷重の状態や大殿筋出力，股関節屈曲時の骨盤後傾の制動，立ち上がり動作を再評価する。

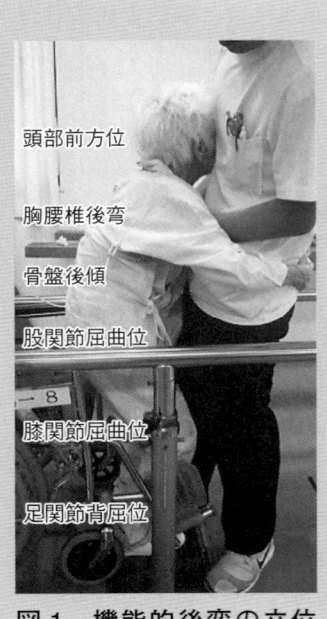

図1 機能的後弯の立位（初期）

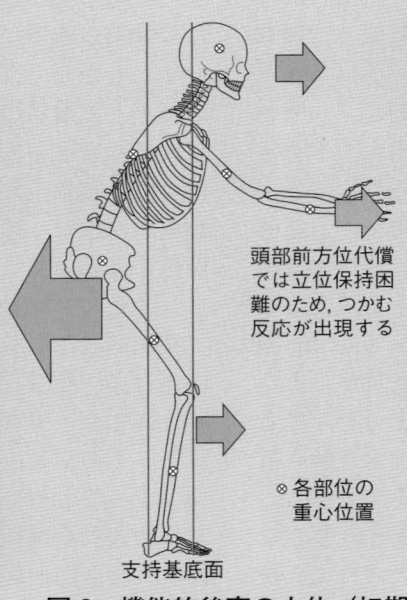

図2 機能的後弯の立位（初期）

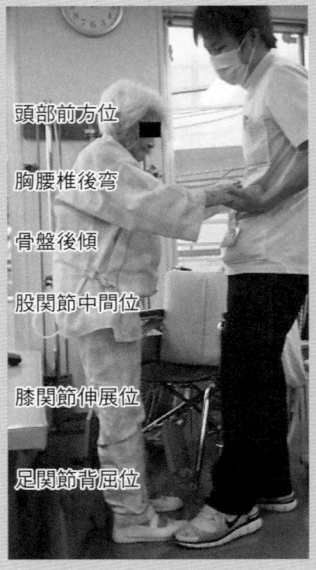

図3 機能的後弯改善後の立位（運動療法後）

選択的な下腿三頭筋の運動療法

超高齢者では足底感覚鈍麻例が多い。そのため，立位で足部外側重心となり，母趾球の荷重も，下腿三頭筋内側頭の出力も，不十分なため運動療法の工夫が必要となる。

座位での内側の下腿三頭筋の選択的な運動方法は，母趾球を足底運動の接地面となるように誘導し，膝の直上から抵抗を踵内側方向にかけて「踵上げて」と端的に声をかける（図7）。一動作終了時には腓腹筋の伸張のために踵荷重を促す。

座位での運動は，支点（第1～5中足骨頭），力点（抵抗運動のベクトル），作用点（アキレス腱付着部の筋出力ベクトル）の変更が容易なため，下腿三頭筋の多様な筋線維の収縮に優れている（図8）。

評 価

腓腹筋とヒラメ筋を視診・触診し，筋腹位置や筋緊張，足部・足趾・アキレス腱のアライメント，可動域，足底感覚，足底接地部位，胼胝，脂肪を確認する。座位姿勢で骨盤前傾と股関節屈曲が可能か，第1中足骨，膝関節内側，坐骨結節が一直線の姿勢をとれるかを確認する。

効果判定

下腿三頭筋内側頭の筋出力，足部外側重心の軽減，立ち上がり動作時の下腿前傾角度，内反膝・外反膝の状態，股関節屈曲動作時の骨盤前傾の有無，身体重心の前方移動を確認する。

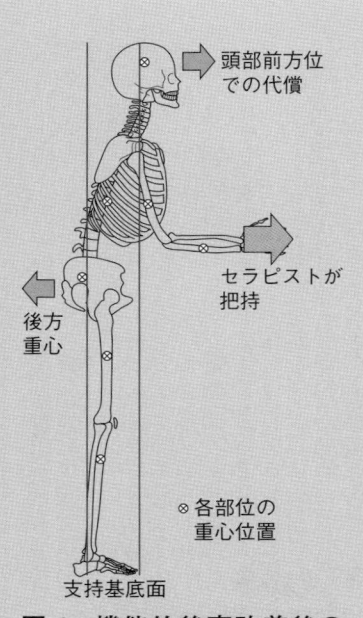

図4 機能的後弯改善後の立位（運動療法後）

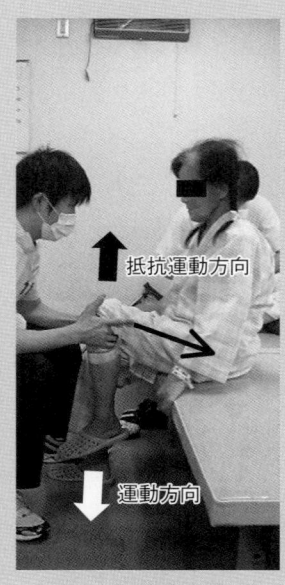

図5 大殿筋の運動

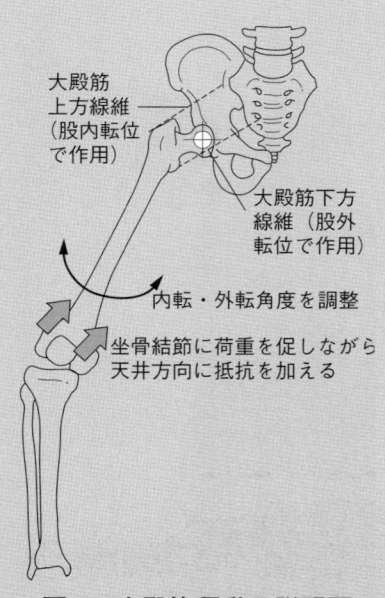

図6 大殿筋運動の説明図

立位で行う壁立て伏せ運動（図9）

　円背の人の多くは，肩甲骨外側偏位で広背筋，僧帽筋は常に伸張され，大胸筋は短縮位にある。超高齢者では，肩甲骨を能動的に動かすことや，四つ這い姿勢を保持することは困難なことが多い。そこで壁に手掌を接地する壁立て伏せ姿勢をとり，起始と付着の関係を逆転させることで，肩甲骨を動かしやすい条件をつくる。

　上肢挙上が90°未満であっても，広背筋は上肢挙上角度によって，胸椎棘突起から下角付着部の線維走行変化が出現し，上肢下垂時よりも操作が容易となる。

　伸張位にある広背筋や僧帽筋は，壁立て伏せ動作時の，壁と頭部が近づく際の頭部前方位の修正，脊柱伸展，肩甲骨内転，上腕骨水平外転・伸展により伸張ストレスを緩和することができる。広背筋や僧帽筋が緩んだ姿勢のほうが脊柱伸展は容易となる。また，上肢外転が90°以上あれば鎖骨の挙上が起こる。上腕骨を固定し，起始と付着の関係の逆転を考慮して，大胸筋の収縮で鎖骨を前上方へ移動させ，胸郭をアップライトな姿勢に導く。

　壁立て伏せの導入時は，疼痛に注意する。肩のアライメントは崩れていることが多いため，肩甲平面を目安に行っている。

　基本姿勢や壁立て伏せ運動時に，肩甲骨・胸郭・脊柱・股関節の静的・動的モビライゼーションやストレッチを促すことも可能である。さらに，胸郭や内臓の位置が肺下葉への呼吸促通に優れている。筆者は運動時の呼吸学習の際に上肢の屈曲に合わせて鼻から2秒吸気し，伸展に合わせて口から4秒呼気を行う指導をしている。

　肩周辺と立位姿勢の安定性が良好になれば，壁立て伏せ運動は非言語的指示入力が可能で，習熟速度も速く，自主的な運動に移行しやすい。また，能動的に壁からの距離やスピード，負荷の調整が可能で，左右非対称を含むさまざまな手の位置で，上腕の角度，壁の反力，抵抗力を考慮し（図10），肩周囲の

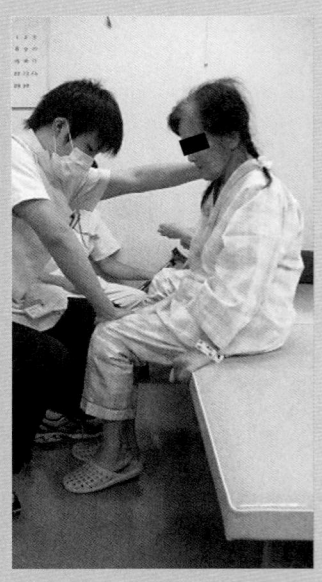

図7　ヒラメ筋と腓腹筋内側頭の運動

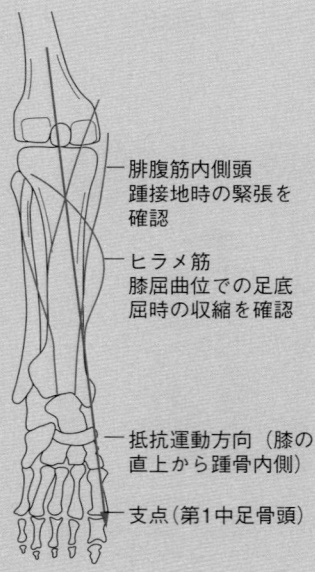

図8　ヒラメ筋と腓腹筋内側頭の運動の説明図
- 腓腹筋内側頭 踵接地時の緊張を確認
- ヒラメ筋 膝屈曲位での足底屈時の収縮を確認
- 抵抗運動方向（膝の直上から踵骨内側）
- 支点（第1中足骨頭）

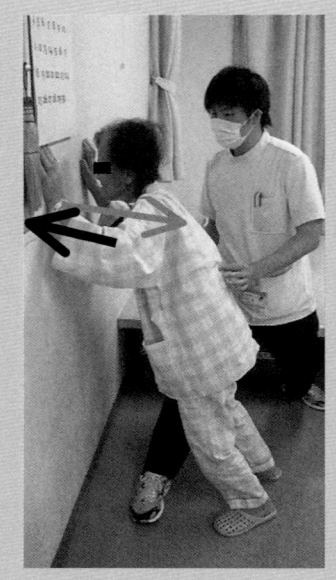

図9　壁立て伏せ運動

筋収縮を得られる。例えば、ゼロポジション（肩関節約140°挙上位）で壁立て伏せを行えば、4つの腱板の配列が直線的に並び、安定に寄与する。さらに、壁からの反力の調整しだいで、筋の選択的収縮を促すことができる（図11）。

この運動は、セラピストが肩甲帯や骨盤にコンタクトし、負荷を調整することや体幹の抗重力伸展活動を促すことができる。下肢の筋力が良好であれば、壁押し動作に移行し、上肢から下肢まで高負荷、高出力の運動に移行することも可能である。

評価

壁との距離、手をつく位置、疼痛・恐怖心の有無、頭部・骨盤などの位置、脊柱・胸郭・肩甲骨・上肢・下肢の可動域、動作時の筋収縮フィードバック、上半身と下肢の連動、スピード、タイミング、代償動作、呼吸リズムなどを確認する。

効果判定

前述の評価内容の変化、動作習熟と筋出力、立位姿勢の変化などを評価する。

文　献
1) 市橋則明：運動療法学．文光堂，2008，pp12-36

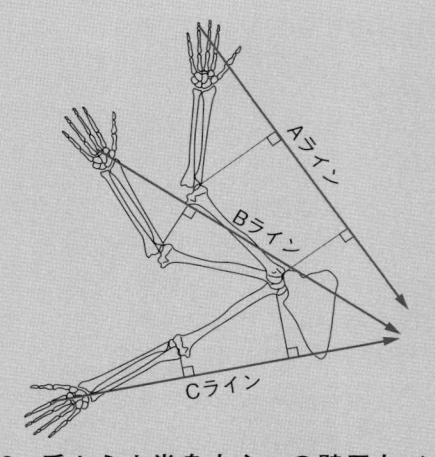

図10　手から上半身中心への壁反力ベクトルおよび関節モーメント
Aライン：肩関節水平内転筋・屈筋，肘屈筋優位
Bライン：肩関節中心のため肘関節屈筋優位のみ働く
Cライン：肩関節水平外転筋・伸筋，肘関節伸筋優位

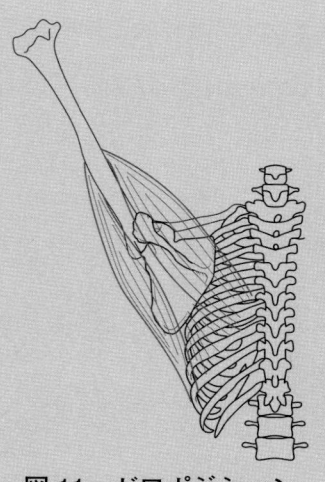

図11　ゼロポジション

88 骨盤側方移動の特性と介入方法

井野口誠之／天海整形外科

◆治療のポイント
1. 骨盤側方移動の特性
2. 腰椎と腸骨と骨盤側方移動の関係
3. 骨盤側方移動を意識した腰椎アライメントの調整法

骨盤側方移動の特性

　骨盤側方移動は歩行動作中に観察できることが多くさまざまな関節へ力学的影響を及ぼす．骨盤側方移動，トレンデレンブルグ徴候（Trendelenburg's sign），デュシェンヌ徴候（Duchenne's sign）という3つの骨盤と体幹の運動戦略を用いて片脚立位時の膝関節への影響を比較すると（図1），骨盤側方移動とトレンデレンブルグ徴候はデュシェンヌ徴候に

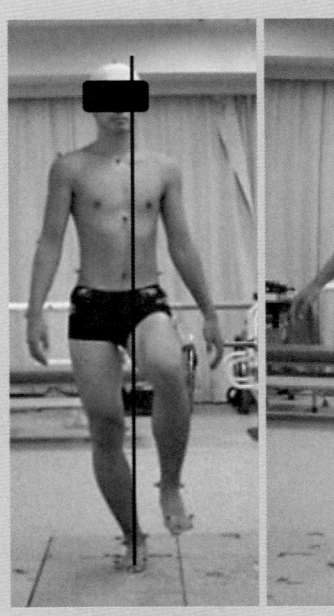

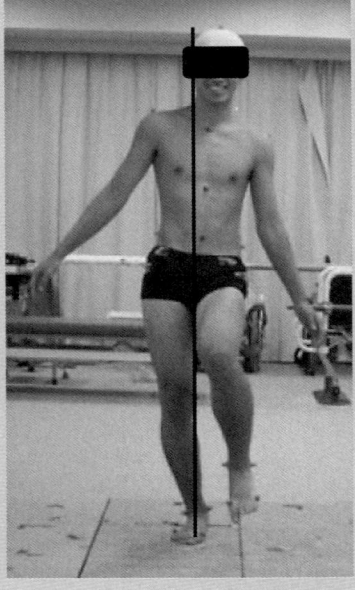

a. 骨盤側方移動　　b. トレンデレンブルグ徴候　　c. デュシェンヌ徴候
図1　タイプ別片脚立位

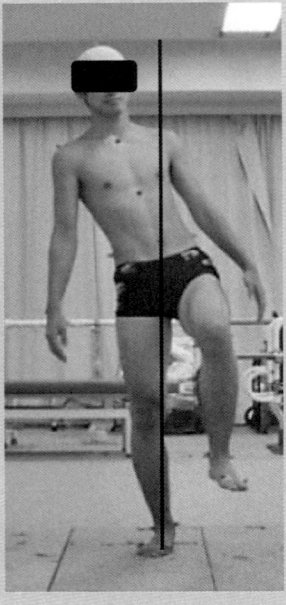

比べ，膝関節外反モーメントが増加する。さらに，膝関節内反・外反の角度に注目すると骨盤側方移動はトレンデレンブルグ徴候に比べ膝関節内反角度が小さい（図2）。以上のように，骨盤側方移動の膝関節への影響を理解すれば，骨盤側方移動を調整することは臨床的に有用なものとなる。例えば，患側の骨盤側方移動がうまく行えないことによってデュシェンヌ徴候の運動戦略を強いられ膝関節外反で疼痛が発生する症例に対し，骨盤側方移動を促す介入は効果的である。また，内反型変形性膝関節症で骨盤側方移動量が大きいことによって，膝関節外反モーメントの増大で疼痛が発生する症例に対しては，骨盤側方移動を制限する介入も効果的である。骨盤側方移動が大きい要因として中殿筋筋力低下の代償による腸脛靱帯の張力の利用が考えられる。反対に骨盤側方移動量が少ない要因としては股関節内転可動域制限などが考えられる。しかし，股関節機能の改善が不十分な場合，その要因が股関節以外にもあると考えた。そこで，腰椎と腸骨に着目したところ骨盤側方移動との間に関係性が認められた。

腰椎と腸骨と骨盤側方移動の関係

骨盤側方移動は，骨盤の並進運動であるため腰椎を無視できない。腰椎では側屈運動が必要とされるが，形態上，側屈が優位な構造にないため屈曲・伸展や回旋運動で代償される傾向にある。そこで，腰椎の特に屈曲・伸展方向のアライメントと骨盤側方移動量の関係に着目し，腰椎に対して介入したところ骨盤側方移動量が変化した。しかし，骨盤側方移動量が増加した側と減少した側があることを経験し，腸骨のアライメントとのカップリングがあることがわかった。以上から，腰椎と腸骨と骨盤側方移動の関係を示すと，腸骨前傾位側の骨盤側方移動は腰椎前弯位を増大させると側方移動量が増加し，反対に腰椎前弯位を減少させると側方移動量が減少する。また，腸骨後傾位側の骨盤側方移動は，腰椎

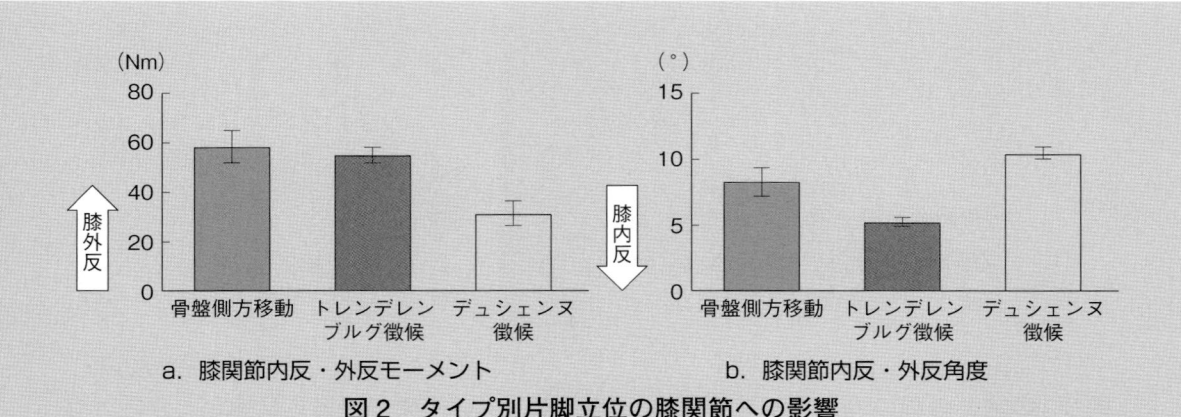

a. 膝関節内反・外反モーメント　　b. 膝関節内反・外反角度

図2　タイプ別片脚立位の膝関節への影響

前弯位を増大させると側方移動量が減少し，反対に腰椎前弯位を減少させると側方移動量が増加する（図3）。例えば，右腸骨が前傾位の場合，腰椎前弯位を増大させると右方向への骨盤側方移動量が増加し，反対に腰椎前弯位を減少させると右方向への骨盤側方移動量が減少する。ここで腰椎前弯位の増大減少と表記したのは，ヒトそれぞれで前弯位の程度が異なり，骨盤側方移動量が逆転する腰椎前弯位の中間点もヒトそれぞれで違うことからである。しかし，腰椎前弯位の減少といっても，屈曲位になることはほとんどなく，腰椎中間位が最大であると考える。この関係性の注意点として，臨床的に骨盤側方移動の調整法としては腰椎や腸骨に介入する価値はあるが，腰椎や腸骨は骨盤側方移動の主要因ではなく補足要因であることが多い。さらに骨盤側方移動に関与する腰椎の状態は，動きではなくアライメントであるということである。患者の中には，一側の腸骨前傾位と反対側腸骨後傾位というように，非対称なアライメントになることがあるので，腰椎アライメントを変化させることで骨盤側方移動量が増加する側と減少する側が発生する可能性がある。そのため，歩行動作などの左右交互の連動した動作では注目した側の骨盤側方移動の反対側にも注意を払うことが必要である。注意すべき点としては介入部位として腰椎と腸骨の2つの部位があるが，腸骨に対し介入する場合，腸骨のアライメントは患者の左右下肢の動作特性，つまり下肢の使い方の癖に影響されるので，腸骨のアライメントを改善しても元に戻ることが多く，介入効果の持続性に乏しい。ゆえに，腸骨のアライメントを評価し，腸骨のアライメントに合ったカップリングを用いて腰椎のみへ介入したほうが，臨床効果が期待できると考える。

骨盤側方移動を意識した腰椎アライメントの調整法

骨盤側方移動は，立位で生じる動作のため立位を意識した腰椎のアライメント調整法が

	腰椎前弯増大位	腰椎前弯減少位
腸骨前傾位	骨盤側方移動増加	骨盤側方移動減少
腸骨後傾位	骨盤側方移動減少	骨盤側方移動増加

図3　腰椎と腸骨のカップリングによる骨盤側方移動の増減

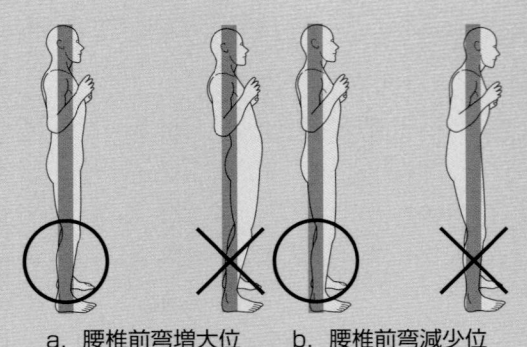

図4　骨盤側方移動を意識した腰椎アライメントの理想像
　a．腰椎前弯増大位　　b．腰椎前弯減少位

必要である．図4のように骨盤の前方偏位や後方偏位を伴うような腰椎前弯位のアライメント変化であると骨盤側方移動のカップリングが起きにくい．この骨盤偏位を伴う腰椎では通常，腰椎前弯位の頂点となる第3腰椎が頂点になりにくく，滑らかな弯曲をとらないため，各椎体間に関節運動機能低下が生じる可能性がある．つまり，第3腰椎が頂点となる弯曲を保持しつつ，骨盤偏位を伴いづらい腰椎のアライメント調整法が必要となる．

腰椎前弯位を増大させるアライメント調整法

図5aのように，腹臥位で膝関節最大屈曲位，足関節背屈位を保持しつつ，腹部を膨らませながら腰部の筋収縮を行わせる．腰部の筋収縮は等尺性収縮とし，5～7秒ほど持続的に収縮させると立位になっても腰椎前弯位を増大させたアライメントを保持しやすくなる．膝関節最大屈曲位と足関節背屈位をとる目的は，この肢位で第3腰椎を頂点とする腰椎前弯位になりやすくなることと，ハムストリングス収縮が容易になるため仙結節靱帯を介しての多裂筋収縮が容易になり滑らかな前弯位の保持が可能となることである．

腰椎前弯位を減少させるアライメント調整法

図5bのように，背臥位で股関節を開排させて前弯を減少させながら腹部をへこませる．この時，呼吸に影響が出ない程度に等尺性収縮を行うと，立位になっても腰椎の前弯位を減少させたアライメントを保持しやすくなる．手部を腰部，特に第3腰椎の外側に置き，腰椎の前弯位が強まっていないか手部で確認しながら行うと，より効果的である．股関節を開排させる目的は，骨盤の中間位をとりやすく，骨盤の偏位を伴わない腰部のアライメント調整を確保したいからである．

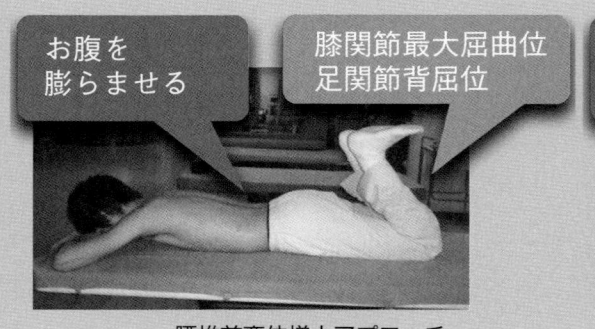

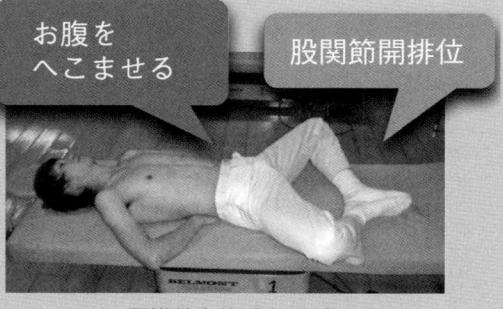

a．腰椎前弯位増大アプローチ　　　　　b．腰椎前弯位減少アプローチ

図5　腰椎アライメント調整法

ブラッシュアップ理学療法
―88の知が生み出す臨床技術

発　行	2012年6月15日　第1版第1刷
	2014年7月8日　第1版第4刷Ⓒ

編　者　福井　勉（ふくい　つとむ）

発行者　青山　智

発行所　株式会社 三輪書店
　　　　〒113-0033 東京都文京区本郷6-17-9　本郷綱ビル
　　　　☎ 03-3816-7796　FAX 03-3816-7756
　　　　http://www.miwapubl.com

装　丁　山口みつこ

印刷所　三報社印刷 株式会社

本書の内容の無断複写・複製・転載は，著作権・出版権の侵害となることがありますので，ご注意ください．

ISBN 978-4-89590-415-5　C 3047

JCOPY　＜(社)出版者著作権管理機構 委託出版物＞

本書の無断複写は著作権法上での例外を除き禁じられています．複写される場合は，そのつど事前に，(社)出版者著作権管理機構（電話 03-3513-6969, FAX 03-3513-6979, e-mail: info@jcopy.or.jp）の許諾を得てください．

■ 理学療法の未来をひらく！

理学療法士列伝 山嵜 勉
EBMの確立に向けて
形態構築アプローチの理論と技術

山嵜 勉

　第一線で活躍する理学療法士が、貴重な経験や紆余曲折の人生を語る理学療法士列伝シリーズ、第3弾。ひとりの理学療法士として、どのように学び、何を考え、どこを目指すのか。過去、現在、未来と3章立てで伝える。

　第1章（現在）では、山嵜が定年退職後からライフワークとして研究し、実践を重ねている治療技術を詳述する。第2章（過去）では、特例制度を経て理学療法士となり、理学療法を業として48年間立ち止まることなく現在も歩み続けている著者の人生を「転機はチャンス」としてまとめた。第3章（未来）では、理学療法士の未来の展望について、専門職種として卓越した技術を身に付けることの意義を語る。

　今も現役理学療法士として臨床現場に立ち続ける著者の軌跡は、多くの壁にぶつかって悩み、迷い、苦しんでいる若手理学療法士を奮い立たせ、未来に向かって進む力を与えてくれるだろう。初めての壁を前にして立ちすくんでいる初学者に、その壁を越える手段を、またさらに一段上を目指すきっかけとして、この稀有な書を薦める。

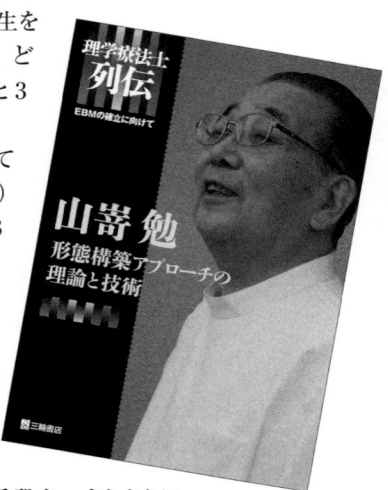

■ 主な内容 ■

第1章　衣鉢相伝―私の治療戦略
1　形態構築アプローチの理論と技術
　　はじめに
　　人間の立位形態
　　自然立位形態変化と問題点
　　体幹の形態移行変化と四肢機能
2　形態構築アプローチにおける理学療法の展開
　　関節可動域の確保
　　動作の構築
　　インソール
　　ポジショニング
　　治療肢位における形態構築
3　形態構築アプローチの臨床応用例
　　形態破綻に起因する疼痛と対応
　　人工関節置換術後例
　　中枢疾患例―片麻痺

第2章　臥薪嘗胆―私の歩み
　　転機はチャンス
　　　マッサージ師から理学療法士になるまで
　　　特例制度によって意識づいた技術の重要性
　　　決意の転職と新たな出会い
　　　跛行を前に試行錯誤する日々
　　　自分なりの職員の採用基準
　　　理学療法士として育ててくれた師匠
　　　技士長ならではの理学療法スキルアップ
　　　新しい概念に基づいた理学療法の創造を模索する日々
　　　左右非対称な人間の身体
　　　リハビリに対する一般的なイメージ
　　　夢は理学療法技術を極めること

第3章　磨揉遷革―私の伝えたいこと
　　理学療法士考
　　　理学療法士の専門業務
　　　時代はわれわれ理学療法士に何を要求しているのだろうか
　　　理学療法士の未来展望

● 定価（本体2,800円＋税）　B5　150頁　2013年　ISBN 978-4-89590-458-2

お求めの三輪書店の出版物が小売書店にない場合は、その書店にご注文ください．お急ぎの場合は直接小社に．

〒113-0033
東京都文京区本郷6-17-9 本郷綱ビル

三輪書店

編集　03-3816-7796　FAX 03-3816-7756
販売　03-6801-8357　FAX 03-6801-8352
ホームページ：http://www.miwapubl.com

■ ストレッチングのすべてがここにある!!

ストレッチングの科学
Science of Stretching

鈴木 重行（名古屋大学大学院教授　理学療法士）

　私たちは、日常的に何気なく行われているストレッチングが、かえって筋緊張を亢進し痛みを悪化させ、その結果、関節可動域やパフォーマンスを低下させる可能性があることを理解しているだろうか？

　本書では、ストレッチングの種類や生理学的・解剖学的基礎知識、適応となる病態などの基礎的事項に加え、世界中の論文から各ストレッチングの評価指標や効果についてまとめ、紹介している。これまでストレッチングに関する数々の手技や知識を打ち出してきた著者の集大成であり、身体機能の改善に関わるすべての職種の基礎力・臨床力を向上させる1冊である。

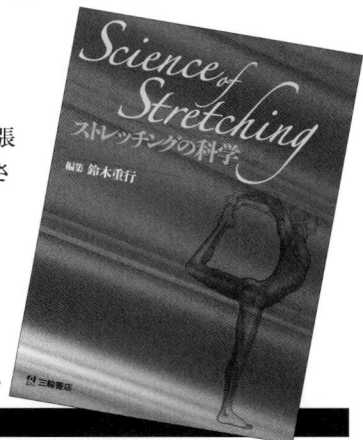

■ 主な内容 ■

第1章　ストレッチングの種類
大分類
　1. バリスティック・ストレッチング
　2. スタティック・ストレッチング
リハビリテーション領域,スポーツ領域で用いられるストレッチング
　1. IDストレッチング
　2. PNFストレッチング
　3. ダイナミック・ストレッチング
実験研究で用いられるストレッチング
　1. コンスタントアングル・ストレッチング
　2. サイクリック・ストレッチング
　3. コンスタントトルク・ストレッチング

第2章　ストレッチングのための基礎知識
解剖学的知識
生理学的知識

第3章　ストレッチングの対象となる病態生理
関節可動域制限
疼痛
筋損傷
筋萎縮

第4章　ストレッチングの評価指標
関節可動域
静的トルク
動的トルク
スティフネス
最大発揮筋力
Angle at peak torque
Rate of force development
表面筋電図（動作筋電図・誘発筋電図）
超音波画像
パフォーマンス（スプリントタイム・ジャンプパフォーマンス）
痛み

第5章　ストレッチング効果の検証
健常者
　1. 関節可動域に対する効果
　2. 静的トルク,動的トルクに対する効果
　3. スティフネスに対する効果
　4. 筋力に対する効果
　5. 筋電図への影響
　6. パフォーマンスに対する効果
　7. その他
高齢者
　1. 関節可動域に対する効果
　2. 動的トルク,スティフネスに対する効果
　3. 筋力に対する効果
　4. パフォーマンスに対する効果
病態
　1. 関節可動域に対する効果
　2. 静的トルク,動的トルクに対する効果
　3. スティフネスに対する効果
　4. 筋力に対する効果
　5. 筋電図への影響
　6. パフォーマンスに対する効果
　7. 疼痛に対する効果
　8. 障害度スコアに対する効果
　9. Modified ashworth scale（MAS）に対する効果
　10. 粘弾性に対する効果
ストレッチング方法による効果の違い

第6章
関節可動域制限,筋損傷に対するストレッチングの効果
　―動物モデルを用いたメカニカルストレス応答に関する研究の紹介
骨格筋の糖代謝に対するストレッチングの急性効果
　―細胞伸張培養技術を用いたメカニカルストレス応答機構に関する研究の紹介

●定価（本体3,200円+税）A5　頁250　2013年　ISBN 978-4-89590-439-1

お求めの三輪書店の出版物が小売書店にない場合は、その書店にご注文ください。お急ぎの場合は直接小社に。

編集 ☎03-3816-7796　FAX 03-3816-7756
販売 ☎03-6801-8357　FAX 03-6801-8352
三輪書店
〒113-0033 東京都文京区本郷6-17-9 本郷綱ビル
ホームページ：http://www.miwapubl.com

■ 知覚・認知からアプローチする新時代の運動学の決定版

運動支援の心理学
知覚・認知を活かす

樋口 貴広（首都大学東京人間健康科学研究科）

本書は先に『身体運動学─知覚・認知からのメッセージ』（三輪書店）において、身体運動の実現には知覚・認知的な要因が不可欠であることを最新の知見に基づき分かりやすく解説した著者が、今回は知覚・認知を運動支援の実践のなかで具体的にどのように活かせば良いのかを豊富なデータに基づきその方策を示す。リハビリテーションに携わるセラピストはもちろんのこと、運動支援に携わるスポーツトレーナーにも必読のテキストである。

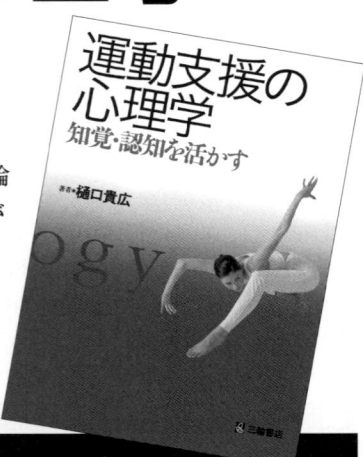

■主な内容■

第1章　感覚・知覚
第1節　視覚
　錯視：眼の錯覚
　入力情報の限界を埋める情報処理
　文脈の考慮
　視覚から何を学ぶか
第2節　身体感覚
　身体感覚の諸問題
　情報の統合の結果としての身体感覚
　脳は矛盾を嫌う
　ミラーセラピー
　運動支援との接点

第2章　視覚と運動
第1節　身体運動に利用される視覚情報
　身体運動のための潜在的視覚情報処理
　視環境の変化に対する適応と運動反応
　環境と身体との相対関係の知覚
第2節　視線と身体運動─歩行の観点から
　視線行動の基礎
　視線に基づく歩行の予期的制御
　視線は歩行の先導役
　視線への介入

第3章　注意
第1節　選択的注意
　選択的注意の基礎
　選択的注意と意識
　注意の観点から見たリハビリテーション対象者の諸問題

第2節　分割的注意
　分割的注意の基礎
　分割的注意と高齢者の転倒
　運動の要素を取り入れた分割的注意の評価
　身体内外への注意

第4章　運動のイメージと観察
第1節　運動のイメージ
　運動イメージの基礎
　メンタルプラクティス：運動イメージを用いた運動学習
　メンタルローテーション
第2節　運動の観察
　運動の観察の基礎
　観察と運動学習

第5章　運動の学習
第1節　運動学習の考え方
　運動の学習をどのように捉えるか
　脳の可塑性
第2節　効果的な運動学習を目指して
　練習のスケジュール
　学習の特殊性

第6章　コミュニケーション
第1節　コミュニケーションの心理学
　運動支援とコミュニケーション
　対象者の恐怖・不安の状態を探る
第2節　対話コミュニケーション
　共感するこころ・やる気を引き出す力
　コーチング

● 定価（本体3,200円+税）　A5　頁260　2013年　ISBN 978-4-89590-443-8

お求めの三輪書店の出版物が小売書店にない場合は、その書店にご注文ください．お急ぎの場合は直接小社まで．

〒113-0033
東京都文京区本郷6-17-9 本郷綱ビル

三輪書店

編集 ☎03-3816-7796　FAX 03-3816-7756
販売 ☎03-6801-8357　FAX 03-6801-8352
ホームページ：http://www.miwapubl.com